# Self-Tracking

Lisa Wiedemann

# Self-Tracking

## Vermessungspraktiken im Kontext von Quantified Self und Diabetes

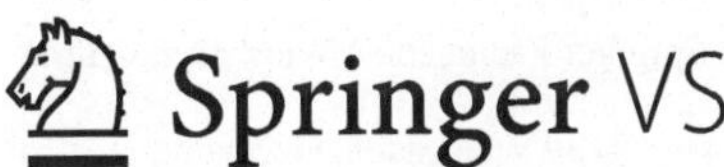 Springer VS

Lisa Wiedemann
Hamburg, Deutschland

„Dissertation HafenCity Universität Hamburg 2019"

ISBN 978-3-658-27157-2        ISBN 978-3-658-27158-9   (eBook)
https://doi.org/10.1007/978-3-658-27158-9

Die Deutsche Nationalbibliothek verzeichnet diese Publikation in der Deutschen National-
bibliografie; detaillierte bibliografische Daten sind im Internet über http://dnb.d-nb.de abrufbar.

Springer VS


Springer VS ist ein Imprint der eingetragenen Gesellschaft Springer Fachmedien Wiesbaden GmbH
und ist ein Teil von Springer Nature
Die Anschrift der Gesellschaft ist: Abraham-Lincoln-Str. 46, 65189 Wiesbaden, Germany

# Danksagung

Die vorliegende Arbeit entstand an der Professur für Wissenschafts- und Technikkulturen der Hafen City Universität Hamburg. Für die intensive und hilfreiche Betreuung möchte ich meiner Doktormutter Prof. Dr. Regula Valérie Burri besonderen Dank aussprechen. Unsere zahlreichen Gespräche haben die Perspektive und Struktur der Arbeit wegweisend beeinflusst. Auch danke ich meiner Zweitbetreuerin Prof. Dr. Katharina Liebsch für ihre Unterstützung und das Interesse an meiner Arbeit. Mein Dank gilt ebenso Prof. Dr. Alexa Färber sowie allen Teilnehmer*innen ihres Doktorand*innenkolloquiums. In der Diskussion meiner Texte habe ich von ihnen wertvolle Hinweise und Denkanstöße erhalten. Nicht zuletzt bin ich meinen Interviewpartner*innen zu großem Dank verpflichtet. Die mir geschenkten Einblicke in ihre Alltage bilden das Zentrum der Arbeit. Von ganzem Herzen möchte ich mich bei meiner Freundin Susann Bischof bedanken. Ohne ihre unentwegte Hilfsbereitschaft und außerordentliche Genauigkeit hätte ich den Text nur schwerlich fertig stellen können. Großer Dank gebührt zudem Linda Groß, Adelka Le, Anne-Christin Wagner, Frank Braungart, Sarah Pritz, Stefanie Leidung, Anna Grabo, Joanna Jurkiewicz, Alexandra Waligorski, Dorothea Grießbach, Katrin Amelang und Martin Ramm. Eure Kommentare und Korrekturen waren eine wesentliche Stütze. Ilya Margolins Geduld verdanke ich, dass die Arbeit den gestalterischen Ansprüchen des Verlags entspricht und vieles mehr. Für das abschließende Korrektorat danke ich Anna-Lena Hermelingmeier. Bei meinen Eltern und meinen Schwestern bedanke ich mich herzlich für ihre liebevolle Unterstützung und ihren Zuspruch.

# Inhaltsverzeichnis

# Abbildungs- und Tabellenverzeichnis

# 1 Einleitung

*Der Wecker klingelt: es ist 8.30 Uhr. Ich habe drei Mal zu oft das Aufwachen durch die Schlummer-Funktion des Handys hinausgezögert. Zu spät, um heute mit der Bahn zur Arbeit zu fahren – das dauert im Durchschnitt bei dreimaligem Umsteigen 50 Minuten. Mit dem Fahrrad lässt sich die Strecke von acht Kilometern in ungefähr 30 Minuten zurücklegen und ich könnte es noch schaffen, pünktlich um 10.00 Uhr meine Zeitwertkarte mit einem meinen Arbeitsbeginn bezeugenden Stempel zu versehen. Ich laufe eilig ins Bad, um die Zähne zu putzen. Die Sanduhr durchläuft drei Minuten und nachdem der Mund ausgespült ist, gibt die Waage wenige Sekunden später mein Gewicht bekannt. Nach dem Duschen lässt der Hygrometer eine Luftfeuchtigkeit von 71 Prozent erkennen – ich sollte das Fenster also über den Tag hinweg besser in Kippstellung bringen. Ich beschließe die Waschmaschine gleich einzustellen, da ich es am Abend nicht schaffen werde, die Bettwäsche, die ich meist bei 90 Grad wasche, ganze drei Stunden durchlaufen zu lassen. Nun ist es mittlerweile schon 9.04 Uhr. Ich esse den Joghurt, der sich im Kühlschrank so langsam seinem Mindesthaltbarkeitsdatum nähert. Ein Blick auf mein Handydisplay: offeriert werden 81 Prozent Niederschlagswahrscheinlichkeit sowie 45 Prozent Akkustand und ich greife kurzerhand zu Regenjacke und Ladegerät. Um den einen Anruf in Abwesenheit kümmere ich mich später. Um 9.55 Uhr komme ich zwar rechtzeitig, aber verschwitzt – der Tachometer am Fahrrad hat mir zwischenzeitlich 18 km/h angezeigt – auf der Arbeit an. Ich stemple mich ein und arbeite drei Stunden bis zur Mittagspause. In der Kantine wird mein Essen abgewogen. Ich bezahle 4, 58 Euro für 400 Gramm Nudeln und Gemüse. Nach der Pause sind acht ungelesene Mails in meinem E-Mail-Postfach. Ich beschließe gegen 18.00 Uhr Feierabend zu machen. Vor der Verabredung sollte ich noch schnell – zum zweiten Mal diese Woche – zur Bank gehen und Bargeld holen. Am Automaten überprüfe ich meinen Kontostand und hebe anschließend 40 Euro ab. Ich treffe meine Freundin, die ich – wie wir erkennen – in den letzten drei Monaten nur einmal gesehen habe. Wir essen gemeinsam und beim Blick auf die Uhr entscheide ich, um 21.15 Uhr nach Hause zu fahren. Dort angekommen, erhalte ich an der Haustür Auskunft darüber, dass in der nächsten Woche der Heizungszählerstand abgelesen wird und notiere mir den Termin im Kalender. Oben angekommen hänge ich die fertige Wäsche auf und suche ein Hotel für einen Wochenendausflug in drei Wochen. Allerdings finde ich auf Anhieb nichts mit einer besseren Bewertung als 6,8 und vertage das Vorhaben.*

© Springer Fachmedien Wiesbaden GmbH, ein Teil von Springer Nature 2019
L. Wiedemann, *Self-Tracking*, https://doi.org/10.1007/978-3-658-27158-9_1

Moderne Rhythmen des Alltags sind wie selbstverständlich von Vermessung und Klassifikation durchsetzt. Die überspitzte Dokumentation meines Tages voller Zahlen macht bereits deutlich: In der Gegenwart haben Quantifizierungen die Macht „Realitätskategorien" sowohl zu repräsentieren, zu synchronisieren als auch zu erzeugen. Es lässt sich ein dichtes, alltagsweltliches Netz an Messpraktiken aufdecken: von handlungsanweisenden Messungen (GPS, Maßnehmen beim Kochen und Backen), strukturierenden Messungen (Uhrzeit, To-Do-Listen), kontrollierenden Messungen (Kontostand, Kraftstoffanzeige im Auto, Wiegen), disziplinierenden Messungen (Kalorien, Arbeitszeit), vergleichenden Messungen (Noten, Preise) bis hin zu identifizierenden Messungen (Kleidergrößen, Alter). Doch insbesondere in der Allgegenwart des Smartphones haben sich die Praxiswege der alltäglichen Vermessungen verkürzt. Als zentrale Triebfeder einer „technisierte[n] Rechenbarmachung des Alltags" (Duttweiler/Passoth 2016: 18) bezwingen die Apparate die Notwendigkeit, Messungen auf verschiedene Geräte zu verteilen, das heißt, sie sind konvergente Messobjekte: zugleich Wecker, Taschenrechner, Stoppuhr und Instrument der Selbst- und Körpererkundung. Thema der vorliegenden Arbeit sind die alltagsweltlichen und soziokulturellen Effekte jener technisch vermittelten Mess- und Dokumentationspraktiken, die den individuellen Selbst- und Körperbezug zusehends mit Zahlen überformen.

Im Sommer 2012 las ich zum ersten Mal von einer Bewegung, die ein bewusstes Leben nach Zahlen anstrebte.[1] Die sogenannte „Quantified-Self-Bewegung, die jedem Graphen, jeder Statistik huldigt", wie in der *FAZ* zu lesen war, sei jedoch „nur" eine „Zuspitzung unserer übersteigerten Zahlenaffinität" (Mühl 2012). Derartigen Beschwichtigungen stand zugleich eine diskursive Aufgeregtheit gegenüber, die vermuten ließ, dass das normale Maß an routinierten Alltagsmessungen überschritten zu werden drohte, da sich mittels digitaler „Self-Tracking Lösungen"[2] jedwedes alltagsweltliches Geschehen – sei es Schlafen, Essen

---

[1] Im Mai 2013 trug die Wochenzeitschrift *Der Spiegel* (Nr. 20) den Titel *Leben nach Zahlen*. Ebenso hieß ein 2016 herausgegebener Sammelband zum Thema Self-Tracking *Leben nach Zahlen. Self-Tracking als Optimierungsprojekt?* (Duttweiler et al. 2016). Das *Wired Magazine*, in dessen Umfeld *Quantified Self* gegründet wurde, verwendete zudem den Ausdruck „Living by numbers", um eine 2012 stattfindende *Health Conference* zu betiteln. Siehe: http://www.spiegel.de/spiegel/print/d-94865414.html; https://www.wired.com/2012/10/wired-health-conference/. Zugegriffen: 20.10.2018.

[2] Auf der deutschsprachigen Homepage der *Quantified Self*-Bewegung heißt es: „Quantified Self ist eine Gemeinschaft von Anwendern und Anbietern von Self-Tracking Lösungen." Siehe: http://qsdeutschland.de/info/. Zugegriffen: 30.08.2018.

oder Arbeiten – sowie der ganze Körper – von der Pulsfrequenz bis hin zu der Art und Weise des Atmens – als Problem der numerischen Informiertheit abbilden ließen. Der Ausdruck Self-Tracking bezeichnete das technisch vermittelte und systematische Aufzeichnen von physiologisch-biologischen Körperfunktionen und lebensweltlichen Vorgängen eb enso wie deren Übersetzung in numerische Zeichen, die auf einem digitalen Bildschirm präsent gemacht wurden. Entgegen dem eingangs beschriebenen Tagesablauf wurden im *Quantified-Self*-Kontext Dokumentationen in Form von für sich stehenden Zahlen, Kurven, Kreisdiagrammen oder Tabellen angestrebt, in denen die erzählerischen Verbindungsglieder zwischen den Quantifizierungen weitestgehend wegfallen.

In den ersten medialen Begegnungen mit dem Selbstvermessungsphänomen erstaunten mich die rationalistischen Bestrebungen seitens derjenigen, die „freiwillig" Gefallen an der numerischen Rundumerkundung fanden sehr. Im Sinne der ethnographischen Maxime nach Clifford Geertz fragte ich mich: „What the hell is going on here?" (siehe dazu Hirschauer/Amann 1997: 20). Nachdem ich einige Artikel zum Thema gelesen hatte, wechselten auch bei mir Relativierungen des Phänomens und das Gefühl eines übersteigerten Zahlenhandelns einander ab. Ist das digitale Self-Tracking schlicht ein symbolisches Indiz einer kapitalistischen Moderne, die ohnehin auf Vermessung und Kalkulation setzt (vgl. Vormbusch 2012)? Zugleich wirkten Artikel-Überschriften wie *The Data-Driven Life*[3] bizarr – sollte bildlich betrachtet nun das ganze Leben wie eine Steuererklärung aufbereitet werden? Was zunächst absurd anmutete, schien auf der anderen Seite anschlussfähig an gesellschaftliche Normen und Diskurse: Die numerische Körperfixierung reiht sich zum einen in eine Kultur ein, die der Konsumierbarkeit von Gesundheit bereits viel Aufmerksamkeit zollt. Zum anderen verlagert sich die alltagsweltliche Gesundheitsfürsorge via Self-Tracking immer tiefer in den Körper. Zunächst unsichtbare Körperorte gilt es in persönlicher Verantwortung zu erschließen. Ein solcher Umgang mit dem Selbst war im Grunde bereits normalisiert – auch jenseits des digitalen Self-Trackings: Bereiche wie Leistungssport oder Medizin orientieren sich zentral und dauerhaft an somatischen Zahlenmaßen. So dokumentieren beispielsweise chronisch kranke Personen ihr Körpergeschehen in Form von Schmerztagebüchern, Blutdrucktabellen oder Blutzuckernotizen. Besonders Diabetes Typ 1 schien mir dabei eine analytisch wertvolle

---

3   *The Data-Driven Life* ist ein bekannt gewordener Artikel des *QS*-Mitbegründers Gary Wolf, der 2010 im *New York Times Magazine* erschien (vgl. Wolf 2010).

(und hier gewählte) Parallele aus dem Medizinsektor, da Patienten*innen selbstverantwortlich körperliche Messdaten produzieren müssen und zwar in vielfacher Hinsicht (vgl. Bruni/Rizzi 2013: 29). Mit der Veralltäglichung transportabler Blutzuckermessgeräte in den 1980er Jahren wurde das alltägliche Selbstvermessen des Körpers für Personen mit Diabetes Typ 1 zu einer vertrauten Praxis. Entsprechend kann ein routiniertes Leben nach Zahlen hier analysiert werden.

Die vorliegende Arbeit nimmt digitale Self-Tracking-Praktiken im alltags- und lebensweltlichen Vollzug in den Blick. Bezogen auf die Anwendungskontexte Diabetes Typ 1 und *Quantified Self* (kurz: *QS*)[4] wird die technisch vermittelte Selbst- und Körpervermessung als eine im Alltag situierte Praxis rekonstruiert, beschrieben und analysiert. Es gilt zu fragen, wie sich das Self-Tracking in das alltägliche Leben einschaltet bzw. wie es in den Alltag übersetzt wird; wie es vom Körper und seinen Sinnen getragen und wie es als technogene Selbsttechnologie in der situativen Vollzugswirklichkeit bedeutsam gemacht wird.[5] Dabei wird aufgezeigt, wie die Vermessungspraktiken die Macht entwickeln, bis in die Tiefen des leiblich-affektiven Körpers vorzudringen.

Empirisch wurden die numerischen Praktiken im Kontext von *QS*, das heißt in der „selbstinitiierten" Variante, und Diabetes Typ 1, respektive des medizinisch indizierten Self-Trackings, unter Einsatz verschiedener ethnographischer Methoden über mehrere Jahre hinweg erforscht. Als soziologische Studie in „ethnografischer Einstellung" (Hirschauer 2010) zeichnet die Arbeit nicht nur die Spannweiten einer soziologischen Thematisierung sowie die soziokulturellen Konsequenzen des numerischen „Wille[ns] zum Wissen" (Foucault 1989a [1977]) nach, sondern rückt das technisch vermittelte und (in)stabile „enactment" (Mol 2002), das heißt das eigentliche Tun in den Fokus. Unter Signalwörtern wie „lived informatics" (u. a. Rooksby et al. 2014), „Lifelogging" (u. a. Selke 2014) oder „personal analytics" (u. a. Ruckenstein 2014) erhielt die digitale Selbst- und Körpervermessung im Zeitraum meiner Promotion vielfach Zuwendung seitens der Sozial- und Kulturwissenschaften. Zunehmend entstehen essentielle Sammelbände (u. a. Abend/Fuchs 2016a; Ajana 2018a, 2018b; Duttweiler et al. 2016; Lupton 2018b; Mämecke et al. 2018; Nafus 2016; Oswald/Straub 2018; Selke 2016a) und Monographien (u. a. Fröhlich 2018; Nafus/Neff 2016; Lupton 2016a; Mau 2017;

---

4    Im Folgenden werde ich *Quantified Self* mit *QS* abkürzen.
5    Bezüge zu Foucaults Konzept der „Technologien des Selbst" (1993b) werden u. a. auf S. 13 und 44ff. deutlich.

Moore 2018; Schaupp 2016c; Selke 2014), die versuchen, die theoretischen, politischen, kulturellen oder sozialen Implikationen der technischen Entwicklung kritisch zu erfassen. Hingegen sind dicht an den vermessenen Alltagen und Körpern verlaufende empirische Studien, die etwa auch „situationsspezifische Portraits" (Knecht 2005: 424) liefern, bislang rar. Mit dieser empirischen Studie möchte ich dazu beitragen, diese Forschungslücke zu füllen.

Das soziologische Erkunden erhält folglich eine akteurszentrierte Ausrichtung. Dabei bleiben auch die technisch-materiellen Elemente des Vollzugs nicht stumm, sondern werden basierend auf konzeptuellen Anleihen bei den Science and Technology Studies (kurz: STS) ebenfalls als Akteure aufgefasst.[6] Die situativen Praktiken fokussierend, richtet die Studie den analytischen Schwerpunkt im Sinne des „practice turn" (Schatzki et al. 2001) auf die „Tätigkeiten im Vollzug" (Bongaertz 2007: 249).[7] In der Interpretation meiner empirischen Daten rücke ich entsprechend das „doing" ins Zentrum und beleuchte zugleich die interaktiven Verflechtungen von Selbst, Körper, Technik und Vermessungspraxis, so dass das Phänomen sowohl als veralltäglichte, selbstbezogene wie auch verkörperte Praxis in den Blick gerät.

Einleitend werden im Folgenden Hintergrundinformationen über die beiden Analysekontexte *Quantified Self* und Diabetes dargelegt (1.1). Im Anschluss wird ein verdichteter Einblick in verschiedene theoretische Referenzen sowie die Arbeit prägende und inspirierende soziologische Forschungsliteratur gegeben (1.2). Danach schließen die einleitenden Ausführungen mit einer prägnanten Zusammenschau der zentralen Forschungsfragen sowie einer Darlegung der Kapitelstruktur (1.3).

---

[6] Um abseits der Kategorien Frau und Mann Platz für alle nicht-binären Geschlechtsidentitäten zu lassen, verwende ich während der gesamten Arbeit eine geschlechtsneutrale Sprache durch Gender-Sternchen. Davon ausgenommen ist der Ausdruck Akteur, da ich diesen als geschlechtsneutralen Terminus verstehe. Zur Betrachtung technisch-materieller Elemente als Akteure siehe S. 15f. und Unterkapitel 3.2.2.

[7] Im Verlauf der Arbeit wird keine analytische Unterscheidung zwischen den Ausdrücken Praxis und Praktik gezogen. Wie diese semantische Differenz hingegen für soziologische Praxistheorien analytisch fruchtbar gemacht werden kann, zeigen Thomas Alkemeyer, Nikolaus Buschmann und Matthias Michaeler (2015: 29ff.).

## 1.1 Self-Tracking im doppelten Kontext – Quantified Self und Diabetes

> „Die Diabetiker sind eigentlich die geheimen Heros von
> Quantified Self, weil wir einfach gezwungen sind, unsere
> Daten zu tracken." (Susann im Interview)

Während Personen mit Diabetes die Körpervermessung aus einer chronischen Dringlichkeit heraus praktizieren, ist die Vermessung von Selbst und Körper im Fall von *QS* eine „selbstinitiierte", zum Trend erklärte Praxis. Es ließe sich auch von einer festen versus einer losen Beziehung zu den Vermessungspraktiken sprechen, da dem medizinischen Aufforderungscharakter bzw. dem indizierten Muss eine andere strukturelle Dringlichkeit gegenübersteht – immerhin kann die „selbstinitiierte" Zahlenwache leichtfüßiger aufgenommen, abgebrochen oder vergessen werden. Dennoch ist eine etwaige Trennung keinesfalls so eindeutig, wie es zunächst erscheinen mag. So stellt der *QS*-Diskurs selbst argumentative Bezüge zu chronischen Krankheiten her, deren Behandlung häufig eine systematische Dokumentation von Körperprozessen bedinge (vgl. Braun 2013). Ebenso gelten chronisch kranke Patient*innen als eine große Zielgruppe der digitalen Aufzeichnungsmöglichkeiten (vgl. Beuth 2015), in dem ihnen neue Wege aufgezeigt werden, um medikamentöse Dosierungen anzupassen oder Vitalparameter zu kontrollieren (vgl. Abend/Fuchs 2016b: 5). Das diesem Abschnitt vorangestellte Zitat veranschaulicht zudem, dass Personen mit Diabetes die Stoffwechselkontrolle gegenwärtig selbst als eine Form des Daten-Trackings verstehen, die eine alltagspraktische Nachbarschaftlichkeit zum *QS*-Hype in sich trägt.[8] Beide Felder sind darüber hinaus in eine gesellschaftliche Wirklichkeit eingebettet, die sich um Ordnungs- und Messpraktiken herum konstituiert. Es ist beidseitig ein alltägliches Handeln mit Zahlenwissen, das mithilfe technischer Verfahren ge-

---

[8]   In einem Gespräch mit dem 46-jährigen Simon, der in den USA aufgewachsen ist und seit Kindheitstagen mit der Diagnose Diabetes Typ 1 lebt, kamen wir ebenso auf die neuen Self-Tracking-Techniken zu sprechen. Dabei relativierte er die Neuheit des Phänomens *QS* folgendermaßen: „I see, in a certain sense I feel that diabetics we've been doing it for 30 years every day. So I feel like, I do feel there is a lot of overlap."

wonnen wurde, die nicht etwa von professionellen Mediziner*innen in einer Klinik, sondern selbst zuhause eingeleitet wurden. Zudem lässt sich Diabetes ebenso wie *QS* als eine Form des gesundheitsbezogenen Self-Trackings begreifen.

Derzeitig verbreitet sich die Idee, den Selbst- und Körperbezug in allen Lebensbereichen dauerhaft mit einer numerischen Notiz zu versehen rasant. Insofern ist anzunehmen, dass mit der Zunahme an technisch vermittelten Selbst- und Körpervermessungen in gewisser Weise auch die Alltagsrealitäten chronischer Krankheit entgrenzt werden (vgl. u. a. Viehöver/Wehling 2011). Dabei strebt das Nebeneinanderstellen von Diabetes und *QS* im Rahmen dieser Studie keinen Vergleich im Sinne einer systematischen Gegenüberstellung, die Anderes und Ähnliches zugleich auflistet, an. Die kontextuelle Verdopplung erlaubt vielmehr die anders gelagerten Praktiken produktiv miteinander ins Gespräch zu bringen, sie gegenseitig zu erhellen und zwischen dem Allgemeinen und dem Besonderen zu vermitteln. Diabetes Typ 1 bietet eine kontrastive Folie zum *QS*-Phänomen, die über ein *eingeübtes und indiziertes* Leben nach Zahlen Einsicht in ein *angestrebtes* Leben nach Zahlen gewährt. Sichtbar werden die alltäglichen (Un-)Ordentlichkeiten und Konsequenzen einer dauerhaften Vermessung. Zugleich ist Diabetes ein hervorragender Fall, um zu veranschaulichen wie der „datenbasiert[e] Medienumbruch der Gegenwart" (Reichert 2014: 9) eine Krankheit in eine Datenrationalität verwandelt. So wird der diabetische Alltag gegenwärtig von neuen Quantifizierungsmöglichkeiten erfasst und die Spannweiten einer diabetesrelevanten Mathematisierung des Alltags haben sich durch die digitalen Self-Tracking-Methoden immens ausgeweitet. Zwar galt Diabetes Typ 1 bereits zuvor als zahlengesteuerte Krankheit, aber wie die empirischen Ergebnisse zeigen, steigerte sich die numerische Affinität der Therapie in den letzten Jahren zusehends.

### 1.1.1 Vermessung als „selbstinitiierte" Praxis: Quantified Self

Im Jahr 2007 von den amerikanischen Technikjournalisten Gary Wolf und Kevin Kelly in San Francisco gegründet, etablierte sich 2012 ein deutscher Ableger der *QS*-Bewegung. Selbstquantifizierungen haben jedoch eine lange Geschichte und es lassen sich Bezüge zu historischen Vorläufern wie der antiken Diätetik (vgl. Zillien et al. 2016), den Tugendlisten von Benjamin Franklin im 18. Jahrhundert (u. a. Schaupp 2016a: 153; Duttweiler/Passoth 2016: 14; Vormbusch 2016: 49), Kalorientabellen, Haushaltstagebüchern oder Menstruationskalendern herstellen (vgl. Schmechel 2016: 148ff.). Insbesondere haben die soziotechnischen Entwicklungen des 20. Jahrhunderts dazu beigetragen, dass eine verschärfende Kultur des Kalkulativen Einzug in die Selbstthematisierungen hielt, da Messtechniken wie etwa Personenwaagen aufgrund der Möglichkeit ihrer Miniaturisierung domestiziert wurden. Gegenwärtig bilden Quantifizierungen, etwa in Form von Abschlussnoten, Kleidungsgrößen, Persönlichkeitstests, Body-Mass-Indices (BMI) oder Körpergrößen, wie selbstverständlich direkte Modi der Selbst- und Fremdbeobachtung. Besonders aber der Aufstieg von sozialen Netzwerken und Computeralgorithmen positionierte die Frage nach dem „Wie viel?" zentral in den neueren Formen des Selbstbezugs.[9] Mit *Facebook* und Co. wurden neuartige „vermessungsfreundliche Kommunikationsformen", wie etwa „Views, Likes und Shares" (Simanowski 2016: 100) geschaffen.

Mit dem Rufnamen *Quantified Self* erhielt das Verschalten von kulturell notwendiger Selbstthematisierung, Vermessung und Digitalisierung ein zeitgenössisches Label.[10] Dabei steigert die Bereitstellung neuer, smarter Technologien die Frequenz des numerischen Aufzeichnens mehr als je zuvor und dehnt die Anzahl messbarer Lebensbereiche beispiellos aus (vgl. Nafus/Neff 2016: 2). Die auszählende Technik kann zugleich auf physisch-biologische Körperfaktoren (Herzschlag, Blutdruck, Temperatur, Gewicht, Zyklus etc.), verhaltensbezogene Aspekte des Alltagslebens (Schlaf, Arbeitsproduktivität, Ernährung, Bewegung, Sport, Sozialverhalten, Zigarettenkonsum etc.) oder „Außeneinflüsse" (Aufenthaltsorte, Wetter, Lautstärke, Luftqualität) gerichtet werden. Aber auch psychologische Befindlichkeiten wie Stimmungen und Gefühle, die im Allgemeinen als nur schwerlich bezifferbar gelten, werden mittlerweile als quantifizierbares Datum kategorisiert.

Das technische Vorgehen des „selbstinitiierten" Self-Trackings basiert auf einer Verknüpfung von Soft- und Hardware-Komponenten. In der Regel genügt allein der Besitz eines Smartphones, als Schalt- und Sammelstelle der Datengene-

---

[9] Dass die Digitalisierung des Alltagslebens und die neuen Medien den Prozess einer Quantifizierung der Gesellschaft insgesamt radikalisierten, verdeutlichen auch Jan-Hendrik Passoth und Josef Wehner (2013) in ihrem Sammelband *Quoten, Kurven und Profile. Zur Vermessung der sozialen Welt.*

[10] Hinsichtlich der kulturellen Notwendigkeit der Selbstthematisierung konstatiert der Soziologe Markus Schroer (2006: 41): „Ohne ein Mindestmaß an Selbstreflexion, an einer Auseinandersetzung mit dem eigenen Werden und Gewordensein kommt heute niemand mehr durchs Leben, selbst wenn er es wollte."

rierung, um der numerischen Selbstsorge nachzugehen. Es existiert eine Unsumme an Gesundheits-, Fitness- und Lifestyle-Apps, die allesamt binnen Minuten auf dem Smartphone installiert werden können und sofort anwendbar sind. Viele Herstellerfirmen installieren die sogenannten „Health Apps" gar auf dem Smartphone vor, so dass allein der Erwerb des jeweiligen Produkts das numerische Spurenlesen aktiviert. Immer preisgünstiger werden zudem die sogenannten „Wearables", das heißt Armbänder und Clips, die sich nah am Körper tragen lassen. In die Geräte integrierte, miniaturisierte Sensoren agieren als technische „Fühler" der Vermessungen. Sie sind in alle möglichen Oberflächen integrierbar: in Brillen, Hörgeräte, Pflaster, Laufschuhe, Kleidung, Spielzeug oder Zahnbürsten. Zur Datengenerierung ist entweder eine manuelle Eintragung von numerischen, visuellen oder textlichen Zeichen erforderlich oder die Anwendungen erheben die Daten automatisch und zeichnen sie selbstständig auf (siehe dazu 6.1.2). Viele Applikationen übersetzen die erhobenen Daten unaufgefordert in graphische und kompakte informatische Einheiten, so dass Kurven, Diagramme oder Tabellen die visuelle Grammatik des Self-Trackings bilden. Strukturgebend sind zudem chronologische Kategorien wie Tage, Wochen oder Monate. Das Sicht- und Speicherbar-Machen singulärer Messungen als zeitbezogenes Ereignis soll vor allem die Les- und Verstehbarkeit der Aufzeichnungen anregen. Ebenso agieren Farben und Grenzlinien als normative Zeigefinger. Spezifische Software-Einstellungen ermahnen dazu, eine aufgeschobene Eintragung rückwirkend nachzuholen, motivieren zum Weitermachen oder erinnern an den Blick in die Datensammlung. Zudem appellieren viele Anwendungen an den Spieltrieb und arbeiten mit Anreizen wie Belohnungen in Form von Medaillen, Preisen oder Punkten (dies wird als eine Tendenz zur „gamification" beschrieben, vgl. Whitson 2013, Scholas 2016). Um den Leistungswillen zu steigern, können die persönlichen Zahlenwelten in der Online-Community veröffentlicht und verglichen werden. Es ist also potenziell möglich, die Daten in ihren Relationen zueinander zu analysieren, sie Anderen mitzuteilen oder zu archivieren.

Mit der *QS*-Bewegung wurde nun eine Gemeinschaft gegründet, die an das sensorgestützte Self-Tracking spezifische *Hoffnungen und Verwendungssuggestionen* knüpft.[11] Man trifft und organisiert sich in *Meetups*, die weltweit in größeren Städten stattfinden.[12] „Im Vordergrund stehen", den Mitglieder*innen nach, „die persönlichen Erkenntnisse, welche aus den Daten abgeleitet werden können, sowie die Veränderungen welche sich mit ihnen nachvollziehen lassen."[13] Entsprechend lautet das offizielle Motto: „self-knowledge through numbers" (vgl. Wolf 2010) oder zu Deutsch „Selbsterkenntnis durch Zahlen". Ein akuter Antrieb ist es folglich, in den Daten wiederkehrende Muster zu erkennen, die individuelle Gewohnheiten, Persönlichkeitsmerkmale oder das eigene Körpergeschehen nachvollziehbar machen. So zeichnet eine Onlinebefragung der *welldoo GmbH* nach, dass die meisten Self-Tracker*innen aus den Daten „einfache Erkenntnisse ableiten (91 Prozent) und neue Erkenntnisse erhalten (84 Prozent)" wollen. Langfristig erhoffen sich die Befragten (83 Prozent), die eigene Gesundheit zu verbessern.[14] Neben der Erkenntnisproduktion, dem Erhalt oder der Steigerung von Gesundheit und der Hoffnung auf Gewohnheitsänderungen steht das Motiv gegenüber der schulmedizinischen Deutungshoheit mündig zu sein – so schreibt ein „selbsternannter" Self-Tracker in einem Artikel: „Angestrebt wird nicht Autonomie gegenüber der klassischen Medizin, wohl aber eine größere Mündigkeit gegenüber den ‚Göttern in Weiß'" (Tensfeld 2016: 33). Gerade der numerische Sichtbarkeitswille könne eine Körperbeobachtung zulassen, bei der das Körperwissen nicht mehr aus vagen Erzählungen und Erinnerungen gezogen werden muss, sondern über die „objektive" Sprache der Zahlen vermittelt wird. In der Argumentation der *QS*-Bewegung böten gerade Zahlen einen zweckrationalen und standardisierbaren Weg, der den Selbst- und Körperbezug mit traditionell naturwissenschaftlichen Werten wie Objektivität, Gültigkeit, Kontrollierbarkeit und Rationalität überziehe.[15] Sowohl Zahlen als auch Daten scheinen im *QS*-Kontext außerordentlich geeignet, um den Interpretationsspielraum von Aussa-

---

[11]   Auf der Website der *QS*-Bewegung wird deutlich gemacht, dass man sich im *QS*-Kontext explizit als Gemeinschaft versteht (vgl. http://qsdeutschland.de/info/; Zugegriffen: 20.10.2018).

[12]   In Deutschland zählt die Gemeinschaft im Oktober 2018 online 4.167 Mitglieder*innen. Die *Meetups* werde ich ausführlicher im Unterkapitel 4.2.1 beschreiben (vgl. https://www.meetup.com/de-DE/topics/quantified-self/; Zugegriffen: 20.10.2018).

[13]   Siehe: http://qsdeutschland.de/info/. Zugegriffen: 20.10.2018.

[14]   Siehe: http://www.healthcaremarketing.eu/medien/detail.php?rubric=Medien&nr=31433. Zugegriffen: 20.10.2018.

[15]   Inwiefern der Zahlenkörper durch Self-Tracking-Praktiken zum Objekt der Selbstverwissenschaftlichung wird, diskutieren Nicole Zillien, Gerrit Fröhlich und Mareike Dötsch (2014).

gen vermeintlich einzugrenzen. Ein vages „Bauchgefühl", das heißt die alltag-
sprachliche Antithese zur Rationalität, „wird abgelöst durch präzise Erfassung"
(Koller 2012), so die Logik.

Diese Verwendungssuggestion steht eindeutig im Zusammenhang mit dem
kulturellen Bedeutungsüberbau von Zahlen. Zahlen gelten als selbstexplikativ,
universell, global vergleichbar: Sie „signalisieren Unbestreitbarkeit und Objektivität" (Heintz 2007: 80). So betonte bereits der Historiker Theodore Porter (vgl.
1992: 635), dass das oberste Gesetz der Rechenbarmachung der Dinge die Suggestion von Objektivität sei. Demgemäß werden Messungen von den QS-Anhä-
nger*innen als vertrauenswürdiger als der menschliche Sinnesapparat eingestuft:
„Numbers make problems less resonant emotionally but more tractable intellectually", so *QS*-Mitbegründer Wolf (2010). Genau gegenläufig zu dieser Rationali-
täts- und Objektivitätssuggestion werde ich im Verlauf der empirischen Analyse
sukzessive nachzeichnen, dass den alltagsweltlichen Zahlenpraktiken tiefgreifend
Emotionen innewohnen, die immer auch soziokulturelle Verflechtungen aufweisen.

Nicht unerwähnt bleiben soll, dass das „selbstinitiierte" Self-Tracking mittlerweile nicht mehr notwendig auf einen Bezug zur *QS*-Bewegung angewiesen ist.
Das Self-Tracking-Prinzip ist auf dem Massenmarkt angekommen und braucht
kein Gruppen-Label mehr. So vollzieht sich eine „‚Normalisierung' des Selbst-
vermessungsphänomens", wie Uwe Vormbusch und Karolin Kappler (2018: 211)
festhalten, „insofern es in Zeitungsartikeln immer mehr als normale Alltagspraxis
dargestellt" werde. Selbst wer noch nie etwas von *Quantified Self* gehört hat, trägt
dessen ungeachtet mittlerweile vielleicht ein Fitnessarmband am Handgelenk.
Laut *International Data Corporation* wurden 2017 125,5 Millionen Fitness-Tracker
versandt; man geht davon aus, dass bis 2021 insgesamt 240,1 Millionen Geräte
ausgeliefert sein werden.[16] Eine Umfrage des deutschen Marktforschungsinstituts
*Dr. Grieger & Cie.* im Juni 2016 hat gezeigt, dass „21 Prozent der Bevölkerung
Daten zu ihrem eigenen Leben" erheben (Schillat 2016). Die vorliegende Studie
verspricht demnach nicht zuletzt alltagsweltliche Aufschlüsse über eine solche
zeitgenössisch-populäre Form der Selbst- und Körperorganisation.

---

[16]  Vgl. https://www.idc.com/getdoc.jsp?containerId=prUS42818517. Zugegriffen: 20.10.2018.

## 1.1.2 Vermessung als indizierte Praxis: Diabetes

Im Gegensatz zum Self-Tracking aus einem lebenstilbezogenen Antrieb kann Diabetes nicht einfach wie eine App gelöscht werden. Der Messvorgang ist vielmehr Reaktion auf eine körperliche Problemlage, denn die Bauchspeicheldrüse produziert kein oder nicht genügend Insulin, um Kohlenhydrate abzubauen. Typ-1-Diabetes ist eine *Autoimmunerkrankung*, bei der die insulinproduzierenden Inselzellen vom Körper komplett zerstört wurden.[17] Die Krankheit tritt vielfach plötzlich im Kindes- oder Jugendalter auf, aber auch bei erwachsenen Personen. Um dem absoluten Insulinmangel und der defekten Selbstregulation entgegenzusteuern, muss jeden Tag Insulin gespritzt werden. Denn ohne Insulin können die während der Nahrungsaufnahme zerlegten Zuckermoleküle nicht aus dem Blut in die Zellen transportiert werden und der Glukosespiegel steigt unentwegt an. Das sogenannte Schlüssel-Schloss-Prinzip ist gestört, da Insulin in diesem biochemischen Vorgang als Schlüssel zur Zellentür agiert.

Personen mit Diabetes Typ 1 können als *Expert*innen eines vermessenen Alltags* gelten, denn das Prinzip der Vermessung ist heutzutage strukturell in der Diabetes-Therapie verankert. Blutzucker messen, Kohlenhydrateinheiten anpassen, Insulinmengen berechnen oder nach mehr Bewegung als angedacht rückrechnen: Über Zahlenpraktiken erhalten die Betroffenen Bezug zu ihren Körpervorgängen, um letztendlich Über- und Unterzuckerungen als auch Risiken von Spätfolgen zu mindern. „Im Diabetesbereich ist Mathematik überall", schreibt jemand online.[18]

---

[17]   Die öffentliche Aufmerksamkeit richtet sich zumeist auf die häufiger auftretende Form des Typ-2-Diabetes. Das Entstehen der Zuckerkrankheit wird hier üblicherweise auf Risikofaktoren wie Übergewicht und Bewegungsmangel, selten auch auf genetische Dispositionen zurückgeführt. Schleichend entwickelt der Körper eine Insulinresistenz und schüttet nicht genügend von dem lebensnotwendigen Hormon aus. Diesem dysfunktionalen Stoffwechselzustand ist weitestgehend mit einer „gesunden" Lebensweise, der Kontrolle des Blutzuckers und entsprechenden Medikamenten entgegenzukommen. Erst wenn eine derartige Behandlung nicht gelingt, müssen auch beim Typ-2-Diabetes Insulininjektionen berechnet werden. Die empirischen Ergebnisse der Arbeit beziehen sich ausschließlich auf Diabetes Typ 1. Das heißt, wenn im Folgenden von Diabetes gesprochen wird, bezieht sich dies entsprechend immer auf den Typ 1 der Stoffwechselstörung.

[18]   Siehe: https://beateputzt.com/2017/08/30/mathematik-fuer-diabeteswissenschaftlerinnen/. Zugegriffen: 20.10.2018.

Zwei technische Fortschritte können als entscheidend für ein Leben nach Zahlen im Rahmen von Diabetes betrachtet werden. Zum einen die Blutzuckerselbstmessung und zum anderen die flexible Anpassung von Insulininjektionen an die Ernährung. Mit der Veralltäglichung transportabler Messgeräte in den 1980er Jahren gibt es eine soziale Ausweitung der klinischen Praktiken der Blutzuckerbestimmung, da das Vorgehen in den persönlichen Alltag transportiert wird. Damit geht eine immens gesteigerte Flexibilität, aber auch eine zunehmende Eigenverantwortung seitens der Patient*innen einher. Es ist die Norm, mehrfach am Tag die Blutwerte selbstständig und technisch vermittelt zu überwachen. Dabei wird durch einen kleinen Piks mit einer Lanzette an der Fingerspitze ein Blutstropfen gewonnen. Dieser muss auf einen Teststreifen gezogen werden, der wiederum in das Messgerät eingeführt wird, das nach kurzer Zeit einen Wert anzeigt. Die zweite benannte Entwicklung betrifft vor allem die Nahrungsaufnahme. Mussten Personen mit Diabetes früher streng Diät halten, braucht es mit der Entdeckung schnell wirksamer Insuline keinen Verzicht mehr, da die Ernährung in Kohlenhydrateinheiten aufgeschlüsselt wird, die mit individuellen Insulineinheiten zu verrechnen sind.

Diabetes ist an sich *unsichtbar* und wird zumeist nur spürbar, wenn der Blutzucker stark schwankt. Die Sichtbarmachung der Krankheit bedarf spezifischer Strategien bzw. *einer technischen Aufzeichnungsapparatur,* die den Stoffwechsel veräußert und in medizinische Kategorien übersetzt. Zwar erwähnten schon die alten Ägypter*innen eine Krankheit, die mit Durst und vermehrtem Urinieren einherging, doch konnten sie die Symptome nicht lokalisieren. Mitte des 17. Jahrhunderts entdeckte der britische Arzt Thomas Willis, dass der Urin von Personen, welchen aufgrund dieser beiden Symptome Diabetes diagnostiziert wurde, eine zuckerähnliche Substanz enthält. Aber erst gegen Ende des 18. Jahrhunderts konnte der Zucker im Blut und später im Urin wissenschaftlich nachgewiesen werden (vgl. Pliska et al. 2005: 4). Im Jahr 1921 identifizierte der Chirurg Frederick G. Banting das Pankreas-Hormon Insulin, dessen Mangel von nun an als verantwortlich für die Erkrankung galt. Technisch aufwendige Extraktionen und die Reinigung von tierischen Insulinen führten zu neuen Behandlungsmöglichkeiten und der Entwicklung verbesserter Testsysteme, die ein Überleben mit der Krankheit möglich machten (vgl. Clarke/Foster 2012: 84f.). Es dauerte jedoch noch einige Jahrzehnte bis der Blutzucker abseits des Labors ermittelt werden konnte. Die Firma *Bayer* entwickelte 1941 den sogenannten *Clinitest,* bei dem eine

Tablette in den Urin gegeben wurde, um das Resultat anhand der Farbe abzulesen. Allerdings erstatteten die Krankenkassen die Kosten für dieses Verfahren erst in den 1960er Jahren (vgl. Lehmann 2005). Mit der Möglichkeit zur privaten Harnzuckerbestimmung wurde Diabetes als grünlich-orangene Farbe sichtbar gemacht, da sich die Probe je nach Glucose-Gehalt im Urin spezifisch verfärbte. Die Blutzuckermessgeräte für zu Hause waren erst in den 1980er Jahren gebräuchlich und zu Beginn noch sehr groß und unhandlich (vgl. ebd.). Ab 1987 wurden Datenspeicher in die Geräte integriert und man konnte neben den aktuellen Blutzuckerwerten auch Datum und Uhrzeit im Gerät abspeichern.[19] Eine weiterführende Geschichte der Entwicklung der Diabetestechnik übersteigt den Rahmen dieser Arbeit. Es sollte jedoch deutlich geworden sein, dass die Indikation der Stoffwechselstörung und die Strategien der Sichtbarmachung des Unsichtbaren eines medizintechnischen Verfahrens bedarf, das in historischer Abhängigkeit zu wissenschaftlicher Forschung, technischen Entwicklungen, soziokulturellen Bedingungen und industriellen Innovationen steht. Nachdem im privaten Alltag der Patient*innen zuerst Farben den Blutzucker sichtbar machten, sind es seit einigen Jahrzehnten Zahlen und mit der Digitalisierung vor allem auch Kurven. Aber nicht nur Zahlen und Messgeräte sind an der alltäglichen Blutzuckerüberwachung beteiligt. Ein ganzes Arsenal an materiell-technischen Akteuren umgibt das Management der Krankheit: von Stechhilfen und Injektionsgeräten über Traubenzucker, der die Unterzuckerung auffängt, bis hin zu Behandlungtagebüchern, die die Messwerte übersichtlich ordnen sollen.

Wie angedeutet, reorganisierte der *digitale Wandel* auch das diabetische Netzwerk und dies in vielfacher Hinsicht: „Aus dem immer wieder zu generierenden Blutstropfen wird der permanente Gewebekontakt, aus dem Teststreifen ein Sensor, aus dem Piksen das Scannen und aus Blutzuckerwerten werden Daten" (Wiedemann 2016b: 302). Massen an digitalen Anwendungen und „neuartigen Aufzeichnungsgeräten" werden zu Meilensteinen der Entwicklung deklariert und

---

[19]   Vgl. http://diabetesmuseum.de/blutzucker/blutzucker-nach-1964. Zugegriffen: 20.10.2018. Die Website des Diabetesmuseums in München hat die Geschichte der diabetischen Messtechniken in Deutschland sehr gut aufbereitet und bebildert. Ihr entstammen die oben genannten Jahreszahlen. Insgesamt ist es sehr schwierig, einheitliche Jahreszahlen zu finden. Die Geschichte der Diabetestechnik ist abhängig vom entsprechenden Land und der Region. Das Museum macht beispielsweise auch darauf aufmerksam, dass in der ehemaligen DDR der Blutzucker bei den Betroffenen bis zur Wende 1990 nur einmal monatlich in der Poliklinik bestimmt wurde, während die transportablen Geräte in der BRD bereits zum diabetischen Alltag gehörten. Zur Geschichte der Blutzuckermessung in Großbritannien siehe Clarke/Foster 2012.

überschwemmen einen Markt, der zunehmend unübersichtlicher wird" (ebd.: 296). Viele Behandlungstagebücher sind digital und Apps wie *mySugr* versuchen den Alltag durch erweiterte und kontrollierte Sichtbarkeit zu erleichtern sowie das Selbstmanagement spielerisch zu intensivieren. Neben Zuckerwerten, Kohlenhydrat- oder Insulineinheiten gelten in den digitalen Varianten auch Kategorien wie Gewicht, emotionale Verfassung oder Bewegungsverhalten als Schlüsseldaten der Selbstsorge, die tagebuchartig erfasst und visualisiert werden. Zudem wenden sich neuartige Messgeräte von invasiven Methoden ab, da die nicht in die Zellen transportierte Glucose in der Gewebeflüssigkeit von dauerhaft verankerten Sensoren gemessen wird. Die digital gewordenen Geräte können die Zuckerwerte in unterschiedlichen Graden lückenlos aufzeichnen. Hier wird auf dem Display eines Lesegeräts oder auf dem Smartphone zudem ein erweitertes diabetisches Wissen sichtbar, indem neben der singulären Echtzeitmessung auch Trendpfeile und Verlaufsdarstellungen abgebildet sind. Der Körper repräsentiert sich – wie im Laufe der Arbeit deutlich werden wird – nicht mehr nur als medizinischer Zahlenkörper, sondern multipel auch als privater Daten- und Kurvenkörper (siehe dazu 2.1.3). Insbesondere die Überführung des Stoffwechsels in eine Verlaufsform macht aus der Blutzuckermessung eine digitale und moderne Self-Tracking-Praxis, denn das Auf und Ab der Kurvenzacken protokolliert das Körpergeschehen in intensivierter Weise.

Im Laufe der Arbeit werde ich auf all diese technischen, materiellen und strukturellen Veränderungen in der Behandlung der Krankheit eingehen. Dabei wird deutlich werden, dass sich die Routinen des Diabetesalltags mit dem Einzug smarter Technologien verändern: das technisch vermittelte Sichtbarmachen der unsichtbaren Stoffwechselstörung transformiert sich in ein intensiviertes Datenfeedback. Es existiert gegenwärtig eine Vielzahl technischer Möglichkeiten, die den Blutzucker auf spezifische Weise erzeugen. Die Entwicklung von mikroskopischen Sensoren hat den Markt der diabetischen Apparate und Anwendungen ausgeweitet sowie das Problem Diabetes – wie zu zeigen sein wird – in eine Daten- und Kurvenrationalität verwandelt.

## 1.2 Theoretischer Blickwinkel

Dem Ausdruck *Quantified Self* kam, wie eingangs erwähnt, zwischen 2011 und 2015 eine immense *mediale Aufmerksamkeit* entgegen.[20] Zwischen Faszination und Angst wurden die neuen technischen Möglichkeiten euphorisch empfangen oder dystopisch ausgemalt. Die Printmedien betitelten den numerischen „Zeitvertreib" mit Zeilen wie „Selbstvermessung als Trend. Ich bin der perfekte Zahlenmensch" (Laaf 2011), „Ich messe, also bin ich" (Koller 2012), „Das Handy wird zum Körperteil" (Mühl 2012), „Selbstoptimierung. Das tollere Ich" (Friedrichs 2013) oder „Regieraum des Lebens" (Willmroth 2014). Debattiert wurden beispielsweise ein digital auflebender Narzissmus, Datenschutzaspekte, durch *QS* symbolisierte Veränderungen im Gesundheitssystem, ein – durch die dauerhafte Interaktion mit Sensoren drohender – Verlust des Körpergefühls wie auch die Gefahr, dass das „legitime Hobby" leicht „heimlich zum gesellschaftlichen Konzept mutiert" (Zeh 2012). Auffällig oft wurde der Blick auf ein Motiv der Selbstoptimierung gelenkt, das heißt auf die Verknüpfung der numerischen Selbstinspektion mit der Idee einer Steigerungslogik.

Ebenso entwickelte *der sozial- und kulturwissenschaftliche Diskurs* sukzessive eine erhöhte Aufmerksamkeit für das Phänomen des digitalen Self-Trackings. In vielen Texten wird inzwischen übereinstimmend festgehalten, dass die Self-Tracking-Instrumente keineswegs wertneutral sind und die Praktiken der Selbst- und Körpervermessung alles andere als individuelle Projekte darstellen: „self-tracking is a profoundly social practice" (Lupton 2014a: 77). Der „soziologische Zeigefinger", wie Daniel Rode (2017: 101) es ausdrückt, „erkennt" in den digitalen Vermessungspraktiken vor allem „neoliberalistische und disziplinargesellschaftliche Entwicklungstendenzen". Viele Autor*innen interpretieren das Self-Tracking demzufolge als datafizierte und sich neuformierende Kontroll-, Disziplinar- oder Überwachungstechnologie (vgl. u. a. Ajana 2017; Boyd/Crawford 2012; Cheney-Lippold 2011; Kent 2018; Lupton 2012; Reichert 2015, 2018; Selke 2014; Van Dijck 2014). Zugleich lassen sich die numerischen Aufzeichnungen als Leistungs-

---

[20] Deborah Lupton (2013a: 25f.) stellt für den englischsprachigen Raum fest, dass der Begriff *Quantified Self* seit 2007 in Nachrichtenartikeln auftauchte, was dem Gründungsjahr der Bewegung entspricht. Dabei macht sie deutlich, dass es zwischen 2012 und 2013 einen deutlichen Anstieg der Verwendung gab.

daten verstehen und das Self-Tracking erscheint als Ausdruck neoliberaler Strukturen des Kapitalismus (vgl. u. a. Ayo 2012; Lupton 2013a, c; Moore/Robinson 2016; Reigeluth 2014; Rich/Miah 2014; Selke 2014; Stark 2016). Auch in den akademischen Debatten wird vielfach das Motiv der Körperoptimierung (vgl. Ayo 2012; Fotopoulou/O'Riordan 2016; Williamson 2015) bzw. das Streben nach Selbstoptimierung angebracht (u. a. Balandis/Straub 2018; Duttweiler et al. 2016; Gertenbach/Mönkeberg 2016: 37; King/Gerisch 2018; Lupton 2014a, 2016b; Reigeluth 2014; Ruckenstein/Pantzar 2017; Selke 2016; Schaupp 2016a, 2016b: 76f.; Villa 2012).[21]

Den sozial- und kulturwissenschaftlichen Diskurs zum Thema betrachtend, ist augenscheinlich, dass insbesondere Foucaults Spätwerk ein hilfreiches Begriffswerkzeug anbietet, um die gesellschafts- und machtanalytischen Aspekte des Self-Trackings offenzulegen. Der erste Satz im Sammelband *Leben nach Zahlen. Self-Tracking als Optimierungsprojekt?* lautet entsprechend:

> „Dass sich die Moderne der Optimierung des Lebens verschrieben und ihren Optimierungsimpuls auch auf Körper ausgedehnt hat, wissen wir seit Foucaults Ausführungen zu Biomacht und Biopolitik (vgl. Foucault 1977)." (Duttweiler/Passoth 2016: 9)

Die Wahl zur Selbst- und Körpervermessung kann in Anschluss an Foucault in den Rahmen gegenwärtiger gesellschaftlicher Erwartungen an das Subjekt gestellt und als sanfte Anleitung gelesen werden. Die „Beziehung zwischen Selbst- und Fremdkonstitution" (Bröckling et al. 2000: 29) ist bei Foucault eng gestrickt, weshalb auch ich im Kontext von *QS* Worte wie „selbstinitiiert" oder „freiwillig" in Anführungszeichen setze. Was Self-Tracker*innen – durch eine foucaultsche, gouvernementalitätstheoretische Brille geschaut – während des Vermessens tun, ist zu demonstrieren, dass sie ihre Angelegenheiten optimal verwalten und ihren Körper in einer sozial akzeptablen Weise kontrollieren (vgl. Nafus/Neff 2016: 24).[22] Unter diesem Blickwinkel buchstabiert sich das selbstbezogene Vermessungsspiel als „Technologie des Selbst" aus (Foucault 1993b; vgl. u. a. Duttweiler 2016a; Reigeluth 2014; Ruckenstein 2014; Schüll 2016b; Zillien et al. 2014, 2016), denn das Konzept der Selbsttechnologien verweist „nicht zuletzt" darauf, „dass

---

21    Eine ausführlichere Darstellung der zentralen soziologischen Perspektivierungen hinsichtlich des Self-Trackings erfolgt im Unterkapitel 2.2.1.

22    Im Unterkapitel 2.2.2 werde ich diesen „Foucault Effect" (Burchell et al. 1991) und die häufig eingenommene Perspektive der an Foucault anknüpfenden Gouvernementality Studies genauer veranschaulichen.

die Einzelnen die angewendeten Mittel zum Selbstbezug nicht aus sich selbst heraus hervorbringen" (Duttweiler 2013: 249), sondern „sich im Rückgriff auf verfügbare kulturelle Modelle reflexiv auf ihr eigenes Verhalten beziehen und Maximen der ‚richtigen' oder ‚angemessenen' Lebensführung folgen" (Keller 2008: 123). Ausschlaggebend für den in dieser Studie einzunehmenden Blickwinkel ist jedoch, dass nicht nur die „Maximen", sondern auch der auf ein Tun verweisende „Rückgriff" in den Fokus der Analyse rückt. Bedenkenlos lassen sich die in kulturellen Ordnungen vorzufindenden Technologien der Selbstkonstitution auch als Praktiken verstehen bzw. können Praktiken immer auch die Form von „Technologien des Selbst" annehmen (vgl. Reckwitz 2008a: 117; siehe dazu 3.2.3). Die digitalen Selbstpraktiken haben darüber hinaus notwendigerweise eine „technogene Nähe" (Beck 2000), insofern die Vollzugstätigkeit zumeist den Griff zu Dingen und Messtechnik, aber auch einen die Praxis tragenden Körper einschließt.

Um sowohl das technisch-materielle Mit-Praktizieren als auch den Beitrag des Körpers am Geschehen in den Blick zu nehmen, bietet sich ein *praxistheoretischer Analyserahmen* geradezu an (siehe dazu Kapitel 3). Die Praxistheorien haben in den letzten beiden Jahrzehnten viel Prominenz erfahren und gezeigt, dass Dinge und Körper als soziologische Kategorien nicht mehr wegzudenken sind (vgl. u. a. Schatzki et al. 2001; Hirschauer 2004; Reckwitz 2003). Die Frage nach der Verankerung des Sozialen materialisiert sich (vgl. Reckwitz 2008a: 115) sowohl in körperlich-materieller als auch in dinglich-materieller Hinsicht. Im Gegensatz zu klassischen Handlungstheorien wird davon ausgegangen, dass alltägliche Handlungen keine atomisierten Einheiten sind (vgl. Hirschauer 2004: 73), sondern eben Praktiken, die die sozialen Phänomene erst hervorbringen und verändern. Das praxistheoretische Vorgehen verlagert den Sinn des Handelns dabei nicht auf strippenziehende Strukturen oder Intentionen, sondern verweist darauf, dass alles erst in der Vollzugswirklichkeit bedeutsam gemacht wird.

In einer praxistheoretischen Perspektive ist die Self-Tracking-Technik kein modales Instrument zur Erfüllung eines selbst- oder fremdmotivierten Ziels. Dabei sind Messinstrumente aber alles andere als neutral, wie Studien im Kontext der STS vielfach aufzeigten. Vielmehr geben sie gewissermaßen vor, was in einer Gesellschaft als mess-, zähl- und vergleichbar gilt (vgl. u. a. Day et al. 2014; Espeland/Stevens 1998, 2008; Mol/Law 1994). Die in den 1970er Jahren im angloamerikanischen Raum und im disziplinären Umfeld der Wissenschaftstheorie und

-philosophie entwickelten STS stellen eine wichtige analytisch-theoretische Perspektivierung der vorliegenden Studie dar.[23] Die „zentrale Aufgabe" des interdisziplinären, aber keineswegs konsistenten Forschungsfeldes ist es, die

> „Verschränkung von Wissenschaft, Technologie und Gesellschaft im Alltag [empirisch] zu untersuchen und damit unter anderem auch die Rolle von Wissen und Technologie in gesellschaftlichen Ordnungsprozessen näher zu bestimmen." (Beck et al. 2012b: 9)[24]

Herrschte in der Soziologie lange eine „Technikvergessenheit" (Rammert 1998) vor, institutionalisierten die STS gewissermaßen eine sozial- und kulturwissenschaftliche Technikforschung. Vor allem die sogenannten Laborstudien (vgl. u. a. Latour/Woolgar 1979; Lynch 1985) veranschaulichten, wie im ko-operativen Zusammenspiel von Mensch und technologischen Artefakten naturwissenschaftliches Wissen fabriziert wird (vgl. Knorr Cetina 1991). Die Denkstruktur der STS erlaubt es, alle im Vollzug des Self-Trackings wechselseitig verschalteten Akteure zu berücksichtigen, die sowohl in lebendiger, technischer als auch in anderer materieller Form auftreten können. Insbesondere die Akteur-Netzwerk-Theorie (kurz: ANT) radikalisierte eine solche Hybridperspektive, die zwischen Sozialem und Technischem nicht trennt bzw. zugunsten eines Aspekts der netzartigen Verflechtung weder kulturalistische noch technikdeterministische Erklärungsmuster heranzieht (vgl. u. a. Akrich 2006; Callon 1986; Latour 1987, 2002, 2010; Law 1991).[25] Die Zuschreibung von Handlungsmacht übersteigt infolgedessen individuelle oder kollektive menschliche Akteure. Im Sinne Bruno Latours (2010: 123) ist „jedes Ding, das eine gegebene Situation verändert, indem es einen Unterschied macht, [...] ein Akteur". So gesehen ist es ein bedeutsamer Unterschied, ob die alltäglichen Empfindungen vermittelt durch einen Stift, der auf Papier

---

[23] Die STS haben ebenso einen zentralen Einfluss auf die Konzeption moderner praxistheoretischer Forschungsprogramme (vgl. dazu Reckwitz 2003: 284; Schäfer 2016a: 14).

[24] Auch in der deutschsprachigen Soziologie wird das Forschungsfeld immer wichtiger. Eine deutschsprachige Perspektive der STS findet sich zumeist unter dem Label Wissenschafts- und Technikforschung. In den letzten Jahren entstanden einige Sammelbände, die das breite Forschungsfeld überblicksartig darstellen (u. a. Belliger/Krieger 2006; Beck et al. 2012a; Lengersdorf/Wieser 2014; Bauer et al. 2017).

[25] In einer technikdeterministischen Argumentation wird beispielsweise der Self-Tracking-Trend ausschließlich über die Entwicklung von immer leichter, kleiner und erschwinglicher werdenden Sensoren, erklärbar gemacht. Eine derartige Auslegung ist insofern nicht ausreichend, als dass technische Innovationen stets in Wechselbeziehung zu kulturellen, sozialen und historischen Rationalitäten gedacht werden sollten. Im Kontext eines kulturalistischen Erklärungsmusters wiederum würde sich die Gesellschaft gewissermaßen für das Self-Tracking entscheiden.

kreist, festgehalten werden oder das Handy entsperrt wird, um eine App zu öffnen, die fragt: „Wie geht es dir heute?". Auch in der deutschsprachigen Wissenschafts- und Technikforschung wurden ähnlich gelagerte Positionen entwickelt – so fragt der Techniksoziologe Werner Rammert: „Wie sind technische und menschliche Aktivitäten in hybriden Ordnungen verteilt?" (Rammert 2016: 29). Statt der Akteur-Netzwerke, verweisen nach der Theorie von Rammert und Ingo Schulz-Schaeffer „soziotechnische Konstellationen " (Rammert/Schulz-Schaeffer 2002) auf die „Interaktivität", respektive die „Beziehungen zwischen Mensch und technischem Objekt" (Rammert 2016: 34).[26] Eine ähnliche Verknüpfung einer Analyse des „Doing" in „soziotechnischen Konstellationen" mit Konzepten der Wissenschafts- und Technikforschung sowie der Frage nach situativen Bedeutungsaushandlungen, unter Verwendung eines praxeologischen Ansatzes, ist bereits in der ethnographischen Studie *Doing Images. Zur Praxis medizinischer Bilder* (2008a) der Soziologin Regula Valérie Burri verwirklicht. Der hier gewählte Analyserahmen ist insbesondere von ihrer Arbeit, die „die Rolle bildgebender Verfahren in der medizinischen Forschungs- und Routinepraxis" untersucht (ebd.: 4), inspiriert.

Angelehnt an Rammert, Schulz-Schaeffer und Burri gehe ich davon aus, dass die digitalen Vermessungspraktiken in variablen *sozio-materiellen Konstellationen* ausgeführt werden. Dabei sind die sich zusammenziehenden Konstellationen nicht nur eine Aufführungsbühne der Vermessungspraktiken, sondern beziehen sich in ihrer historischen Spezifik auch auf die Ordnungsprinzipien der Gegenwartsgesellschaft. Insbesondere im Kontext von Diabetes wurde bereits auf die historisch differenten Mess-Architekturen verwiesen, die die Sichtbarmachung des Blutzuckers jeweils verschieden realisieren. Am Management der Krankheit sind jedoch nicht nur technische Akteure in Form von Messgeräten, Teststreifen oder Batterien beteiligt, sondern auch Materialitäten wie Insulin, Traubenzucker, Werte, Spritzen oder Blut, ebenso wie zeitgenössische Diskurse, Körperroutinen, ökonomische Situationen, sachliche Designs, bio-medizinische Wissensordnungen, symbolische Steuerungsdispositive oder Subjektideale etc.[27] Statt von „soziotechnischen" ist es demnach angemessener von „sozio-materiellen" Konstella-

---

[26]   Zur theoretischen Differenz zwischen dem Ansatz von Rammert/Schulz-Schaeffer und der ANT siehe S. 80.

[27]   Nach Rammert (2016: 37) „bestehen" soziotechnische Konstellationen „aus körperlichen Routinen, sachlichen Designs und symbolischen Steuerungsdispositiven."

tionen zu sprechen, die je nach Zusammensetzung der beteiligten Akteure zu differenten Praktiken führen. Entsprechend begutachtet die Arbeit – besonders im Kontext von Diabetes – die sich wandelnden sozio-materiellen Konstellationen, die das alltägliche Praktizieren der Selbst- und Körpervermessung transformieren. Die vorliegende Arbeit ist diesbezüglich zentral von englischsprachigen Studien informiert, die bereits am Fall der Krankheit aufzeigen, wie das diabetische Leben nach Zahlen auf multiple Materialitäten verteilt ist (vgl. Bruni/Rizzi 2013; Danholt 2008, 2012; Fox 2017; Mol 2000, 2008, 2009; Storni 2014), die fortlaufend und wechselseitig verschaltet aufeinander einwirken (vgl. Danholt 2012: 376). So zeichnete Annemarie Mol gemeinsam mit John Law (2004) bereits nach, wie sich das alltägliche „enactment" der Krankheit durch die Etablierung transportabler Messgeräte veränderte. Auch für Mol und Law macht es einen Unterschied, ob die Vermessungspraktiken in einem medizinischen Labor, mit Teststreifen im Urin oder selbstständig im Wohnzimmer mobilisiert, getan oder aktualisiert werden.

Nicht unerwähnt bleiben sollte, dass im Kontext von *QS* und digitalem Self-Tracking mittlerweile *Aufsätze mit ähnlicher Fragestellung* vorliegen, die die Vermessungspraktiken in multipler Weise empirisch behandeln und fragen, was die Einzelnen antreibt oder wie sie vorgehen, wenn sie Selbst, Körper und Alltag digital vermessen (u. a. Duttweiler 2016a, 2018; Kristensen/Prigge 2018; Lomborg/Frandsen 2016; Lynch/Cohn 2016; Pantzar/Shove 2005; Rode 2017; Ruckenstein 2014; Ruckenstein/Kristensen 2018; Sharon/Zandbergen 2017; Vormbusch/Kappler 2014, 2018). Viele Ergebnisse dieser Texte werden auch in meiner Analyse bestätigt. Die vorliegende Monographie kann die empirische Diskussion wiederum informieren, da die vorgenommene Analyse sehr nah an den im Alltag situierten Praktiken verläuft und insbesondere der Kontext Diabetes weiterführende Aspekte hinsichtlich eines routinierten Lebens nach Zahlen sichtbar macht.

Ein zentrales *Abgrenzungsmerkmal der vorliegenden ethnographischen Studie* ist folglich, dass die Praxis des Self-Trackings differenziert in zwei spezifischen Verwendungskontexten behandelt wird.[28] Zwar betonen andere Autor*innen im Kontext der Selbstquantifizierungen die Notwenigkeit einer soziotechnischen Hybridperspektive, wie sie zuvor eingeführt wurde (vgl. u. a. Belliger/Krieger 2015: 397; Kristensen/Prigge 2018; Lupton 2014a: 80, 2016a: 38ff.; Rich/Miah 2014: 308),

---

[28] In den deutschsprachigen Sozial- und Kulturwissenschaften sind mir keine Arbeiten bekannt, die Diabetes Typ 1 zum Thema machen.

jedoch diente diese Perspektivierung bisher zumeist als theoretische Sensibilisierung und nicht als empirisches Programm.[29] Durch die STS-Bezugnahme und den gewählten praxistheoretischen Analyserahmen hoffe ich, die soziologische Tiefenschärfe der Auseinandersetzung mit dem digitalen Self-Tracking zu vergrößern. Mittels des empirischen Hinzuziehens der technisch-materiellen Akteure ist es möglich, die Eigenlogik der Materialität bzw. die Effekte der Technik auf der Ebene der konkreten Vollzüge in den Blick zu bekommen. Im Fall des digitalen Self-Trackings ist ein genaues ethnographisches Hinsehen entscheidend. Denn wie erläutert, normalisiert sich die Praxis zwar zusehends (vgl. S. 11), ist jedoch noch in ihrer Konstituierungsphase. Noch ist die Praxis instabil genug, um im Sinne Latours (2010: 136) befragt zu werden – oder wie er selbst metaphorisch hinsichtlich der historischen Möglichkeit des Zum-Sprechen-Bringens der Dinge schreibt: „Wenn sie einmal gebaut ist, bringt die Steinmauer kein Wort mehr aus sich heraus".

## 1.3 Fragestellung und Kapitelstruktur

Ziel meiner Analyse ist es, empirisch nachzuvollziehen wie das Self-Tracking in den Alltag übersetzt und in Interaktivität mit den technisch-materiellen Akteuren situativ, das heißt im Vollzug bedeutsam gemacht wird. Folglich untersucht die vorliegende Studie im Sinne der Praxistheorie keine kognitiven Sinnstiftungen, sondern analysiert das ko-operative Bedeutsam-Werden in spezifischen sozio-materiellen Konstellationen.

In *Bezug auf QS* wird vor allem nachgezeichnet, wie die Vermessungspraktiken im alltäglichen Selbst- und Körperbezug bedeutsam werden. Das heißt, hinsichtlich dieses Phänomenbereichs werden die technogenen „Technologien des Selbst" (Foucault 1993b) analytisch exponiert hervorgehoben. Es gilt zu fragen: Inwiefern geht die werbelogische Suggestion einer datengestützten, idiosynkratischen Einblick-Technik, die unmittelbar zu einem (Selbst-)Erkennen führt, in der situierten Praxis auf? Das Anstreben von zahlenförmigen Selbsterkenntnissen wird in der akademischen Debatte häufig als zeitgenössische Unsinnigkeit dargestellt. Wenn etwa der Philosoph Byung-Chul Han (2014: 82f.) über *QS* schreibt:

---

[29]  Und ist vor allem im deutschsprachigen Diskurs bisher unterbelichtet geblieben.

„Aus Daten und Zahlen allein, wie umfassend sie auch sein mögen, ergibt sich keine Selbsterkenntnis. [...] Zählung ist nicht Erzählung", so ist dies notgedrungen eine erkenntnistheoretische und philosophische Einschätzung, die nicht empirisch gelagert ist. *Im Zentrum meiner Analyse stehen hingegen die von den Akteuren in den situativen und soziomateriellen Praktiken selbst hervorgebrachten Bedeutungsaushandlungen.*[30] Das heißt, dass der Sinn der Praxis nicht theoretisch vorausgeschickt und schlichtweg beispielsweise auf ein neoliberales (Selbst-)Optimierungsbestreben übertragen wird bzw. die Techniken lediglich als „Symbole ihrer Sollnutzung" (Lindemann 2017a: 266) in den Blick geraten. Zwar stehen die kalkulativen Praktiken auf einer Makroebene ohne Zweifel im Kontext zeitgenössischer und historischer Erwartungen an das Subjekt (siehe dazu 2.2.3). Jedoch bleibt bei alleiniger Einnahme einer solchen Perspektive des gesellschaftlichen Draufblicks im Dunkeln, was die Subjekte mit den Reaktionen einfordernden Daten und Zahlen tatsächlich tun und wie sie diese in einen Selbst- und Körperbezug setzen. Dabei entstehen Fragen nach der Les- und Deutbarkeit der numerischen Datengebilde ebenso wie nach der „Brüchigkeit" der Praxis, die sich beispielsweise im Ausprobieren, Umdeuten oder Abbrechen zeigt. Ähnlich gilt es zu hinterfragen, ob sich die Verwendungssuggestionen des *QS*-Diskurses und der App-Designer*innen in den Alltag übersetzen bzw. sich auf Dauer stellen lassen.

In *Bezug auf Diabetes* wird zum einen darstellbar, wie die Praxis der Selbst- und Körpervermessung im Fluss des Alltags dauerhaft performt und verkörpert wird. Zum anderen – und darauf wurde schon deutlich hingewiesen – verändert die sich transformierende sozio-materielle Konstellation die bereits eingefleischten Zahlenpraktiken. Mit Annemarie Mol (vgl. 2002) gehe ich davon aus, dass sich die Krankheit selbst transformiert, sobald sich die Techniken ihrer Sichtbarmachung verändern.[31] Das differente Sichtbarmachen des Blutzuckers verändert zugleich die Krankheit in ihrem Status. Und diese Differenz ergibt sich nicht nur in historisch vertikaler Hinsicht, sondern auch in horizontaler, da synchron von Patient*innen verschiedene Konstellationen der Stoffwechselkontrolle gelebt werden. *Im Zentrum meiner Analyse steht folglich die Frage, wie das Mit-Praktizieren differenter*

---

[30]    Ähnlich fragt auch Stefanie Duttweiler (vgl. 2018) in einem auf Interviews mit Sport- und Fitnesstracker*innen zurückgreifenden Aufsatz, wie den selbstbezogenen Daten Bedeutung zugeschrieben wird. Allerdings hat das Self-Tracking im Bereich des Sports, wo der fitte Körper ohnehin eine exaltierte Stellung hat, zugleich unwillkürlich eine überhöhte Bedeutung für das individuelle Leistungsprofil. Das heißt, die Frage nach dem Bedeutsam-Werden der Vermessungspraktiken ist in diesem Kontext anders gelagert.

[31]    Zu Mols theoretischer Konzeption eines multiplen Körpers siehe S. 77f.

*technisch-materieller Akteure die diabetischen Self-Tracking-Praktiken transformiert.* Wird etwa durch die digitalen Körper-Technik-Kopplungen ein anderes Körperwissen generiert? Ebenso möchte ich analysieren, wie der in Zahlen, Daten und Kurven ausgedrückte und materialisierte Körper im Kontext von Diabetes praktisch bedeutsam gemacht wird. Teil der numerischen Körperfürsorge ist immer auch die interpretative Reaktion auf die informatischen Messungen, respektive eine Stoffwechseleinwirkung. Doch mit den digitalen Apparaturen ergibt sich eine nie dagewesene Datenfülle, die in reaktiv-interpretativer Hinsicht eine Herausforderung darstellt.

Die Studie stellt vor der empirischen Analyse ausführliche theoretische Überlegungen an. Dies ist sowohl in der Neuheit des Phänomens als auch im Anliegen begründet, die bisherige soziologische Einordnung des Self-Trackings systematisiert darzustellen.

Dazu situiert das *zweite Kapitel* das Self-Tracking-Phänomen zuerst in einem spezifisch historischen und im Anschluss in einem sozial- und kulturwissenschaftlichen Kontext. Dabei wird zunächst (2.1) dargelegt, inwiefern die gegenwärtige Selbstverständlichkeit, den Körper vermittelt durch technische Geräte in numerische Zeichen zu übersetzen bzw. als Dokument zu speichern, historische Wurzeln im Wandel medizinischer Blickkonstellationen seit dem 18. Jahrhundert hat. Das Anschlusskapitel (2.2) gibt einen inhaltlichen Überblick bisheriger Forschungen zum Self-Tracking-Phänomen und legt den in der soziologischen und kulturwissenschaftlichen Interpretation von Vermessungspraktiken vorzufindenden Foucault-Effekt dar (vgl. Burchell et al. 1991). Vor allem seine Darlegungen zu gouvernementalen Regierungsweisen (vgl. Foucault 2006a, 2006b) machen es möglich, die integrative Beziehung von Individuum (Selbstverhältnisse) und Gesellschaft (Fremdverhältnisse) im Kontext des Vermessungsgeschehens zu beschreiben. Anhand der Darlegung von vier Leitlinien und Subjektidealen gegenwärtiger Gouvernementalität, die auf einen „kulturell spezifischen Kriterienkatalog normaler, gelungener und erstrebenswerter Subjektivität" (Reckwitz 2008c: 314) verweisen, systematisiere ich die bisherige Literatur zum Thema. Im abschließenden Teil (2.3) plädiere ich für eine Erweiterung der dominierenden foucaultschen Perspektive um den Blick auf die situativen Vermessungspraktiken.

Entsprechend verschaltet das sich anschließende *dritte Kapitel* die vorherigen Kontextualisierungen mit dem im Rahmen der vorliegenden Arbeit eingenommenen praxistheoretischen Analyserahmen. Dafür werden die zeitgenössischen Praxistheorien in ihren theoretischen Grundmomenten sowie in ihrem Blick auf das Soziale befragt (3.1). Unter dem Stichwort „Verflechtungen" (3.2) werden einerseits für die empirische Analyse relevante Analysekonzepte und Begriffe erarbeitet und andererseits wird theoretisch veranschaulicht, wie Körper, technisch-materielle Artefakte und Selbsttechnologien in situative Praktiken verwickelt sind. Abschließend (3.3) zeige ich auf, dass Praxistheorien oftmals die Routine überbetonen und das „Doing" als gegeben voraussetzen. Demgegenüber plädiert die vorliegende Studie dafür, die Unberrechenbarkeit der Praxis zu akzentuieren. Gerade der „selbstinitiierte" Vermessungswille kann nur diskontinuierlich wiederholt, gelegentlich pausiert oder gar abgebrochen werden, so dass gerade in der Störanfälligkeit der Praktiken ein analytisches Potenzial hinsichtlich der Frage liegt, wie sich die Vermessungspraktiken in den Alltag übersetzen lassen und darin bedeutsam gemacht werden.

Im *vierten Kapitel* werde ich mein empirisches Vorgehen im Forschungsfeld darstellen. Wie für die ethnographische Feldforschung üblich, waren die aufgesuchten Beobachtungsorte zu Beginn sehr breit angelegt und das sukzessive Finden einer konkreten Fragestellung und Methodik orientierte sich in Wahrung der methodologisch vorgegebenen Offenheit dem Feld gegenüber am empirischen Fall. Dieses Ineinandergreifen von Erkenntnissinteresse und Feldkontakt wird im Kapitelverlauf reflektiert. In einem Exkurs stelle ich dar, warum das Self-Tracking eine hochgradig mobile und verschlossene Praxis ist, die sich nur bedingt über teilnehmende Beobachtung anvisieren lässt.

Ab dem *fünften Kapitel* steigt die Arbeit in die Analyse des empirischen Materials ein. Im Kontext von Diabetes wird das Self-Tracking als veralltäglichte Praxis begutachtet. Dabei wird zuerst (5.1) die bisher übliche sozio-materielle, symbolisch durch einen Piks in den Finger repräsentierte Konstellation in den Fokus gestellt, um daran anschließend zu fragen, wie sich die situativen Praktiken und das „enactment" der Krankheit (vgl. Mol 2002) durch das Einmischen der digitalen Techniken transformieren (5.2). Sichtbar wird: Besonders die Repräsentation des Körpers als Kurve hat das praktische Vollziehen der Stoffwechselstörung immens verändert.

Das *sechste Kapitel* behandelt das „selbstinitiierte" Self-Tracking als selbstbezogene Praxis, wobei analysiert wird, wie die numerische Selbst- und Körperreflexion im Fluss des Alltags performt wird. Ausgehend vom problematischen Begriff der Selbsterkenntnis werde ich das Konzept der „Selbsteffekte" einführen und vier solcher anhand des empirischen Materials kategorisierte Selbsteffekte vorstellen. Sie werden herangezogen, um zu zeigen, wie die numerischen Informationen im ko-operativen Zusammenspiel mit den technisch-materiellen Akteuren in der Praxis bedeutsam gemacht werden.

Im *siebten Kapitel* wird das Self-Tracking beide Kontexte integrierend als verkörperte Praxis analysiert, wobei ich einen soziologischen Verkörperungsbegriff vorschlage, der das interaktive Geflecht leiblich-affektiver Vorgänge, dinghafter Körper und technisch-materieller Akteure hervorhebt. Dabei lassen sich die Ausführungen als zentrale Zusammenführung der beiden vorherigen Kapitel lesen. Deutlich wird, dass die Vermessungspraktiken die Macht haben, bis in die Tiefe der phänomenologischen Leib-Körper-Dualität einzudringen. Sowohl im Kontext von *QS* als auch von Diabetes kehren die veräußerten numerischen Zeichen als signifikante Dialogpartner*innen an den Körper zurück und leiten sinnliche wie affektive Reaktionen ein.

Zum *Schluss* werde ich zentrale Ergebnisse der Studie zusammenstellen und in einem Ausblick diskutieren.

# 2 Kontextualisierungen

Das folgende Kapitel kontextualisiert das Self-Tracking-Phänomen historisch, sozial- und kulturwissenschaftlich. Ziel ist es, sowohl einen Überblick hinsichtlich bisheriger Forschungen zum Thema zu geben als auch wichtige soziologische Konzepte und im Rahmen der Arbeit einge-nommene Blickwinkel, die die Analyse der Vermessungspraktiken anleiten, zu operationalisieren.

Dass die gegenwärtige Selbstverständlichkeit, den Körper technisch vermittelt in numerische Zeichen zu übersetzen, historisch verortet werden muss, zeichnet der *erste Teil des Kapitels* nach (2.1). Dabei ließen sich zwar in der Geschichte des 19. Jahrhunderts zahlreiche und schaurige Versuche belegen, das Organische in Zahlen zu transferieren, da hier die Geburtsstunden biometrischer und anthropometrischer Verfahren in der Kriminalistik zu finden sind.[32] Die anstehenden Ausführungen werden jedoch entsprechend der Fragestellung explizit auf das Feld der Medizin beschränkt. Im Übergang vom 18. zum 19. Jahrhundert konstituierte sich in der Klinik ein spezifischer Blick auf den Körper, der das Sicht- und Sagbare neu strukturierte. Von hier an begann die Medizin, „in den Kategorien der Serie, der Häufigkeit und der Wahrscheinlichkeit der Fälle und des Auftretens bestimmter Symptome zu denken" (Sarasin 2010: 56), so dass auch die Praxis, das Körperinnere in quantitativen Zeichen sicht-, repräsentier- und dokumentierbar zu machen, ihren Anfang nahm. Nachgezeichnet wird, wie diese numerisch-technischen Repräsentationen und Dokumentationen des Körpers sukzessive die Mauern der Klinik verließen. Insofern werden die Konzepte des privaten Zahlen-, Daten- und Kurvenkörpers, die für diese Arbeit tragend sind, auf ihren historischen Pfaden lokalisiert. Im *zweiten Teil des Kapitels* gerät das Self-Tracking in den Spiegel soziologischer Themen und Konzepte (2.2). Aufgezeigt werden zentrale Forschungsperspektiven aus der Literatur zum Thema. Bei der Durchsicht fällt auf, dass dominant Begriffskonzepte aus Foucaults Spätwerk fruchtbar gemacht werden, um das Self-Tracking machtanalytisch zu hinterfragen. Übergeordnet möchten die Erläuterungen das demonstrieren, was die Anthropologin Minna Ruckenstein (2014: 70) so formuliert: „self-monitoring sits comfortably within well-known Foucauldian themes." Kaum ein kritisch gesinnter Text kommt ohne Begriffe wie „Gouvernementalität", „Technologien des Selbst" oder „Biopolitik" aus. Mit Foucaults diagnostischen Ausführungen über moderne Selbst- und

---

[32]    Siehe dazu u. a. Wichum 2017; Döring 2011.

© Springer Fachmedien Wiesbaden GmbH, ein Teil von Springer Nature 2019
L. Wiedemann, *Self-Tracking*, https://doi.org/10.1007/978-3-658-27158-9_2

Fremdführungen oder seiner Vorstellung von Macht – als „Vielfältigkeit von Kräfteverhältnissen" (Foucault 1989a [1977]: 113)[33] – kann sowohl die Spannweite an soziokulturellen Veränderungen durch Self-Tracking ausgemacht werden als auch verdeutlicht werden, wo die Vermessungspraktiken an bekannte gesellschaftliche Leitbilder und Subjektideale anknüpfen. Denn in der zunehmenden Popularisierung des Self-Trackings wird zugleich deutlich, wie Subjekte mittels tief im Fundament gesellschaftlicher Diskurse sitzender Rollenerwartungen und Anerkennungsnormen adressiert werden (vgl. Wiedemann 2016b: 298; Villa 2013: 69). Der *dritte Teil des Kapitels* fasst die Vorzüge einer foucaultschen Perspektive zusammen und zeigt zugleich, warum diese die soziologische Auseinandersetzung mit dem Thema dominierende Perspektive um einen Blick auf die situativen Vermessungspraktiken erweitert werden sollte (2.3). Damit dient dieses Kapitel auch der forschungstheoretischen Hinführung zum hier verfolgten praxistheoretischen Analyserahmen (siehe Kapitel 3).

## 2.1 Historische Wurzeln – Vom medizinisch vermessenen Körper zum alltäglich praktizierten Zahlen-, Daten- und Kurvenkörper

Im Zeitalter hochtechnisierter und naturwissenschaftlich orientierter Biomedizin werden Zahlen, Techniken und Körper wechselseitig aufeinander bezogen. Steht gegenwärtig zur Debatte, ob ein Körper im medizinischen Sinne gesund ist, wird eine Blutdruckmanschette angelegt oder vielleicht ein Blutbild angefertigt, das im Ergebnis unterschiedliche Laborwerte auf Papier reiht. Dieser Selbstverständlichkeit zugrunde liegt die historische Etablierung einer medizinischen Wissensordnung, die den Blick in das Innere des Körpers wandern ließ – zuvor wurden körperliche Zustände primär im dialogischen Gespräch aus- und an den Außenkanten des Körpers abgelesen.

Betrachtungen des Körpers sind historisch variabel und die auf den Körper gerichteten Blicke veränderten sich im Zuge medizinischer Entwicklungen. Seit

---

[33] Da in diesem Kapitel sehr viel über die Phasen in Foucaults Werk gesprochen wird, werde ich die Jahresangaben der Erstveröffentlichungen markieren, worauf ansonsten weitestgehend verzichtet wurde, da der Inhalt nicht davon tangiert wird.

dem 19. Jahrhundert drangen sie immer tiefer ins Fleisch ein, was Foucaults Studie (1993a [1973]) *Die Geburt der Klinik* eingängig aufzeigt. Ausgehend von seinen und weiterführenden Arbeiten wird im Folgenden rekonstruiert, dass mit der Klinik ein neuer epistemischer Ort entstand, der den Wissensraum Körper in einem erstaunlichen Ausmaß veränderte und sukzessive einen klinischen und instrumentierten Blick auf das Organische einnahm (2.1.1). Weiterführend wird in Bezug auf Studien aus dem Umfeld der Science and Technologie Studies gezeigt, dass im ausgehenden 20. Jahrhundert hochtechnisierte Verfahren der medizinischen Wissensproduktion entstanden, die diese Blickkonstellation verstärkten und weitere Körperbilder etablierten.[34] Anschließend ist hervorzuheben, dass der individuelle Körper im Zuge seiner Verwissenschaftlichung in der Klinik zunehmend zu einem standardisierten Dokument wurde (2.1.2). So stellt der gemessene Druck in den Arterien heutzutage keine ephemere Momentaufnahme dar, sondern wird standardmäßig in einer Patient*innenakte dokumentiert, die den numerisch repräsentierten Körper zugleich transportierbar macht. Bei der Darstellung verschiedener historischer Dokumentationspraktiken des Körpers wird besonders die historische Etablierung einer medizinischen Repräsentation des Körpers als Kurve hervorgehoben. Denn insbesondere im Kontext von Diabetes veranschaulichen auch die digitalen Messinstrumente den vermessenen Stoffwechsel im Abbild einer Verlaufskurve. Entsprechend wird die Konzeptualisierung des digital vermessenen Körpers als ein alltäglich praktizierter Zahlen-, Daten- und Kurvenkörper eingeführt (2.1.3). Insgesamt schlagen die Ausführungen einen weiten historischen Bogen, der entlang des Hervortretens einer medizinischen Erkenntnisweise verläuft, die die Zeichen von Krankheit nicht mehr nur in subjektiven Beschreibungen, sondern auf freiliegenden Organen und zunehmend auf technisch erzeugten Bildern, in Zahlenkolonnen, Tabellen und graphischen Formationen sucht und dokumentiert. Im Zuge ihrer Generalisierung ist diese Wissensordnung aus dem medizinischen Feld heraus gewandert. So stellen gerade die Self-Tracking-Geräte eine Möglichkeit dar, abseits der Klinik einen Zahlen-, Daten- und Kurvenkörper zu produzieren und in Alltagspraktiken einzubinden.

---

[34] Im Sinne von Annemarie Mol (vgl. u. a. 2002) wird grundlegend davon ausgegangen, dass historische Körperbilder in Abhängigkeit zur Art und Weise der medizinischen Wissensproduktion stehen (siehe dazu auch S. 77f.).

## 2.1.1 Klinische und instrumentierte Blickkonstellationen

Eine fahle Gesichtsfarbe, Verfärbungen der Zähne, Wunden, Ödeme, Flecken oder Irritationen auf der Haut, Veränderungen der Netzhaut, eine ersichtlich schwere Atmung, eine belegte Zunge: All dies sind visuelle Zeichen für körperliche Beschwerden, die Ärzt*innen mit ihrem Blick direkt vom Körper der Patient*innen ablesen. Auf dem Weg zur ärztlichen Diagnose wird zugleich getastet, abgehört als auch den Symptomen im Dialog narrativ nachgegangen. Solch ein diagnostisches „Herantasten" an den Körper ist in klinischen oder hausärztlichen Untersuchungen eine Alltagsangelegenheit. Im 21. Jahrhundert wäre es verwunderlich, wenn im Fall chronisch gewordener Beschwerden die medizinische Diagnosepraxis die sinnliche Wahrnehmungsebene des ärztlichen Fachpersonals und den konkreten Untersuchungsraum nicht überschreiten würde. Hingegen war es noch bis ins 18. Jahrhundert gelebte Praxis, dass die ärztlichen Untersuchungen am privaten Krankenbett stattfinden – es war der „Schauplatz der Erzeugung medizinischen Wissens" (Lachmund 1997: 28). Eine Diagnose entstand im Dialog zwischen Ärzt*innen und Patient*innen, als „die Weise des Sehens und die Weise des Sagens", wie Foucault (1993a [1973]: 9) es ausdrückt, „noch eins" waren. Die Krankheit erschien in ihrer sichtbaren Form. Etwa diagnostizierte man eine Brustfellentzündung anhand von vier Erscheinungen: Fieber, Atembeschwerden, Husten und Seitenschmerz, so dass die Krankheit einer Zusammenstellung ihrer historischen Erscheinungsmerkmale glich (vgl. ebd.: 21f.). Fieber, Puls oder Blutdruck konnten zwar aktiv gemessen werden, doch nahm man sie in gewisser Weise als Oberflächenphänomene wahr, nicht als Ausdruck von tieferliegenden organischen Prozessen.

Diese Verfahrensweise, die Krankheit am sichtbaren Körper abzulesen, veränderte sich nach Foucault mit dem Entstehen der Pariser Spitäler im 19. Jahrhundert: der „Geburt der Klinik". Denn mit dem zeitgleich stattfindenden Aufkommen der Pathologie, die sich der systematischen Erforschung sterblicher Überreste widmet, veränderte sich auch der Gegenstand Krankheit. Anstatt der Frage „Was haben Sie?" eröffnete fortan die Frage „Wo tut es ihnen weh?" das medizinische Gespräch (vgl. ebd.: 16). So führt Foucault aus: „An die Stelle des auf ein Sprechen gespannten Ohres tritt der Finger, der an die Tiefen rührt" (ebd.: 136), denn die pathologisch-anatomische Wissensordnung agiert jenseits von gesprochener Sprache. Mit dem Öffnen des Körpers „verräumlichte" man die Krankheit in seinen Tiefen und ihre Ursachen und Wirkungen siedelten sich in diesem dreidimensionalen Raum an (vgl. ebd.: 16). Es sind die Organe, das Gewebe oder die Flüssigkeiten im Körper, die von der Krankheit besetzt werden, so dass sich beifolgend das Verhältnis zwischen Symptom und Krankheit fundamental wandelte. Krankheit war von nun an etwas, das sich als objektiv im Körper lokalisierbar repräsentiert, das sich auf der Basis von der Grammatik anatomischen Wissens beschreiben lässt, das eher Prozess als Struktur ist: „[D]ie Krankheit ist der krank gewordene Körper selber", so Foucault (ebd.: 150). Demgemäß reorganisierte sich auch der ärztliche Blick und wurde klinisch bzw. naturwissenschaftlich. Zugleich war es von nun an ein empirischer Blick, der nicht mehr an „das enge Raster der Struktur (der Form, Disposition, Anzahl, Größe) gebunden" ist, sondern „ständig Abweichungen auflauert" (ebd.: 103), um die Krankheit als Prozess einzufangen. So ist der klinische ebenso ein „kalkulierender Blick", der auf der Basis von Wahrscheinlichkeitsrechnung und Statistik Körperlichkeit und Krankheit zu erschließen vermag (vgl. ebd.).

Was Foucault analytisch weitestgehend unbeachtet ließ, ist der Aspekt der zunehmenden Instrumentierung des klinischen Blickes. „Medizinisches Körperwissen" verweist in der Moderne auf „zirkulierende Referenzen zwischen Körper und Technik" (Schubert 2011: 187). Wie der Technikhistoriker David Gugerli darlegt, hat Foucault die Deckung von Körper und Krankheit als „nur historische und vorübergehende Gegebenheit" (Foucault 1993a [1973]: 19 zit. n. Gugerli 1998: 2) aufgefasst. Jedoch habe die „Besessenheit […] der Medizin, Krankheiten räumlich zu lokalisieren, […] bis zum Ende des 20. Jahrhunderts nie nachgelassen", so Gugerli (ebd.: 3). Die Vielzahl von auf das Körperinnere gerichteten Instrumenten lässt sich an der Zunahme der Apparatemedizin im letzten Jahrhundert veranschaulichen – angefangen bei Röntgengeräten, über Elektrokardiographie, Mammographie, Ultraschall bis hin zur Magnetresonanztomographie. Die Zeichenkunde des klinischen Blicks ist eine instrumentierte, und die ärztliche Semiotik ist heute kaum mehr ohne die Beteiligung von Technik zu denken. Moderne medizinische Praktiken wurden also zunehmend mit technischen „Augen" verschaltet, was über das anatomisch-naturwissenschaftliche Wissen hinausgehend zu historisch spezifischen Kriterien von körperbezogener Objektivität führte.

Da der konkrete Umgang mit Technik in Foucaults Ausführungen kaum Beachtung findet, ist die historische Untersuchung des Soziologen Jens Lachmund (1997) zum abgehorchten Körper eine instruktive Erweiterung. Auch Lachmund geht der Reorganisation des ärztlichen Blicks im Zuge der Ausbildung der Pariser

Spitäler nach, allerdings anhand der Einführung „„physikalische[r] Untersuchungsmethoden"" (ebd.: 9). Spezifisch erforscht er das historische Aufkommen der Techniken des Abhorchens (Auskultation) und Abklopfens (Perkussion) von Körpern, deren systematische und klinische Verwendung auf die Erfindung des Stethoskops zu Beginn des 19. Jahrhunderts zurückzuführen ist.[35] Das Perkutieren und Auskultieren des Körperinneren führte zu einer „Instrumentierung der ärztlichen Wahrnehmung", da „mit dem Stethoskop ein instrumentelles Artefakt zwischen die Brust des Kranken und das Ohr des Arztes" trat (ebd.: 77). Nicht nur der historisch in der Pathologie geschulte Sehsinn, sondern auch das ärztliche Gehör versuchte nun in den Körper einzudringen.

Doch wie Lachmund resümiert, endete das Zeitalter der physikalischen Diagnostik spätestens mit der Einführung der Röntgenuntersuchung.[36] „Seither [sei] es möglich, Bilder zu erzeugen, mit denen das Ziel, ‚in den Körper zu sehen‘ sehr viel besser erreicht zu werden scheint als mit dem ärztlichen Gehör" (ebd.: 250). Entsprechend hält er fest, dass die ärztliche Wahrnehmung wieder auf den Blick übergegangen sei – jedoch weder auf das äußere Erscheinungsbild der Patient*innen noch auf den Blick in die geöffnete Leiche. Vielmehr sei es ein technisierter Blick, der den Körper vermittelt über Bildplatten, Monitore oder graphische Ausdrucke der modernen Diagnosetechnik erblicke (vgl. ebd.).

## 2.1.2 Den Körper medizinisch dokumentieren: Vom Notizbuch zu Bild und Kurve

Für die Argumentation der vorliegenden Arbeit ist entscheidend, dass der Körper im Zuge der Etablierung einer klinischen und instrumentierten Blickkonstellation zunehmend zum Protokoll wurde, indem er als Bild, Kurve oder Tabelle gespeichert, weitergereicht und dokumentiert werden konnte. Die medizinischen Apparate machen zuvor unsichtbare innere Körpervorgänge nicht nur sichtbar, sondern auch transportierbar. Diesen für moderne Wissenschaft paradigmatischen

---

[35]  Einem solchen Wechselspiel zwischen dem Aufkommen von Medizintechnik und spezifischer Praktiken gehen viele weitere Studien im Feld der STS nach (vgl. u. a. Berg/Akrich 2004; Burri 2008a; Casper/Berg 1995; Lock et al. 2000; Mol 2002; Schubert 2006).

[36]  Neben dem Röntgen existieren mittlerweile noch viele weitere prägende bildgebende Verfahren in der Medizin wie Ultraschall (vgl. dazu Yoxen 1987) oder Magnetresonanztomographie (vgl. dazu Burri 2007, 2008a).

Prozess bezeichnet Bruno Latour (2002: 372) als Inskription, was „all jene Tran-
skriptionen" einschließe, „durch die eine Entität in einem Zeichen, einem Archiv,
einem Dokument, einem Papier, einer Spur materialisiert wird." Mit Einkehr der
Kultur der klinischen Medizin wurden wechselseitig aus Dingen Zeichen gemacht
und aus Zeichen Dinge (vgl. Schubert 2011: 192). Um die Zeichen entsprechend
transportierbar zu halten und ihnen Formkonstanz zu geben, mussten sie jedoch
zeitgebunden festgehalten werden. In diesem Sinne werden nun variable Doku-
mentationstechniken des Körpers thematisiert, die in ihrem Wandel die kulturellen Implikationen für das digitale Self-Tracking darstellen.

Bereits die erzählerische Ausgestaltung der Krankheitsdiagnose am Krankenbett des 18. Jahrhunderts wurde von den Ärzt*innen in Notiz- und Tagebüchern
dokumentiert. Solch frühe Formen der Niederschrift des ärztlichen Blicks hat die
Historikerin Barbara Duden (vgl. 1991) erforscht, indem sie die Tagebücher und
Fallgeschichtensammlungen eines Eisenacher Arztes um 1730 analysierte.[37] Für
die Fallgeschichten typisch waren die „Beschreibungen des Krankheitsbildes, in
denen Empfindungen des Kranken und das von ihnen dargebotene körperliche
Erscheinungsbild unmittelbar verknüpft sind" (Lachmund 1997: 33f.). Noch im
19. Jahrhundert, so stellen Marc Berg und Paul Harterink (vgl. 2004) fest, gab es
in US-amerikanischen Krankenhäusern einzig in den ärztlichen Notizbüchern einen dokumentierenden Vermerk. Die schriftliche Aufzeichnung habe in der klinischen Versorgung kaum eine Rolle gespielt, da sie mehr dem Schreiben eines
privaten Tagebuchs glich. Es wurde nach der Arbeit, aus der Erinnerung heraus,
nachträglich verfasst und ausschließlich im Büro aufbewahrt (vgl. ebd.: 15ff.). Im
Zuge des wissenschaftlichen Fortschritts in den Kliniken, ihrer organisatorischen
Komplexitätssteigerung sowie des Einsatzes neuer Technologien wurden medizinische Aufzeichnungen allerdings zunehmend wichtiger, so die Autoren. Zum
einen hatte das Bett der zu behandelnden Personen nun Rollen und wurde zwischen den verschiedenen Abteilungen hin und her geschoben. Zum anderen verteilten sich medizinische Wissensproduktion und ärztlicher Blick auf verschiedene Abteilungen wie den Operationssaal, das Labor oder die Pathologie. Als
verbindendes Glied, so zeichnen Berg und Harterink nach, bildete sich die standardisierte Patient*innenakte aus. In der individuellen Akte – die aus einer Mappe

---

[37]   Doch war das zu dieser Zeit beschriebene „somatische Innere" – wie Barbara Duden in einem
       Interview herausstellt – noch nicht von „einem anatomischen Atlas festgelegt". Vielmehr war
       zum Beispiel das Blut, von dem gesprochen wurde, „ein Stoff, den du nicht ins Labor schicken
       könntest" (zit. n. Goettle 2005).

oder einem Ordner bestand – waren zu finden: Notizen hinsichtlich des medizinischen Fortschritts, zu Papier gebrachte Korrespondenzen mit den Patient*innen als auch standardisierte Aufzeichnungen und Graphen aus den Laboratorien und Funktionsbereichen (vgl. ebd.: 19.). Mit der sukzessiven Durchsetzung bildgebender Medizintechnik fanden vor allem auch medizinische Bilder ihren Platz in den Akten und den ärztlichen Interpretationspraktiken (vgl. dazu Burri 2006, 2008a).

Implizit für das Self-Tracking wegweisend ist vor allem eine Dokumentationsweise, die auf Vermessungen basiert und eine quantitative Konzeption des medizinischen Körpers einleitete. Neben standardisiert in Tabellen dargestellten Ergebnissen von Urin- oder Blutuntersuchungen enthielten die Patient*innenakten mehrere Graphen, die etwa Pulsfrequenz oder Temperatur abbildeten und das Blättern durch die Akte zu einer Reise durch die physiologische Zeit werden ließen. Besonders die Darstellung und Bebilderung des Körpers als Graph war eine neue Lese- und Schreibtechnologie, welche dem klinischen Verständnis des Körpers als Prozess entsprach, da einzelne Messwerte in zeitliche Relation zueinander gesetzt wurden (vgl. Berg/Harterink 2004: 25ff.). Der Medizinhistoriker Volker Hess (vgl. 2002: 174ff.) stellt angesichts der Geschichte der Fiebermessung fest, dass die Patient*innenakten zu Dokumentationszwecken der Krankheitsgeschichte ein Kurvenblatt enthielten, in dem die ausdifferenzierten Funktionsbereiche des Krankenhauses zusammenliefen. „„[E]xplosionsartig"" und „[w]ie kaum eine andere Repräsentationsform", so Hess, verbreiteten sich Kurvenbilder „in der zweiten Hälfte des 19. Jahrhunderts" (ebd.: 159). Zugleich materialisierte sich diese „neuartige Darstellungspraktik" (ebd.: 160) durch die rasante Entwicklung verschiedenster Kurvenschreiber. Ob der Sphygmograph – zur Aufzeichnung der Pulsfrequenz – oder der Plethysmograph – zur Aufzeichnung der Volumenschwankungen eines Körperteils: All diese Geräte bergen das zentrale Versprechen, mit der automatischen Registrierung von bestimmten, terminologisch festgelegten Körperbewegungen die Natur selbst zur Niederschrift zu bringen (vgl. Rieger 2009: 11f.). Das Kurvenformat ist ein standardisiertes Visualisierungsverfahren von Daten, dem „leicht" naturwissenschaftliche Objektivität und Legitimität zugeschrieben werden kann. Ein Graph überwindet die Kontingenz der Worte, da er die Flüchtigkeit des Körperereignisses in eine „objektive", visuelle und graphische Darstellung bringt, die studiert und mit anderen Graphen verglichen werden kann (vgl. Berg/Harterink 2004: 25f.).

## 2.1.3 Mobile Zahlen-, Daten- und Kurvenkörper

In der Gegenwartsmedizin gelten mathematisierte und standardisierte Zeichen als konventionelle „Wahrnehmungsobjekte" des Körpers: Im Tiefenraum des Körpers zeichnen Apparate Zahlen, Daten und Kurven auf, die „als Zeichen für Körperliches gedeutet werden können" (Rammert et al. 1998: 125). Die Praxis, den Körper numerisch-technisch zu (be-)schreiben, hat jedoch unlängst das medizinische Feld überschritten und dies nicht erst im Zuge der Digitalisierung. Zahlreiche Vermessungsapparaturen wurden bereits im Verlauf des 20. Jahrhunderts miniaturisiert und haben eine räumliche wie symbolische Verschiebung erfahren.[38] So etablierten sich etwa in den 1980er Jahren transportable Blutzuckermessgeräte, welche die klinische Stoffwechselkontrolle in eine alltäglich gelebte Praxis verwandelten. Die Körpervermessung nahm also über die Mauern der Klinik hinausgehend ihren Lauf und die Autorität, den Körper zahlenförmig zu deuten, ging im Zuge dessen teilweise auf die Patient*innen über. Selbstverständlich blieb und bleibt ein Großteil der klinischen Mess- und Bildtechnik auf medizinischem Fachterrain stationiert. Im Kontext dieser Arbeit ist jedoch entscheidend, dass sich die Art und Weise, den Wissensraum Körper zu repräsentieren und zu dokumentieren als außerordentlich mobil zeigt(e). „[D]er klinische Blick hat sich auf das Feld der gesamten Lebensführung, wie Essen, Schlaf, Bewegung, Beziehung, Emotionen, sowie der eigenen Arbeitseffektivität und des Zeitmanagements ausgedehnt" (Duttweiler/Passoth 2016: 15). Und gerade die smarten Self-Tracking-Geräte geben dieser soziotechnischen Verschiebung erweiterten sozialen und kulturellen Raum, da Körpervermessungen in einem bisher unerreichten

---

[38]  Dieser Prozess lässt sich beispielhaft an Geräten wie Uhren, Waagen oder Herzfrequenzmessgeräten veranschaulichen. So rückten die Uhren als zentrales Instrument einer „zeitliche[n] Rhythmisierung des Alltags" (Drascek 2000) um die Wende zum 20. Jahrhundert immer näher an den Körper heran. Die Fortentwicklung der Feinmechanik führte dazu, dass die Frage nach der Zeit nicht mehr den öffentlichen Blick auf eine Wand, einen Kirchturm oder eine Säule notwendig machte, sondern lediglich die Begutachtung des eigenen Handgelenks. Im Verlauf des 20. Jahrhunderts haben sich auch Standort und Bedeutung der Personenwaagen basal verändert: Von der Arztpraxis über die Straße hin zum privaten Badezimmer; von einer Form medizinischen Fachwissens über die öffentliche Unterhaltung hin zu einer privaten Gewohnheit (vgl. Crawford et al. 2015: 480). Ähnlich wurde die Pulsmessung 1983 mit der Einführung des ersten mobilen und handlichen Pulsfrequenzmessers aus dem Klinischen heraus vor allem in den sportlichen Kontext überführt (vgl. Laukkanen/Virtanen 1998: 3; Pantzar/Shove 2005: 4).

Ausmaß produziert und gespeichert werden können.[39] Mit der Durchsetzung des
Smartphones finden die Vermessungen nicht mehr nur im symbolischen Wohnzimmer statt, sie werden vielmehr allräumlich.

Festgehalten werden kann: Die bisherigen historischen Kontextualisierungen
markieren die Entstehungsgeschichte von Zahlen-, Daten- und Kurvenkörpern.
Wie die bild- und zeichengebende Medizintechnik auch, produziert die digitale
sensorische Messtechnik einen spezifischen Zeichenkörper, der den individuellen
Körper zu repräsentieren vermag. Der sich spezifisch via Self-Tracking repräsentierende Körper hat im sozial- und kulturwissenschaftlichen Diskurs bereits viele
sinnbildliche Namen erhalten (siehe dazu S. 44) – in dieser Arbeit wird mit den
Termini „Zahlen-", „Daten-" und „Kurvenkörper" gearbeitet. Zum einen können diese drei Körperkonzepte, wie gezeigt, historisch hergeleitet werden, zum
anderen wird mit dieser Benennung der definitorische Schwerpunkt auf die konkreten, praktisch repräsentativen Zeichen gelegt: Zahlen, Daten und Kurven.
Während die Konzepte eines Zahlen- (Duttweiler 2016a; Zillien et al. 2014) und
Datenkörpers (Barra 2012; Gehring 2006: 18, 57, 72f.; Wiedemann 2016a: 83,
2016b: 309ff.) bereits Einzug in die einschlägige Literatur hielten, findet der Kurvenkörper bisher keine Erwähnung. Diese drei metaphorischen Körperbilder
werden im Folgenden kurz separiert betrachtet, um die ihnen zugeordneten unterschiedlichen thematischen Schwerpunkte darzulegen.

### *Zahlenkörper*

Mittels des Konzepts des Zahlenkörpers kann vor allem nach der via Quantifizierung von Körpermerkmalen forcierten (Ver-)Objektivierung des Körpers gefragt werden (vgl. Zillien et al. 2014: 79). Ein in der westlichen Kultur allseits
vertrauter Zahlenkörper ist der gewogene Körper. Als Zahlenkörper „gewinnt"
die physikalische Masse des Körpers „eine neue Gestalt" (Duttweiler 2016a: 230),
die in Prozesse der Überwachung oder des Vergleichs mit bestehenden Körper-
normen eingespielt werden kann (vgl. ebd.). Letzteres wird deutlich, wenn man
sich vor Augen hält, dass die Benutzung der Personenwaage auch zur Frage führt:
Wiege ich zu viel oder zu wenig?

In den Zahlenkörpern eingeschrieben ist ein spezifisches Körperwissen, das
vermeintlich nicht von subjektiven Reflexionsgraden tangiert wird. Denn gerade

---

[39]  Zu diesem als „Biomedikalisierung" beschreibbaren Verschiebungsprozess siehe S. 65ff.

Zahlen erwecken den Eindruck, interpretationsfreie Beschreibungen des Körpers zu sein. Im Gegensatz zu sprachlich formulierten Aussagen weisen Zahlen nicht über das Beschriebene hinaus und stellen Information in hoch verdichteter Form dar (vgl. Heintz 2007: 81). Der Zahlenkörper ist „tendenziell affirmativ" (ebd.), da ihm kein distinktes Zeichensystem zugrunde liegt, das einen Spielraum für Negationen eröffnet. Er agiert im Modus des Herauslösens, indem er den Körper sich selbst gegenüber zum vermeintlich sachlichen Objekt macht, das beobachtbar ist.

## *Datenkörper*

Moderne Datenkörper wurden von den Soziologen Kevin D. Haggerty und Richard V. Ericson (2000) als „data double" bezeichnet.[40] Den Autoren gemäß ist die Moderne durch vielfältige Überwachungsmethoden gekennzeichnet, deren Spezifikum es sei, den menschlichen Körper in Form von Datenströmen zu abstrahieren und zu separieren, um ihn dann zum Zwecke seiner Analyse und als Ziel von Interventionen wieder zu distinkten „data doubles" zusammenzusetzen (vgl. Haggerty/Ericson 2000: 606). Aus dieser Perspektive lässt sich das digitale Self-Tracking als Prozess der Produktion von persönlichen und privaten „data doubles" verstehen (u. a. Lupton 2014a: 82f.; Ruckenstein 2014), dessen Interventionsziel es sei, das eigene Leben zu bewerten und den Körper zu überwachen.[41] Durch datenverarbeitende Techniken ist neben den stofflichen Körper also ein Datenkörper getreten, dessen Grenzen sich in Raum und Zeit auflösen und für die Betroffenen nicht spürbar verfließen (vgl. Gehring 2006: 72).

Datenkörper sind nicht zuletzt auch politisch brisant: Sie dienen der bevölkerungspolitischen Identifizierung Einzelner und sind Teil moderner Sicherheits-

---

[40]   Der Begriff „data double" geht auf Deleuzes „Dividuum" zurück. Dividuum meint bei Deleuze: „[A]n informational, categorical and statistical identity that is capable of being broken down into infinitely finer components which can be analysed and combined in novel ways" (Whitson/Haggerty 2008: 575).

[41]   Daten, deren Geschichte – wie Daniel Rosenberg (2014) nachzeichnet – bereits im 17. Jahrhundert begann, sollen dabei ähnlich wie Zahlen „Wirklichkeit" bezeugen. War der Begriff „zunächst rückbezüglich assoziiert mit den Dingen, die außerhalb jedes möglichen Entdeckungsprozesses liegen, wurde er schließlich geradezu zum Paradigma dessen, was man durch Experiment und Beobachtung sucht" (ebd.: 154).

technologien zur Risikoverwaltung. Der im 19. Jahrhundert gesponnene Leitfaden einer numerischen nationalstaatlichen Administration menschlicher Körper hat ein Spektrum an bürokratischen Objekten hervorgebracht (vgl. Foucault 2006b). Patient*innenenakten, Polizeiakten, Ausweise, Reisepässe, Mutterpässe, Versicherungsakten können als einst papierförmige Bauteile der Verdatung gelten, deren papierene Form inzwischen teils dem Digitalen weicht. Damit sind der langfristigen Speicherung von großen Datenmengen potenziell keine Grenzen mehr gesetzt. Sie füllen keine irgendwann vollen Regale mehr, verstauben nicht und können parallel an beliebig vielen Orten eingesehen werden. In der elektronischen Information wird der „natürliche" Körper auf formalisierte und standardisierte Informationen reduziert.

### Kurvenkörper

Als Kurvenkörper wird der stoffliche Körper als beweglicher Prozess abgebildet. Wie zuvor beschrieben, fand er historisch als technisch oder händisch geschriebenes Kurvenblatt Einzug in die medizinische Wissensproduktion (siehe dazu S. 34). Dabei war der Kurvenkörper für eine lange Zeit weitestgehend eine klinische Repräsentationskonvention. Mit den Self-Tracking-Apparaturen wird sein Dasein nun zunehmend entgrenzt, denn viele Anwendungen schneidern dem ‚nackten' Zahlenkörper ein kurvenförmiges Gewand (vgl. Duttweiler 2016a: 230). Besonders im Kontext von Diabetes wird der Stoffwechsel im Zuge der Digitalisierung im Kurvenformat rückgespiegelt. Doch was charakterisiert die Kurve als Zeichen?

Die Kurve ist *erstens* ein Konstrukt, das numerische Fixier- oder Messpunkte und ein zeitbezogenes Koordinatensystem braucht, um eine gerichtete Biegung zu erhalten und nicht als gerade Linie zu verlaufen. Erst ab einer gewissen Häufigkeit von in der Vergangenheit gelegenen und divergenten Einzelmessungen, die miteinander verbunden wurden, ist ihr Auf und Ab sichtbar. *Zweitens* sind Kurven wiederum auch die gemessenen Informationen in eine Darstellung bringende Bilder, die zeigend ein „Faktum" setzen (vgl. Heßler/Mersch 2009:23). Bloß bleibt die Kurve *drittens* ohne Wissen um das Normale ohne Deutungskraft und in ihrer Lesbarkeit beschränkt: Der Kurvenkörper ist, wie der Zahlen- und Datenkörper auch, ein normalisierter Körper. Die Zahlenproduktion ist stets auf die Formierung von Normalwerten angewiesen, um die Grenzen zum Pathologischen oder „Abnormalen" ziehen zu können (vgl. dazu Lock 2000). Ohne vorhandene Vergleichshorizonte – zum Beispiel in Form einer zweiten Kurve – birgt eine singuläre, isolierte Kurve keinen Erkenntnisgewinn. Der individuelle Kurvenkörper ist in dieser Bezugnahme auf das Normale folglich immer schon mit anderen Körpern verknüpft.

### *Zergliederte Körper?*

Sowohl Zahlen-, Daten- als auch Kurvenkörper zergliedern den substanziellen Körper in seiner Ganzheitlichkeit. Die Visualisierungen und Vermessungen der Klinik entwarfen das Menschenbild „des in seine chemischen, physikalischen, motorischen, psychischen und sogar gesellschaftlichen Funktionen und Dysfunktionen zergliederbaren Menschen" (Eckardt 2011: 279). Dieses Bild eines in Betrachtungssequenzen zerlegten Körpers, die Reduktion der „ganzen Person" auf Körperfunktionen, ist ein vielgewählter Ansatzpunkt für Kritik an der modernen Medizin, wie Marc Berg und Annemarie Mol verdeutlichen (1998: 6).[42] Einem normativen Ideal des unteilbaren Menschen stehen dabei die tatsächlichen Praktiken gegenüber, in deren Vollzug der ganzheitliche Körper in Abschnitte der Betrachtung zergliedert wird. Die Patient*innen werden somit zu zergliederten Einheiten (vgl. Berg/Mol 1998: 6), was sich etwa in den Kurvenbättern der Patient*innenakten spiegelt, die einen gründlich fragmentierten Körper „performen" (vgl. Berg/Harterink 2004: 32ff). Wie Marc Berg (1997: 64) verdeutlicht, sind die in der medizinischen Arbeit eine konstitutive Rolle einnehmenden Patient*innenakten jedoch nicht ohne konkrete Praktiken zu denken: die Akte muss mit Notizen versehen, durchgeblättert, gelesen oder verschickt werden. „Ohne diese Praktiken wäre die Akte tot, zusammenhangslos und ohne jede Relevanz" (ebd.).

Daran anknüpfend lassen sich die via Self-Tracking produzierten Zahlen-, Daten – und Kurvenkörper als gelebte Repräsentationen denken, die ohne praktische Zuwendung „tot" wären. Sie reduzieren den „natürlichen" Körper auf formalisierte und standardisierte Informationen, die jedoch im Kontext spezifischer Praktiken auf den natürlichen Körper rückgeführt werden können (vgl. Wichum

---

[42]  Beispielhaft konstatiert Anne Balsamo, dass medizinische Geräte den Körper in Organe, Flüssigkeiten und Körperzustände fragmentieren, die sich wiederum als etwas zu Überwachendes repräsentieren, wodurch der Körper zu einem Gegenstand intensiver Kontrollstrategien werde (vgl. Balsamo 1995: 216).

2017: 29).[43] Gemessene und berechnete Zahlen oder Daten sind keine schieren Ableitungen des Körpers, sondern sie interagieren mit diesem selbst (vgl. Döring 2011: 20), das heißt, die Repräsentationen unterliegen einer Vice-Versa-Logik.[44] Entsprechend ist auch der in die Self-Tracking-Praktiken eingebundene Körper ein zeichenhaft zergliederter und reduzierter Körper, der wiederum in Interaktivität mit dem substanziellen individuellen Körper tritt. Schließlich versuchen die Einzelnen rekursiv aus den numerischen Aufzeichnungen mit Blick auf den eigenen Körper Sinn zu schöpfen. Wie dies im Rahmen konkreter Alltagspraktiken geschieht, ist eine gewichtige, jedoch noch offene und empirisch zu klärende Frage (siehe dazu Kapitel 5 und 6). Entscheidend ist, dass die Self-Tracker*innen zugleich Subjekt und Objekt der instrumentierten Messungen sind. Sie haben sowohl Anteil am Schreiben als auch am Lesen ihres Zahlen-, Daten- und Kurvenkörpers. Sie sind synchron Blickende und Erblickte.

## 2.2 Self-Tracking im Spiegel soziologischer Themen und Konzepte

Insbesondere die Gründung der *QS*-Bewegung hat in den letzten Jahren einen weitreichenden kritischen Diskurs in den Sozial- und Kulturwissenschaften angeregt. Dabei werden die Vermessungstechnologien sowohl als Ausdruck bereits bekannter gesellschaftlicher Dynamiken als auch verstärkt als Symptom gesellschaftlicher Transformationsprozesse gedeutet. Diese innerwissenschaftliche Betrachtung des Self-Trackings wird *zunächst* anhand fünf thematischer Schwerpunkte dargestellt (2.2.1). Dabei wird der in der wissenschaftlichen Einfassung der Thematik deutlich hervortretende „Foucault-Effekt" (Burchell et al. 1991; vgl. Wiedemann 2016a) herausgearbeitet. Dazu schreibt die Soziologin Deborah Lupton (2013a: 28): „Foucault's writings on the practices and technologies of the

---

[43]   Dieser Vorgang beschreibt zugleich das substantielle Vorgehen biometrischer und anderer Verfahren.

[44]   Solch eine Vice-Versa-Logik veranschaulichen die Kulturwissenschaftlerinnen Nicole Döring und Claude Draude (vgl. 2012: 62ff.) anhand des nach Zahlen bekleideten Körpers. Die Autorinnen zeigen am Beispiel der Entstehungsgeschichte der Konfektionsgrößen um die Wende vom 19. zum 20. Jahrhundert, dass sich singulär vermessene Körper nach und nach zu Konfektionsgrößen verdichteten und Ideal und Norm miteinander verwebten. Die Maßeinheiten für Konfektionsgrößen wurden am „natürlichen Körper" gewonnen und gelangten abstrahiert als passendes Kleidungsstück zum individuellen Körper zurück.

self in neoliberalism are pertinent to understanding the quantified self as a particular mode of governing the self." Dieser Ansatz, Self-Tracking als digitalisierte Blaupause von Foucaults spätwerklicher Begriffsapparatur aufzufassen, scheint zum Gemeinplatz einer kritischen Beschäftigung mit diesem Phänomen geworden zu sein (vgl. Wiedemann 2016a: 67). Entsprechend werden *im zweiten Teil des Unterkapitels* die zentralen foucaultschen Spiegelkonzepte eingeführt (2.2.2). Sichtbar wird dabei, dass besonders seine Schriften bezüglich gouvernementaler und biopolitscher Formen des Regierens sowie der „Technologien des Selbst" zweckdienlich sind, um das Self-Tracking als einen Modus der Fremd- und Selbstführung zu begreifen. Im *dritten Teil des Unterkapitels* schlage ich eine eigene Systematisierung der von Foucault inspirierten Analysen vor, indem ich vier Leitlinien gegenwärtiger Gouvernementalität bespreche, die die Subjekte in idealisierter Form adressieren (2.2.3). Die dargestellten Leitlinien der Prävention, Ökonomisierung, Normalisierung und Biomedikalisierung sind *zum einen* in den letzten Dekaden oft verwendete Analysekonzepte, um soziokulturelle Implikationen der Gegenwart und Verschiebungen in modernen Regierungsweisen zu markieren. *Zum anderen* lassen sich den jeweiligen Leitlinien Subjektivierungsideale zuordnen, deren historisch spezifischen Horizonte einer akzeptablen Subjekthaftigkeit zugleich (in-)direkt in der einschlägigen Literatur zur Self-Tracking-Thematik wiederzufinden sind. Diese Ausführungen aus dem Draufblick liefern nicht nur eine ordnende Kontextualisierung. Sie zeigen zugleich auf, dass die in einem soziokulturellen Rahmen zu verortenden Subjektivierungsprozesse nicht erst mit dem Nutzen smarter Geräte beginnen.

## 2.2.1 Fünf thematische Perspektivierungen

Ohne Anspruch auf Vollständigkeit werde ich anstehend fünf thematische Perspektivierungen nennen, die in der Hinwendung auf das Self-Tracking-Phänomen zu unterscheiden sind.

## *Self-Tracking als Kontingenzreduktion und Sinnbild rational-moderner Sinnstiftung*

Moderne Gesellschaften evaluieren und kontrollieren sich über den Gebrauch von Zahlen. Als kirchlich und feudal strukturierte Sinngebungen in den Hintergrund traten, entstanden zugleich Statistik und Wahrscheinlichkeitsrechnung als Wahrheitsprinzipien. Folglich spricht der Soziologe Sebastian Manhart (2008) von einer „vermessene[n] Moderne" und Uwe Vormbusch (2015: 11, 2012) begreift die „Geschichte der Moderne [...] als eine Geschichte der Ausdehnung des gesellschaftlichen Zahlengebrauchs". Modernisierungstheoretisch betrachtet lässt sich Self-Tracking somit als ein weiteres Beispiel für die „Entzauberung" der Moderne im Sinne Max Webers verstehen, die eine Rationalisierung der Lebensführung vorantreibe und externe Sinnstiftung notwendig mache (vgl. Illouz 2011). Die „Ausweitung des Kalkulativen auf die Sphäre des Subjekts" (Vormbusch/Kappler 2014: 267) gilt in der soziologischen Deutung als Versuch einer „Immunisierung gegenüber den Kontingenzen und lebensweltlichen Unsicherheiten des (post-)modernen Lebens" (Villa 2013: 69; siehe auch Noji/Vormbusch 2018: 28f.; Selke 2016b: 314f.). Nach Vormbusch (2016: 47) liest sich die Selbstvermessung zudem als „Lebensführungspraxis", die „die Unsicherheitserfahrungen in den Feldern der ökonomischen Konkurrenz [...] bearbeitbar zu machen verspricht". In den Vordergrund rückt demnach eine Einordnung des Phänomens im Rahmen der Kennzeichen der Moderne, zu welchen vor allem individuelle Selbstverwaltung und omnipräsentes Maßnehmen zählen. Daran anknüpfend wird das numerische Selbstverhältnis als verstärkter Individualisierungsschub gedeutet (vgl. u. a. Strübing et al. 2016: 272).

## *Self-Tracking als Ausdruck eines neoliberalen Leistungsparadigmas*

Die Selbst- und Körpervermessung steht „im Kontext der gegenwärtigen Anforderungen kapitalistischer Kultur und Ökonomie" (Vormbusch 2016: 50; siehe auch Schaupp 2016a, 2016b, 2016c). Dabei wird sie vielfach als Echo neoliberaler Strukturen des Kapitalismus gedeutet. Letztere setzten zugunsten einer staatlichen Rückzugspolitik auf ökonomisches Kalkül und Leistung (vgl. u. a. Ayo 2012; Lupton 2013a, c; Moore/Robinson 2016; Reigeluth 2014; Rich/Miah 2014; Selke 2014; Stark 2016). Im Rahmen eines neoliberalen Klimas können Zahlen als Instrument einer vermeintlich objektiven Leistungsbemessung gelten (vgl. Lupton

2013a: 28). Dabei passe sich der im Self-Tracking-Diskurs beschworene Lebensstil „dem Anforderungsprofil einer Gesellschaft an, die Menschen immer häufiger bloß noch als Leistungsträger oder Leistungsverweigerer einstuft", so der Soziologe Stefan Selke (2014: 24f.). Plausibel wird angenommen, dass das Ideal der Effizienz- und Leistungssteigerung im Rahmen der quantifizierten Selbstüberwachung verhärtet werde und die Stellschrauben einer möglichen Verbesserung immer tiefer in die Körper ragten (vgl. Wiedemann 2016a: 77). In dieser Lesart von Self-Tracking als Ausdruck eines neoliberalen Leistungsparadigmas stellen Zahlen aufgrund ihrer kommunikativen Wirkkraft gegenwärtig „den universalen Nenner zur Beurteilung von Leistung und Rang dar" (Vormbusch 2015: 12), indem sie die Dinge als verfügbar erscheinen ließen. So werde auch Gesundheit als zahlenlogischer Steigerungsimperativ abbildbar, und die Self-Tracking-Anwendungen könnten beauftragt werden, beispielsweise einen *Health Score* zu erfassen.[45]

### Self-Tracking als Kontroll- und Überwachungstechnologie

Die Kulturwissenschaftlerin Btihaj Ajana (2017: 5) schreibt: „At the heart of the Quantified Self movement is, in fact, a desire for ‚control'." Dabei steht zur Debatte, wie und wo die im Rahmen des Self-Trackings angehäuften personenbezogenen Daten als Kontroll- und Überwachungsinstrument einsetzbar werden. Es gilt zu fragen, inwiefern Parteien wie etwa Krankenkassen, Versicherungen, Marktforschungsunternehmen mithilfe der Self-Tracking-Daten erweiterte Beobachtungsräume aufspannen und Anreizsysteme zur selbstregulierten Vermessung ausbauen. Aus der Perspektive der allgemeinen Surveillance Studies (vgl. u. a. Lyon 2007) konzentriert man sich auf die asymmetrischen Beobachtungssituationen zwischen denjenigen, die privat Daten produzieren, und denjenigen, die diese Daten breit sammeln, speichern und umfunktionieren. So wird die Selbst- und Körpervermessung in den Rahmen einer sich neuformierenden datafizierten Kontroll-, Überwachungs- oder Disziplinargesellschaft eingespannt (vgl. u. a. Boyd/Crawford 2012; Cheney-Lippold 2011; Lupton 2012; Reichert 2015,

---

[45] Die Firma *Decadoo* entwickelte gemeinsam mit der Krankenkasse *AOK* einen *Health Score*. Die *FAZ* berichtete über die Testphase: „Bei der AOK Nordost läuft gerade das Pilotprojekt ‚AOK mobil vital'. 730 Versicherte der Krankenkasse erhielten eine Handy-App, die aus Körperdaten, Emotionen und Aktivitäten einen sogenannten Health Score berechnet" (Heller 2014).

2018; Selke 2014; Van Dijk 2014). Weil die Sensoren nicht nur auf die eigene Person gerichtet werden können, sondern auch von Eltern auf ihre Kinder, von Krankenhäusern auf ihre Patient*innen, von Schulen auf ihre Lernenden oder von Unternehmen auf ihre Arbeitnehmer*innen sind Datenschutz- und Sicherheitsfragen ebenfalls ein brisantes Thema der Untersuchungen (vgl. u. a. Ablon et al. 2015; Spiller et al. 2018). Darüber hinaus wird das Self-Tracking im Kontext neuartiger biometrischer Überwachungsverfahren diskutiert (vgl. u. a. Sanders 2017), die den gesamten Körper als potenzielles Informationsmaterial abbilden. Mit dem Smartphone einher geht dabei eine zunehmend intime Nähe der Überwachungsinstrumente (vgl. Berson 2015: 4), die zugleich als Form spielerischer Selbstüberwachung einzustufen ist (vgl. u. a. Albrechtslund 2013; Bossewitch/Sinnreich 2013; Kent 2018; Whitson 2013).

### *Neuartige Kon-Figurationen von Selbst und Körper*

Eher empirisch und anthropologisch arbeitende Texte stellen die Frage nach dem „Selbst der Selbstvermessung" (Strübing et al. 2016): Das heißt, was für ein Selbst wird in den Diskursen und Prozessen der Selbstvermessung hervorgebracht und repräsentiert? Die Produktion von Selbstbeziehungen wird dann beispielsweise als „transparent self" (Lanzing 2016), „digitale[s] Selbst" (Missomelius 2016), „time-series-self" (Schüll 2016a) oder „Health Self" (Kent 2018) auf den Begriff gebracht. Belliger und Krieger (2016: 25) begreifen die Selbst- und Körpervermessung als eine Aufführung des „informational self". Ihnen zufolge kann die Selbstquantifizierung aus „kulturwissenschaftlicher Sicht als Zeichen einer tiefgreifenden Transformation des Welt- und Selbstverständnisses des Menschen im Kontext der digitalen Revolution verstanden werden" (ebd. 2015: 389). Daran anschließend wird auch die Abbildung körperlicher Vorgänge in der Logik der Zahl theoretisiert und untersucht (vgl. u. a. Lupton 2013b). Wie bereits angedeutet, hat der sich via Self-Tracking und digitaler Vermessung repräsentierende Körper viele versinnbildlichende Namen erhalten: Die vielfachen Beispiele reichen von „Touch Pad Body" (Christie/Verran 2014), über „alghorithmic skin" (Williamson 2015), „code/body" (Jethani 2015: 35), „digital bodies" (Lupton 2017) oder „quantified bodies" (Dyer 2016) bis hin zu „statistical bodies" (Abend/Fuchs 2016a). Metaphorisch rufen derartige Begriffsbildungen Assoziationen hinsichtlich einer Kopplung des lebendigen Körpers mit informatisch-digitalen Systemen hervor.

## *Digitaler Wandel des Managements chronischer Krankheiten*

Wie die smarten Technologien das Management chronischer Krankheiten verändern, ist eine vielerörterte zeitgenössische Frage. Auf dem Gesundheitsmarkt existieren zahlreiche neue Möglichkeiten der Überwachung, Vermessung und Visualisierung des Körpers, die sich in das Phänomen der digitalen Gesundheit einreihen. Empirische Studien über Telemedizin zeigten bereits, dass sich die Infrastrukturen der Pflege verändern und der klinische Blick in den Alltag der Patient*innen verlagert wird (vgl. u. a. Langstrup et al. 2013; Oudshoorn 2008). Mit dem Aufkommen digitaler Self-Tracking-Technologien entstehen neue Diskurse hinsichtlich digital-engagierter Patient*innen (vgl. Lupton 2013c), Gesundheitsfürsorge und Big Data (vgl. Ebeling 2016), personalisierter Medizin (vgl. Swan 2012) oder mobiler sowie datafizierter Gesundheit (vgl. Lupton 2012; Smith/Vonthethoff 2016). Insbesondere im Kontext von Diabetes sind derartige Betrachtungen auch für die vorliegende Arbeit zentral und werden im Fortgang der Argumentation erneut aufgegriffen (siehe dazu Kapitel 5).

Wie dieser überblicksartige Durchgang durch die soziologische Reflexion des Self-Trackings zeigt, ist das Phänomen bereits vielfältig perspektiviert worden. Besonders prägnant war dabei der im Folgenden dargelegte Einfluss des Werkes Michel Foucaults auf die Deutung des Phänomens.

## 2.2.2 Der Foucault-Effekt

Bereits hinsichtlich der Frage nach klinischen Blickkonstellationen lieferten Foucaults Schriften auch für die vorliegende Arbeit zentrale Einsichten. Während die früheren Schriften (vgl. u. a. Foucault 1994a [1975]) Machtausübung vor allem als von außen disziplinierend und normierend verstanden, wird sie in seinem Spätwerk als produktiver Wert beschrieben. Im Folgenden werden die miteinander verflochtenen Konzepte dieses Spätwerks vorgestellt, auf die der sozial- und kulturwissenschaftliche Self-Tracking-Diskurs vielfach zurückgreift, um die Machtaspekte der Vermessungspraktiken offenzulegen. Angesetzt wird dabei bei den Begriffen „Gouvernementalität", „Biomacht", „Biopolitik" seiner Vorstellung von Subjektivierung sowie den „Technologien des Selbst".

## *Gouvernementalität, Biomacht und Biopolitik*

Den Ausdruck Gouvernementalität verwendete Foucault explizit zum ersten Mal in seinen Vorlesungen von 1978 und 1979 am *Collège de France* (vgl. Foucault 2006a; 2006b). Der Begriff leitet sich vom französischen „gouvernemental" – die Regierung betreffend – ab und ist als „Art und Weise des Regierens" übersetzbar (Sennelart 2006: 564, zit. n. Gertenbach 2012: 112). In seiner Genealogie setzt der Ausdruck an der Diagnose einer Erweiterung des Problems der Regierung im 18. Jahrhundert an. Foucault geht davon aus, dass die Bevölkerung als Objekt der Regierung und politische Handlungskategorie erst zu dieser Zeit aufkam. Sie wurde damit zu einer Rationalität der Führung. Von einer Anrufung des Einzelnen ausgehend sind dabei ihr Wohl und ihre Qualität zentrales Ziel der Regierungskunst. Die „Kunst, die Menschen zu regieren" (Foucault 2006a: 242) umfasst von hieran, „[ü]ber die Lenkung des Staates oder der Verwaltung hinaus [...] auch Probleme der Selbstbeherrschung, der Leitung der Familie und der Kinder, der Steuerung des Haushalts, die Lenkung der Seele etc." (Lemke 2000a: 33). Ehemals religiös bestimmte Ziele wie Glück, Heil und Wohlstand bekamen eine neue Qualität, indem sie von jetzt an auf der Ebene einer Staatsproblematik artikuliert werden (vgl. ebd. 2001: 4). „In der weiten Bedeutung des Wortes", so schreibt Foucault,

> „ist Regierung nicht eine Weise, Menschen zu zwingen, das zu tun, was der Regierende will; vielmehr ist sie immer ein bewegliches Gleichgewicht mit Ergänzungen und Konflikten zwischen Techniken, die Zwang sicherstellen und Prozessen, durch die das Selbst sich selbst konstruiert oder modifiziert wird" (Foucault 1993c: 203f., zit. n. Lemke 2001: 119f.).

Bekannt geworden ist die prägnante Bestimmung gouvernementalen Regierens als sanfte Führung oder Anleitung, „genauer gesagt als ‚Führung der Führungen', die ein Kontinuum umfasst, das von der ‚Regierung des Selbst' zur ‚Regierung der anderen' reicht" (Lemke 2000a: 33). Diese moderne Macht ist nicht auf die Disziplinierung des Einzelnen bzw. dessen Unterwerfung aus – eine Form der Machtausübung, die Foucault noch in *Überwachen und Strafen* (1994a [1975]) beschrieben hatte –, sondern auf die Verwaltung diffuser Risiken. Folglich entspann sich im 18. Jahrhundert eine neuartige „Aufstachelung der Angst vor Gefahr", welche ihrerseits als psychologisch-kulturelles Korrelat des sich etablierenden Liberalismus zu begreifen sei (vgl. Foucault 2006b: 102). „Persönliches Unglück, alles, was jemandem in seinem Leben zustoßen kann, ob es sich nun um Krankheit oder um das handelt, was auf jeden Fall eintritt, nämlich das Alter, darf weder eine Gefahr für die Individuen noch für die Gesellschaft darstellen" (ebd.: 100), so das regierungslogische Prinzip. Entsprechend wurden Begriffe wie „Fall", „Risiko", „Gefahr" und „Krise" zu wesentlichen bevölkerungspolitischen Regulierungskategorien (ebd. 2006a: 96). Um derartige Größen prozessierbar zu machen, eignen sich vor allem Zahlenzeichen: Ihnen ist die Macht inne, spezifische Wirklichkeitsordnungen und Problemgrößen explizit zu erzeugen. Erst in Form von Quantifizierungen können immaterielle bevölkerungspolitische Größen wie Arbeitslosenquoten, Geburtenhäufigkeit, Sterberaten durchschnittliche Lebenserwartung, städtische Einwohnerzahlen etc. sichtbar und vergleichbar gemacht werden. Um die Aufgabe der Regulierung der Bevölkerung zu sichern, werden also eine „ganze Reihe von Beobachtungstechniken" eingesetzt, „darunter [...] die Statistik, aber auch große administrative, ökonomische und politische Körperschaften" (ebd. 2005: 231).[46] Foucault spricht hier von „Sicherheitstechnologien", die eng an das Aufkommen der Gouvernementalität geknüpft sind.

In die Geschichte der Gouvernementalität eingespannt sind zudem die Begriffe „Biomacht" und „Biopolitik". Sie kennzeichnen den „Eintritt des Lebens [...] in das Feld der politischen Techniken" im 18. Jahrhundert (Foucault 1989a [1977]: 169). Bereits in *Der Wille zum Wissen* beschreibt Foucault diese Form der Machtausübung, die nicht mehr den einzelnen Körper abrichtet, sondern eben auf die „Entwicklung, Steigerung oder Verbesserung von Lebensprozessen zielt" (Folkers/Lemke 2014: 11). In seiner Bestimmung der Biomacht wird diese durch zwei „Pole" charakterisiert, die zugleich durch ein „Bündel von Zwischenbeziehungen" (Foucault 1989a [1977]: 166) verbunden sind: Zum einen die biopolitische Regulierung des kollektiven Bevölkerungskörpers mittels statistischer Grö-

---

[46] Vor allem die von Foucaults Werk inspirierten Critical Accounting Studies (u. a. Hopwood/Miller 1994; Miller 1994; Power 2004; Rose 1991) haben sich mit der Einbindung des organisierten Rechnens „in soziale, organisationale und gesellschaftliche Zusammenhänge, als auch mit der Wirkung kalkulativer Praktiken auf die Organisation von Wirtschaft und Gesellschaft befasst" (Mennicken/Vollmer 2007: 11). Dabei verdeutlicht Peter Miller (vgl. 2007: 36) die Macht der Zahlen, indem er aufzeigt, dass jede Regierung Technologien bedarf, um auf die Regierungsobjekte, die sie erdenkt und entwirft, einwirken zu können. Erst Zahlen bieten entsprechende Möglichkeiten, um den Einzelnen für „unsichtbare" gesellschaftliche Gefährdungen wie Luftverschmutzung oder demographischen Wandel zu sensibilisieren und die Akzeptanz präventiver Regierungsprogramme damit bestenfalls zu legitimieren (siehe dazu auch S. 54ff.).

ßen, wobei „[n]icht die singuläre Existenz von Menschen, sondern deren biologische Eigenschaften" (Lemke 2008: 81) ermittelt werden; zum anderen die Disziplinierung und Aufwertung der Kapazitäten des Individualkörpers. Im Kontext dieser „politische[n] Anatomie des menschlichen Körpers" (Foucault 1989a [1977]: 166) werden „Menschen als komplexe Maschinen" (Lemke 2007: 80) betrachtet. „Das Lebende gilt es nun in einem Bereich von Wert und Nutzen zu organisieren, und es ist diese Verantwortung für das Leben, die der Macht Zugang zum individuellen Körper verschafft" (Opitz 2004: 36). Indem der Einzelne zum Träger statistisch mittelbarer Risiken wird, ergeben sich Schnittpunkte zwischen individuellen und kollektiven Körpern.

### *Subjektivierung und Technologien des Selbst*

Die beschriebene Regierungsrationalität basiert trotz ihrer Fokussierung auf Bevölkerung auf der permanenten Markierung von individueller Wahl, wodurch eingegangene „Risiken" als individuelle Entscheidungen codierbar werden. Denn der moderne Liberalismus basiert darauf, dass er die Freiheit des Individuums stets „„fabriziert"" oder „„produziert"" (vgl. Lemke 2001: 114). Macht wird demnach nicht als Antagonistin der Freiheit angeklagt, sondern ist vielmehr im Modell der „Führung der Führungen" ihre Bedingung, da die liberale Rationalität einer Varianz von Handlungsmöglichkeiten bedarf: „Wo die Bedingungen des Handelns vollständig determiniert sind, kann es keine Machtbeziehung geben" (Foucault 2005: 257). Im foucaultschen Sinne wird Macht demnach nicht repressiv gedacht, vielmehr hat sie immer auch einen produktiven Wert, indem sie Menschen formt, sie dabei jedoch nicht zu bloßen Schablonen ihrer Wirkungsweise macht. An die hier gekennzeichnete Form von Regierung sind Wissensordnungen und ein spezifisches Subjektverständnis geknüpft, das heißt der zentrale Vorteil des Gouvernementalitäts-konzepts ist die analytische Vermittlung zwischen Macht und Subjektivierungsprozessen.

Da Macht als ein strategisches Verhältnis und Subjektivität als „eine im Werden begriffene soziale Immanenzform" (Draheim et al. 2005)[47] gedacht werden, ist es möglich, die gouvernementale Form der Regierung als Scharnier zwischen beiden Polen zu bestimmen. So gesehen liegt es nahe, Subjektivierungsprozesse als Element von Regierungspraktiken zu begutachten. Damit wird das Subjekt nicht nur

---

[47]   Siehe: https://www.bdwi.de/forum/archiv/archiv/97726.html. Zugegriffen: 20.10.2018.

radikal historisiert, sondern auch in die Logik eines endlosen Werdens eingefasst. Wer Subjektivierungsprozesse untersucht, fragt also nicht „wer oder was das Subjekt ist, sondern, wie es geworden ist" (Saar 2013: 17). In dieser Denkweise bezeichnet Subjektivierung „die in Institutionen stattfindende Verwandlung empirischer Einzelmenschen in solche, die sich als Subjekte begreifen und als Individuen handeln" (Schrage 2008: 4125). Somit sind Subjektivierungsweisen die verschiedenen Modi, die in einer bestimmten Kultur greifen, um Individuen in Subjekte zu verwandeln. Wobei Subjekte „nicht mehr als das Innere eines privaten Selbst oder als eine autonome Instanz verstanden [werden], deren Kern in bestimmten inneren geistigen Qualitäten besteht" (Schmidt 2013: 93). Vielmehr hat der Ausdruck Subjekt einen „zweifachen Sinn" und meint sowohl „vermittels Kontrolle und Abhängigkeit jemandem unterworfen [zu] sein" als auch „durch Bewußtsein und Selbsterkenntnis seiner eigenen Identität verhaftet [zu] sein" (Foucault 1994b [1987]: 246f.).

In der akuten Spätphase seines Werkes nimmt Foucault vor allem ästhetische Existenzweisen in den Blick. An die Vorlesungen zur Gouvernementalität anschließend, rückten mit den „Technologien des Selbst" (1993b) vor allem die „direkten" oder positiven Identitätshervorbringungen dieses ineinandergreifenden Verhältnisses zwischen Subjekt und Macht in den Fokus der Untersuchung (vgl. ebd. 1993d: 169). So handelt es sich bei dem Begriff um

> „gewußte und gewollte Praktiken […], mit denen sich die Menschen nicht nur die Regeln ihres Verhaltens festlegen, sondern sich selbst zu transformieren, sich in ihrem besonderen Sein zu modifizieren und aus ihrem Leben ein Werk zu machen suchen, das gewisse ästhetische Werte trägt und gewissen Stilkriterien entspricht" (ebd. 1989b [1984]: 18).

Das Konzept richtet den Blick auf die Selbstverhältnisse der Individuen, die sich jedoch stets in Fremdverhältnisse integrieren lassen. Ausgehend von der Aufforderung der antiken delphinischen Inschrift „Erkenne dich selbst" am Tempel von Apollo, betrachtete Foucault griechische und römische Formen der „Sorge um sich" (ebd. 1991 [1986]), die er auch als Technologien beschrieben hat. In seinen historischen Analysen antiker Texte arbeitete er qualitative Variationen der Selbsttechnologien heraus.[48]

---

[48] Das Konzept der „Sorge um sich" tauchte zwar schon im dritten Band von *Sexualität und Wahrheit* auf (Foucault 1991 [1986]). Ausführlich bearbeitet wurde das Konzept der „Sorge um sich" jedoch erst in den Vorlesungen zur *Hermeneutik des Subjekts* (ebd. 2009). Hier hat Foucault anhand antiker Texte die historische Genealogie des Konzepts nachgezeichnet.

Eine populäre Form der Einwirkung auf sich selbst ist seit dem 19. Jahrhundert das Schreiben eines Tagebuchs. Foucault zeichnet nach, dass die „Sorge um sich" schon im „hellenistischen Zeitalter" zunehmend zu einer „Schreibtätigkeit" wurde und das Selbst fortan etwas war, „worüber man schreibt, ein Thema oder Gegenstand des Schreibens" (ebd. 1993b: 38).[49] Beispielsweise entwickelte Marc Aurel (121–180 n. Chr.) in seinen Briefen eine „penible Neugier für alle Einzelheiten des täglichen Lebens" (ebd.). Mit Beginn der Alphabetisierung hielten folglich Formen der schriftlichen Introspektion ein, die durch Wort und Schrift hindurchführten. Vor allem in der bürgerlichen Kultur wurden sie neben Romanen zu wichtigen Instrumenten der angestrebten Selbsterkenntnis. Natürlich sind qualitative Selbsttechniken nicht ausschließlich textförmig. Beispielsweise wurde im christlichen Zeitalter eine Pastoralmacht immer bedeutsamer, die in Form der Beichte dazu aufforderte, das eigene Gewissen zu befragen (vgl. ebd. 1993b). Die Grundaussage von Foucaults „historische[r] Analyse der Entwicklung der Selbstkultur" (Schäfer 2013: 172) ist, dass im historischen Verlauf die Maxime „Erkenne dich selbst" in den Vordergrund rückte: Somit ist Selbsterkenntnis ein fundamentales Prinzip der Moderne (vgl. Foucault 1993b: 31f.).

### *Self-Tracking zwischen Selbst- und Fremdführung*

Bezogen auf Themen wie Gesundheitspolicies, Biotechnologien oder zeitgenössisches Körperhandeln haben die erläuterten foucaultschen Konzepte in den Sozial- und Kulturwissenschaften allgemein viel Resonanz erfahren. Hinsichtlich einer sozio-kulturellen und machtanalytischen Einordnung des Self-Trackings bieten sie ebenso eine erhellende Perspektivierung an. Insbesondere die Ausführungen zu gouvernementalen Formen des Regierens werden omnipräsent als kritisches Raster verwendet, um sich mit der selbst- und körperbezogenen Datenakquise als Modus der Selbst- und Fremdführung bzw. „Führung der Führungen" auseinanderzusetzen (u. a. Abend/Fuchs 2016b: 9ff.; Ayo 2012: 101; Duttweiler 2016b: 27; Frischling 2018: 118; Kent 2018: 71; Nicholls 2016: 107; Sanders 2017: 39; Wiedemann 2016a). Beispielhaft heißt es:

---

[49]  Nach Foucault „entstand [im hellenistischen Zeitalter] eine Allianz zwischen Schreiben und Wachsamkeit. Man achtete auf Nuancen des Alltags, der Stimmung, des Lesens; im Akt des Schreibens gewann die Selbsterfahrung eine Intensivierung und Erweiterung. Ein neues Wahrnehmungsfeld eröffnete sich, das zuvor nicht betreten worden war" (Foucault 1993b: 38).

„These data, therefore, have potential effects on the conduct of life and life opportunities"(Lupton 2018a: 563).

„Quantification is an essential tool in governance, the conduct of conduct"(Whitson 2013: 167).

„In diesem Sinne fungieren die Self-Tracker immer auch als sozial kompatible Tools zur Herstellung von Selbstführung als Fremdführung" (Reichert 2016: 194).

Daneben wird die Digitalisierung der Selbstvermessung von einigen Autor*innen vor dem Hintergrund neuer Facetten der Gouvernementalität betrachtet – sie erscheint u. a. als: „algorithmic gouvernementality'" (Reigeluth 2014: 243), „digitale Gouvernementalität" (Reichert 2018) oder „Gouvernementalität der (Selbst)Verdatung" (Mämecke 2016a), die „neuartige Auseinandersetzungen mit dem Selbst und seiner Regierung erprob[e]" (ebd. 2016b: 114).

Doch obwohl der Gouvernementalitätsbegriff prinzipiell darauf verweist, dass Formen der Fremdführung und Formen der Selbstführung untrennbar verwoben sind, ist augenfällig, dass das Konzept in seiner analytischen Anwendung (auf das Self-Tracking) häufig aufgrund seiner Ambivalenz auseinanderfällt. Denn in den meisten Texten hat die dargestellte „Führung der Führungen" eine inhaltliche Schlagseite. Entsprechend wird entweder die für machtvolle Dritte gegebene biopolitische Zweckmäßigkeit der digitalen Zahlenkontrolle betont (a) oder das Self-Tracking rückt als subjektivierende Selbsttechnologie in den Fokus (b). Im Folgenden möchte ich diese zumeist analytisch motivierte Trennung kurz darlegen.

*(a) Self-Tracking in seiner biopolitischen Zweckmäßigkeit für Dritte*

Wie Lupton festhält (vgl. 2016a: 56), erreichen wir eine historische Ära, in der die Biopolitik zunehmend digitalisiert wird. Im Kontext einer solchen biopolitischen Themenstellung gilt das Self-Tracking als machtvolle Technik, weil es die Subjekte mit einer Form von Selbstwissen bespiegelt, das sie aus der Ferne regierbar macht. Denn die vielfältig bereitgestellten Anwendungen bewegen die Subjekte (in)direkt dazu, alltäglich ihren Lebensstil, Stoffwechsel, ihr Bewegungs- wie Schlafverhalten, die eigene Produktivität oder Fitness zu hinterfragen. Infolgedessen werden das Leben betreffende Problematisierungen erzeugt, die im Mantel der Eigenverantwortung zugleich mit den Anliegen staatlicher Richtlinien abgestimmt sind und damit im Dienst der Regulierung allgemeiner gesellschaftlicher

Risiken wie Krankheit, sozialer Abstieg, Überalterung oder Unproduktivität stehen.[50] Die auf der Ebene des Alltags ermittelten Daten können entsprechend für die Gestaltung und Umsetzung biopolitscher Ziele nachvollziehbar und umsetzbar gemacht werden, indem sie kollektive Bilder hinsichtlich der nationalen Gesundheit oder ihrem Wohlergehen erzeugen (vgl. Ajana 2017: 9; Pantzar/Shove 2005: 1; Rich/Miah 2017: 93; Ruckenstein 2014: 70). So heißt es:

> „From the Foucauldian perspective self-tracking may viewed as one of many heterogeneous strategies and discourses that position the ideal individual as a responsible citizen, willing and able to take care of her or his self-interest and welfare" (Lupton 2014a: 79).

Die Selbst- und Körpervermessung lässt sich folglich als Effekt und Instrument einer aktivierungspolitischen Rationalität lesen, die auch als „empowerment of the biocitizen" (Swan 2012: 110) bezeichnet wird. Im Dienst der Gesundheit stehend, deuten einige Autor*innen die digitalen Aufzeichnungstechniken als eine Biopädagogik der Körperoptimierung (vgl. Ayo 2012; Fotopoulou/O'Riordan 2016; Rich/Miah 2014; Williamson 2015). Zum biopädagogischen Instrument wird das Self-Tracking, wenn es etwa in Schulen (vgl. Drew/Gore 2016; Williamson 2015) zum Einstudieren eines gesunden Lebensstils, von Krankenhäusern zur Vitalisierung der Alten (vgl. Copelton 2010) oder von Dienstleister*innen wie Sportstudios (vgl. Passoth/Wehner 2016) zur Kontrolle und Beobachtung eingesetzt wird. Demnach konzentriert man sich auf die zunehmende Verwertung der Quantifizierungen seitens Dritter. So können ferner Unternehmen zum Beispiel mittels digitaler Möglichkeiten spielerisch die Arbeitsproduktivität der Mitarbeiter*innen überprüfen (vgl. u. a. Moore/Robinson 2016; Moore 2018; Till 2014; Whitson 2013) oder die Selbstvermessung gilt als kompetitives Element im betrieblichen Gesundheitsmanagement (vgl. Mämecke 2016b). Dienstleister*innen können die Daten zur Produktverbesserung (vgl. Klauser/Albrechtslund 2014) oder zu Marketingzwecken als Mittel zur Verbesserung der Kundenbindung verwenden (vgl. Scholas 2016). Versicherungen nutzen die Daten, um Anreize zu

---

[50] Wobei Foucault den Staat nicht als zentrale administrative Regulierungsinstanz versteht. Vielmehr meint Staat ein „Überbauphänomen hinsichtlich einer ganzen Reihe von Machtnetzen, die durch die Körper, die Sexualität, die Familie, die Haltungen, die Wissensarten und die Techniken hindurchgehen, und diese Verhältnisse unterhalten gegenüber einer Art Metamacht, die im Wesentlichen um eine bestimmte Anzahl großer Verbotsfunktionen herum strukturiert ist, eine Beziehung von Bedingendem zu Bedingtem" (Foucault 2005: 96). „Der Staat ist die regulative Idee der gouvernementalen Vernunft" (ebd. 2006a: 415).

individuellem gesundheitsbewusstem Verhalten zu setzen (vgl. Lupton 2013a: 28). Gelabelt als „Big-Data-Science" werden die Quantifizierungen zum Informationslieferanten der medizinischen Wissenschaften (vgl. Swan 2013). Mit der „freiwilligen" Selbstverdatung erhalten die digitalisierten Steuerungsinstrumente erweiterte Datenbausteine, so die hier gekennzeichnete biopolitische Perspektivierung. Dabei beschleunigt die zunehmende Datafizierung der Gesundheitsfürsorge den Rückzug des Wohlfahrtstaates zugunsten der Selbstversorgung massiv (vgl. Schüll/Ruckenstein 2017: 265; siehe auch: Ajana 2017; Fotopoulou/O'Riordan 2016; Lupton 2013b, c; Rich/Miah 2014; Schüll 2016b).

*(b) Self-Tracking als subjektivierende Selbsttechnologie*

Wie auch Foucault bezieht sich Wolf, Mitbegründer der *QS*-Bewegung, in einem 2009 im *Wired Magazine* erschienenen Text auf die berühmte delphische Inschrift „Know Thyself", um die Vermessungspraktiken in ihrer Relevanz zu historisieren (vgl. Wolf 2009). In der Gegenwart kann sich keine*r dem permanenten Aufruf aktiv Kenntnis über sich herzustellen entziehen, und eine Selbsttechnologie scheint der anderen die Hand zu geben.[51] Das Self-Tracking liest sich damit zum einen als Ausdruck eines tausend Jahre alten Verlangens nach Selbsterkenntnis, das nun Gegenstand digitaler Möglichkeiten ist. Zum anderen reiht es sich in eine Kultur ein, die stetig neue Medien, Technologien und Orte der Selbsteinwirkung offeriert. Entsprechend betont eine zweite auf Foucault verweisende Perspektivierung den aktiven Charakter des Self-Trackings als Form der numerisch angeleiteten Selbstführung. Da „Prozess[e] der Auseinandersetzung des Selbst mit (den Daten von) sich selbst" (Duttweiler/Passoth 2016: 28) angestrebt werden, liegt es nahe, dass viele Autor*innen die Vermessungspraktiken als „Technologie des Selbst" oder als Ausdruck der „Sorge um sich" beschreiben (u. a. Belliger/Krieger 2016; Duttweiler 2016a, b; Fotopoulou/O'Riordan 2016; Fröhlich 2018; Lupton 2013 b, c; Reigeluth 2014; Rich/Miah 2014; Ruckenstein 2014; Ruckenstein/Pantzar 2017; Sanders 2017; Schüll 2016b; Strübing et al. 2016; Zillien

---

[51] Folglich wurde bereits ein vielförmiges Arsenal an Assistenzen zur Selbsteinwirkung untersucht: von Glücksratgebern (vgl. Duttweiler 2007), Wellness (vgl. ebd. 2010), Neuroenhancement (vgl. Wagner 2017), Sport- und Gesundheitsmanagement (vgl. Duttweiler/Gugutzer 2012) bis hin zu Empowerment-Strategien (vgl. Bröckling 2008a).

et al. 2014, 2016).[52] Im Aufbau, den Werbestrategien sowie den Semantiken der Programme wird ein Subjekt angesprochen, das auf der Basis von „objektiven" Maßstäben selbst Kontrolle übernimmt, indem es zum Beispiel beobachtet, wie viele Schritte am Tag gelaufen wurden. Damit propagieren die einzelnen Apps zugleich bestimmte und als wahrhaftig markierte Wege, die die Personen einschlagen können, um ihr Leben gut zu führen und einen „besseren" Selbstzugang zu erhalten (vgl. Williamson 2015: 140) – was wiederum zum vielfach angebrachten Motiv der Selbstoptimierung führt (siehe dazu auch S. 16f.). Die neuartigen Technologien und Anwendungen gelten demnach als aktuelles und idealtypisches Beispiel dafür, dass das Individuum einem Streben nach Selbstoptimierung nachzukommen hat (u. a. Duttweiler 2016b; Gertenbach/Mönkeberg 2016: 37; Lupton 2014a, 2016b; Reigeluth 2014; Ruckenstein 2014; Schaupp 2016a, 2016b: 76f.; Villa 2012).

Dieser Lesart entsprechend formiert Self-Tracking ein Möglichkeitsfeld der gesteigerten Selbstführung, das im Sinne Foucaults (1993b: 27) subjektivierend wirkt, sobald die in die Funktionsweisen eingeschriebenen Diskurse zu einer „Aneignung von Einstellungen" führen. Zum Beispiel können die Subjekte bestimmen, dass es gut wäre, jeden Tag 10.000 Schritte zu laufen, da dies als gesund gilt. Oder sie könnten konsumierte Kalorien aufzeichnen, da dieses Vorgehen als bewusste Ernährung markiert ist. Durch die numerische Aufzeichnung werden wiederum zyklische Feedbackschleifen produziert, die nahtlos und automatisch im Hintergrund mitlaufen (vgl. Klauser/Albrechtslund 2014: 275; siehe auch: Reigeluth 2014: 251; Schaupp 2016b: 75) und „den Selbstbezug auf je spezifische Weise organisieren" (Duttweiler 2016a: 226).

Nun liegt zwischen den von Foucault begutachteten qualitativen, das heißt analogen textlichen und verbalen Selbsttechnologien und der digitalisierten quantifizierenden Gegenwart viel Zeit. Aus analytischen Gründen möchte ich einige historische, strukturelle Veränderungen markieren, die sich aus der theoretischen Bestimmung des Self-Trackings als Selbsttechnologie ableiten lassen. Die meisten der benannten Punkte kennzeichnen den Charakter moderner Selbsttechnologien im Allgemeinen und werden auch die spätere Analyse der konkreten Praktiken informieren. Quantitative „Technologien des Selbst" sind geprägt durch:

---

52  Einige Autor*innen vergleichen dabei das digitale Self-Tracking mit historisch vorgelagerten Formen der Selbstthematisierung oder prototypischen Praktiken der Selbstsorge wie beispielsweise der Beichte, Beratung oder der Therapie (u. a. Passoth/Wehner 2016: 259; Unternäher 2016: 204f.).

*Einen numerischen Charakter:* Digitale Selbsttechnologien haben oftmals einen numerischen Charakter. Wie bereits beschrieben, wurden insbesondere im 20. Jahrhundert viele Messgeräte domestiziert (siehe dazu S. 1) und somit quantifizierende Formen der Selbst- und Körperbeobachtung etabliert, zum Beispiel in Form des Wiegens im Badezimmer. Das Heranziehen von Zahlen als Trägerinnen der Selbstbespiegelung erfährt mit den digitalen Möglichkeiten gegenwärtig dennoch eine Ausweitung: Denn die Menge an zurückgespielten Daten wird immer detaillierter, präziser und komplexer (vgl. Whitson 2013: 168).

*Eine zunehmende Somatisierung:* Wie der Historiker Philipp Sarasin (vgl. 2001: 22) aufzeigte, veranlasste bereits der Hygienediskurs des 19. Jahrhunderts das Subjekt zu einer „dauernden, regelmäßigen Observierung" des Körpers, so dass sich die Verantwortung für sich zunehmend auch auf Bereiche des physischen Wohlergehens erstreckte. Doch insbesondere in den letzten Jahrzehnten etablierten sich neue Formen der körperbezogenen Selbstbearbeitung.[53] Entscheidend ist, dass moderne Selbsttechnologien immer zugleich Körpertechnologien sind oder umgekehrt (vgl. Duttweiler 2003). Doch auch hier lässt sich eine Logik der Intensivierung verzeichnen, wenn Individuen nicht nur abseits der Klinik, sondern mobil verborgene Körperprozesse quantifizieren und in den Selbst-Bezug ziehen. Die digitale Selbst- und Körpervermessung lässt sich demnach als eine somatische „Technologie des Selbst" begreifen (vgl. dazu auch Villa 2013).[54]

*Eine (essentialistische) Verkürzung:* Insbesondere im *QS*-Diskurs wird das „Erkenne dich selbst" als kurzfristig zu erreichendes Ziel dargestellt und nicht als lebenslange Aufgabe. In den von Foucault analysierten griechischen und christlichen Selbsttechniken repräsentierte sich das Ideal als steiniger Weg zur „Wahrheit" in Form von Beichten oder asketischen Selbstzüchtigungen und nicht als kurzweiliger Blick in die Körperdaten. Denn übergeordnet versuchte Foucault – wie erläutert – aufzuzeigen, dass Subjekte stets in ein endloses Werden inbegriffen sind. In den werbelogischen *QS*-Texten wird das Selbst hingegen als ein lokalisierbarer essentialistischer Kern dargestellt bzw. als eine instrumentalisierbare Steuerungszentrale, wenn Wolf beispielsweise in einem Vortrag sagt: „The self is just our

---

[53]  Man denke dabei etwa an die gegenwärtige Beliebtheit von Yoga, Anti-Aging oder Fitnesskursen.

[54]  Dass die digitale Quantifizierung des Selbst häufig eine Somatisierung des Selbst befördert, werde ich im Punkt 2.2.3 nochmals aufgreifen (siehe dazu auch Abend/Fuchs 2016b: 12).

operation centre" (zit. n. Abend/Fuchs 2016b: 11). Die Subjekte werden dazu eingeladen, sich zu sich selbst „wie zu etwas Kenntlichem, Endlichem, einem Ensemble materieller, chemischer Kräfte" (Illouz 2011) zu verhalten. Suggeriert wird, dass es ein zentriertes, „kohärentes und homogenes ‚Selbst' der Individuen" (Wehling 2008: 258) gebe, das sich im Spiegel der Vermessungen erfahren könne. Dabei ist bereits die „Vorstellung, das Selbst sei ein innerer Raum, den es zu erkunden, auszugestalten und zu pflegen gelte, [...] ein Effekt spezifischer Regime der Selbst- und Fremdführung" (Bröckling 2007b: 129).

*Eine technogene Nähe:* Entscheidend ist, dass die hier begutachteten digitalen Selbsttechnologien in einer „technogene[n] Nähe" (Beck 2000) stehen. Das bedeutet nichts anderes, als dass die quantitativen Informationen, die in den intimen Selbst- und Körperbezug rücken, stets technisch vermittelt werden. Und dies sogar so weit gehend, dass die Aufzeichnungsgeräte ohne aktives Evozieren automatisch funktionieren. Musste Benjamin Franklin die Liste seiner täglich aufgeschriebenen Tugenden noch nachträglich studieren, um in ihr Selbsterkenntnis freizusetzen, erfolgt die Rückmeldungen der App häufig automatisch. Solche materiellen und haptischen Aspekte der „Technologien des Selbst" interessierten Foucault nicht. Im Rahmen dieser Arbeit halte ich es hingegen für unabdingbar, den historisch spezifischen Materialitäten der *Techno*logien in der Analyse Raum zu geben. Auf diese Weise soll den Selbsttechnologien auch als Umgang mit Dingen Rechnung getragen werden.

Nachgezeichnet wurde, dass die verzweigte Begriffsarchitektur in Foucaults Spätwerk zum gemeinen Bezugsrahmen in der soziologischen und kulturwissenschaftlichen Begutachtung des Self-Trackings geworden ist. Insbesondere Foucaults gouvernementalitätstheoretische Vorstellung von Biomacht bzw. Biopolitik sowie die Schriften bezüglich der „Technologien des Selbst" bieten sich an, um die digitalen Quantifizierungsbestrebungen einer machtanalytischen Prüfung zu unterziehen und sie in einem sozialen, kulturellen, ökonomischen wie politischen Kontext beobachten zu können. Durch eine foucaultsche Brille geschaut, erscheint der zahlenförmige Blick auf Körper und Selbst als Modus der Selbst- bzw. Fremdführung oder ambivalent zu betrachtender Ausdruck aktueller Biopolitik. Gerade mittels der theoretischen Verknüpfung von Subjektivierungsformen und neoliberalen Machtstrategien lassen sich die Quantifizierungen als mikrophysischer Ausdruck einer Kultur, die eine Eigenverantwortlichkeit für den gesunden Körper beschwört, abbilden. An diesen Foucault-Effekt anknüpfend systematisiere ich im Folgenden vier Leitlinien und Subjektideale gegenwärtiger Gouvernementalität, die sich mit dem Self-Tracking-Phänomen verquicken lassen.

## 2.2.3 Vier Leitlinien und Subjektideale gegenwärtiger Gouvernementalität

In Rückgriff auf Foucault lässt sich die Anrufung zum Self-Tracking wie dargelegt entweder als „particular mode of governing the self" (Lupton 2013a: 28) verstehen oder lässt sich, wie hier vorgeschlagen, in Relation zu bereits bekannten Leitlinien gegenwärtiger Gouvernementalität diskutieren. Es wird dargestellt, an welche in der westlichen Welt zu findenden Leitlinien der Selbst- und Fremdführung der Self-Tracking-Diskurs andockt. Dabei werden Erkenntnisse aus den Gouvernementalitätsstudien und anderen Ansätzen aufgearbeitet und aufgegriffen. So haben in den vergangenen Dekaden zahlreiche Studien die machtlogische und sozio-kulturelle Bedeutsamkeit von Prozessen bzw. Praktiken der Prävention, der Normalisierung, der Ökonomisierung und der Biomedikalisierung betont.[55] Da diese vier Begriffe vielfach auch in der Literatur zum Thema Self-Tracking auftauchen und einigen Autor*innen als theoretische Bezugskonzepte dienen, werden sie im Folgenden zusammenführend dargestellt. Darüber hinaus wird systematisierend aufgezeigt, dass sich den vier Leitlinien Subjektivierungsideale zuordnen lassen, also historisch spezifische Bewertungshorizonte für eine akzeptable Subjekthaftigkeit. Begreift man die Verwendung der Vermessungstechnik als „Technologie des Selbst", geht es immer auch darum, zu fragen, welche gesellschaftlich fundamentierten Subjektideale und Anerkennungsnormen auf den Selbstbezug einwirken. Ansinnen der Ausführungen ist es demnach, den gesellschaftlichen Trend des Self-Trackings nicht ausschließlich als eigenlogischen Umbruch in der Regierung des Lebens zu deklarieren, sondern vielmehr in eine relationale gesamtgesellschaftliche Betrachtungsweise einzubetten.

---

[55]  Die benannten vier Prozesse werden und wurden auch in anderen Forschungsdisziplinen wie der Medizinsoziologie, der Europäischen Ethnologie oder den STS thematisiert. Entsprechend beziehen sich die folgenden Ausführungen nicht ausschließlich auf Studien, die sich explizit in einem gouvernementalen Theorierahmen verorten lassen.

*Prävention*

Prävention will die Zukunft handhabbar machen und steht im Bestreben, Risiken im Modus von Wahrscheinlichkeiten zu kontrollieren. Dabei „kann", so Ulrich Bröckling (2013: 29e.1), „fast alles zur Zielscheibe vorbeugender Anstrengungen werden": Adipositas, Stoffwechselerkrankungen, Pflegebedürftigkeit, Altersarmut, Einbruch, Diebstahl, Sucht, Burnout, Arbeitsunfähigkeit, Umweltgefahren, Karies, Gewalt, Geschwüre oder Katastrophen. Als „Möglichkeitsbändigung" (Makropolous 1990) ist Prävention – ähnlich dem Versicherungsprinzip – eine Technologie, um auf der Basis wissenschaftlichen Wissens als verbreitet geltende Risiken zurückzudrängen. Im öffentlichen Diskurs spielen Prävention und Sicherheit eine dominante Rolle. „[O]hne Vorbeugung könnte und wollte heute niemand leben" (Bröckling 2004: 210), egal für wie wahrscheinlich der Eintritt eines Risikos erachtet wird.

Die Wirkmächtigkeit des Präventionsparadigmas lässt sich besonders auf dem Feld der Gesundheit beobachten. Unlängst erscheint Gesundheit nicht mehr als Sehnsuchtsziel von Erkrankten, sondern ist „Angelegenheit, Aufgabe, Herausforderung und Verheißung aller BürgerInnen" (vgl. Hanses 2010: 90). Regierungslogisch ist sie jedoch nicht bloß ein Zustand, der individuell erhalten, sondern auch global, staatlich, sozial, wissenschaftlich oder kommunal gefördert und verwaltet werden muss. Zwar besitzen staatliche Präventionsbestrebungen eine bis ins Aufklärungsdenken zurückreichende Tradition (vgl. Leanza 2010: 241), doch wie der Ethnologe Jörg Niewöhner (vgl. 2007: 34) verdeutlicht, haben sich die Präventionsregime in den westlichen Staaten seit dem Ersten Weltkrieg parallel zum demographischen Wandel verändert. So führt er aus, dass sich das staatliche Gesundheitssystem zunehmend nicht mehr auf übertragbare Krankheiten wie Cholera, Tuberkulose oder Grippe fokussierte, sondern auf chronische Krankheiten wie kardiovaskuläre Beschwerden oder Diabetes. Ein zuvor auf staatliche Zwangsmechanismen wie Hygienisierung setzender Staat habe eine appellatorische Rolle eingenommen und setze auf individuelle Handlungsautonomie.

Für Präventionsbestreben paradigmatisch ist das moderne Verständnis von Krankheit, demnach es sie besser zu vermeiden als zu kurieren gilt. In dieser Programmatik entfaltet der Präventionsdiskurs seine Wirkung in Form von normativen Lebensführungskonzepten. Wenn im scheinbar gesunden Körper kontinuierlich unsichtbare Gefahren schlummern (vgl. Lemke 2003: 3), erscheinen der routinemäßige medizinische Gesundheitscheck, die Einsicht in die eigenen Gene (vgl. u. a. ebd. 2000b; Lemke/Kollek 2008), die Konsultation einer Hormonsprechstunde, die wöchentlichen Joggingrunden oder das wachsame Ausfüllen eines Therapietagebuchs nur äußerst vernünftig. Gesund-Sein wurde in den letzten Jahrzehnten, so argumentiert die Soziologin Monica Greco, mit einem moralisch wertvollen Lebensstil verknüpft, erreichbar durch richtige Konsumentscheidungen, Körperpraktiken (wie Ernährung oder Bewegung) oder Psychotechniken (Entspannung, Reflexion, Achtsamkeit etc.) (vgl. Greco 2009: 19).

Knotenpunkt aller Konzeptionen zur Erhaltung von Gesundheit und Wohlsein ist ihre Schwerpunktsetzung auf Selbstbestimmung, denn jede Person hat eigenverantwortlich in ihre individuellen Selbstheilungskräfte zu investieren (vgl. Wiedemann 2016a: 72). In diesem Sinne nehmen zahlreiche, in der Denktradition Foucaults stehende Studien Gesundheit als „kulturelles Bedürfnis" (Brunnett 2007: 174) in den Blick. Anhand sozialer, kultureller wie politischer Materialien und Programme der Gesundheitsanrufung betrachten sie die Schwerpunktsetzung auf Selbstbestimmung und Wahl zur Gesundheit (u. a. Bunton/Petersen 1997; Greco 2009; Lupton/Petersen 1996; Nettleton 1997; Rose 1990). Sichtbar wird, dass sich chronische Krankheit häufig als individuell eingegangenes Risiko, mangelndes Präventionsbewusstsein oder Nebeneffekt eines falschen Willens repräsentiert (vgl. Greco 1998). Fragt man nach einer Subjektivierungsform dieses Präventionsparadigmas, bietet sich das von Niewöhner gekennzeichnete Subjektideal des „präventiven Selbst" an, das heißt „des idealen, an seiner Gesundheit arbeitenden Individuums" (Niewöhner 2007: 34; siehe auch Mathar 2011: 185ff.).

In einem neoliberalen Betrachtungsrahmen, in dem Subjekte sich durch eine präventive Lebensführung auszuzeichnen vermögen, lässt sich auch das Self-Tracking als „quantifiziertes Risikomanagement" (Wiedemann 2016a: 67) einordnen. Wenn sich Krankheit, emotionale Diskontinuitäten, mangelndes Glück oder Produktivität als verfehlte Selbstsorge repräsentieren, liest sich die eifrige Produktion von lebensweltlichen und körperlichen Kennzahlen als präventives Entgegenwirken (vgl. Lupton 2013a: 28; Wiedemann 2016a: 68f.). In der Ära der Lebensstilkrankheiten sind schlicht alle potenziell krank und müssen Maßnahmen ergreifen, um wohlauf zu bleiben (vgl. Schüll 2016b: 3). Und gerade der *QS*-Diskurs inszeniert die Selbstvermesser*innen als dezidiert gesund lebend und risikobewusst, eben als „präventive Selbste". „Prävention durch Wissen, Wissen durch Daten, also Prävention durch Daten" (Grasse/Greiner 2013: 103), lautet das Prinzip. Bespielt wird die Hoffnung, die „falsche Bahn" frühzeitig genug zu erkennen, zum Beispiel hinsichtlich der Vorbeugung von Schlafmangel, Hydration, schlechten Langzeitblutzuckerwerten oder Burnout. Letzteres verdeutlicht Thorben Mämecke und berichtet davon, dass „die experimentelle Erprobung von Verfahren zur Messung psychosozialer Stresssymptome und der Präventionsmöglichkeiten stressbedingter Gesundheitsprobleme schon im Gründungsjahr 2007 zu vielbesprochenen Themen der QS-Community" zählte (Mämecke 2016b: 112). Ebenso solle die „digitale Selbstvermessung der Gefühle", wie Sarah Pritz (2016: 138) analysiert, eine „präventive und sogar kurative Funktion zur Vorbeugung von und zur Unterstützung bei psychischen Erkrankungen übernehmen". Nach Simon Schaupp (2016b: 63) dienten speziell die automatisch messenden Tools einer präventiven (Selbst-)Kontrolle, denn es ginge darum, „Rückkopplungskreisläufe zu etablieren, die dazu führen, dass das Subjekt sich präventiv und automatisch selbst optimiert". Die Apparaturen können dem „präventiven Selbst" dabei auch in der „tertiären" Prävention unterstützend zur Seite stehen, also dann, wenn wie im Fall von Diabetes bereits eine chronische Erkrankung vorliegt. Denn auch das „pushed self-tracking", das heißt nach Lupton (vgl. 2014c: 7) das obligatorische Vermessen, lässt sich paradigmatisch in dem Anwendungsbereich der Präventivmedizin verorten.

Vermutlich erleben die meisten Subjekte evidenterweise das hier als präventiv gekennzeichnete Verhalten als Schutz vor Krankheit und damit als unumgänglich. Politisch gedacht, ist selbstverantwortliche Risikoprävention in einer Gesellschaft, in der Gesundheit zu einem der größten Kostenfaktoren zählt, eine zentrale gouvernementale Leitlinie: „Vorbeugen ist besser, nicht zuletzt weil es billiger ist" (Bröckling 2008b: 46). Der im Neoliberalismus propagierte schlanke Staat setzt auf die Dispersion gesundheitsrelevanten Wissens, um langfristig betrachtet Versorgungskosten einzusparen. So werden die Kosten der Versorgung chronisch Kranker gemindert, wenn digital engagierte Patient*innen (vgl. Lupton 2013c) ihren Körper im Dialog mit der Technik genauestens beobachten.[56]

---

[56] So heißt es etwa auf der Website der Diabetes-Tagebuch-App *mySugr* instruierend: „Eine schwere Unterzuckerung kostet dem Gesundheitssystem im Schnitt 2000€. Endet das ganze [sic!] mit einem Krankenhausaufenthalt, landen wir bei 8000€." Um schwere Unterzuckerungen zu vermeiden, wird angeraten, den Blutzucker genaustens digital zu dokumentieren. Siehe: https://mysugr.com/de/hilft-die-mysugr-app-wirklich-part-ii/?back=de%2Fblog%2F3. Zugegriffen: 20.10.2018.

## *Ökonomisierung*

Die gesellschaftliche Verallgemeinerung des Prinzips des marktförmigen Tausches (vgl. Neckel 2005: 198) sowie die umfassende Übertragung eines Effizienzdenkens auf ursprünglich nichtökonomische Lebensbereiche werden in der deutschsprachigen Soziologie als „Ökonomisierung des Sozialen" (Bröckling et al. 2000) gekennzeichnet. Wiederum studierten insbesondere die Gouvernementality Studies die Art und Weise, in der das ökonomisierte Leben regiert wird (u. a. Miller/Rose 1994). Denn Foucault hatte in seinen Vorlesungen zur Gouvernementalität nicht zuletzt die Universalisierung des Marktes als zentrales Charakteristikum der Gouvernementalität proklamiert. Politik, Alltag, Subjektivität, Ökonomie und Kultur stehen in der durch den Abbau staatlicher Leistungen und Sicherungssysteme zugunsten individueller Eigenverantwortung charakterisierten politischen Rationalität des Neoliberalismus in einem undifferenzierbaren Durchdringungsverhältnis. Für das Individuum gilt es, mittels der Wahlentscheidungen, die man auf dem Marktplatz des Lebens trifft, die Qualität des Lebens zu verbessern (vgl. ebd. 1995: 455). Nach Peter Miller und Nikolas Rose ist Subjektivierung im Zuge der Ökonomisierung des Lebens kein intimer oder privater Vorgang mehr. Ihnen zufolge zeigte sich in den 1980er Jahren ein grundlegender Regierungsumbruch, der den Arbeitsplatz zum zentralen Ort identitärer Bedeutungsausstattung werden ließ (vgl. ebd.: 427). Werte wie Selbstverwirklichung, Selbstmanagement, Selbstdarstellung und Autonomie wurden zu Schlüsselkompetenzen am Arbeitsplatz sowie für die Regierung des Lebens im Allgemeinen: Sie „sind sowohl persönlich verlockend als auch ökonomisch wünschenswert" (ebd. 1994: 101).

Dieser tiefgreifende Wandel in der Arbeitswelt wurde in den letzten Jahren aus vielerlei Perspektiven aufgegriffen. Luc Boltanski und Ève Chiapello (2003) sehen darin den „neuen Geist des Kapitalismus" gespiegelt. Ihnen zufolge verleibe sich der moderne Kapitalismus die ästhetische Kritik an ihm ein, um sich selbst stabilisieren und legitimieren zu können. Er übernimmt den „autonomen" Gestus gegenkultureller Bewegungen, anhand derer er wiederum Lebensstil-Schablonen produziert, die zu neuen Subjektanforderungen werden (vgl. auch Reckwitz 2008a). Entsprechend wurden die von der Studierendenbewegung der 1960er Jahre postulierten Werte wie Autonomie, Selbstverantwortung und Eigeninitiative zu neuen, über dem Subjekt stehenden Normierungsverfügungen umgewandelt (vgl. Boltanski/Chiapello 2003; Bröckling 2007a: 284 f.).[57] Um dieser Form der Subjektivierung begrifflich Kontur zu geben, konzeptionalisierten Miller und Rose anknüpfend an Foucault die Figur des „enterprising self" (Miller/Rose 1994; Rose 2000 [1996]). Das Unternehmen ist demnach nicht nur eine Organisationsform, sondern bezeichne allgemeiner einen „Aktivitätsmodus, der in den verschiedenen Lebensbereichen gefördert werden soll" (Rose 2000[1996]: 11). Dabei habe das Selbst seinen „Lebenssinn durch Gestaltung seines Lebens durch Akte der freien Wahl zu finden" (ebd.: 9). Geleitet würde die Selbstführung von den Lebenswissenschaften bzw. „‚Experten der Subjektivität'" (ebd.) in der Medizin, Psychologie oder Pädagogik. Insofern ist das Wissen vom Subjektiven gegenwärtig überall zu finden: in Ratgebern, Feuilletons, Fachzeitschriften, Weblogs, bei Radiohotlines, auf der Therapiecouch etc. Letztlich möchten die Expert*innensprachen dabei helfen, eine Beziehung zu uns selbst in Gedanken und Worte fassen zu können (vgl. ebd. 14f.).

Im deutschsprachigen Raum hat vor allem Bröckling die Arbeiten von Miller und Rose aufgegriffen und das „Übergreifen marktökonomischer Mechanismen auf andere Bereiche des Sozialen" (Bröckling 2007a: 37) anhand der heuristischen Figur des „unternehmerischen Selbst" thematisiert. In der Figur des „unternehmerischen Selbst" verdichten sich „eine Vielzahl gegenwärtiger Selbst- und Sozialtechnologien, deren gemeinsamen Fluchtpunkt die Ausrichtung der gesamten Lebensführung am Verhaltensmodell der Entrepreneurship bildet" (ebd.: 47). Dabei muss es nach Bröckling subtil gelagerte „Programme des Regierens" (ebd.:

---

[57]   Andere Autor*innen betrachten die sich wandelnden kapitalistischen Organisationsprinzipien als Grundlage für eine Neustrukturierung von Arbeitsprozessen, die gängig als „Entgrenzung von Arbeit und Leben" (u. a. Gottschall/Voß 2005; Lösch 2002) oder „Subjektivierung von Arbeit" (u. a. Moldaschl 2003) signifiziert wird. „Subjektivierung meint zunächst eine infolge betrieblicher Veränderungen tendenziell zunehmende Bedeutung von ‚subjektiven Potentialen' und Leistungen im Arbeitsprozeß" (Moldaschl/Voß 2003: 14). Weil Strukturierungsleistungen in institutionalisierter Form schwinden, werden sie in erhöhtem Maße von den Individuen selbst eingefordert. Dabei werden nun Eigenschaften wie Selbstentwicklung und Selbstdarstellung reklamiert, sowohl als Maßstab der Erwerbsarbeit als auch als individuelles Bedürfnis (vgl. Baethge 1991: 8). Auf diese Weise artikuliert sich die Subjektivierung von Arbeit „als individuelle Zerreißprobe zwischen ökonomisch induzierten Gestaltungszwängen und eher kulturell motivierten Selbstverwirklichungsansprüchen" (Manske/Schnell 2009: 713). Der Markt durchdringt nicht nur alle Lebensbereiche, vielmehr werde die ganze Person von ihm affiziert.

38) bzw. „Subjektivierungsregime" (ebd.: 39) geben, die die geforderten Fähigkeiten „der unternehmerischen Selbstoptimierung" (ebd.: 285) anleiten und wahrscheinlich machen. Neben administrativen Verordnungen, Trainingsprogrammen, medialen Inszenierungen oder Therapiekonzepten (vgl. ebd.: 39) kann auch das digitale Self-Tracking als ein Anwendungsbeispiel für derartige Subjektivierungsregime oder Programme gedacht werden.

Wie bereits erwähnt, begreifen sowohl die mediale als auch die wissenschaftliche Inblicknahme das digitale Self-Tracking als Antwort auf allseitige Optimierungsanrufungen (siehe dazu S. 17 und 54). Die quantifizierte Selbstvermessung kann folglich als eine Mikropraktik des Alltags abgebildet werden, die darauf zuläuft, das ökonomische Kalkül des Neoliberalismus im Alltag zu verankern (u. a. Ayo 2012; Beer/Burrows 2013; Mämecke 2016a; Moore/Robinson 2016; Nicholls 2016; Reigeluth 2014; Schaupp 2016a/2016b/2016c; Selke 2014; Stark 2016; Till 2014; Whitson 2013). Ob der Versuch, die Konzentration durch eine strukturierte Ernährung zu verbessern, die eigene Fitness voranzutreiben oder das Ersuchen einer perfekten Balance zwischen Arbeit und Familie: Das Self-Tracking repräsentiert sich als Steigerungsspirale entlang des Imperativs, besser zu werden. Als Novum erscheint die Möglichkeit, nicht sichtbare bzw. „tiefliegende Körperorte" eigenständig und in persönlicher Verantwortung zu optimieren. Komplexe Lebensbereiche sowie der ganze Körper lassen sich auf dem Markt der digitalen Möglichkeiten als Problem der Informiertheit abbilden (vgl. Wiedemann 2016a: 70). Im Licht der Quantifizierungen werden „[a]lltägliche Dinge wie Schlafen, Ausruhen, Warten, Haushaltsarbeit oder das Spielen mit den Kindern", so führen Stefanie Duttweiler und Jan-Hendrik Passoth aus, „zu Aktivitäten und Kompetenzen, die man besser oder schlechter beherrscht" (Duttweiler/Passoth 2016: 28; siehe auch Ruckenstein 2014: 77). Wenn alles potenziell zur Kompetenz wird, liegt eine Verquickung mit der Subjektivierungsform des „unternehmerischen Selbst" nicht fern. So beziehen sich beispielsweise Nicole Zillien, Gerrit Fröhlich und Mareike Dötsch in einer Studie über digitale Körpervermessungen auch auf Bröckling, denn das unternehmerische Selbst

> „begreift den eigenen Körper sowie auch die gesamte Lebensführung als Projekt, das es nach ökonomischen Grundlagen zu analysieren, verbessern, zu managen und zu verkaufen gilt" (Zillien et al. 2014: 82; mit Verweis auf Bröckling 2005: 381).

Wenn Individuen dazu gedrängt werden, ihr Leben ähnlich einem wachsamen und klugen Unternehmen zu gestalten, dienen die Self-Tracking Aufzeichnungen als „buchhalterische Informationen" (Schaupp 2016b: 73; vgl. Schüll 2016b: 8):

„Um rational investieren zu können, benötigt das unternehmerische Selbst buchhalteri-sche Informationen über sein Unternehmen. Wenn es joggen geht, um die Lebensdauer seines Körpers zu verlängern und selbigen attraktiver zu machen, so muss es wissen, wie viel Zeit es zum Joggen benötigt, wie viele Kalorien es dabei verbrennt, wann und wie oft es joggen gehen muss, um den effizientesten Trainingseffekt zu erzielen usw. Diese Informationen kann es mittels Self-Tracking zu fast jeder Lebensäußerung erlangen, vom Sport über die Produktivität bei der Arbeit bis zum Schlaf" (Schaupp 2016b: 73).

Diesem Zitat von Simon Schaupp zufolge liegt der „Grund für das große Inte-resse am Self-Tracking darin, dass es dabei hilft, den allgegenwärtigen Forderun-gen, ein unternehmerisches Selbst zu werden, nachzukommen" (ebd. 2016a: 167; siehe auch: King/Gerisch 2018: 39f.).[58] Numerisch reguliert wird dabei nicht der jährliche Unternehmensgewinn, sondern das eigene Humankapital. Dabei wird die numerische Buchhaltung häufig spielerisch eingerahmt, denn die Oberflächen der meisten Apps machen sich Elemente wie Medaillen, Punkte oder das Diabe-tes-„Monster", das es zu zähmen gilt, zu eigen.[59] Nach Jennifer Whitson wirkten die Anwendungen erst aufgrund dieser spielerischen Dimension freiheitlich, da alltägliche Herausforderungen als vergnüglich erschienen (vgl. Whitson 2013: 171f.). Dabei stelle die lustvolle Selbstvermessung, so Selke, keinen Selbstzweck dar, sondern erscheint eben als Vorbotin einer immer weiter um sich greifenden Ökonomisierung (vgl. Selke 2014: 215).


*Normalismus*


Vermutlich ließe sich ein riesiges Verzeichnis von Substantiven anfertigen, die in der modernen Alltagssprache mit dem Adjektiv „normal" versehen werden kön-nen: normaler Tag, normales Leben, normaler Blutzucker, normale Ehe, norma-ler Krankheitsverlauf, normale Geburt, normale Kinder, normaler Körper. In sei-ner Studie *Versuch über den Normalismus. Wie Normalität produziert wird* (1997) nähert sich der Literaturwissenschaftler Jürgen Link systematisch solchen Prozessen der

---

[58]    Gar in unmittelbarer Weise entgegnet Wolf (vgl. 2010) – Mitbegründer der *QS*-Bewegung –
        kritischen Stimmen mit dem Verweis auf moderne Manager*innen, die – wenn sie verfeindeten
        Aktionär*innen entgegenträten – stets ihre Tasche voller Zahlen hätten. Ebenso lässt sich an
        dieser Stelle passend eine kleine empirische Beobachtung vorwegnehmen. So tauchte auf den
        *Meetups* der *QS*-Bewegung der Ausdruck „Entrepreneur" einige Male zur Selbstbeschreibung
        auf.
[59]    Das „Monster" ist ein Bild, das in den Funktionsaufbau der App *mySugr* einprogrammiert wurde
        (vgl. https://mysugr.com/de/press/; Zugegriffen: 20.10.2018).

Normalmachung an. Dabei sei ihm zufolge eine theoretische Differenzierung von Konzepten wie Normierung, Normung und Normalisierung notwendig, trotz gleichem Wortstamm. Während „Normierung" die dressurartige Durchsetzung eines sozialen Verhaltens mittels prä-existenter Normen bezeichne, meine „Normung" vielmehr die Setzung einer Industrienorm (vgl. Link 2013: 35; 1998: 254f.). Jürgen Link, Thomas Loer und Hartmut Neuendorff (2003: 11) betrachten hingegen diskursanalytisch die Logik des „Normalismus", das heißt der

> „Gesamtheit aller sowohl diskursiven wie praktisch-intervenierenden Verfahren, Instanzen und Institutionen, durch die in modernen Gesellschaften ‚Normalitäten' (im engeren Sinne) produziert und reproduziert werden."

Der Normalismus sei eine spezifisch moderne und westliche Errungenschaft, die im 18. Jahrhundert Anlauf nahm und sich im 19. Jahrhundert vollends entfaltete. Im Normalismus entzweiten sich das Normale und das Normative zusehends zugunsten der Dominanz einer statistisch erzeugten Normalität (vgl. Link 1998: 255).[60] Differenzierend arbeitet Link zwei verschiedenen Strategien zur Erzeugung von Normalität heraus. Der ältere statistische „Protonormalismus" stehe paradigmatisch für die Zeit vom 19. Jahrhundert bis zur ersten Hälfte des 20. Jahrhunderts. Er zeichne sich durch die Etablierung klarer Normalitätsgrenzen aus, die an normative Setzungen – in Form von Ethik, Moral oder Gesetze – gebunden und fix auf lange Zeiträume angelegt sind (vgl. ebd. 1998: 265; 2013: 52). Davon setzte sich in der zweiten Hälfte des 20. Jahrhunderts der jüngere „flexible Normalismus" ab, der Normalität zunehmend an statistisch gewonnenes Wissen, das heißt Messdaten, koppele. Der „flexible" Normalismus habe dynamische, flexible und mobile Grenzen, die sich instabil auf einem Kontinuum bewegten und auf kurze Zeiträume angelegt seien (vgl. ebd. 1999: 170). „Wo die Grenze zwischen ‚normal' und ‚anormal' liegt, ist daher stets der Diskussion unterworfen" (ebd. 1998: 265). Die Zonen der Normalität würden sich dabei durch sogenannte „Normalfelder" auszeichnen (vgl. ebd. 2013: 56f.). Diese „Normalfelder" verschieben sich nach Link in Beziehung zu dem immer wieder neu produzierten Wissen der „normalismusrelevanten Wissenschaften" wie Medizin, Psychiatrie, Psychologie, Soziologie oder Ökonomie (vgl. ebd. 1998: 255). Im

---

[60]　In seiner Studie geht Link (vgl. 1997: 192ff.) der Ausbildung statistischer Techniken bei Adolphe Quetelet und Francis Galton im 19. Jahrhundert nach, die zeitgleich erste Versuche anstellten, den Körper bevölkerungspolitisch zu klassifizieren und zu vermessen. Quetelet konzipierte eine „soziale Physik", in der er den mittleren Menschen beziehungsweise den Durchschnittsmenschen („homme moyen") verortete.

Hinblick auf das Forschungsinteresse der vorliegenden Studie ist mit Blick auf Links historische Studien entscheidend, dass sich gesellschaftliche Normalitätsgrenzen immer wieder verschieben, so dass gesellschaftliche Normalitätsaushandlungen nötig werden.

Auch an dieser Stelle soll wiederum aufgezeigt werden, welche Subjektivierungsform für den „flexiblen Normalismus" charakterisierend ist. Nach Link beruht die „normalistische Subjektivität" auf einer „Fähigkeit zur Selbst-Normalisierung", so heißt es:

> „Kein Normalismus [...] ohne Subjekte, die sich selbst bis zu einem gewissen Grade in orientierungsfähige Homöostasen und steuerbare Techno-Vehikel verwandelt haben" (ebd. 1997: 25).

Das flexibel-normalistische Selbst muss also idealerweise imstande sein, sich selbstständig „im Sinne eines flexiblen Einpendelns" (ebd. 2013: 119f.) zu normalisieren. Die Leitlinie der Selbstnormalisierung, im Rahmen kulturell-variabler Normalitätsvorstellungen, geht dabei durchaus mit der Vorgehensweise einer gouvernementalen Steuerung konform.[61] Denn auch bei Foucault lässt sich Normalisierung als ein Verfahren verstehen, bei dem die Regulierung der Gesamtgesellschaft und die Modi der Selbstkonstitution verknüpft sind (vgl. Bublitz 2003: 153).

Doch in welcher Art und Weise können sich Subjekte in ihrer Selbstkonstitution flexibel normalisieren? Nach Link setzt sich das Subjekt beispielsweise in Beziehung zu Datenräumen oder statistischen Durchschnitten, um einen über sich selbst hinausgehenden Bezug zu der sich beständig wandelnden „Realität"

---

[61]  Diese theoretische Verwandtschaft ist insofern erwähnenswert, als dass Link sich explizit von einem foucaultschen Verständnis von Normalisierung abzugrenzen versucht. So geht er davon aus, dass Foucault den Ausdruck „Normalisierungsgesellschaft" eher im Sinne einer auf Normen setzenden „Standardisierungsgesellschaft" verwende (vgl. Link 2013: 17). Doch diese Markierung einer Differenz bezieht sich meines Erachtens auf Foucaults Frühwerk, in dem er sich auf die Disziplinierung des Subjekts und die Konstitution von Anormalität konzentrierte – was wiederum eher dem „Protonormalismus" gleichkommt. Entsprechend macht Dominik Schrage (vgl. 2008: 4126) darauf aufmerksam, dass Foucault in seinen späteren Arbeiten zwischen disziplinierender Normierung und regulierender Normalisierung unterscheide. Mit den Vorlesungen zur Gouvernementalität, die wie Links Arbeiten ebenso bei der Ausweitung statistischer Beobachtungstechniken im 18. Jahrhundert ansetzen, revidierte Foucaults sein früheres Machtverständnis zugunsten eines produktiven Macht-Wissen-Komplexes. Als Link seinem „Versuch über den Normalismus" nachging und die Studie veröffentlicht wurde, war Foucaults zweibändige Geschichte der Gouvernementalität (2006a, b) in Deutschland hingegen noch nicht so breit rezipiert.

zu erschaffen. In diesem Zusammenhang geht er davon aus, dass speziell *Kurven* eine bedeutende Rolle dabei spielten, den flexiblen Normalismus ins Subjekt zu tragen, da sie viel Fläche für eine Selbstverortung anbieten (vgl. Link 2013: 79f.). Insbesondere in den 1990er Jahren habe sich in den Printmedien eine „normalistische Kurvenlandschaft" exponentiell verbreitet (vgl. ebd. 2002: 107ff.), die ihre subjektivierende Wirkung entfalte, indem der „symbolische Text-Bild-Komplex" der Kurve von den Rezipierenden „‚ins Innere genommen'" werde (ebd.: 116):

> „Man kann sich die Kurvenlandschaft wie einen riesigen ‚Bildschirm' vorstellen, auf den die Subjekte des Normalismus ständig blicken und von dem sie (wiederum durch Selektion) persönliche Ausschnitte internalisieren, wodurch sie sich einen ‚inneren Bildschirm' schaffen, mit dessen Hilfe sie ein normales Leben führen können" (ebd. 2013: 79f.).

Gerade im Kontext der Empirie des diabetischen Self-Trackings werden derartige „Kurvenlandschaften" in somatischer Form eine bedeutende Rolle spielen (siehe dazu 5.2.4, 5.2.5). An dieser Stelle gilt es festzuhalten, dass einige deutschsprachige Texte bereits auf die theoretische Verbindung zwischen digitalen Vermessungspraktiken und Links Arbeiten zum Normalismus hingewiesen haben (vgl. u. a. Duttweiler/Passoth 2016: 9, 16f.; Mämecke 2016a: 107; Passoth/Wehner 2016: 262f.; Schaupp 2016b: 78; Unternährer 2016: 211f.). Entsprechend interpretieren beispielsweise Lars Gertenbach und Sarah Mönkeberg das Self-Tracking als „normalistische Verdatung des Lebens" (2016: 29), die weniger „über biopolitische Aggregatdaten vollzogen" werde, als dass sie „in den mikropolitischen Technologien des Selbsts verankert" sei (ebd.: 39) und damit wesentlich von den Subjekten ausgehe (vgl. ebd.: 40). So gesehen übernehmen die Self-Tracking-Apparaturen eine entscheidende mediale Vermittlung in der normalistischen Selbstadjustierung, da die rückgekoppelten numerischen Informationen prinzipiell zur Kommunikation mit Normalitätserwartungen einladen bzw. Unterstützung dabei leisten, die selbstbezogenen „Normalfelder" zu bearbeiten.

Viele öffentlich auftretende Befürworter*innen der *QS*-Bewegung gehen explizit davon aus, mittels der Messungen individualistische „Normalfelder" aufdecken zu können, die abseits des gesellschaftlich dominanten Gesundheitswissens verlaufen. Folglich beobachten Gina Neff und Dawn Nafus (2016: 43): „Indeed, within Quantified Self there is lively discussion about how, exactly, to move away from asking what is normal toward ‚what is normal for me?'". In dieser Logik mache etwa das numerische Aufzeichnen des Schlafes möglich, das persönliche Schlafverhalten in Relation zum eigenen einzigartigen Körper zu setzen, so der

Medienwissenschaftler Stefan Meißner (vgl. 2016: 339). Um herauszufinden, was für den individuellen Körper normal sei, könnten zum Beispiel Versuche mit den Schlafzeiten unternommen werden. Meißner vermutet in solch numerischen Erkundungen das Potenzial zur Abkehr vom gesellschaftlich normalisierten Acht-Stunden-Schlaf (vgl. ebd.) und damit eine Perspektive der individuellen Selbstnormalisierung (siehe auch: Ruffino 2018: 21). Die meisten Apps versprechen also eine „Passung von standardisiertem Wissen und konkreter individueller Situation" (Duttweiler 2016a: 228).

Doch ganz gleich, ob in Zu- oder Abwendung zu Normalitätshorizonten wie dem Acht-Stunden-Schlaf: Ohne einen Bezug zu gesellschaftlichen Normalmaßen kann den Zahlen kein Wert zugeschrieben werden. So ist Meißner entgegenzuhalten: Selbst im Rahmen eines hinsichtlich der notwendigen Schlafenszeit flexibel und individuell errechneten Standards verliert das Wissen darum, sich vielleicht am Randbereich der gesellschaftlichen Normalität zu bewegen, sehr wahrscheinlich nicht an Relevanz. Um Zahlen überhaupt les- und plausibilisierbar zu machen, brauchen sie eine normalistische Richtungsorientierung. Darüber hinaus legen viele der Anwendungen ihre inskribierten Normalitätshorizonte offen dar und machen explizite Vorschläge, was es heißen könne, sich gesund zu ernähren oder genügend zu bewegen. Vorempirisch bleibt offen, wann eine „Denormalisierungs-Angst" (u. a. Link 1997: 48, 211, 238) einsetzt, das heißt die Angst, aus dem breiten Feld des Normalen herauszufallen. In jedem Fall bräuchte es ohne den Schatten der Nicht-Normalität im eigentlichen Sinne keine numerisch produzierte Sicht- und Vergleichbarkeit. Nach Link habe gerade die „Denormalisierungs-Angst" eine entscheidende Rolle in Zeiten des „flexiblen Normalismus", da ein Verlassen der Zonen der Normalität mit dem Verlust von Anschlussfähigkeit einhergehe.

Darüber hinaus steht zur Debatte, inwiefern es in den herkömmlichen Self-Tracking-Anwendungen auch zentrale Anteile des „Protonormalismus" gibt: Steht der deskriptiven Normalität eine in die Oberflächen eingeschriebene präskriptive Normalität gegenüber? (vgl. dazu Unternäher 2016: 211). Immerhin arbeiten viele der Vermessungsprodukte mit Signalfarben oder Warnlinien und Übersichtsgraphiken ermitteln „Normabweichungen, Leistungsunterschreitungen oder erreichte Zielvorgaben" (Reichert 2016: 187), so dass typisch protonormalistisch auf die Einhaltung eines bestimmten Toleranzrahmens bestanden wird (vgl. Schaupp 2016b: 79). Insbesondere medizinisch orientierte Körperwerte wie Blutdruck oder Blutzucker sind zumeist an sehr klare Grenzbereiche gebunden, denn „[w]er gesund ist und warum er gesund ist, ist eine Frage des klinischen Blicks, ob er in der Klinik stattfindet oder im normalisierten Alltag" (Duttweiler/Passoth 2016: 15).[62] Für das digitale Self-Tracking sind also – je nach Anwendungsfeld – sowohl starre als auch flexible Normalitätsgrenzen charakteristisch.[63]

## Biomedikalisierung

In westlichen Gesellschaften ist Gesundheit seit geraumer Zeit ein gewinnbringendes Verkaufsargument und durchdringt sämtliche Sphären des alltäglichen Konsums. Die „health society" (Greco 1998) kapitalisiert medizinisches Wissen in Form von neuen Technologien, Ratgebern, Lifestylemagazinen, Fitnessprogrammen oder Supermarktprodukten, wodurch die Grenzen zwischen Medizin und Lifestyle zunehmend verschwimmen, was als „lifestylisation of healthcare" (Prainsack/Lucivero 2015) auf den Begriff gebracht wurde (vgl. Wiedemann 2016b: 297). Zahlreiche von Foucault inspirierte Studien nehmen Gesundheit als soziokulturell erzeugte und politisch umkämpfte Konstruktionen in den Blick (vgl. ebd.: 169; Greco 1998, 2009; Kickbusch 2006; Nettleton 1997). Ein willkommener Interpretationsrahmen derartiger medizinkritischer Betrachtungen ist das Konzept der Medikalisierung, das maßgeblich auf die Soziologen Irving Zola (1972) und Peter Conrad (1992, 2007) zurückgeht (siehe auch: Crawford 1980). Die soziologische Auseinandersetzung mit Prozessen der Medikalisierung theoretisiert die Ausweitung der medizinischen Erklärungsrahmen, Rechtsprechung, Definitionsmacht, Wissenskultur und Praxis auf immer breitere Bereiche der Alltagswelt.[64] Ausschlaggebend für die Diagnose einer zunehmenden Medikalisie-

---

[62] Das Eingebundensein des medizinisch orientierten Self-Trackings in einen Protonormalismus verweist dabei nicht auf eine biologische Spielart des Normalismus. In der Medizin gibt es keine „natürlichen Normalitäten", auch wenn Biologie und Medizin seit Beginn an eine entscheidende Rolle im Normalismus haben (vgl. Link 2002: 113).

[63] Auch Link (vgl. 2013: 114) selbst geht nicht davon aus, dass der Protonormalismus komplett vom flexiblen Normalismus abgelöst wurde, auch wenn letzterer die Gesellschaft dominiere. Vielmehr befänden sich beide Idealtypen in einem „ständigen Konflikt".

[64] Eine Übernahme medizinischer Erklärungsrahmen wurde beispielsweise im Fall von Hyperaktivität (vgl. Conrad/Potter 2000), chronischer Müdigkeit (vgl. Aronowitz 1998); Schüchternheit (vgl. Viehhöfer/Wehling 2010), Konzentration (vgl. Haubl 2007) bis hin zu Schwangerschaft (vgl. Brockmann/Reichard 2000) nachgezeichnet.

rung des Alltagslebens ist demnach, dass immer mehr Phänomene und Lebens-prozesse zum Objekt der Medizin werden, was der Gegenwartsdiagnose nach zu neuen politischen und sozialen Kontrollregimen führe.

Zwar erlaubt die Diagnostizierung von Medikalisierungprozessen die wechsel-seitige Beeinflussung von Kultur und medizinischer Wissensproduktion zu ana-lysieren. Dennoch ist das Paradigma innerwissenschaftlich vielfach in Kritik ge-raten. Die komplexen Wirkzusammenhänge – so zeichnet Michi Knecht (vgl. 2008: 181) nach – erscheinen häufig monolinear im Sinne einer „top-down"-Dy-namik. Akzentuiert werde die Kontrollseite, auf der medizinisches Expert*innen-wissen als oktroyiert erscheint und weniger die Seite der Aushandlung, die etwaig die Akteure und Umdeutungen des Wissens sichtbar macht (Hess/Knecht 2008: 172). Darüber hinaus führe der Ansatz zu einer einseitigen Gegenüberstellung von Medizin und Gesellschaft (ebd.: 175).

Inspiriert von den STS sowie den Gouvernementality Studies, hat der Medika-lisierungs-Ansatz mit dem Konzept der Biomedikalisierung eine inhaltliche und terminologische Neuausrichtung erfahren (vgl. Clarke et al. 2003, 2010). Dabei verstehen Adele Clarke und ihre Ko-Autor*innen die Biomedikalisierung als his-torisches und nicht als programmatisches Argument: Sie ist charakteristisch für die Spätmoderne (vgl. ebd. 2003: 161, 163). Als Effekt der Integration techno-wissenschaftlicher Innovationen in das Feld der Biomedizin habe sich der Pro-zess der Medikalisierung in den 1980er Jahren rekonstituiert. Basierend auf der Computerisierung, Molekularisierung und Genetifizierung der Biomedizin inten-sivierte sich die Medikalisierung auf multidirektionalen und hochtechnologisch verflochtenen Wegen (vgl. ebd.: 162). Der Ansatz der Biomedikalisierung fokus-siert das transformatorische Potenzial der technowissenschaftlichen Innovatio-nen und die damit einhergehenden sozialen und organisatorischen Veränderun-gen in der medizinischen Praxis. Eine politisch-ökonomische Kommerzialisie-rung von Gesundheit wird als grundlegend für die Biomedikalisierung erachtet. Entsprechend verlagere sich der Schwerpunkt von Krankheit auf Gesundheit, hin zu einer Risiko- und Überwachungsmedizin, die den Körper weit unter der Kapazität der menschlichen Sinne auf der Ebene von Genen oder Molekülen anvisiere. Die Biomedikalisierung transformiere das Leben an sich, indem biome-dizinisches Wissen zur wahrheitssprechenden Linse werde, durch die Körper und Leben interpretiert werden. Verwaltet werden medizinischen Interventionen dabei in Form von Selbsttechnologien bzw. durch Selbstobservation. Die biomedikale Gouvernementalität verschiebe die Kontrolle also von der äußeren Natur hin zur Nutzung und Transformation der inneren Natur (vgl. ebd.: 163f., 181).

Die Diagnose einer Biomedikalisierung als Leitlinie gegenwärtiger Gouvernementalität aufgreifend, soll im Folgenden das ihr entsprechende Subjektideal dargestellt werden. Bereits 1992 beschrieb der Anthropologe Paul Rabinow (vgl. 1992) mit dem Terminus „Biosozialität" die Ausbreitung von Sozialformen, die sich um das Biologische gruppieren, respektive entstehen neue Formen der Sozialität und Vergemeinschaftung. Das inzwischen breit rezipierte Konzept geht auf Foucaults Verständnis von Biomacht zurück, erfuhr jedoch eine empirische Weiterentwicklung, in der beispielsweise Patienten- oder Selbsthilfeorganisationen in den Blick geraten (vgl. u. a. Callon/Rabeharisoa 2003; Rabeharisoa et al. 2014). Auf Rabinow verweisend sprechen die Soziologen Carlos Novas und Nikolas Rose (2000: 489) von der Geburt „somatischer Individualität". Die im Rahmen der vorliegenden Studie als „somatisches Selbst" umformulierte Figur charakterisiert einen Selbstbezug, der entlang biomedizinischer Relationen verläuft, Gesundheit als Verantwortung und Wahl präfiguriert, auf Selbstverwirklichung setzt und in biotechnologische Innovationen verstrickt ist. Übergeordnet markiert die „somatische Individualität" bzw. das somatische Selbst ein neues, enges und direktes Verhältnis zwischen Körper und Selbst (vgl. Novas/Rose 2000: 489ff.).

Das Konzept der (Bio-)Medikalisierung markiert eine wechselseitige Durchdringung von Biomedizin, Kultur, Subjektivierung und Lebenswelt und bietet sich gleichermaßen als kontextuelle Folie des Self-Trackings an. Folglich lässt sich die Verbreitung digitaler Messverfahren als neue Welle einer (Bio-)Medikalisierung des Alltagslebens einordnen (vgl. Fox 2017: 144; Greenfield 2016; Lynch/Cohn 2016: 525; Maturo et al. 2016; Nafus/Neff 2016: 18; Wiedemann 2016a: 71). Bereits bei Clarke et al. (2003: 164) heißt es im Hinblick auf das Zeitalter der technowissenschaftlichen Biomedikalisierung: „,big technology' can sit on your desk, reside in a pillbox, or inside your body." Mit dem Smartphone sitzen die Gesundheitstechnologien nun bei jedem Schritt prinzipiell in der Hosentasche, so dass die Arenen des Lebens, die technisch vermittelt in medizinischen Termini beobachtet werden, zugleich erweitert scheinen: Apps zum Training der Beckenbodenmuskulatur existieren ebenso wie zum Atmen üben.[65] Programmatisch versetzen die Anwendungen die numerischen Akkumulationen in einen biomedizinischen Kontext, so dass sich biologische Selbstdaten wie Ruhepuls oder Herzfrequenz prinzipiell ohne großen Aufwand in den praktischen Körperbezug und die Interpretation von Alltagserfahrungen einfädeln können. Anwendung findet eine somatische Selbst- und Körperproblematisierung, die evident zum Subjektideal der „somatischen Individualität" führt (vgl. Schüll 2016b: 11; Wiedemann 2016a: 80). Die Wege zum biomedizinischen Wissenserwerb erscheinen kürzer, vielfältiger und in neuer Weise kommerzialisiert (vgl. Nafus/Neff 2016: 19).

*In meiner Lesart können vier an das Self-Tracking-Phänomen andockende Leitlinien gegenwärtiger Gouvernementalität ausgemacht werden*, die ich historisch eingeordnet, mit der Forschungsliteratur verbunden und jeweils mit einem spezifischen Subjektivierungsideal verknüpft habe: Prävention und das „präventive Selbst", „Ökonomisierung" und das „unternehmerische Selbst", Normalisierung und das „flexibel-normalistische Selbst" sowie Biomedikalisierung und das „somatische Selbst". Völlig autonom ist die Bewältigung des Lebens auch in einer stark individualisierten Gesellschaft nicht möglich. Schon die allgegenwärtigen Bewertungsordnungen, bilden „Horizonte der Selbst-Verortung" (Michalitsch 2006: 146), die auf andere verweisen. Die Beliebtheit digitaler Aufzeichnungsgeräte kann als Echo gegenwärtiger Subjektideale eingelesen werden. Zwar halte ich die im Verlauf dieses Kapitels geschilderten historischen und gesellschaftstheoretischen Kontextualisierungen des Self-Trackings für das Verständnis des Phänomens der Selbstvermessung für unumgänglich, dennoch fehlt bisher ein wichtiger Aspekt in der Betrachtung. Um diese Lücke zu füllen, sollen die bisherigen Ausführungen mit den alltäglichen Umgangspraktiken konfrontiert sowie das mikroskopische Wie des Self-Trackings als Praxis beleuchtet werden, um die lokalen Auswirkungen auf Alltag, Selbst- und Körperbilder einzufangen.

---

[65] Vgl. https://support.apple.com/de-de/ht206999; https://www.tena.de/lightsbytena/beckenbodentraining/beckenbodenmuskulatur-app. Zugegriffen: 20.10.2018.

## 2.3 Plädoyer für eine Erweiterung der Perspektive um das mikroskopische Wie

Eine Erweiterung der Perspektive auf Self-Tracking – respektive hinausgehend über die in diesem Kapitel dargestellten technohistorischen und stark durch Foucault geprägten Machtanalysen auf der Makroebene – um eine Mikrodimension halte ich aus *fünf Gründen* für bedeutsam. *Erstens* bietet eine empirische Fokussierung auf Praktiken die Möglichkeit, das zunehmend populär werdende Self-Tracking-Phänomen nicht als „bloße" Verlängerung bzw. Intensivierung bereits bekannter sozio-kultureller Implikationen in den Blick zu bekommen. Es ist demnach entscheidend, die dargestellten Leitbilder moderner Gouvernementalität mit Blick auf den konkreten Anwendungskontext nicht schlichtweg vorempirisch zu verdoppeln. Davon ausgehend ist es *zweitens* wichtig, die Interpretationsleistungen und Umdeutungen auf Akteursebene mitzudenken, um nicht den Eindruck zu vermitteln, dass Subjekte einzig entlang vorexzerpierter Linien hinweg subjektiviert werden. Foucault selbst konzentrierte sich in seinem Spätwerk auf die kreativen Bedeutungsstiftungen individueller Existenz seitens des Subjekts (vgl. Foucault 2009). Es gilt diesen Faden aufnehmend auch den „Eigenanteil der Individuen an der praktischen Aus- und Umgestaltung vorgefundener Subjektformen" (Alkemeyer et al. 2013: 21) zu analysieren. Nicht zuletzt hat die Frage danach, wie die Vermessungspraktiken in den Alltag übersetzt werden, eine eigenständige kritische Tiefenschicht. Es wird davon ausgegangen, dass der mikroskopische Zoom auf das Leben nach Zahlen Blickwinkel eröffnet, die generalisierte Machtanalysen und Zeitdiagnosen differenzierbar machen. Daran anknüpfend, hat die soziologische Anwendung des Gouvernementalitäts-Ansatzes *drittens* häufig eine Schlagseite hinsichtlich der Fremd- bzw. Außenlenkungen (vgl. Draheim et al. 2005). Subjektideale wie das „unternehmerische Selbst" werden zumeist als Leitbilder verstanden, die „weder Namen noch Anschrift" haben (Bröckling 2007a: 46), das heißt, die Figur bezeichnet keine empirisch vorzufindende Person. Insofern kann das „unternehmerische Selbst" auch niemals an einem forschenden Gespräch teilnehmen oder in körperlicher Bewegung beobachtet werden. [66]

---

[66] In einer orthodoxen Gouvernementality-Studies-Perspektive sind gerade Interviews eine zu vernachlässigende Methode, da die Subjekte ihre „Innerlichkeit" ohnehin nicht mehr von außengelagerten Erwartungen unterscheiden könnten, wodurch Interviewaussagen zu „bloßen" Reproduktionen einer neoliberalen Logik werden. Damit wird das Subjekt, „das sich selbst am

Jedoch besteht ohne zu Wort kommen des Subjekts wiederum die Gefahr, dass sich die soziologische Analyse auf die Fremdanleitung verengt. Zwar intendiert Foucaults Konzept eine Verselbstständigung soziokultureller Regeln in den Denkweisen des Individuums, allerdings nicht im Sinne eines „Nürnberger Trichter Modells". Ansonsten geht die zentrale Bedeutung des foucaultschen Konzepts verloren, denn die Bedingung seines Machtverständnisses im Sinne einer Logik des wechselseitigen Hervorbringens von Machtverhältnissen ist die Freiheit des Individuums (siehe dazu S. 48). Immerhin möchte er „weder die vollständige Prägung der Individuen durch das Soziale und die ‚Machtverhältnisse' [...] noch die absolute Freiheit der menschlichen Existenz postulier[en]" (Keller 2008: 96).

*Viertens*, und hier verstehe ich meine Ausführungen als Überleitung zum nächsten Kapitel, schenkt dieser Betrachtungsrahmen der körperlich-materiellen Dimension des Geschehens keine explizite Aufmerksamkeit. Denn „ein Ansatz, der Gesellschaft nur" symbolisch oder „in den Köpfen stattfinden läßt", wie es Stefan Hirschauer formuliert, lässt auch „im Unklaren, was wir mit unseren Körpern machen sollen" (Hirschauer 1999: 228). Die Praxis des Self-Trackings benötigt jedoch einen Körper aus Fleisch, Blut und Nerven, der in die technisch vermittelte Vermessung eingebunden ist. So gewendet, macht sich die digitalisierte Buchhaltung des „unternehmerischen Selbst" auf performativer Ebene nicht von selbst, da zumindest situativ auch geschrieben, geblättert oder gelesen werden muss. *Fünftens* möchte ich im Hinblick auf die theoretische Debatte einen empirisch begründeten Beitrag leisten, der die praxistheoretische Relevanz Foucaults spätwerklicher Begriffsarchitektur hervortreten lässt. Dabei soll nicht zuletzt deutlich werden, dass die hier besonders im Anschluss an Foucault und die Gouvernementality Studies dargestellten Konzepte durchaus mit der Methodik ethnographischer Interviews vereinbar sind, die die Subjekte selbst zu Wort kommen lassen. Entsprechend gilt es im Folgekapitel einige Grundmomente eines praxistheoretischen Analyserahmens zu charakterisieren.

---

Ende möglicherweise autonom und selbstkontrolliert vorkommt, zu einem solchen nur in Unterwerfung unter die akzeptablen Formen von Subjekthaftigkeit" (Reckwitz 2015b: 35). Darum ist es in dieser Konzeption irrelevant, wie sich gesellschaftliche Rationalitäten auf individueller Handlungsebene auswirken, da jede Aussage und jede Entscheidung wieder in das Raster von Selbst- und Fremdführungen eingepasst werden könnte (vgl. Draheim et al.; siehe: https://www.bdwi.de/forum/archiv/archiv/97726.html; Zugegriffen: 20.10.2018).

# 3 Praxistheoretische Rahmung

Nachdem das vorausgegangene Kapitel das Self-Tracking auf eine große gesellschaftsdiagnostische Leinwand gezogen hat, gilt es im Folgenden, die Perspektive zu verkleinern, um das Phänomen anschließend als alltägliche, selbstbezogene und verkörperte Praxis beobachten zu können. Folglich wird mit dem hiesigen Kapitel die empirische Wendung der Arbeit eingeleitet, indem die vorherigen Kontextualisierungen mit dem praxistheoretischen Analyserahmen verschaltet werden. Immerhin ist es Ziel der Arbeit, die digitalen Vermessungspraktiken nicht ausschließlich im Spiegel soziologischer Kontextualisierung zu erblicken, sondern in ihrer Verlaufsform. Meine Grundannahme bildet die Auffassung, dass die in die Techniken eingeschriebene gouvernementale Macht nur durch das konkrete „enactment" (Mol 2002) und durch den fleischlichen Körper hindurch „bis in die Verästelungen alltäglicher Situationen" (Bergmann 2013: 119) vordringen kann. Insofern gilt es, mittels eines praxistheoretischen Vokabulars in diese mikroskopischen Analysezonen einzudringen bzw. die Vermessungspraktiken in die beobachtbare Welt zurückzuheben.

Im *ersten Teil des Kapitels* erläutere ich entsprechend einige theoretische Grundmomente des praxistheoretischen Analyserahmens (3.1). Dazu stelle ich wissenschaftshistorische Bezüge der Praxistheorien dar und erläutere deren sich von anderen Sozial- und Kulturtheorien absetzende Sichtweise auf das Soziale. Unter dem Stichwort „Verflechtungen" wird im *zweiten Teil des Kapitels* aufgezeigt, wie situative Praktiken mit Körpern, technisch-materiellen Akteuren und Selbsttechnologien verwickelt sind (3.2). Dabei werden einerseits wichtige, in der empirischen Analyse eine tragende Rolle spielende Konzepte und Begriffe erarbeitet. Andererseits veranschauliche ich, wie Foucaults Spätwerk beziehungsweise das Konzept der Selbsttechnologien und ein praxistheoretischer Blickwinkel in ein konstruktives Wechselspiel gebracht werden können: Insofern schlage ich vor, die im vorherigen Kapitel dargestellten Leitlinien und Subjektideale gegenwärtiger Gouvernementalität mithilfe des Begriffs der „Übung" praxistheoretisch auszurichten. Im *dritten Teil des Kapitels* zeige ich mit Verweis auf einschlägige Literatur, dass zahlreiche praxistheoretische Ansätze den Begriff der Routine in den Vordergrund rücken (3.3). Vor der Folie meiner eigenen Forschungsfrage argumentiere ich hingegen dafür, der Unberechenbarkeit der Praxis mehr Raum zu schenken. Denn gerade die Unberechenbarkeit der Praktiken gibt Aufschluss

© Springer Fachmedien Wiesbaden GmbH, ein Teil von Springer Nature 2019
L. Wiedemann, *Self-Tracking*, https://doi.org/10.1007/978-3-658-27158-9_3

über die zentrale Erkundung danach, wie Vermessungspraktiken in den Alltag übersetzt werden und darin bedeutsam gemacht werden können.

## 3.1 Grundmomente eines praxistheoretischen Analyserahmens

Laufen, rechnen, schreiben, lesen, warten, tanzen, fahren, zeichnen: Die Verben eines Satzes agieren als Ausgangspunkt der Praxistheorie, die seit 2001 im Ausruf eines „practice turn" (Schatzki et al. 2001) in den Sozial- und Kulturwissenschaften immer populärer wurde. Ihr Augenmerk liegt auf dem routinierten Vollzug von alltäglichen Tätigkeiten. Damit gleicht das soziologische Erkunden keiner situativ enthobenen Anhörung eines thematischen Gegenstands, vielmehr wird das zu Beobachtende ausschließlich in einer fließenden „Vollzugswirklichkeit" anvisiert (Hillebrandt 2015: 17). Der Soziologe Andreas Reckwitz (2008a: 111f.) bestimmt Praktiken ganz allgemein als

> „know-how-abhängige und von einem praktischen Verstehen zusammengehaltene Verhaltensroutinen, deren Wissen einerseits in den Körpern der handelnden Subjekte inkorporiert ist, die andererseits regelmäßig die Form von routinierten Beziehungen zwischen Subjekten und von ihnen verwendeten materialen Artefakten annehmen."

Nach dem Philosophen Theodor Schatzki lassen sich Praktiken als „temporally unfolding and spatially dispersed nexus of doings and sayings" begreifen (Schatzki 1996: 89). Ihm zufolge haben sie als „sayings" immer eine diskursiv-symbolische Konnotation, da sie Konstituente einer sozialen, kulturellen und historischen Ordnung sind. Im räumlich und zeitlich verteilten Vollzug, als „doings", haben sie immer eine materielle Dimension. Dabei ist das praxistheoretische Postulat einer doppelten Materialität der Praxis in Körpern und Artefakten zu beachten (vgl. Reckwitz 2008a: 155). Dies ist insofern für die Fragestellung meiner Arbeit zentral, als dass sich durch dieses Paradigma die in der Analyse zu berücksichtigenden Objekte der ethnographischen Beschreibungen erweitern.

Praktiken involvieren einerseits externe Dinge und Artefakte in ihren Vollzug, andererseits wird der die Praxis tragende Körper selbst als Materie verstanden. So ist beispielsweise für die Praxis des Tanzens ein schwitzender, wippender oder sich dynamisch bewegender Körper charakteristisch. Darüber hinaus sind Dinge wie Musik, Lautsprecher oder ein Abspielgerät zentral, wenn wir nicht von in Stille vor sich hin tanzenden Körpern sprechen. Die Art und Weise des Tanzens, ob allein oder in Zweisamkeit, hat dabei stets eine symbolische Deutungsebene. In ihren zentralen Grundmomenten untersucht die Praxistheorie also „das Zusammenkommen und -wirken von sozialisierten Körpern mit materialen Artefakten und Dingen sowie mit diskursiven und symbolischen Formationen" (Hillebrandt 2014: 11).[67]

Als kleinste Einheit des Sozialen werden dabei nicht etwa Kommunikation, Verhalten, Sprache, Institutionen oder Handeln, sondern repetitive Praktiken verstanden. Gegenüber der klassisch soziologischen Handlungstheorie geht man davon aus, dass alltägliche Handlungen die Gestalt von Praktiken annehmen. Wie eine konkrete Praxis dabei beschaffen ist, lässt sich ausschließlich in Relation zu ihrem Auftreten beantworten, da sie stets in einen spezifischen Kontext eingebettet ist und in Verbindung zu anderen Praktiken steht (vgl. Schäfer 2013: 19). Indem eine analytische Unterteilung zwischen einer Makro- und einer Mikroebene des Sozialen, zwischen einem Subjektivismus und einem Objektivismus abgelehnt wird, versteht sich die Praxistheorie als „Mittelwegtheorie" (Bongaerts 2007: 247). Weder dahinterliegende übergeordnete Strukturen noch intentionale Handlungen einzelner Subjekte erklären den Vollzugsmodus der Praxis. Insofern ist die Emergenz einer Praxis niemals vorab bestimmbar. Soziale Ordnungsmuster, Normen und Werte befinden sich im Modus ständiger Hervorbringung und konstituieren sich erst im situativen, verkörperten wie materiell verwobenen Vollzug. Verändern sich die Formen von Praktiken – historisch oder lokal –, wird gesellschaftlicher Wandel ersichtlich (vgl. Schäfer 2013: 20). Damit kennzeichnet die Praxistheorie ein Sinnverstehen, das meiner Frage nach dem situativen Bedeutsam-Machen des Self-Trackings entspricht. Da sie stets auf kollektive Sinnhorizonte verweisen, werden Praktiken nicht als individuelle Angelegenheiten aufgefasst. Als ihre Triebfeder wird also kein vorgelagerter subjektiv gemeinter Sinn verstanden, wie ihn etwa die Handlungstheorie von Max Weber (vgl. 1972: 10f.) bespricht. An die Stelle eines intentional bewusst und reflexiv handelnden Subjekts tritt vielmehr ein „practical understanding" (Schatzki 2002: 77). Prä-faktische Grundlage jedweder Handlungsfähigkeit sind jedoch auch keine deduktiv aus sozialen Strukturen ableitbaren, fixen und vorrangigen Sinnhorizonte. Prak-

---

67 Ausführlich lassen sich die *Grundelemente einer Theorie sozialer Praktiken* bei Reckwitz (2003) nachlesen (siehe auch Schmidt 2012; Hirschauer 2004). Im englischsprachigen Raum hat vor allem Schatzki (1996, 2001) die elementare Konzeption des „practice turn" mitbestimmt (siehe auch u. a. Ortner 1984; Shove et al. 2012).

tiken werden vielmehr im konkreten Vollzug mit einem notwendigen Sinn verbunden und im Tun bedeutsam gemacht, wobei kulturelle Imperative stets in die Manifestationen von Sinn verwickelt sind.

Im eigentlichen Sinne ist das Sprechen von einer Praxistheorie im Singular irreführend. *Die eine* Praxistheorie existiert nicht, vielmehr kennzeichnet der Begriff einen „fruchtbare[n] Ideenpool" (Reckwitz 2003: 289). Mannigfaltige theoretische Gebäude lassen sich in den Denkstil der Praxistheorien einflechten. Als heterogenes Projekt voller Inkonsistenzen sowie unterschiedlichen empirischen Vorlieben vollzieht sie in ihrer Umsetzung zumeist selbst noch einmal Theorie (vgl. Kalthoff 2016: 224). Auch ich werde im Rahmen der empirischen Analyse die Entwicklung theoretischer Konzepte wie den „numerischen Sinn" (siehe dazu 5.1.3, 5.2.3) oder die „Selbsteffekte" (siehe dazu 6.3) veranschaulichen.

Trotzdem die Praxistheorien ein dehnbares Theoriegebäude sind, gilt es an dieser Stelle – wenn auch knapp – einige theoretische und wissenschaftshistorische Bezüge zu kennzeichnen. Im soziologischen Fragen nach dem Verhältnis von Struktur und Handlung ist eine entschiedene Positionierung für ein „Dazwischen" zum Beispiel zentral für die Theoriegebäude von Anthony Giddens und Pierre Bourdieu. Giddens formulierte 1979 eine Art Praxistheorie, indem er das Konzept eines „praktischen Bewusstseins" ausarbeitete. Mittels der Unterscheidung eines auf Routinen basierenden praktischen Bewusstseins von diskursiv gelagerten Wissensbeständen wollte Giddens die Dualität von Struktur und Handeln überwinden. Und auch Bourdieu lancierte 1976 das Projekt einer „Theorie der Praxis". In seinen ethnologischen Untersuchungen der kabylischen Gesellschaft entwickelte er das bekanntgewordene Konzept des Habitus – ein Begriff, der ebenso als Scharnier zwischen Struktur und Handlung tritt.

Die in der Wissenschafts- und Technikforschung angesiedelten Laborstudien haben Ende der 1970er Jahre gezeigt, wie Wissen in lokalen Praktiken produziert wird. Sie haben die Praxistheorie als ein empirisch zu lösendes Programm konzipiert (vgl. u. a. Knorr Cetina 1991; Latour/Woolgar 1979; Lynch 1985). In naturwissenschaftlichen Laboren wurde ein „science in action" (Latour 1987) analysiert. In den Blick der ethnographischen Untersuchungen rückten die routinierten, alltäglichen Praktiken im Labor und nicht etwa die fertigen Resultate der Wissensproduktion. Beispielsweise studierten Bruno Latour und Steve Woolgar (1979) unter teilnehmender Beobachtung im Laboralltag die Produktion von wissenschaftlichen Erkenntnissen über das Neurohormon TRH, dessen Akzeptanz in der Wissenschafts-Community als auch die (De-)Stabilisierung der Erkenntnisse innerhalb wissenschaftlicher Kontroversen. Es ging darum, die praktischen Übersetzungswege in nachvollziehbare Fakten – die auf Experimenten, subjektiven Entscheidungen im Versuchsaufbau, Messungen und Veröffentlichungen etc. beruhen – nachzuzeichnen. Zentrale Fragen der Laborstudien sind wie und unter welchen praktischen Bedingungen Wissen produziert, legitimiert, gestreut, stabilisiert oder transformiert wird. Schlussendlich hatte naturwissenschaftliches Wissen für die Autor*innen keinen epistemologischen Sonderstatus mehr, vielmehr wurde mittels dieser grundlegenden Arbeiten herausgestellt, dass und wie es stets in einem soziokulturellen Rahmen „fabriziert" (Knorr Cetina 1991) sowie konstruiert wird.[68] Neben Bourdieu, Giddens und den Laborstudien, aus denen sich später die Science and Technology Studies entwickelten, liefern auch die Schriften von Karl Marx, John Dewey, Ludwig Wittgenstein, Charles Taylor oder Judith Butler sowie die Organisationsforschung und die Cultural Studies Ansatzpunkte für die Konzeption verschiedenster Praxistheorien.[69]

## 3.2 Verflechtungen

Für Praxistheorien sowie die STS (siehe dazu S. 18) charakteristisch ist eine Perspektive der situierten Verflechtung respektive des ko-operativen Zusammenwirkens von – im Falle des Self-Trackings – Körpern, implizitem Wissen, soziotechnischen Skripten, Subjektidealen, Diskursen, technisch-materiellen Akteuren, situativen Bedingungen, Quantifizierungen und Selbsttechnologien als *Übungen* (siehe dazu S. 88). Als Kollektiv interagieren diese Elemente unentwegt miteinander und verflechten sich in hybriden sozio-materiellen Konstellationen (siehe dazu S. 22). Im Folgenden möchte ich eine solche Perspektive auf die vielfältigen

---

[68] Auch war die Frage nach der Erkenntnisproduktion „nicht länger lediglich eine abstrakt zu erörternde Frage nach geistigen Prozessen" (Beck et al. 2012: 12), sondern eben eine empirisch zu lösende Aufgabe.

[69] In der deutschsprachigen Soziologie wurde das praxistheoretische Denken vielfach weiter konzipiert: sowohl kulturtheoretisch (Reckwitz 2003, 2008a), poststrukturalistisch (Hillebrandt 2014, 2016), alltagssoziologisch (Hörning 2001; Hörning/Reuter 2004), im Sinne von phänomenologischen Ansätzen (Prinz 2014) als auch methodologisch (u. a. Schmidt 2012; Schäfer et al. 2015).

Verflechtungen tiefergehend darstellen und einzelne Elemente in ihrem Verhältnis zum Begriff der Praxis beleuchten, um dabei Bezüge zu klassischen Perspektiven der Praxistheorien und der STS sowie den spätwerklichen Ansätzen Foucaults herzustellen. Dabei werden für die empirische Analyse zentrale Konzepte und Blickstellungen erarbeitet.

### 3.2.1 Körper und Praxis

Die Praxis der Selbstvermessung ist sowohl auf den Körper gerichtet als auch ohne ein körperliches Eingebundensein nicht möglich. Ich werde nun zwei praxistheoretisch ausgerichtete Perspektiven auf den Körper veranschaulichen, die für die Analyse des empirischen Materials gewichtig sind: der Körper als Träger eines praktischen Sinns sowie die Multiplizität des Körpers.

***Der Körper als Träger eines praktischen Sinns***

Im Sinne Bourdieus stabilisiert sich das Soziale durch eine körperlich-materielle Inkorporierung. Fundament jedweden praktischen Könnens ist der sozialisatorisch geprägte Habitus. Er agiert als Vermittlungsglied zwischen sozial angeeigneten, inkorporierten Wahrnehmungs-, Denk- und Handlungsschemata und den aus ihnen heraus erzeugten Praxisformen. Der Habitus wird im Rahmen kultureller wie sozio-ökonomischer Bedingungen ausgebildet und ist „als strukturierte" und „strukturierende Struktur" (Bourdieu 1982: 279) Ausdruck sozialer Klassenverhältnisse. Mit Bourdieus Habituskonzept wurde das Soziale bis in die Tiefen des Körpers getragen. Verstanden als „geronnene Lebensgeschichte" lässt er sich nicht, wie eine Uhr vor dem Spülen, ablegen. Allerdings schreibt er sich im Verlauf des Lebens auch unentwegt fort, da der Körper fortwährend in der Praxis geformt wird. Das Konzept ist für die Praxistheorien so zentral, „weil der Habitus als Bindeglied zwischen den objektivierten Formen der Sozialität und dem aktuellen Vollzug der Praxis verstanden wird" (Hillebrandt 2016: 77). Die körperliche Gebundenheit an den Habitus ist unumgänglich, er ist der „Modus der Generierung von Praxis" (Klein 2005: 83). Autofahren, Schwimmen, oder das Lesen eines Buches sind mehr oder weniger stillschweigend von einem impliziten

Wissen getragene Tätigkeiten, die irgendwann erlernt wurden und deren notwendiges Vollzugwissen sich in den Körper eingeschrieben hat. Um die impliziten Wissensstrukturen des Habitus zu signifizieren, spricht Bourdieu (1987) von einem „praktischen Sinn". Bezugspunkt einer jeden Praxis ist der Körper mit Geschichte, und der „praktische Sinn" lässt sich als Gedächtnis dieser Geschichte verstehen. Der „praktische Sinn" leitet das unbewusste, nicht-intentionale und dennoch interessegeleitete Handeln an (vgl. Burri 2008a: 26). Durch den in der Praxis erworbenen und auf die Praxis ausgerichteten „Sinn für das Spiel" geschieht jedwede Wahrnehmung im habituellen Vollzug der Praxis (vgl. Gugutzer 2012: 53; mit Verweis auf Bourdieu 1987: 122).

Damit entwickelte Bourdieu einen Sinnbegriff, „der auf der Ebene der Praktiken ansetzt" (Hillebrandt 2015: 31). Dennoch betrachtet er selbst, wie der Soziologe Hilmar Schäfer (2016b: 154) verdeutlicht, vielmehr „die Kapitalstruktur im Feld und weniger die konkreten Praktiken." Mittels Bourdieu lässt sich jedoch, wie in Kapitel 6 gezeigt wird, die Rekrutierung der Spieler*innen für das „freiwillige" Vermessungsspiel darstellen (siehe dazu S. 217). Und der „praktische Sinn" als Gedächtnis des Körpers rückt vor allem in der Analyse der diabetischen Körperquantifizierungen auf vielfacher Ebene in den Fokus (siehe dazu Kapitel 5).

### Die Multiplizität des Körpers

Nach der Philosophin Annemarie Mol ist der Körper ontologisch multipel und somit nicht als essentiell zu denkende Einheit vorauszusetzen. In ihren ethnographischen und in den STS verorteten Analysen begreift sie den Körper als vielfältiges Objekt, das in lokalen und situativ verschiedenen Praktiken „enacted", das heißt getan, produziert und aufgeführt wird. Mols Studie *The Body multiple* (2002) untersucht, wie Arteriosklerose in verschiedenen Abteilungen eines Krankhauses auf mannigfachen Wegen „enacted" wird. Dabei werden präzise die sozio-materiellen Praktiken der Ärzt*innen und ihre Verflechtungen mit technologischen Artefakten beschrieben, sei es die Analyse einer Gewebeprobe oder der Schnitt im OP-Saal. „Der Plot [ihrer] philosophischen Erzählung" (Mol 2017: 437) ist, dass die Krankheit je nach sozio-materieller Konstellation *anders getan* wird, also ontologisch multipel ist: Sie zeigt sich beim Gehen als Schmerz, beim Blick auf die Röntgenaufnahme als verengte Zellwand, im Operationssaal als weißliche Substanz in den Blutgefäßen und in der Patient*innenakte als Dokument.

„Dadurch multiplizieren sich die Krankheit und auch der Körper, in dem sie verortet wird" (Sørensen/Schank 2017: 407). Der Körper ist nicht nur Resultat spezifischer (medizinischer) Diskurse, vielmehr aktualisiert er sich im Sinne eines „doing body" (Mol/Law 2004) durch spezifische Praktiken immer wieder neu.

An Mol anknüpfend, setze ich ein Verständnis des Körpers als variable Ontologie voraus: Es gibt nicht *den* einen Körper. Vielmehr erzeugen, insbesondere im Kontext von Diabetes, verschiedene Techniken und unterschiedliche Teilpraktiken des Messens multiple und instabile Körperrealitäten. Vor dem Hintergrund dieser theoretischen Annahme einer Multiplizität des Körpers kann eine neuer Blick auf die in Kapitel 2 eingeführten unterschiedlichen Repräsentationsformen des digital vermessenen Körpers als Zahlen-, Daten- und Kurvenkörper (siehe dazu 2.1.3) geworfen werden, die – wie zu zeigen sein wird – allesamt in der modernen Diabetestherapie mobilisiert werden. Messpraktiken haben also die Macht, verstreute Realitäten und viele Körper zu produzieren. In den Worten des Soziologen John Laws (2011: 39) lässt sich festhalten: „Die meiste Zeit und für die meisten Zwecke bringen Praktiken chronische Multiplizität hervor."

## 3.2.2 Praxis und technisch-materielle Akteure

Während Mol sowohl Menschen als auch technische Geräte, Dinge, Wörter, Papiere, Räume und Gebäude in ihren Analysen zu Wort kommen lässt (vgl. Mol 2017: 464), findet die Beschäftigung mit Artefakten und Materialität in Bourdieus „Theorie der Praxis" nur auf einer symbolischen Ebene statt, indem bestimmte Gegenstände und Konsumgüter auf einen habituellen Lebensstil verweisen (vgl. Bourdieu 1982).[70] Insbesondere die interdisziplinären STS sowie die Wissenschafts- und Technikforschung entwickelten seit den 1970er Jahren ein umfangreiches begriffliches Instrumentarium, um die Bedeutung von nicht-menschlichen Artefakten in Handlungsvollzügen in den Blick zu nehmen und „die Verflechtungen zwischen Natur, Kultur, Gesellschaft und Technik neu zu erforschen" (Conradi et al. 2011: 9). Im Folgenden werde ich den Übersetzungsbegriff

---

[70] Wie Bourdieus Praxistheorie unter Einbezug der Kategorie Materialität fortgeschrieben und empirisch anwendbar gemacht werden kann, zeigt die Ethnograpie *Doing Images* der Soziologin Regula Valérie Burri auf (2008a, siehe auch 2008c).

der Akteur-Netzwerk-Theorie (kurz: ANT) erläutern, die Perspektive des verteilten Mit-Praktizierens herleiten und Madeleine Akrichs Konzept der soziotechnischen „Skripte" (Akrich 2006) einführen.

## *Übersetzungen und verteiltes Mit-Praktizieren*

In den bereits erwähnten Laborstudien (siehe dazu S. 78) wurde explizit auch der alltägliche Umgang mit den technischen und wissenschaftlichen Instrumenten – wie Reagenzgläsern, Tabellen, Pipetten, Mikroskopen etc. – fokussiert. Wissen nimmt zudem auch immer eine materielle Form an: in Gesprächen, Konferenzbeiträgen, Artikeln, Vorabdrucken, Tabellen, Graphen, Patenten oder in der Verkörperung durch kompetente Wissenschaftler*innen (vgl. Law 2006: 431; Latour/Woolgar 1979). Die sich aus den STS und Laborstudien heraus formierte ANT hebelt seit den 1980er Jahren die gängige soziologische Übertragung von Handlungsmacht auf den Menschen aus (vgl. u. a. Akrich 2006; Callon 1986; Latour 1987, 2002, 2006, 2010; Law 1991). Grundlegend für die Ansätze der ANT ist ein allgemeines Symmetrieprinzip, wonach die Quelle von Handlung im Zusammenspiel verschiedenförmiger Entitäten liegt. Das heißt, auch nicht-menschlichen Akteuren wird gleichberechtigt eine „agency" eingeräumt. Nach Latour (2010: 77) ist Handeln „ein Knoten, eine Schlinge, ein Konglomerat aus vielen überraschenden Handlungsquellen, die man eine nach der anderen zu entwirren lernen muß." Demgemäß wird ein Denken in Relationen proklamiert, das Oppositionen wie Natur vs. Kultur oder Soziales vs. Technisches aufsprengt. Mittels der Orientierung an einem Netzwerkbegriff sollen diese für das moderne Denken als typisch erachteten binären Strukturierungen unterwandert werden. Im Sinne der ANT verflechten sich menschliche Akteure und nicht-menschliche Aktanten kontextuell zu Akteur-Netzwerken. Das Elementare ist also, dass Praktiken

> „wie Denken, Handeln, Schreiben, Lieben, Verdienen, die wir für gewöhnlich Menschen zuschreiben, in Netzwerken erzeugt werden, die durch den Körper verlaufen oder sich innerhalb und weiter außerhalb des Körpers verzweigen" (Law 2006: 435).

Die jeweiligen Beziehungsgeflechte gilt es vermittels des Begriffs der *Übersetzung* zu erforschen. Durch Übersetzungen entsteht die Möglichkeit, dass ein Element für ein anderes stehen kann (vgl. ebd.: 438). Denn um in einem Netzwerk Verbindungen etablieren zu können, müssten Entitäten zuvor häufig gleichwertig gemacht oder in ihrer Identität (um-)definiert werden (vgl. Callon 1986: 203; nach

Schulz-Schaeffer 2000: 189). Ein Beispiel für derartige Übersetzungsketten tauchte in der vorliegenden Studie bereits vielfach auf: Körperliches Geschehen wird vermittels medizintechnischer Verfahren und Praktiken in Zahlen übersetzt, die – zum Beispiel abgeheftet in der Patient*innenakte – für das körperliche Geschehen stehen, ohne selbst ein von Adern durchsetzter Körper zu sein. Dabei erzeugt die Verwandlung von Qualitäten in Mengen nicht nur Dinge wie Dokumente, sondern schafft auch neue verflochtene Beziehungen zwischen den Dingen (vgl. Espeland/Sauder 2008: 412). Gerade Zahlen erzeugen beharrlich neue Relationen zwischen dem Einen und dem Vielen, den Teilen und dem Ganzen, wie Sophia Day, Celia Lury und Nina Wakeford in einer Studie über „numbering" festhalten (vgl. Day et al. 2014: 128f.). Folglich sind die in Übersetzungsprozessen generierten Zahlen nicht nur „zeichenhafte Verdichtungspunkte von zum Teil hochkomplexen Rechenoperationen und Messprozessen" (Manhart 2008: 212), sondern lassen sich selbst als „materialized relations" (Verran 2010) verstehen.[71] Im Rahmen des Self-Trackings werden alltägliche, körperliche und leibliche Prozesse in materialisierte Relationen übersetzt, die als Zahl, Graph, Datum oder Kurve Sichtbarkeit erfahren. Insofern hat der Übersetzungsbegriff der ANT eine zentrale Bedeutung für die Thematik der Arbeit. Dabei beschreibt er immer auch ein Verschieben, Verändern oder Ersetzen. Denn schon bei Michel Serres (1992) – dessen semiotischen Arbeiten der Begriff entlehnt ist – meint Übersetzen mehr als die bloße Übertragung von Aussagen einer Sprache in eine andere (vgl. Passoth 2010: 312).

In der deutschsprachigen Wissenschafts- und Technikforschung existieren moderatere Positionen, die den „radikalen Symmetrisierungseifer" (Rammert/Schulz-Schaeffer, 2002: 8; zit. n. Burri 2008a: 41) der ANT relativieren, jedoch ebenso „verteilte Handlungsträgerschaft[en]" (Rammert/Schulz-Schaeffer 2002) analysieren. Statt der Akteur-Netzwerke verweisen im Konzept von Rammert und Schulz-Schaeffer „soziotechnische Konstellationen verteilten Handelns" (ebd.: 4) auf die Interaktivität zwischen Mensch und Technik. An der ANT wird von ihnen kritisiert, dass „alle[n] Einheiten, die in einem Satz korrekt als

---

[71]  In dieser Perspektive beziehe ich mich auf die Philosophin Helen Verran und ihre Kritik, dass Zahlen in ethnographischen Studien mehrheitlich als Symbole behandelt werden. Verran (2010: 171) schreibt: „I take numbers rather differently: as materialized relations. To understand this move we can imagine it by analogy to the differing senses of people having (kin) relations and being relations. "

Subjekt gebraucht werden können" (Rammert 2016: 117), semiotisch und vor-empirisch eine Handlungsträgerschaft eingeräumt wird, das heißt eine interaktive Aktivität im Handeln. Hier sei vielmehr eine Differenzierung notwendig, denn Technik ist nicht gleich Technik. In der Moderne existieren hochgradig komplexe und differente Netzwerksysteme wie Serviceroboter, Multi-Agenten-Systeme oder selbstfahrende Autos, die ihre Funktionsprinzipien nicht leicht zu erkennen geben. Entsprechend lohne es sich zwischen einfachen und avancierten Techniken zu unterscheiden (vgl. Rammert 2016: 35). In diesem Sinne erhalten nicht-menschliche Instanzen *nicht* bereits vor der empirischen Untersuchung präfaktisch einen Akteursstatus, schlichtweg weil die theoretische Begriffsarchitektur eine solche Setzung vorsieht.

Mit dem Konzept „verteilten Handelns" ist es möglich, „die verschiedenen Ebenen und Grade der Handlungsträgerschaft von Mensch und Technik präziser zu fassen" (Burri 2008a: 41). Die Einwirkungsweisen der nicht-menschlichen Aktivitäten werden je nach soziotechnischer Konstellation als situativ unterschiedlich aufgefasst. Die „Frage nach dem Mit-Handeln der Technik" (Rammert/Schulz-Schaeffer 2002: 5) muss somit immer zuerst empirisch beantwortet werden.

Auch die vorliegende Arbeit präferiert die Einnahme einer solchen relativen Perspektive. Immerhin findet die Performanz der Selbst- und Körpervermessung in verschiedensten sozio-materiellen Konstellationen statt, die verschiedenste Grade der Automatisierung aufweisen.[72] Allerdings untersuche ich nicht das Vermessungs*handeln* als Resultat einer verteilten Handlungsträgerschaft, sondern Vermessungs*praktiken*, die stets auf ein *verteiltes Mit-Praktizieren* seitens technisch-materieller Akteure verweisen. Es geht also um das Wie des Mit-Praktizierens und nicht des Mit-Handelns. Letztlich interessieren sich die beiden Begründer des Konzepts der „verteilten Handlungsträgerschaft" ebenso für die konkret situierten Praktiken, allerdings haftet dem Handlungsbegriff stets ein intentionaler Bias

---

[72]   In Kapitel 1 habe ich bereits ausgeführt, dass mit der Annahme, dass die digitale Vermessung in sozio-materiellen Konstellationen praktiziert wird, eine zentrale Blickrichtung der Arbeit gesetzt ist (siehe dazu S. 18). Wie dargestellt, beziehe ich mich in dieser grundlegenden Annahme auf die techniksoziologischen Texte von Ingo Schulz-Schaeffer und Werner Rammert (2002). Da gerade die diabetische Blutzuckervermessung jedoch auch Dinge wie Injektionswerkzeuge, Insulin oder Pflaster bedingt, spreche ich allgemeiner von sozio-materiellen Konstellationen.

an, von dem sich die zeitgenössischen Praxistheorien – wie oben beschrieben – verabschieden möchten.[73]

### Soziotechnische Skripte

Um mit dieser Perspektive auf ein verteiltes Mit-Praktizieren nicht in die Falltür einer technikdeterministischen Auslegung (siehe dazu S. 1) zu stürzen, möchte ich Madeleine Akrichs (2006) Terminologie der soziotechnischen „Skripte" heranziehen. Akrich geht davon aus, dass in technischen Objekten ein spezifischer Aufforderungscharakter – ein Skript – eingeschrieben ist.[74] Auch in die digitalen Messsysteme des Self-Trackings sind auf technisch-methodischer Ebene immer auch sozio-kulturelle Aufforderungen eingeschrieben, das heißt, sie enthalten damit das Soziale in Form soziotechnischer „Skripte". Wie ein „Filmskript" definieren technische Objekte den Rahmen einer Praxis, denn sie inskribieren sowohl die Vorstellungen der Designenden über die Teilnehmenden der Praxis als auch „Vision[en] der Welt" (ebd.: 411) in den technischen Inhalt der Objekte. Am Beispiel eines Technologietransfers zeigt Akrich jedoch, dass solche Skripte in Konflikt mit lokalen Nutzungsbedingungen stehen können und sich Technologien nicht einfach von A nach B transferieren lassen. Dieser Prozess der „De-Skription" respektive des praktischen Deskribierens der in das Objekt inskribierten Designvorstellungen verweise auf „die elementaren Mechanismen der reziproken Abstimmung zwischen dem technischen Objekt und seiner Umgebung" (ebd.: 410). Folglich sollten Technikstudien nach Akrich nicht mit den Sichtweisen der Designer*innen zufrieden sein. Stattdessen müssen sie

> „kontinuierlich zwischen dem Designer und dem Benutzer, zwischen dem vom Designer projizierten Benutzer und dem wirklichen Benutzer, *zwischen der im Objekt inskribierten*

---

[73]  Um einen Handlungsbegriff zu umgehen, spricht der Soziologe Stefan Hirschauer (2004) in seinen praxistheoretischen Texten von „materiellen Partizipanden des Tuns". Auch nach Hirschauer ist die Frage, ob Dinge „*selbst* ,handeln' können, nicht gut gestellt", da sie „noch in einem handlungstheoretischen Rahmen" bleibe. Von der Praxis aus betrachtet, seien „Dinge bloß *Partizipanden*, die genau so situiert werden müssen, wie die menschlichen Teilnehmer. (Was sie ,von sich aus tun', z. B. rosten und verfallen, ist nicht so bedeutsam)." (ebd. 2016: 52; Hervorhebungen im Original). Der Ausdruck „verteiltes Mit-Praktizieren" braucht hingegen kein solches „bloß", da er die Ko-Aktivität der Dinge meines Erachtens neutraler einfasst.

[74]  Ähnlich zeigte Latour (vgl. 1988, 1996: 62ff.) beispielsweise anhand von automatischen Türschließern, wie die skriptförmige Verhaltensaufforderung, die Tür geschlossen zu halten, an ein technisches Artefakt delegiert wird.

*Welt und der durch deren Verschiebung beschriebenen Welt* [Hervorhebungen im Original] hin-
und zurückgehen. Durch diese kontinuierliche Variation erhalten wir Zugang zu ent-
scheidenden Beziehungen: zu den Reaktionen des Benutzers, die dem Projekt des De-
signers Realität verleihen, und zu der Art, in der die reale Umwelt des Benutzers teilweise
durch die Einführung eines neuen Geräts spezifiziert wird" (ebd.: 412).

Der Begriff „Skripte" bleibt hingegen in Akrichs Akteur-Netzwerk-Theorie teilweise undifferenziert. Die Soziologin Regula Valérie Burri spricht stattdessen in
ähnlicher Argumentation von einer Objektlogik bzw. von einem „Objektsinn" (Burri 2008a: 49ff.; 2008b), der sich „in drei Dimensionen manifes-
tier[t]" (ebd.: 50) und damit das Konzept der soziotechnischen „Skripte" meines
Erachtens differenzierter beschreibt:

> „Zunächst bezeichnet er das *‚inkorporierte' Wissen* [Hervorhebungen im Original], gene-
> reller die kulturellen und sozialen Momente, die in einem Objekt eingeschrieben sind
> [...]. Der Objektsinn bezieht sich ausserdem auf die *Handlungsaufforderungen und -pro-*
> *gramme*, die in materiellen Entitäten eingelagert sind. Diese enthalten Prädispositionen
> ihrer Nutzung, die spezifische Umgangs- und Gebrauchsweisen nahelegen oder provo-
> zieren [...]. Schliesslich umfasst der Objektsinn auch die *Dispositionen*, welche die mate-
> riellen Entitäten zu eigener *Agency* befähigen. Bestimmte Objekte oder Entitäten rufen
> nicht nur bei anderen Akteuren spezifische Verhaltensweisen hervor, sondern scheinen
> selbst Handlungen zu vollbringen" (Burri 2008a: 50f.).

Ich möchte diese Perspektiven auf das materialisierte Soziale mit den dargestellten Subjektidealen verflechten (siehe dazu 2.2.3). Denn eine entscheidende Frage
ist: Wie lassen sich sowohl die in die Techniken inskribierten „Vision[en] der
Welt" (Akrich 2006: 411) als auch die „kulturellen und sozialen Momente" (Burri
2008a: 50) präziser ableiten und erklären?[75] Meines Erachtens gelingt dies beispielsweise über den Bezug auf die gouvernementalen Leitlinien und ihre Subjektideale wie das präventive, unternehmerische, normalistische oder somatische
Selbst, die allesamt unter die Subjektform eines sich selbst regierenden Subjekts
gefasst werden können (siehe dazu 2.2.3). Insbesondere die soziotechnischen
Skripte der Tracking-Apparaturen beziehen ihre Logik partiell immer auch aus
den Subjektanforderungen moderner Gesellschaften, was jedoch nicht heißt, dass
diese nicht von den Subjekten in der Praxis erkannt oder kritisiert beziehungsweise neu gebildet oder umgedeutet werden können.

---

[75] In Burris (2008a: 51) an Bourdieu anknüpfender Studie heißt es, dass mit dem „Objektsinn"
auch „diejenigen Verhaltensprogramme gefasst werden, die konventionellerweise nicht als Teil
eines Habitus zu werten sind".

### 3.2.3 Praxis und Selbsttechnologien

Das von Foucault initiierte Konzept der „Technologien des Selbst" (Foucault 1993b; siehe dazu S. 49) wieder aufgreifend, werden im Folgenden die in die sozio-materiellen Konstellationen verflochtenen und produzierten Formen der Selbstbildung in den Blick genommen. In einem Netz von Beziehungen, das auch die Interaktivität mit technisch-materiellen Akteuren einbindet, bildet sich das Selbst immerwährend fort. An dieser Stelle werde ich zeigen, dass sich Foucaults Selbsttechnologien als Praktiken, respektive praktische Übungen verstehen lassen und weiterführend argumentieren, dass zeitgenössische Subjektideale, um sich materialisieren zu können, eingeübt werden müssen.

### *Selbsttechnologien als praktische Übungen*

In seinen historischen Analysen zu antiken Subjektivierungsweisen betrachtet Foucault die Selbsttechnologien als „gewusste und gewollte Praktiken", die Subjekte im Versuch der selbstbezogenen Modifikation und Transformation auf sich selbst anwenden (siehe Zitat S. 49). Entsprechend schreibt er:

> „Es reicht also nicht zu sagen, daß das Subjekt in einem symbolischen System gebildet wird. Das Subjekt bildet sich nicht einfach im Spiel der Symbole. Es bildet sich in realen und historisch analysierbaren Praktiken" (Foucault 1994b: 289).

Gemeinhin steht Foucaults Denkweise eher prominent für die Analyse unsichtbarer Kräfteverhältnisse in Form von Wissensordnungen, Diskursen oder Dispositiven, das heißt von Dimensionen des Sozialen, die auf der Ebene des Symbolischen agieren und nicht mit situativen Praktiken gleichzusetzen sind. Mit seinem produktiven Machtverständnis beginnt jedoch seine praxistheoretische Relevanz, da von nun an Machtverhältnisse und Prozesse der Subjektivierung analytisch verknüpft werden (vgl. Schäfer 2013: 162; siehe dazu S. 48f.). Zugleich belegen die obigen Zitate, dass die Selbsttechnologien seinem Ansinnen nach als real beobachtbare Praktiken studiert werden möchten.[76] Über die explizite Verwendung des Wortes Praktiken hinausgehend zeichnet Schäfer nach, dass das

---

[76] Nach Reckwitz (vgl. 2008a: 99f.) liefern die geschwisterlichen Konzepte der „Gouvernementalität" sowie der „Technologien des Selbst" zentrale Anstöße für die Entwicklung der Praxistheorien. Drüber hinaus zeigen Thomas Alkemeyer, Gunilla Budde und Dagmar Freist (2013) in

Konzept der Selbsttechnologien ein hohes analytisches Potenzial für die Praxistheorien hat (vgl. ebd.: 163ff.). In seiner Studie *Die Instabilität der Praxis* zeigt er auf, dass die von Foucault untersuchten selbstbezüglichen Technologien auch „stabilisierende Übungen" (ebd.: 177) sind, die alltäglich vollzogen werden (vgl. ebd.: 179).[77] Foucault beschreibt in den Vorlesungen *Hermeneutik des Selbst* etwa, wie man in asketischen Übungen eine persönlich angelegte Sammlung von Sätzen regelmäßig durchgegangen ist (vgl. Foucault 2009: 396f.). „In diesem Verständnis des Subjekts als Produkt der zeitlich andauernden, performativen Wiederholung von Praktiken drückt sich die praxeologische Dimension des Foucault'schen Spätwerks aus", so Schäfer (2013: 174).

Wie im Unterkapitel 2.2.2 dargelegt, begreife ich das Self-Tracking als eine historisch spezifische Technologie des Selbst. Jedoch werden die technogenen Selbsttechnologien (siehe dazu S. 56) präzisiert als praktische Übungen verstanden, die sowohl auf häufiges Wiederholen und praktische Erfahrungen verweisen als auch auf vielfacher Ebene mit Dingen oder technischen Geräten assembliert sind. Dabei verweist der Ausdruck „üben" sogleich auf bestimmte Abfolgen sowie Prozesse des Anleitens, beispielsweise durch Noten beim Lernen eines Instruments, eine Trainerin im Sport oder eine App im Falle des Self-Trackings. Das notwendige Anleitungswissen muss also nicht durch eine sprechende Person verkörpert werden, sondern materialisiert sich in Form von Lehrbüchern, Ratgebern oder Smartphone-Anwendungen. Sichtbar wird auf diese Weise das Mit-Praktizieren technisch-materieller Komponenten in Subjektivierungsmomenten, dem Foucault selbst wenig Aufmerksamkeit schenkte.

### Das Üben von Subjektidealen

Die Praktiken der Selbst- und Körpervermessung stehen in Relation zu den Subjektidealen moderner Gesellschaften. Davon ausgehend argumentiere ich, dass

---

einem Sammelband explizit auf, dass Foucaults Subjektivierungstheorie mit der Fokussierung auf praktische Vollzüge auf der Ebene des Alltags verschränkt werden kann.

77    Schäfer (2013: 121) identifiziert jedoch schon in früheren Werkphasen Foucaults praxistheoretische Aspekte. Er zeigt auf: „ein Fokus auf Praktiken zieht sich durch Foucaults Arbeiten."

der praktische Umgang mit den digitalen Vermessungstechniken einen „Trainingsort" (Reckwitz 2008a: 167) dieser Subjektideale konstituiert. [78] Die idealisierten Ansprüche und Erwartungen an moderne Subjekte können dort praktisch (ein-)geübt werden. Entscheidend ist jedoch, dass ich hier keinem versteckten Strukturalismus aufsitzen möchte. Folglich werden die diskursiven Subjektideale nicht als präskriptive Strukturen der Praxis eingelesen. Die Subjektideale agieren deshalb nicht als Blaupause der empirischen Analyse der Vermessungspraktiken. Dies ist insofern wichtig zu erwähnen, als zwischen dem Begriff Diskurs und manchen Praxistheorien ein kompliziertes Verhältnis herrscht (siehe dazu ebd. 2008b). Wo die Praxistheorien „ein Argument der Implizitheit des Sinns" entwickeln (ebd.: 191), wirken Diskurse – verstanden als „Menge von Aussagen, die einem gleichen Formationssystem zugehören" (Foucault 1973 [1969]: 156) – so, als würden sie den eigentlichen Sinn der Praxis imprägnieren. Jedoch erfahren Diskurse und Praktiken nach Reckwitz durch Wissensordnungen einen gemeinsamen kulturellen Bezugspunkt, wobei Wissensordnungen das bezeichnen, was in Praktiken und Diskursen verhandelt werde und ihnen ihre Form gebe (vgl. Reckwitz 2008b: 202). In den sozialen Praktiken kämen demnach Wissensordnungen praktisch zum Einsatz, die ebenso auch diskursiv produziert würden (vgl. ebd. 2010: 193)[79] Praktiken und Diskurse müssten folglich nicht als unabhängige Größen separiert werden, da sie als zwei aufeinander bezogene „Aggregatzustände der materialen Existenz von kulturellen Wissensordnungen" begriffen werden können (vgl. ebd. 2008b: 202).

Auch die im Unterkapitel 2.2.3 beschriebenen Subjektideale sind von soziokulturellen Wissensordnungen durchsetzt. Jedoch werden diese Ideale erst dann subjektiv wirksam, wenn sie auf der Basis von sich wiederholenden Übungen eine praktische Relevanz erfahren oder körperlich sedimentiert werden. Darüber hinaus können sie ebenso in Form eines schlechten Gewissens oder anders gelager-

---

[78] Den Begriff des Trainingsorts entlehne ich Andreas Reckwitz (2008a: 167), der davon ausgeht, dass mediatisierte Praktiken als „Trainingsorte für Subjekt- und Lebensformen als ganze" betrachtet werden können. So würden sich in ihnen Dispositionen ausbilden, die „innerhalb einer historisch-kulturellen Formation und ihrer Subjektordnung Voraussetzungen für die kompetente Partizipation an anderen spezialisierten Praktikenkomplexen (Ökonomie, Politik, Familie etc.) liefern."

[79] Ebenso bezeichnet Reckwitz (2010: 191) Diskurse auch als „Spezialform von Praktiken". Auch Schäfer (2013: 130) konstatiert, dass „sich Diskurs fundamental als Praxis verstehen" ließe.

ter Emotionen eine körperliche Aneignung erfahren, wenn die zugrundeliegenden Erwartungen und Bestrebungen beispielsweise nicht erfüllbar sind.[80] Wie erläutert, geht es auch Foucault mit den Selbsttechnologien nicht um ein Spiel von Zeichen und Symbolen, sondern um Aspekte der praktischen Aneignung und Einübung. Dabei üben die Selbstvermesser*innen nicht in einem wörtlichen Sinne, beispielsweise ein somatisches Selbst zu sein, vielmehr steht ihr Tun in Bezug zu einem sozial anerkannten Körperbezug, so die Annahme. Der Prozess des Übens enthält immer auch ein kontinuierliches Werden sowie den Willen zum Können. Gleichzeitig ist es ein brüchiger Prozess, der mit Unlustgefühlen einhergehen oder abgebrochen werden kann und sowohl auf eine Logik des Ausprobierens und der Unfertigkeit verweist als auch auf idiosynkratische Grenzen des eigenen Körpers – obwohl Person A genauso viel übt wie Person B, kann sie noch nicht so gut Klavier spielen. Etwaige „Spannungen oder auch Widersprüche zwischen diskursiven ‚Ansprüchen' und empirischer ‚Wirklichkeit'" (Alkemeyer et al. 2013: 14f.) können jedoch nur entdeckt werden, wenn die „Praktiken der Subjektivierung" (ebd. 15) und das alltägliche, situationsgebundene „doing" ins Zentrum der Analyse rückt (vgl. ebd.: 16). Entscheidend ist, dass die diskursiven Subjektideale das situative und praktische Bedeutsam-Machen des Self-Trackings nicht präkonfigurieren. Zudem werden die sich in gesellschaftlichen Diskursen formierenden Subjektideale nie eins zu eins in praktische Vollzüge übersetzt, denn die Praxis ist durch eine Unberechenbarkeit geprägt.

## 3.3 Die Unberechenbarkeit der Praxis

Praktiken lassen sich nach Reckwitz (2004: 52) entweder auf „ein hohes Maß an Routinisiertheit" oder auf ein „hohes Maß an Unberechenbarkeit" festlegen. Der Routinebegriff akzentuiert dabei vor allem die Stabilität des Sozialen. Das heißt, die nicht-bewussten, regelmäßigen und kompetenten Ausführungen der Körper werden überbetont. Diese Überbetonung ist zurückführbar auf den für viele praxistheoretische Ansätze zentralen Habitusbegriff, der als Speicher der jeweiligen

---

[80] Zur körperlichen Sedimentierung im Sinne einer leiblichen Verkörperung sowie den emotionalen Aspekten des Self-Trackings siehe Kapitel 7.

sozialen und körperlichen Geschichte die Praktiken verstetigt und als Regelmä-
ßigkeitsgenerator fungiert. Wie der Soziologe Hirschauer (2016: 63) kritisiert,
„versenkt" der Habitus so aber allzu oft die „Gegenwärtigkeit des Tuns in seiner
in ihm verborgenen Geschichte". Die Gefahr bestehe dabei darin, die „Histori-
zität der Praxis" als eine Art „‚Fernsteuerung'" zu behandeln, so dass der Habitus
wiederum zu einem strukturalistischen Ingrediens des Sozialen verkommt (vgl.
ebd.). Bourdieu (1982: 283) konzipiert den Habitus zwar als „strukturierte" wie
„strukturierende Struktur", jedoch konzentriert er sich weniger auf in die Praxis
eingebaute Tendenzen zur Unberechenbarkeit (vgl. Reckwitz 2004: 41).

Mit dem Ausdruck „Unberechenbarkeit" sei hier jedoch nicht auf das Gegenteil einer intentionalen Berechnung verwiesen. Vielmehr soll – insbesondere vor
dem Hintergrund der Praxis des Self-Trackings, die darauf angelegt ist, alles berechnen zu wollen – verdeutlicht werden, dass das Tun eine konzeptionell-analy-
tisch zu berücksichtigende Eigenlogik in sich trägt. Schäfer (2013: 12) schlägt aufgrund der Überbetonung des Routinebegriffs seitens der Praxistheorien vor, diesen durch den Terminus „Wiederholung" zu ersetzen, da so nicht mehr nur die
Gleichförmigkeit des Vollzugs betont, sondern seine Differenz markiert werde:
„Wiederkehr und Veränderung [sind in der Wiederholung] paradox verschränkt".[81]

Im Rahmen der hier zu untersuchenden zwei Kontexte des Self-Trackings kann
darüber hinaus die prinzipielle Wiederholbarkeit der Praxis selbst zum Gegenstand der Analyse werden. So ist beispielsweise offensichtlich, dass die diabetischen Praxisvollzüge aufgrund einer medizinischen Körperkrise wiederholt und
mehrmals am Tag aufzuführen sind – zumindest ist es medizinisch nicht angebracht, die notwendigen Teilpraktiken niederzulegen.[82] Demgegenüber hat die

---

[81]  Schäfer (2013) macht diese Überbetonung zum Ausgangspunkt seiner Studie *Die Instabilität der
Praxis*. Er kritisiert den Routinebegriff, da dieser den „Anschein" vermittle, „dass jede Ausfüh-
rung einer Handlung identisch ist und dass kein Raum für Abweichungen besteht" (ebd.: 11).
Jedoch müsse in der anti-essentialistischen Grundkonzeption der Praxistheorien bereits die
Grundannahme gelegt sein, dass die Identität einer Praxis vom Kontext ihres (historischen)
Auftretens mitbestimmt werde, so dass – poststrukturalistisch gedacht – jeder Vollzug aufgrund
nie identischer Kontextbedingungen eine Differenz in der Wiederholung bedeute (vgl. ebd.
2016: 140). In seiner Studie versucht er in den Theorien von Bourdieu, Foucault, Butler und
Latour begriffliche Anknüpfungspunkte auszumachen, die die Instabilität der Praxis erforschbar
machen, so dass auch die Entstehung von Neuem praxistheoretisch analysiert werden kann.

[82]  Wie sich zeigen wird, ist die prinzipielle Wiederholbarkeit der Glukosemessung aber selbst Gegenstand der digitalen Veränderungen, da die Ermittlung von Glukosewerten im Zuge technischer Entwicklungen immer leichter von der Hand geht (siehe dazu Kapitel 5).

Praxis der Selbst- und Körpervermessung im Kontext von *QS* keine Dringlichkeit und kann dementsprechend abgebrochen oder diskontinuierlich wiederholt werden. Das Fitnessarmband kann beliebig oft abgelegt werden, die App darf verschlossen bleiben, ignoriert oder gelöscht werden. Sich stabil wiederholende, in einen „praktischen Sinn" (Bourdieu 1987; siehe dazu S. 80) übergreifende Routinen sind beim Self-Tracking demnach keineswegs gewiss. Das heißt jedoch nicht, dass sich die Praxis an sich durch die instabile Teilnahme einer Einzelperson aufzulösen droht: Praktiken reichen „from ephemeral doings to stable long-term patterns of activity" (Rouse 2007: 639 zit. n. Schäfer 2013: 43). Dennoch gilt es zu fragen, wie praktikabel sich die Praxis der Selbst- und Körpervermessung in ein mikroskopisches, alltagsweltliches Setting übersetzen lässt. Bildet die Idee einer Berechenbarkeit von Körper und Selbst bereits die diskursive Grundlage der Einladung zur Vermessung, so möchte die empirische Situierung der Praktiken ihre Unberechenbarkeit nicht aus den Augen verlieren. In der Analyse des empirischen Materials soll nicht nur grundlegend praxistheoretisch untersucht werden, „inwiefern Ordnung kontinuierlich in alltäglichen Praktiken hergestellt und aufrechterhalten wird" (Schäfer 2013: 40), sondern auch wie die Praxis selbst in Unordnung gerät: „Die Praxistheorie muss in der Lage sein, sowohl die allgemeine Beharrungskraft und Stabilität als auch die spontane Transformationsfähigkeit sozialer Praxis analytisch erfassen zu können" (ebd.: 42); denn Praktiken sind ein „prinzipiell ‚störanfällige[s]' Vollzugsgeschehen" (Alkemeyer et al. 2015: 39). Für die beiden in dieser Arbeit zu erforschenden Kontexte des Self-Trackings liegt es nahe, die Untersuchung der Unberechenbarkeit der Praxis über das Fragen nach der Instabilität, der Störanfälligkeit und der De-Skription des Geschehens einzuholen.

### Instabilität

Hinsichtlich des „selbstinitiierten" Self-Trackings wird ein Phänomen betrachtet, das in seiner digitalen, smarten Variante noch keine tieferliegende soziale Stabilität kennt. Dennoch kann in der Analyse auf den Routinebegriff zurückgegriffen werden, sobald hinterfragt wird, ob und wie sich im Alltag dauerhaft Messroutinen stabilisieren. Hingegen ist das Messen des Blutzuckers an sich eine historisch betrachtet instabile Praxis, die von industriellen Innovationen, wissenschaftlicher Forschung, medizinischen Körpervorstellungen und soziokulturellen Bedingungen abhängig ist (siehe dazu S. 14). Durch das Aufkommen neuer technischer

Akteure verändern und verschieben sich gewohnte technische Vollzüge häufig innerhalb einer einzelnen Lebensspanne.[83] Nach Schäfer (2013: 41) bezeichnet der Begriff Instabilität „die Verschiebung und die zeitliche Transformation von Praktiken, die auch mit dem Phänomen der Entstehung des Neuen und mit sozialem Wandel verbunden sind". Wie bereits mehrfach betont, veränderten sich die Messroutinen durch die Bereitstellung smarter Assistenzsysteme in einem vermutlich zuvor nie dagewesenen Ausmaß. Der empirische Blick richtet sich dabei auch auf die Frage, wie sich Routinen nach ihrer Destabilisierung wieder stabilisieren. Auch im Kontext von Diabetes kann es zu Instabilitäten in der Routine kommen und zwar dann, wenn das praktische Beherrschen aufgrund unvorhersehbarer Ereignisse (un-)beabsichtigt unterbrochen wird oder mit anderen alltäglichen Praktiken oder (Un-)Lustgefühlen in Konflikt gerät.

### *Störanfälligkeit*

Den Ansprüchen der Anbieter*innen- und Konsument*innenseite nach fügen sich die Self-Tracking-Dinge quasi unbemerkt in die alltäglichen Handlungsabläufe ein (vgl. Duttweiler/Passoth 2016: 11). Zoomt man auf den mikroskopischen Alltag, ist davon auszugehen, dass die materiellen Nutzungsbedingungen Abläufe und Vorhaben auch stören können. Wer sich zum Beispiel mithilfe einer Tracking-App vornimmt, drei Mal in der Woche Sport zu machen, merkt vielleicht erst während er*sie dieses Vorhaben in den Alltag übersetzt, dass es im Konflikt mit dem Wunsch steht, häufiger die eigenen Freund*innen zu treffen. Dabei geht es in der forschenden Auseinandersetzung darum, die Abstimmung der Praktizierenden mit dem der Technik inskribierten Aufforderungscharakter sowie ihren Umgang mit Problemen, Unsicherheiten, Unverständlichkeiten und Störungen zu beobachten (vgl. Alkemeyer/Buschmann 2016: 126). Entsprechend richtet sich der Blick weg vom ungestörten Funktionieren, hin zur Störanfälligkeit von Praktiken, die je nach Kontext beispielsweise technische Widerspenstigkeit, konfliktäre Praxiselemente oder den erratischen Charakter des Körpers fokussieren. Immerhin finden die Vermessungspraktiken nie isoliert statt,

---

[83]  Das Aufkommen neuer (technischer) Artefakte bildet auch nach Reckwitz (2008a: 122) eine zentrale Kategorie für die Veränderung von Praktiken. Da diesen „noch keine eingespielte Praktik entspricht und [sie] – unter Einbeziehung alter Wissens- und Praxiselemente – die Entwicklung partiell neuer sozialer Praktiken (etwa im Umgang mit dem Computer, dem Mobiltelefon etc.) herausfordern."

sondern verflechten sich etwa mit anderen Alltagsaktivitäten oder Körpersituationen. Aus methodologischer Perspektive der ANT sind derartige Krisen oder Störungen entscheidend, um den Wechselwirkungen der verflochtenen Elemente nachzugehen. Um „Mechanismen der Abstimmung" zwischen den einzelnen Elementen beschreiben zu können, gilt es nach Akrich (2006: 409), „Umstände" zu finden, „in denen das Innen und das Außen von Objekten nicht gut zusammenpassen". Ethnograph*innen sollten „Widerspruch, Verhandlung und das Potential für Zusammenbruch finden" (ebd.).

## De-Skription

Dass eine Praxis in die Krise gerät, heißt nicht zwangsläufig, dass sie misslingt oder abgebrochen wird. Sie kann beispielsweise auch in ihrem Bedeutungsgehalt modifiziert, umgedeutet oder neu verhandelt werden: Praktiken werden nicht immer skriptförmig bedeutsam gemacht oder nach „Beipackzettel" vollzogen. Die in den Dingen liegenden präskriptiven Verhaltensaufforderungen haben häufig auch eine praktische Offenheit, so dass es einen Graubereich zwischen Unterlassen und Vollzug nach Anweisung gibt. Diesen Zwischenraum, das heißt das praktische Relevant-Werden der Dinge, gilt es zu entschleiern. Hierfür bietet sich wiederum Akrichs (2006) Begriff der „De-Skription" an. Wie bereits erläutert, geht sie davon aus, dass technischen Objekten ein Skript im Sinne eines Aufforderungscharakters zugrunde liegt, das jedoch in der konkreten Verwendung der technischen Objekte mit den situativen Kontexten reziprok abzustimmen ist (siehe dazu S. 86). Auf der Ebene der Techniknutzung kann es „eine gewaltige Kluft zwischen dem vorgeschriebenen Benutzer und dem Benutzer-aus-Fleisch-und-Blut geben", wie Latour (1996: 74) schreibt. Bei der Frage danach, welche Subjektideale in der Praxis geübt werden, muss im Umkehrschluss auch analysiert werden, aufgrund welcher Subjekteigenschaften die Praxis die Teilnehmer*innen vielleicht exkludiert, so dass die Praxis eventuell doch misslingt, aufgegeben oder im Sinne eines „Auch-anders-handeln-Können[s]" (Rammert 2016: 36) umdefiniert wird.

*Zusammengefasst* hat das vorliegende Kapitel den praxistheoretischen Analyserahmen der Arbeit gesetzt. Die Praxistheorien wurden in ihren Grundmomenten dargestellt, theoretisches Beschreibungsvokabular und wichtige Konzepte miteinander verflochten und die Unberechenbarkeit der Praxis wurde als wichtige Perspektivierung eingeführt. Nach dieser theoretischen Fundierung soll im Folgenden das daraus resultierende empirische Forschungsvorgehen dargestellt werden.

# 4 Das Schreiben einer mobilen Ethnographie. Reflexion zum Forschungsvorgehen

Im vorliegenden Kapitel werde ich mein gewähltes forschungspraktisches Einklinken in die Self-Tracking-Thematik als ethnographisches Vorgehen beschreiben. Es sollte als eine Art Fahrplan für mein offenes, empirisches Vorgehen gelesen werden, das sich nicht in methodische Regelabfolgen gießen lässt. Das Verwobensein von Feldkontakten, Datenerhebung und dem Finden einer Fragestellung ist typisch für ethnographische Feldforschung und wird hier rekonstruiert. Dazu werde ich in einem *ersten Teil* grundlegend den ethnographischen Prozess der Feldkonstruktion reflektieren (4.1). Im *zweiten Teil* wird nachvollzogen, wie ich dem Feld explorativ begegnete, welche Umwege ich nahm und wie sich eine konkrete Betrachtungsperspektive aus dem Feldkontakt ergab (4.2). Im anschließenden *dritten Teil* wird der analytische Zuschnitt des Feldes abgebildet. Das heißt, ich stelle die zentralen Erhebungsverfahren und empirischen Materialien vor, die in meine Analyse eingeflossen sind (4.3). Ein *vierter Teil* rekonstruiert den Weg vom Feld zum Text, respektive mit welchen methodischen Strategien ich mein empirisches Material analysiert und dargestellt habe (4.4).

## 4.1 Der Prozess der Feldkonstitution

In ihren disziplinären Wurzeln charakterisiert die Ethnographie ein methodisches Vorgehen der Ethnologie und Kulturanthropologie, das auf Bronislaw Malinowski (1884–1942) zurückgeht. Doch in den letzten Jahrzehnten zeigte auch die deutschsprachige Soziologie eine zunehmende Offenheit für die Ausarbeitung ethnographischer Methoden (siehe u. a. Dellwing/Prus 2012; Hirschauer/Amann 1997; Hitzler 2000). Grundsätzlich besteht die Leistung ethnographischer Beschreibungen von Praktiken darin, „diese so zu repräsentieren, dass die Leserschaft ein Bild von diesen Praktiken oder kulturellen Lebensformen gewinnen kann" (Breidenstein et al. 2015: 7). Um die Praktiken dicht beschreiben zu können (vgl. Geertz 1987), ist die konkrete Anwesenheit im Forschungsfeld unabdingbar. Das heißt, das soziologische Analysebestreben muss den angewärmten Schreibtischplatz verlassen: es gilt sich die „Hände mit realer Forschung

© Springer Fachmedien Wiesbaden GmbH, ein Teil von Springer Nature 2019
L. Wiedemann, *Self-Tracking*, https://doi.org/10.1007/978-3-658-27158-9_4

schmutzig zu machen", so Robert E. Park (zit. n. Knecht 2013: 84), der im Rahmen der frühen Stadtsoziologie des 20. Jahrhunderts die Etablierung der Ethnographie entscheidend mitprägte. Die typisch ethnographische Grundhaltung in der Soziologie ist dabei diejenige einer Verfremdung. Im Gegensatz zur klassischen Ethnologie, die eine unvertraute Gesellschaft untersuchte, kennen soziologische Ethnograph*innen ihre Gesellschaft und Kultur aus eigener Erfahrung (vgl. Knoblauch 2001: 134). Eine Herausforderung besteht folglich darin, das weitgehend Vertraute so zu betrachten, als sei es fremd. „[E]s wird nicht nachvollziehend verstanden, sondern methodisch befremdet" (Breidenstein et al. 2015: 25). Um weitestgehend Abstand von den eigenen Relevanzsystemen zu erlangen, sollte der ethnographische Blick darum bemüht sein, den Gegenstand „kurios zu machen" (ebd.: 26).

Als ich 2012 zum ersten Mal von der *QS*-Bewegung las, empfand ich den Versuch der Übertragung naturwissenschaftlicher Objektivitätsansprüche auf das eigene Leben per se als außerordentlich kurios (siehe dazu S. 3). Im Laufe der Feldforschung ging es also auch darum, die eigenen Vorannahmen zu irritieren, um den Zugang zum empirischen Feld nicht durch die eigenen Wertungen zu blockieren. Im Kontext von Diabetes nahm ich unumgänglich eine ethnographische Haltung ein, da ich die komplexe Erkrankung des Stoffwechsels zu Beginn meines Feldforschungsprozesses nur in ihren Grundzügen kannte und ich mir somit die alltäglichen Praktiken der Teilnehmden erst systematisch erschließen musste.

Bereits zu Beginn der Planung meines ersten Feldkontakts wurde deutlich, dass die Herausforderung in der Erforschung der Self-Tracking-Thematik vielmehr darin besteht, eine prinzipiell ortlose Praxis fixieren zu wollen. Im Gegensatz zu vielen Ethnographien, die den ethnographischen Blick spezifischen Arbeitswelten, musikalischen Subkulturen, Medizintechniken oder naturwissenschaftlicher Wissensproduktion zuwenden, kennt die Praxis des Self-Trackings keine prädestinierten Orte wie Büros, Konzertsäle, Krankenhäuser oder Labore. Zwar ist die Blutzuckerkontrolle eine medizinische Praxis, die sich etwa in diabetischen Schwerpunktpraxen beobachten lässt, doch interessierten mich die zusehends automatisierten und digitalen Teilpraktiken des alltäglichen und privaten Messens. Das digitale Vermessen ist gebunden an ein smartes, komplexes Gerät, das sich durch eine hochgradige Mobilität auszeichnet. Während im Kontext von Diabetes Typ 1 eine Grenze des Feldes in gewisser Weise – wie bei vielen anderen Ethnographien auch – bereits von den Teilnehmenden, die mit der Diagnose leben, gegeben ist, geht eine derartige Begrenzungsstrategie hinsichtlich des „selbsternannten" Self-Trackings nicht auf.

Zu Beginn der empirischen Forschungsphase 2013 nutzten 35,7 Millionen Personen in Deutschland ein Smartphone und zumindest prinzipiell hätten sie sich allesamt engagiert dem Self-Tracking hingeben können.[84] Somit basierte eine erste feldeingrenzende Entscheidung darin, sich an die seit 2007 aufkeimende *QS*-Bewegung zu halten. Diese Gruppenzugehörigkeit markiert die einzige Einschränkung in einem Feld, das ansonsten nicht von wahrnehmbaren oder symbolischen Grenzen umzäunt wird. Nicht nur die Self-Tracking-Technik, sondern auch die Praxis selbst ist mobil: sie kann alltäglich überall mit hingetragen werden – in die Bahn, ins Bett, auf Reisen oder ins Restaurant etc. – und findet „hinter" smarten Oberflächen statt. Aus diesem Grund sollte auch der ethnographische Zuschnitt mobil gestaltet werden.

Entsprechend begreife ich das ethnographische Vorgehen mit dem amerikanischen Kulturanthropologen George E. Marcus als „multi-sited ethnography" (Marcus 1995). Das heißt, die Feldforschung konzentriert sich nicht nur auf einen spezifischen Ort und die teilnehmenden Beobachtungen werden kurzweiliger platziert: sie verlagern sich „von einem bestimmten Ort hin zu multiplen Orten der Beobachtung" (Burri 2008a: 77). Mein empirisches Vorgehen zeichnet sich insofern durch ein punktuelles Rein- und Rausgehen aus, das ich als mobile Ethnographie begreife. Marcus begründet die Notwendigkeit eines mobilen Ethnographierens nicht primär methodisch, sondern führt diese Neuausrichtung der Ethnographie auf Globalisierungsprozesse zurück, durch welche Kultur sukzessive ortsungebunden erscheine. Damit gehen das Anerkennen einer forschungspraktischen Konstruktionsleistung sowie die Offenheit des Feldbegriffs einher, welche seit den 1990er Jahren als Krise der Repräsentation auch in der breiten Anhänger*innenschaft moderner ethnographischer Feldforschung diskutiert wird.[85] Das Feld hat seine Selbstverständlichkeit und vermutete Stabilität verloren

---

[84]  2018 sind es bereits 57 Millionen Personen, die ein Smartphone nutzen (vgl. https://de.statista.com/; statistik/daten/studie/198959/umfrage/anzahl-der-smartphonenutzer-in-deutschland-seit-2010/; Zugegriffen: 20.10.2018).

[85]  Der vorgeschlagenen Strategie einer „multi-sited ethnography" geht die sogenannte „Writing-Culture-Debatte" bzw. die Krise der Repräsentation voraus, die George Marcus 1989 gemeinsam mit James Clifford angestoßen hatte und deren Grundlage ein gleichnamiger Sammelband ist. Die Autor*innen beschäftigen sich mit selbstreflexiven, methodischen Vorgehensweisen der Ethnographie, aber vor allem auch mit den Prämissen und Effekten ihrer auf Schrift basierenden Erkenntnisproduktion. Schließlich ist das Schreiben über Kultur immer auch ein Schreiben von

(vgl. Amelang 2014: 44; siehe auch: Amit 2000; Faubion/Marcus 2009; Gupta/Ferguson 1997; Knecht 2010). Das heißt, die Grenzen des Feldes werden im Verlauf des beobachtenden und interaktiven Feldkontakts der Ethnograph*innen im Rahmen prozessualer Entscheidungen gesetzt, verschoben oder neu verhandelt. Obwohl die „Ethnografie […] keine eindeutig darstellbare und standardisierte Methode" (Breidenstein et al. 2015: 10) ist, bildet die offene Reflexion des Feldzugangs einen ihrer wichtigsten Kernaspekte.

Das Ethnographieren eines Phänomens ist also eine spezifische Darstellungsweise, die sich stets in Beziehung zu den sich wandelnden gesellschaftlichen Bedingungen aktualisiert. Folglich kommen viele gegenwartsbezogene ethnographische Arbeiten der letzten beiden Jahrzehnte – wie auch die hier vorliegende – nicht an der Tatsache vorbei, dass Alltagswelten technisiert und digitalisiert wurden, was das Verständnis zentraler Kategorien wie Raum und Zeit ins Wanken brachte und neue substantielle Alltagsbereiche schuf. Technisch vermittelte Interaktionen via E-Mail, *Youtube* oder *Facebook* sind kaum noch wegzudenken, so dass die Entwicklung neuartiger ethnographischer Praktiken unabdingbar wurde. Entsprechend schreiben Sarah Pink et al. (2016: 3): „As new technologies offer new ways of engaging with emergent research environments, our actual practices as ethnographers also shift."[86] Es entsteht eine Komplexität an methodischen Möglichkeiten, um das Digitale zu erfassen, die eklektisch im eigenen Feld ausgehandelt werden müssen. Falsch wäre es zu behaupten, dass diese Arbeit nicht von anderen Herangehensweisen beeinflusst wurde, aber die Praxis der Selbst- und Körpervermessung zeigte sich auch häufig als eines der widerspenstigen „hard-to-reach or hard-to-observe phenomena" (Alaszewski 2006: 113 zit. n. Kunz 2015: 148), so dass typische fallspezifische Umwege gegangen werden mussten, um sie zu lokalisieren. Beispielsweise konnte nur bedingt ein teilnehmendes Be-

---

Kultur, insofern als beispielsweise ein westlicher und implizit ethnozentristischer, auf eine „fremde" Gesellschaft gerichteter Blick, diese auch konstituiert. Die Kritik der Writing-Culture-Debatte mündete in der Einsicht eines Konstruktivismus ethnographischer Feldforschung, der auf die Macht des Schreibens hinweist. Diese zeigt sich im schriftlichen Konstruieren von Kultur: Kultur wird geschrieben, sie ist Text. Mit diesem Verständnis von Kultur wurde es umso wichtiger, dass Feldforscher*innen ihre eigene Rolle im Feld reflexiv machen.

[86] Insbesondere im englischsprachigen Raum beschäftigt man sich ausgiebig mit den Möglichkeiten ethnographischer Feldforschung, die sich auf das Digitale richten (siehe u. a. Beaulieu 2004; Burrell 2009; Coleman 2010; Hine 2000; Horst/Miller 2014; Robinson/Schulz 2009; Underberg/Zorn 2013).

obachten, das heißt das „ethnographische Basisverhalten schlechthin" (Hitzler/Gothe 2015: 10) eingelöst werden, da die Möglichkeiten einer Beobachtung in situ insbesondere für den *QS*-Kontext begrenzt sind (siehe dazu 112f.). Derartige Spezifika, Umwege und Überraschungen im Feld werden in den nachstehenden Ausführungen thematisiert.

## 4.2 Dem Feld explorativ begegnen

Wie beschrieben zeichnen sich Ethnographien durch eine Offenheit für das Feld aus. Dennoch muss irgendwo eine Eingangstür ausgemacht werden, so dass die Offenheit für den Forschungsprozess (vgl. Breidenstein et al. 2015: 37) vermittels eines breitgefächerten Ausprobierens graduell zugespitzt werden kann. Die zu entscheidende Frage lautet: was wird mit welchen Mitteln in den Betrachtungsfokus gerückt? In den Praxiskontexten *QS* und Diabetes stellten das *Meetup*, die Diabetesschulung und der Diabetes-Stammtisch explorative „Orte" dar, um derartige Entscheidungen zu treffen.

### 4.2.1 Die Meetups

Dank der Lektüre von Print- und Onlinemedien wusste ich, dass die in größeren Städten stattfindenden *Meetups* den zentralen Kollektivierungsort der *QS*-Bewegung darstellen. Von ihrem Besuch versprach ich mir erste Einsichten in die Wissensformen der Teilnehmer*innen (vgl. Breidenstein et al. 2015: 7). Gerade für die Anfänge der *QS*-Bewegung stellten die *Meetups* ein konstitutives Element dar. Um von den Zusammenkünften zu erfahren, meldete ich mich auf der Plattform *Meetup* an, erstellte ein Profil und beobachtete einzelne lokale *QS*-Gruppen.[87] Da diese Veranstaltungen öffentlich sind, ergab sich mit ihnen ein niedrigschwelliger Feldzugang.

Im Jahr 2013 nahm ich zum ersten Mal an einem solchen Treffen teil. Es fand, wie auch viele weitere von mir besuchte *Meetups*, in einem Coworking Space

---

[87]  Siehe: https://www.meetup.com/de-DE/. Zugegriffen am: 20.10.2018.

statt.[88] Anwesend waren ungefähr 25 Personen, die sich nach einigen Minuten allesamt innerhalb der im offenen Raum aufgestellten Stuhlreihen niederließen. Im Hintergrund baute ein Fernsehteam eine Kamera auf und eine Journalistin interviewte einige Anwesende bereits. Nach einer kurzen Zeit des Wartens erklärte ein Moderator den Ablauf des Abends. Zu Beginn sollten sich alle einander kurz vorstellen und ihr individuelles Interesse am Self-Tracking mit wenigen Worten präzisieren, im Anschluss würden vier *Talks* stattfinden, in denen die Redner*innen ihre persönlichen Erfahrungen mit einer App oder anderen Tracking-Techniken vorstellten. Die einzelnen *Talks* sollten ungefähr 20 bis 30 Minuten dauern, nach den Beiträgen gäbe es ein kurzes Zeitfenster für Nachfragen und Diskussion, dann münde der Abend in einem offenen Austausch bei einem Getränk, so der Moderator. Weiterhin führte er aus, dass die einzelnen Beiträge sich an die für *QS-Meetups* typische Fragespirale hielten, die da wäre: „Was habe ich gemacht? Wie habe ich es gemacht? Was habe ich gelernt?" Mit einer Vorstellungsrunde hatte ich zuvor nicht gerechnet, so dass ich froh war, in den hinteren Reihen Platz genommen zu haben, um mir eine Antwort zu überlegen. Kurzerhand entschied ich mich zu sagen, dass ich Soziologin sei und mich im Rahmen meines wissenschaftlichen Arbeitens für *QS* interessiere. Derartige Vorstellungsrunden gaben mir einen ersten Überblick bezüglich der soziodemographischen Hintergründe des *QS*-Kollektivs. Zumeist waren mehr Männer als Frauen vor Ort (schätzungsweise waren sie zwischen 20 und 50 Jahre alt). Häufig traf ich auf App-Entwickler*innen, Programmierer*innen, Betriebswirtschaftler*innen, Mediziner*innen oder Ernährungswissenschaftler*innen. Jedoch auffällig oft auch auf Journalist*innen oder andere Sozialwissenschaftler*innen, die sich im Rahmen von Artikeln, Abschlussarbeiten oder universitären Projekten mit der *QS*-Szene beschäftigten.

Die vier vom Moderator angekündigten *Talks* behandelten vor allem deskriptiv die Erfahrungen mit bestimmten Apps und Geräten. Unter dem Titel „Was mache ich, und wenn ja wie viel?", reflektierte der erste Beitrag den Versuch einer alltäglichen Zeitvermessung mit dem Ziel, die persönliche „Work-Life-Balance" zu quantifizieren. Der zweite *Talk* hinterfragte den Ratschlag, „Iss weniger Fett, dann wirst du fit und schlank", so dass der Vortragende davon berichtete,

---

[88]  Co-Working umschreibt eine in den letzten 10 Jahren neu entstandene Arbeitsform, die sich zumeist an Personen richtet, die in einem flexiblen Arbeitsverhältnis stehen und zeitlich begrenzt einen Schreibtischplatz in einer offen gestalteten Bürofläche anmieten.

über mehrere Wochen vor allem Fette zu sich genommen und dabei seinen Gewichtsverlauf aufgezeichnet zu haben. Durch den weitestgehenden Verzicht auf Kohlenhydrate fühlte er sich insgesamt fitter, so die zentrale Botschaft der Ausführungen. Anhand einer Darstellung der Strukturformel von Fettsäuren resümierte der Redner, dass Fette insgesamt gesünder seien, als allgemeinhin angenommen. Eine dritte Person gab einen allgemeinen Überblick über ihre Tracking-Erfahrungen der letzten Wochen. Sie übersetzte multiple Lebensbereiche mittels verschiedener Messanwendungen in Zahleninformationen. Gelernt habe die Person, dass es insgesamt „produktiver" sei, „nicht alles zu tracken, sondern nur das, was man möchte." Der vierte Vortrag besprach erste Erfahrungen ebenso wie Probleme mit dem Versuch der Selbstvermessung. Auf Probe gestellt wurden eine Fitness- sowie eine Trink-App – letztere macht nachvollziehbar, ob man ausreichend Flüssigkeit zu sich nimmt. Angesichts der Tatsache, dass die verwendete Anwendung manuelle Eingaben erfordere, warf der Vortragende die Frage auf, wie sich das Messen „reibungslos in den Alltag integrieren" ließe. Leider wurde diese für mich sehr interessante Frage aufgrund von Zeitknappheit nicht tiefergehend diskutiert. Allerdings ist es eine spannende, empirische Frage, die sich hier unter Anwesenheit der Praktizierenden auftat. Zwar wurden nach jedem Vortrag Fragen gestellt, jedoch überwiegend hinsichtlich technischer Details im Aufbau der Anwendungen und weniger bezüglich der persönlichen Praxiserfahrungen. Während eines gemeinsamen Getränks führte man Gespräche in kleineren Gruppen und ich unterhielt mich mit ein paar Anwesenden und tauschte Kontakte aus.

Zwischen 2013 und 2015 besuchte ich einige solcher *Meetups* in Hamburg und Berlin. Die folgenden Treffen hatten einen ähnlichen Ablauf wie das soeben beschriebene. Es gab einige Stammbesucher*innen, aber die Orte, die Talks und die Anwesenden wechselten kontinuierlich. Zugleich wurden die Abstände zwischen den Terminen über die Zeit hinweg etwas länger.[89] Auch schien das mediale zugunsten des sozialwissenschaftlichen Interesses nachzulassen. Mit der Zeit waren kaum noch Journalist*innen anwesend. Hingegen gab es stets mindestens eine Person, die sich als Sozial- oder Kulturwissenschaftler*in vorstellte. Aber warum berichte ich an dieser Stelle bereits so ausführlich von meinen Erfahrungen beim Besuch der *Meetups*?

---

[89]　Beispielsweise gab es in Hamburg 2012 vier, 2013 vier, 2014 vier, 2015 ein, 2016 zwei, 2017 zwei und im Jahr 2018 bereits ein weiteres Treffen (vgl. https://www.meetup.com/de-DE/Quantified-Self-Hamburg/events/past/; Zugegriffen: 20.10.2018).

Im Laufe meiner abendlichen *Meetup*-Besuche verstärkte sich der Eindruck, dass diese Veranstaltungen mich im Grunde nicht an das alltägliche Praktizieren heranführten. Trotzdem galten sie mir zumindest als Inspirationsquelle für die Konstitution meiner zentralen Forschungsfragen: Fragen nach dem Störpotenzial der Anwendungen im Alltagsvollzug – wie oben beschrieben – oder nach der situativen Übersetzbarkeit der Zahlen in idiosynkratische Informationen über Selbst und Körper. Ebenso wie Fragen nach der situativen Bedeutungszuschreibungen an die Daten, die möglicherweise über die Auskunft „Ich möchte produktiver werden!" hinausgehen. So wurde beispielsweise nach einem Vortrag diskutiert, dass das „Making-meaning-of-the-data" viel schwieriger sei als es häufig in den medialen Bekundungen der *QS*-Szene anmute. Diese kurze Debatte wurde zu einer Schlüsselszene für meine empirische Analyse, wie in Kapitel 6 deutlich wird (siehe dazu S. 211). Beim beschriebenen ersten *Meetup*-Besuch bezogen sich die *Talks* noch konkret auf die Verwendung bestimmter Techniken. Allerdings klangen die Beiträge schon hier teilweise wie eine deskriptive Produktbesprechung, deren Ergebnisse mithilfe einer *Power-Point*-Präsentation in starre Informationsbilder wie Kreisdiagramme oder Balken umgerechnet wurden. Die Erfahrungen waren also häufig auf ihre Darstellbarkeit in einem kurzen Bericht vor größerem Publikum ausgerichtet. Die konkrete Interaktivität zwischen Mensch und Gerät schien im Privaten der einzelnen Alltage stattzufinden.

Mit Erving Goffman (vgl. 1973) gesprochen könnte man sagen, dass die *Meetups* öffentliche Bühnen der Eindruckssteuerung darstellen. Alltäglich notwendiges „impression management" geschieht seiner Theorie nach immer auf einer Vorder- und Hinterbühne. Die Vorderbühne – im vorliegenden Fall das *Meetup* – wird fortwährend vom direkten Blick der Zuschauenden begleitet. Das Spiel auf ihr richtet sich nach den situativen Anforderungen des Ortes, respektive nach den zugrundeliegenden soziokulturellen Regeln. Hier werden zumeist gewisse Aspekte des Spiels überhöht oder in Übereinkunft mit dem gewünschten Selbstbild dargestellt. Im Kontrast dazu ist die Architektur der Hinterbühne vielmehr eine private, auf der ein gewünschtes Selbstbild ohne Öffentlichkeitszuwendung geübt werden kann. Die *Meetup-Talks* waren meines Erachtens zumeist auf der Vorderbühne inszenierte Erfolgsgeschichten, in denen potenzieller Zweifel oder alltägliche Widerspenstigkeit weitestgehend unerwähnt blieben.[90] Fragen

---

[90] Das heißt nicht, dass es keine selbstbezogene Kritik im *QS*-Kollektiv gibt. Gina Neff und Dawn Nafus (vgl. 2016) beschreiben in ihrer Monographie über Self-Tracking sehr wohl auch viele kritische Diskussionsstränge bei US-amerikanischen *Meetups*.

nach dem Gelingen der Praktiken konnten im Rahmen der Treffen kaum ergründet werden. Im Laufe der Zeit wurden zudem vermehrt *Startups* oder App-Entwickler*innen zu den Veranstaltungen eingeladen, so dass die Erfahrungen der Nutzer*innen zusehends in den Hintergrund rückten und stattdessen subtil einzelne Produkte beworben wurden.

Neben der Generierung empirischer Fragen hatten die *Meetups* einen weiteren zentralen Wert für meine Feldforschung. Ich kam in direkte Gespräche mit Personen, die sich bereits praktisch mit dem Self-Tracking auseinandergesetzt hatten und knüpfte Kontakte mit potenziellen Interviewpartner*innen. Meistens sprach ich nach dem offiziellen Teil der Veranstaltung die Teilnehmenden an, die während der Vorträge und Diskussionen für mich interessante Gesichtspunkte entwickelt hatten.

Relativ zeitnah nach meinem ersten *Meetup*-Besuch traf ich zwei solcher Personen, jeweils in einem Café, um über ihr alltagspraktisches Leben nach Zahlen zu sprechen. Umgehend wurde deutlich, dass diese Gespräche einen viel weitergehenden Aufschluss über die alltagsweltliche Bedeutsamkeit des Self-Trackings ermöglichten als die Darlegungen in den Talks. Da nur ich das Publikum der Vorderbühne bildete, wurden nun vermehrt auch Schwierigkeiten oder Herausforderungen angesprochen.[91]

Ich begreife eine soziologisch inspirierte Ethnographie mit Georg Breidenstein et al. (2015: 26) als „Alltagssoziologie", weshalb ich mich vorzugsweise dafür interessierte, wie die Self-Tracking-Praktiken im Alltag erzeugt werden, wie sie in diesen eintauchen und welche situativen Sinnbezüge im Verlauf der Quantifizierung produktiv gemacht werden. Ist es Selbsterkenntnis, wie das öffentliche *QS*-Prinzip „selfknowledge through numbers" verlauten lässt? Oder werden anders gelagerte Effekte auf das Selbst innerhalb der konkreten Praxis mobilisiert? Ich wollte die „Technik in Aktion" (Rammert 2003; Rammert/Schulz-Schaeffer 2002) fokussieren und dies schien über die Interviewgespräche feinkalibriert möglich zu sein. Zwar sind die Gespräche, wie die *Meetups* auch, „nur" narrative Rekonstruktionen des eigentlichen Tuns, jedoch gaben sie mehr Raum für das Zursprachekommen der Unberrechenbarkeit der Praktiken (siehe dazu 3.3). Andere empirische Arbeiten wählten gerade das *Meetup* als Zugangstor der empiri-

---

[91]  Dass das Sprechen über Praktiken dennoch manchmal auf eine abstrakte Ebene wechselte, erörtere ich im Unterpunkt 6.2.

schen Forschung und damit respektive als zentralen Bezugsort der Materialerhebung, indem Interviews beispielsweise vor Ort geführt wurden (vgl. u. a. Vormbusch/Kappler 2014; Zillien et al. 2014). Meines Erachtens ist das Sprechen an diesem Ort von einer diskursiven Werbelogik durchzogen und kollektiv einstudiert, schließlich dienen die Treffen auch dazu, die *QS*-Versprechen zu verbreiten.

### 4.2.2 Die Diabetesschulung, der Stammtisch und die Diabetes-Blogs

Hinsichtlich Diabetes war mir zu Beginn meiner Feldforschung vor allem das Bild eines Piks in den Finger bekannt sowie das Abstreifen eines Bluttropfens auf einem Teststreifen. Diesen Vorgang hatte ich bereits bei Bekannten, in der Familie oder in Filmen gesehen. Auch wusste ich frühzeitig um die zahlreichen, digitalen Tagebücher, die mit dem Aufkeimen des digitalen Self-Tracking-Gedankens entwickelt wurden und das Leben mit Diabetes erleichtern sollten sowie um das hohe Maß an Eigenverantwortung hinsichtlich der medizinisch indizierten Messpraktiken, das die Patient*innen jeden Tag aufbringen müssen. Doch aufgrund meiner sonstigen Unvertrautheit mit der Krankheit hatte der Einstieg in die empirische Szenerie ein anderes Irritationspotenzial. Anfangs wollte ich Diabetes Typ 1 insbesondere als das kontrastierende Andere des „selbstinitiierten" Self-Trackings erkunden. Immerhin hat die Notwendigkeit des alltäglichen Blutzuckermessens doch prinzipiell eine strukturelle Entsprechung in den Bestrebungen des *QS*-Kollektivs (siehe dazu 1.1). Mit der Zeit wurde der Kontext Diabetes allerdings immer bedeutender für meine Feldforschung, nicht zuletzt, da genau in meinem Beobachtungszeitraum die – auch als „digitale Revolution" bezeichneten (u. a. Monecke 2016) – Entwicklungen der Medizintechnik der letzten Jahre anfingen im Alltag wirksam zu werden.

Um einen ersten Eindruck davon zu bekommen, was es bedeutet, alltäglich den eigenen Körper zu bemessen bzw. um eine Nähe zu den tatsächlichen Praktiken aufzubauen, habe ich Diabetesschwerpunktpraxen angeschrieben und erbat ein Gespräch mit Ärzt*innen oder Diabetesberater*innen. Zwei der angeschriebenen Praxen meldeten sich auf Anhieb zurück. Das erste anschließende Gespräch mit einem Arzt signalisierte mir vor allem, dass Diabetes in viel mehr Alltagssituationen als angenommen eine Rolle spielt und die Zahlenlogik der Krankheit weit über das Piksen in den Finger hinausgeht. Ein zweites Gespräch hatte ich mit einer Diabetesberaterin einer anderen Praxis. Wir unterhielten uns viel über das

Krankheitsgeschehen und erneut wurde ich mir sowohl der Komplexität der auszuführenden Zahlenpraktiken gewahr als auch der Tatsache, dass ich viele medizinische Fachausdrücke noch nicht kannte. Im Gespräch fragte ich die Diabetesberaterin, ob ich bei einer der von ihr erwähnten und durchgeführten Schulungen teilnehmen könne, was sie einladend bejahte. Ich wollte die notwendige Sprache ebenso wie die medizinischen Alltagsherausforderungen besser kennen, um während meiner Feldforschung dialogfähig zu sein.

Die Schulung, die ich über mehrere Wochen jeden Dienstagabend besuchte, richtete sich sowohl an neu diagnostizierte Personen als auch an diejenigen, die ihr Wissen „auffrischen" wollten oder deren Stoffwechsel sich gerade als sehr widerspenstig zeigte. Ich verdeutlichte von Beginn an meine Rolle, da ich unter den zehn anwesenden Personen die einzige war, die keine erfahrungsbezogenen Alltags- und Körpergeschichten schildern konnte. Nach einigen Pausenunterhaltungen mit den Schulungsteilnemenden legte sich auch mein anfängliches Unbehagen darüber, die Schutzfunktion des Raumes zu irritieren. Die Ausführungen der Diabetesberaterin hatten einen Lehrbuchcharakter: Man bekam Informationsblätter ausgehändigt, es gab Overhead-Folien und zahlreiche Schaubilder. Die einzelnen Sitzungen waren zudem thematisch strukturiert – nach Themen wie beispielsweise Spritztechniken, Berechnen von Brot- und Insulineinheiten, Diabetes und Sport, Reisen mit Diabetes, Recht und Diabetes, Selbstmanagement, Folgeerkrankungen, Dokumentationspraktiken oder Umgang mit Angst. Ich lernte medizinische Fachausdrücke, Abkürzungen, verschiedene Messgeräte und Teilpraktiken kennen. Zudem berichteten die Teilnehmenden von ihren Unsicherheiten und stellten Fragen zu unklaren Alltagssituationen, die mir allesamt wiederum verdeutlichten, wie „groß" die Stoffwechselstörung ist: „Kann man das Insulin mit ins Flugzeug nehmen?", „Muss ich dem Arbeitgeber sagen, dass ich Diabetikerin bin?", „Kann ich während eines Arbeitsmeetings das Insulin durch die Hose spritzen?", „Was ist, wenn der Wert vor dem zu Bett gehen sehr hoch ist und ich Gefahr laufe, über Nacht zu unterzuckern?" Die meisten Anwesenden waren mittleren Alters und ungefähr die Hälfte besuchte die Schulung als Zweitschulung. Das heißt, sie lebten schon seit vielen Jahren mit der Stoffwechselstörung. Sicherlich könnte man eine eigenständige Ethnographie über Diabetesschulungen schreiben, doch auch hier hatte ich das Gefühl, noch nicht „nah genug" an den konkreten, alltäglichen Praktiken der Körpervermessung zu sein: ich wollte ergänzend nach anderen Möglichkeiten der Beobachtung suchen. Zumal sich keine der Personen bisher mit den digitalen Möglichkeiten der Blutzuckeraufzeichnung wie Apps beschäftigt zu haben schien. Dennoch tauschte ich am Ende der Schulungszeit mit einigen Personen Kontakte aus.

Um mein Wissen zu festigen und die Spannweite ethnographischer Möglichkeiten zu eruieren, wollte ich einen weiteren, leicht zugänglichen Ort aufsuchen, an dem die Stoffwechselstörung alltäglich mobilisiert wird. Für ein paar Tage bekam ich die Erlaubnis, eine Diabetesberaterin in einer klinischen Schwerpunktpraxis zu begleiten. Auch hier traf ich auf Menschen, deren Typ-1- oder Typ-2-Diabetes entweder jüngst diagnostiziert wurde, krisenhaft verlief – das heißt, die Blutzuckerwerte verhalten sich über einen längeren Zeitraum schlecht – oder denen aufgrund eines Technikwechsels professionelle Überwachung erteilt wurde. Eine Frau war beispielsweise schwanger und bekam eine Insulinpumpentherapie verschrieben, deren Funktionsabläufe sie während ihres Aufenthalts einzustudieren hatte. Die meisten Patient*innen waren höheren Alters oder kamen aus dem Umland, so dass sie einen einmaligen fünftägigen Aufenthalt im Krankenhaus bevorzugten, anstatt wöchentlich weite Wege für die obligatorische Schulung hinter sich legen zu müssen.

Alle stationär behandelten Körper schienen sich in einer Krise zu befinden und ihr Blutzucker wurde mehrfach am Tag unter Beobachtung der professionellen Blicke gemessen. Die Diabetesberaterin sagte zu mir: „Hier sind die besonders schweren Fälle" – dabei verwies sie beispielsweise auf einen in ihren Worten „sehr dicken Mann mit Typ-2-Diabetes", der sich „nicht gut" um seinen Stoffwechsel kümmere und sich „falsch" ernähre. Ich begleitete die Diabetesberaterin einmal in sein Zimmer. Er sollte seinen Blutzucker messen und entsprechend korrigieren. Als er die Spritze auf der Hose ansetzte, wurde sein Vorgehen sofort berichtigt. Denn es wird geraten, das Insulin nicht durch die Kleidung zu injizieren. Später nahm ich an einem Gespräch mit ihm teil, bei dem ihm nochmals erklärt wurde, dass er falsch injiziere.

Überdies erläuterte mir die Diabetesberaterin die täglichen Abläufe, essentielle Geräte und Techniken sowie die Patient*innenakten voller Zahlen. Häufig hielt ich mich aber auch einfach im Patient*innenzimmer auf, lauschte den Gesprächen, las ausgelegte Informationsbroschüren und beobachtete das Kommen und Gehen. Mittags nahm man Blutproben, die in einem kleinen Raum kalibriert wurden und ich observierte gebannt die rotierende Technik, die anschließend exakte Laborwerte lieferte. Danach wanderten diese Werte ins Gemeinschaftsbüro der Diabetesberaterinnen, wo sie diskutiert wurden. Eine Patient*innenakte nach der anderen wurde bereitgelegt, um Tabellen mit den Werten und Entscheidungen über das zu spritzende Insulin zu versehen. Dafür wurden mehr oder minder schnell Entscheidungen gefällt oder Probleme wie „Warum geht ihr Stoffwechsel hier nicht runter?" beraten. Es ging darum, die krisenhaften Körper „richtig einzustellen", so dass die Patient*innen mit einem Plan für die eigenständige Insulintherapie in ihren Alltag entlassen werden konnten.

Diejenigen, die erst kurzzeitig mit der Diagnose lebten, sollten hauptsächlich alle therapeutisch notwendigen Schritte *üben* und ein Gefühl für die neuen Aufgaben der Selbstsorge bekommen. Dafür fanden sich alle Patient*innen am Nachmittag zur gemeinsamen Schulung zusammen, die ähnlich wie die bereits von mir aufgesuchte Schulung aufgebaut war und von einer der Diabetesberaterinnen abgehalten wurde. Auch hier wurde therapeutisches Lehrbuchwissen gelehrt, mit dem Ziel die Patient*innen mit Alltagskompetenzen auszustatten. Auffällig war, dass es hier im Gegensatz zur ersten von mir besuchten Schulung wenige Fragen gab und mich beschlich das Gefühl, dass viele das basale Kümmern um ihren Körper an das Fachpersonal abgaben: es war nicht Alltag, sondern Krise. Doch zugleich konnte ich *Routinen der Genauigkeit* kennenlernen. Auch die Klinik wäre ein zentraler ethnographischer Beobachtungsort gewesen – immerhin war auf mannigfaltigen Ebenen eine Körper-Technik-Interaktivität sichtbar – allerdings interessierte ich mich darüber hinaus für den lebendigen Alltag, eben für die Hinterbühne des eigenständig ausgeführten Messens und glaubte, diese noch nicht betreten zu haben.

Während der ersten Schulung erwähnte die Diabetesberaterin, dass „online gerade viel passiert". Zudem sprach sie die digitalen Tagebücher an, auch wenn deren Verwendung nicht unbedingt angeraten wurde, da eher das Prinzip galt: „durch die Hand in den Kopf". Hinsichtlich der Onlineaktivitäten wurde über *Facebook*-Gruppen, über die man sich austauschen könne oder bloggende Patient*innen, die über ihre Erfahrungen schreiben, gesprochen. Also beschloss ich meinen ethnographischen Blick in die digitalen Räume wandern zu lassen.

Dort stieß ich auf eine ganz andere „Diabetes-Welt". Beispielsweise wurden Geräte besprochen oder von Blogger*innen getestet, die mir bisher völlig unbekannt waren. Viele Blogger*innen erprobten zu jener Zeit (2013) zwei neue Messsysteme: das *Flash Glucose Monitoring* (kurz: *FGM*) oder das *Continuous Glucose Monitoring* (kurz: *CGM*), die die bisherige Praktik des blutigen Messens revolutionierten. Darüber hinaus verwendeten viele Autor*innen digitale Tagebuchapps und hielten ihre ersten Eindrücke schriftlich fest. Mein Feld hatte von nun an zentrale neue technische Akteure, die das digitale Self-Tracking-Prinzip zunehmend in der Behandlung der Krankheit verankerten. Sowohl das *FGM* als auch das *CGM* untergruben die Notwendigkeit, sich in den Finger zu piksen, denn bei ihnen wird der Wert über einen auf der Haut liegenden Sensor (teil-)automatisch ermittelt.[92] Aus dem Stoffwechsel wurde somit sukzessive ein Datensatz, den es zu handhaben gilt.

Eine dichte Beschreibung der notwendigen Vorgänge innerhalb der digitalen Stoffwechselkontrolle erfolgt in Kapitel 5. An dieser Stelle sollte deutlich werden, dass sich mein Forschungsfeld hier zuspitzte, denn das neuartige, digitalisierte Biofeedback veränderte das „enactment" (Mol 2002) der Krankheit in zentraler Weise. Genau entlang dieses Transformationsprozesses – der den Körper nicht nur in einen Zahlen-, sondern auch in einen Daten- und Kurvenkörper verwandelte – verdichtete sich mein Forschungsinteresse. Um die Anwendungen in ihrer Funktionsweise zu verstehen, hielt ich mich vorerst an die Blogeinträge, in denen Personen den Umgang mit den – auch für sie – relativ neuen Assistenzgeräten schilderten. Über meine Recherchen erfuhr ich von einem *Meetup* in Berlin, das sich speziell an Personen mit Diabetes oder jene mit Interesse an Diabetes richtete, die sich kollektiv mit den Möglichkeiten digitaler Technik beschäftigten. Mein Besuch zeigte, dass es im Grunde den *Meetups* der *QS*-Gemeinde glich, nur dass man sich über spezifisch Diabetes-relevante Apps, Sensoren, Geräte oder Motivationstechniken austauschte. Auch dieses *Meetup* war sehr förderlich, um praktische Fragen wie auch Kontakte zu generieren.

Nach einiger Zeit der Onlinerecherchen stieß ich zudem auf einen Blog, dessen Autor*innen von einem Diabetes-Stammtisch berichteten und fragte per E-Mail an, ob ich an einem der Treffen teilnehmen könne. Auch den Stammtisch, der immer in verschiedenen Restaurants stattfand, suchte ich im Laufe meiner Feldforschung ein paar Mal auf. Meistens waren zwischen 10 und 15 Personen anwesend, die sehr vertraut miteinander umgingen. Die meisten hatten studiert und waren zwischen 25 und 50 Jahre alt. Man traf sich einmal im Monat donnerstagabends in wechselnden Restaurants. Es war ein gemeinsames wenig förmliches Essen, bei dem sich befreundete oder bekannte Personen über Diabetes oder Episoden aus dem Alltag austauschten. Ich stellte mich als Doktorandin der Soziologie vor, erklärte die Grundzüge meines Forschungsinteresses und wurde sehr herzlich empfangen, auch wenn einige Anwesende von mir irritiert schienen.

---

[92] Das *CGM*-System erläutere ich auf S. 149f. und das *FGM*-System auf S. 152f.

Auffällig war, dass man hier eine ganz andere Sprache als in der stationären Klinik sprach. Alle schienen sich außerordentlich gut mit verschiedenen Techniken unterschiedlicher Firmen auf dem Diabetesmarkt auszukennen. Es wirkte so, als würde eine Expert*innensprache eines Zweitjobs gesprochen werden oder als seien einige Anwesende selbst in der Diabetes-Beratung tätig. Ich war sehr froh, dass ich die Schulungen besucht hatte. Der Stammtisch war ein guter Ort, um von spezifischen Alltagsproblemen zu erfahren. Die 33-jährige Katja, die ich später auch interviewte, erzählte mir beispielsweise davon, dass sie Unterzuckerungen seit einiger Zeit nicht mehr spüre. In einem Zwischengespräch machte die später ebenso ausführlich interviewte Annabell (31 Jahre alt), die für diese Studie symbolische Aussage: „Für uns Diabetiker ist der ganze Teller voller Zahlen." Um noch mehr an die situativen und alltäglichen Praktiken heranzukommen, verabredete ich mich im Anschluss mit einzelnen Personen zu ausführlicheren Gesprächen. Zudem hatten einige Stammtischbesucher*innen gerade damit begonnen, die neuen digitalen Aufzeichnungsgeräte zu verwenden, so dass es möglich wurde, die digitalen Akteure in die Analyse einzubeziehen.[93]

## 4.3 Der analytische Zuschnitt des Feldes

Ich habe versucht, die Geschichte meines explorativen Feldzugangs retrospektiv nachvollziehbar zu machen. Diese ersten Feldzugänge lotsten mein Forschungsinteresse und über Umwege wurde ich auf die für den Kontext Diabetes zentralen digitalen Akteure aufmerksam. Das Vorgehen lässt sich, typisch für Ethnographien, im Bild eines Trichters beschreiben, „der mit einer großen Unbestimmtheit beginnt und bei der Analyse ganz spezifischer Phänomene endet, wobei die Selektionen dieser Phänomene wesentlich vom Feld mitbestimmt werden" (Breidenstein et al. 2015: 39). Mit der Entdeckung der *CGM*- und *FGM*-Techniken geriet der Kontext Diabetes auf neuen Wegen in den Vordergrund.

---

[93] Während des Stammtischs selbst hatte ich zeitweise das Gefühl, dass ich mich in einer eigenartigen Sonderrolle bewegte und dass es kaum Raum für tiefergehendes Nachhaken gibt, was zugleich auf typisch ethnographische Rollenkonflikte verweist, da ich die Treffen als Schutzraum begriff, deren Intimität ich nicht dauerhaft stören wollte.

Ohnehin geht das Management der Krankheit seit Jahrzehnten mit einem hohen Maß an Rechnen und Kalkulieren einher, nur schien sich der Sog der Zahlen jetzt zu vergrößern. Deutlich wurde, dass mein analytisches Interesse innerhalb beider Anwendungskontexte der alltäglichen Interaktivität zwischen Person und technischem Gerät galt, so dass sich die Fragestellung der Arbeit zunehmend konkretisierte (siehe dazu 1.3). Entsprechend habe ich mich dafür entschieden, die ethnographische Aufmerksamkeit nicht auf verschiedene Professionsgruppen oder Branchen – wie Ärzt*innen, Diabetesberater*innen, Krankenkassen oder der medizinischen Industrie etc. – zu richten, sondern die menschlichen wie technisch-materiellen Akteure zu fokussieren, die die Vermessungspraktiken in differenten sozio-materiellen Konstellationen ausführen. Berichten die befragten Patient*innen beispielsweise im Kontext von Diabetes aus ihrem Alltag, werden dort immer auch regelmäßige Besuche bei Ärzt*innen, Rezepte, Laborproben, Versicherungen, wissenschaftliche Forschung oder Medizintechnik thematisiert. Zur Herausforderung des analytischen Feldzuschnitts wurde es, die Praktiken im Sinne der Praxistheorien im Vollzug sichtbar zu machen, ohne langfristig in die Privatsphäre der Personen einzudringen. Um Letzteres zu vermeiden, habe ich darauf verzichtet, meine „Zelte" auf den lebensweltlichen Hinterbühnen zu errichten, um die Praktiken in eine ethnographische Nahaufnahme zu setzen, sondern habe ethnographische Interviews geführt. Bei den ethnographischen Interviews beginnend, sollen im Folgenden meine verschiedenen empirischen Materialien vorgestellt werden. Da das Führen von Interviews ein untypisches Vorgehen im Kontext eines praxistheoretischen Analyserahmens darstellt, werde ich zunächst einen Exkurs einflechten. Er begründet sowohl theoretisch als auch methodisch inwiefern die mobile, flüchtige und verschwommene Praxis des Self-Trackings über den Weg des Gesprächs praktisch zu lokalisieren ist.

### *Exkurs: Zur Erzähl- und Beobachtbarkeit der Vermessungspraktiken*

Als „in ihrer Situiertheit vollständig öffentlich und beobachtbar" (Hirschauer 2004: 73) werden Praktiken „formal als sichtbarer Ausdruck der Bewegungen von Körpern definiert" (Hillebrandt 2014: 59). Observiert wird unter teilnehmender Beobachtung folglich zumeist der direkt beobachtbare Umgang mit Dingen und Technik (vgl. u. a. Hörning 2001). Diese von Thomas Alkemeyer und Nikolaus Buschmann (2016) als „Theaterperspektive" der Praxistheorien bezeichnete Charakteristik begründet sich in der prinzipiellen Abwesenheit des impliziten Wissens, das nur indirekt ermittelt werden kann. Entsprechend werde es erst in der körperlichen Performanz der praktischen Handhabung explizierbar, so die grundlegende Annahme.

Im Falle des Self-Trackings wird zwar das Tun „beständig sichtbar von den Teilnehmern für sich selbst vollzogen" (Breidenstein et al. 2015: 7), aber meist hinter einem Bildschirm. Und insbesondere im Kontext von *QS* ist das Vermessungsspiel ein sehr „kurzweiliges" und verborgenes Theaterstück. Sichtbar ist zum Beispiel das Fitnessarmband am Armgelenk, womit sich eine Person als der Praxis beiwohnend erkenntlich zeigt, oder das Smartphone, das in der Hand liegend den Blick vereinnahmt. Im letzten Fall ist jedoch kaum auszumachen, ob der stumme Körper nicht vielleicht auch eine SMS schreibt, Nachrichten liest oder in einem Spiel geometrische Formen nachzeichnet. Kurz gesagt: die darstellende Seite des Self-Trackings ist verschwindend klein und uneindeutig. Gewiss könnte die willige Beobachterin an der alltäglichen Lebenspraxis der Praktizierenden teilnehmen, doch wäre dies ein kontingentes Spiel, das zugleich in unwegsamen und intimen Sphären stattfände. Zwar würde dieses empirische Szenario den Umgang mit den materiellen Dokumenten in Form von beispielsweise Kurven beobachtbar machen, jedoch ist wiederum fraglich, was das analysierende Auge hier erblicken könnte, außer der Choreographie eines sich auf dem Bildschirm bewegenden Fingers oder eines darauf gerichteten Blickes. Vielleicht würde in dieser Situation angesprochen werden, dass eine Zahl unverständlich oder die Person überrascht sei, am jeweiligen Tag doch so wenige oder so viele Schritte zurückgelegt zu haben. Ebenso wäre wahrnehmbar wann, in welcher Situation – im Restaurant, der Bahn, im Bett oder am Schreibtisch – und wie lange die dokumentierten Daten studiert werden. Eventuell würden die Self-Tracking-Dokumentationen auch irgendwo in einem anderen digitalen Medium auftauchen, wenn sie beispielsweise in den sozialen Netzwerken geteilt und kommentiert werden, aber mehr auch nicht. Die Frage des theatralen Umgangs ist im hier vorliegenden Fall eher eine Frage des Bedeutsam-Werdens der Daten und dies passiert sehr wahrscheinlich irgendwo zwischen Erheben und Betrachten, so dass ich mich für die Methodik des ethnographischen Interviews entschied (siehe dazu 4.3.1).

Interviews wurden auch im Kontext von Diabetes unternommen, gleichwohl die Praxis in diesem Bezugsrahmen eine andere Öffentlichkeit zulässt. Wie bereits angedeutet, entschwinden auch hier die einstmalig theatralischen Handlungsvollzüge hinter digital-technischen Systemen. Im Laufe der Feldforschung hat sich schnell herausgestellt, dass Personen mit Typ-1-Diabetes sehr gut ihre alltäglichen Praktiken beschreiben können, da sie diese erstens beständig vollziehen und zweitens gewohnt sind, diese ihrem Umfeld zu schildern. Zudem wurde schon in den Arbeiten Mols (2002, 2008), die für die Studie eine wichtige Referenz darstellen, sichtbar, dass die alltägliche Hervorbringung von medizinischen Praktiken sehr gut erzählerisch erschlossen werden kann.

Unausbleiblich gehen die erzählerischen Rekonstruktionen des Tuns mit „Post-hoc Rationalisierungen" einher und es bleibt die „sprachliche Schauseite des Tuns" (Hirschauer 2016: 59). Dennoch halte ich Interviewgespräche für ein probates Mittel, um trotz des nur bedingt bühnengerechten Zugangs zur Praxis des Self-Trackings eine ethnographische Szenerie entwickeln zu können. Denn die geäußerte Rede hilft sowohl im Erschließen indirekter die Praktiken konstituierender Wissensschemata (vgl. Reckwitz 2008b: 196f.) als auch im benannten Nachvollziehen der praktischen Bedeutungszuweisungen seitens der Praktizierenden.

Die Erzählbarkeit der Praxis ist nicht nur empirisch, sondern auch theoretisch begründet. Wie Alkemeyer und Buschmann (2016: 117; siehe auch Alkemeyer et al. 2015: 42) kritisch anmerken, sollten die Teilnehmenden der Praxis nicht „auf bloße Vollzugsorgane, sie ‚rekrutierender' Praktiken reduziert werden, denen lediglich die Funktion zukommt, Praktiken am Laufen zu halten". Aus der meist eingenommenen „Draufsicht einer Theaterperspektive" würden Praktiken den Autoren zufolge „als strukturierte Einheiten aufgefasst", wodurch „der Beobachterblick der Kameraeinstellung der ‚Totalen'" entspreche (Alkemeyer/Buschmann 2016: 125). Die Autoren schlagen vor, ebenso eine „Teilnehmersicht" einzunehmen, in der auch reflexives Wissen hervortrete.

Dieser Vorschlag ist für die vorliegende Arbeit entscheidend, da mit seiner Hilfe gefragt werden kann, in welchen Teilpraktiken und Situationen die Self-Tracking-Dinge zu reflexiven Momenten aufrufen. Insbesondere die für Personen mit Diabetes immer relevanter werdenden digitalen Techniken – so die zentrale Annahme – rufen zu einem Wechselspiel zwischen der Inkorporierung der Zahlen und dem Einschalten von expliziter Reflexion auf. Zusammengefasst wird angestrebt im methodischen Wechselspiel nicht nur eine Theater-, sondern auch eine Teilnehmersicht einzunehmen. Anhand solcher „perspektivischen ‚Über-die-Schulter'-Einstellungen" (ebd.), die das Geschehen aus Sicht der Teilnehmenden rekonstruieren, wird zum einen „erkennbar, was an der Praxis eventuell beunruhigt, weil es sich unmittelbarem Verstehen entzieht" (ebd.), zum anderen werden die „Sichtweisen, Deutungen und das Hintergrundwissen der beobachteten Akteure" deutlich (ebd.: 127).

## 4.3.1 Ethnographische Interviews

Die *Meetups*, Schulungen und Stammtische ermöglichten mir das Kennenlernen einzelner Personen, mit denen ich mich zu ethnographischen Interviews verabreden konnte. Indem sie mir weitere Kontakte vermittelten, agierten sie teilweise als Türöffner*innen. Zudem habe ich im Kontext von *QS* die *Meetup*-Plattform als Eingangstür zur Akquise potenzieller Gesprächspartner*innen verwendet. Im Fall von Diabetes wurden darüber hinaus zwei Blogger*innen von mir angeschrieben. Insgesamt habe ich im Verlauf der Feldforschung 32 ethnographische Interviews geführt, die zwischen ca. 30 Minuten und 2 Stunden andauerten. Davon sind 27 Interviews in die ausführliche Analyse eingeflossen. Das heißt 27 Personen werden in den folgenden textlichen Ausführungen mit einem Pseudonym-Vornamen vorgestellt und erwähnt.[94]

Unter ethnographischen Interviews (vgl. u. a. Heyl 2001; Spradley 1979) lässt sich ein kommunikativer Austausch verstehen, der – aus der Fragestellung resultierend – einen expliziten Zweck verfolgt (vgl. Flick 2011: 220). Die Interviews galten nicht der Analyse einer individuellen Lebensgeschichte, vielmehr interessierten mich die Gesprächspartner*innen als Self-Tracking Praktizierende. Wie Uwe Flick (vgl. ebd.) es für die Methode vorschlägt, erfolgten ethnographische Erklärungen, so dass keine Situation des „Ausfragens" entsteht, in der sich die Hintergründe des Interviews verdunkeln.[95] Ethnographische Fragen sind vor allem „beschreibende, strukturelle Fragen", „deren Beantwortung zeigen soll, wie

---

[94] Drei Gespräche mit einem Arzt, einer Diabetesberaterin sowie einem Medizintechniker hatten einen lediglich explorativen Charakter, allerdings werde ich auch auf diese zurückkommen. Zwei weitere Interviews habe ich nicht verwendet, da sich im Gespräch herausstellte, dass die Personen kaum einen persönlichen Bezug zu Self-Tracking-Praktiken hatten.

[95] Entsprechend war es mir wichtig, eine Gesprächskonstellation auf Augenhöhe zu schaffen. Dabei half mir im Kontext von Diabetes vor allem der Besuch der Schulungen, da sich viele Gesprächspartner*innen dahingehend anerkennend zeigten. Vor dem Hintergrund Schulung war es mir möglich, die Komplexität der Krankheit zu verstehen, was vielen Interviewpartner*innen

die Informanten ihr Wissen über den Gegenstand organisieren" (ebd.: 221). Im Kontext dieser Methode wird das Gespräch zu Personen gesucht, die die Ethnographin bereits durch ihre Forschung kennt, um fragend an Vorgänge anzuschließen, die sie im Feld bereits beobachtete (vgl. Breidenstein et al. 2015: 81). Dies war im vorliegenden Fall zumeist dadurch gegeben, dass ich die meisten Interviewten bereits aus anderen Situationen kannte, auf die sich die Gespräche beziehen konnten. Außerdem habe ich einige Gesprächspartner*innen thematisch ausgewählt: Insbesondere im Kontext von Diabetes war es mir mit der Zeit wichtig, Personen anzusprechen, die differierende Messtechniken verwendeten. Wir verabredeten uns häufig in einem Café oder zum Essen, um eine entspannte Gesprächssituation zu schaffen und ich zeichnete die Gespräche in Übereinkunft mit den Interviewten auf. Gestützt waren sie von einem zuvor erstellten Leitfaden (vgl. Helfferich 2004: 158ff.), das heißt, es gab vordefinierte Themenfelder, die jedoch sehr flexibel angesprochen wurden. Im Wechselspiel mit ersten Analysephasen richtete sich der Leitfaden immer wieder neu aus. Trotz dieser Varianz begannen die Gespräche immer mit der persönlichen „Messgeschichte" und wurden von Wie-Fragen dominiert, die einen Einblick in die praktischen Erfahrungen gewährten, deskriptive Schilderungen von Abläufen generierten und auf die Situationen bezogene Erinnerungen und Gefühle weckten. Im Kontext von *QS* hatte das Zweiaugengespräch den Vorteil, dass die Schilderungen des Umgangs mit den Messungen sehr pragmatisch wurden – im Sinne eines „wenn wir mal ehrlich sind, ist es so und so".

Zudem ließ ich in die Gesprächssituationen „ero-epische" Elemente im Sinne des Kulturanthropologen Roland Girtler einfließen. Diese in der Feldforschung eingesetzte Technik verweist auf eine Gesprächsweise, bei der nicht bloß die Forscherin Fragen stellt, sondern auch die Gesprächspartner*innen (vgl. Girtler 2001: 147). Dabei berichtete ich nicht nur von meiner Arbeitsweise, sondern besprach auch erste durch den Feldkontakt erschlossene Ideen, Erlebnisse oder Beobachtungen, um Erzählanstöße und eine weitestgehend gleichrangige Gesprächsatmosphäre zu generieren. Selbstverständlich überwog die forschende Rede nicht, so dass ich zwischen den Rollen der schweigsamen Zuhörerin und der engagierten Fragerin wechselte (vgl. Honer 1993: 79). Hinsichtlich der Einblicke in die konkreten Praktiken war es möglich den Personen so zuzuhören, als seien sie

---

ein generelles Anliegen im öffentlichen Blick auf Diabetes ist. Insbesondere da Diabetes Typ 1 häufig mit Diabetes Typ 2 (siehe dazu S. 1) verwechselt wird.

ihre eigenen Ethnograph*innen: Jemand, der oder die etwas davon erzählt, wie man etwas praktisch tut (vgl. Mol 2017: 450f.). Insofern begreife ich die Gesprächspartner*innen als Expert*innen ihres vermessenen Alltags.[96]

Darüber hinaus fließen informelle Gespräche in die Analyse ein. So berichteten mir im Verlauf meiner Feldforschung viele Freunde und Bekannte davon, seit Neuestem eine Self-Tracking-Anwendung zu verwenden und schilderten mir ihre Erfahrungen. Daneben habe ich zwischen 2013 und 2017 an verschiedenen Universitäten Seminare zum Thema Self-Tracking gehalten. Zwar hatten die meisten Studierenden noch nichts von dem Label *QS* gehört, jedoch wurde in den letzten beiden Jahren deutlich, dass mindestens ein Drittel der Teilnehmenden bereits selbst ein Fitnessarmband oder eine Vermessungs-App ausprobiert hatte. So ist partiell auch der Austausch mit Studierenden in die empirischen Darstellungen eingeflossen.

## 4.3.2 Diabetes-Blogs

Eine wesentliche empirische Beobachtungseinheit stellten zudem die von Personen mit Diabetes verfassten Blogeinträge dar, die das persönliche Leben mit der Stoffwechselstörung zum Gegenstand machten. „Weblogs sind relativ regelmäßig aktualisierte Webseiten, die bestimmte Inhalte (zumeist Texte beliebiger Länge, aber auch Bilder oder andere multi-mediale Inhalte) in umgekehrt chronologischer Reihenfolge darstellen" (Schmidt 2005: 5). Jene sich auf die Zuckerkrankheit beziehenden digitalen Aufzeichnungen thematisieren zumeist persönliches Alltagsgeschehen, Erfahrungen mit Messtechnik oder Gefühle. In einen öffentlichen Austausch gebracht, wollen sie Personen mit einem ähnlichen Lebensweltfokus unterstützen, informieren oder ihnen verdeutlichen, dass ein weitgehend normales Leben mit der Krankheit möglich ist. Die meisten Tagebücher warten jedoch nicht mit medizinischen Ratschlägen auf, sondern behandeln zum Beispiel Themen wie Essen; Reaktionen des Umfelds auf den Diabetes – zum

---

[96]　„,Experte' wird man dadurch, dass man über ein Sonderwissen verfügt, das andere nicht teilen, bzw. – konstruktivistisch formuliert – dadurch, dass einem solch ein Sonderwissen von anderen zugeschrieben wird und man es selbst für sich in Anspruch nimmt" (Przyborski/Wohlrab-Sahr 2009: 131).

Beispiel im Beruf, seitens Bekannter, der Öffentlichkeit oder Familie; die Reaktion des Stoffwechsels auf situative Kontexte wie Krankheit, Sex, Urlaub, Umzüge, weibliche Zyklen, Alkohol oder Sport; Reisen mit Diabetes; Beratungsgespräche mit Ärzt*innen oder Diabetesberater*innen; Analysen der eigenen (De-)Motivation der letzten Wochen; den Ehrgeiz, gute Werte zu haben; Gefühle von Frust, Angst und Stolz; Hoffnungen auf Zukunftstechniken oder es sind schlichtweg Beschreibungen eines bestimmten Tagesablaufs. Gleichzeitig gilt die Pflege der digitalen Oberflächen den Autor*innen vielfach als Möglichkeit, sich den „Frust von der Seele zu schreiben" – wie es eine bloggende Interviewpartnerin ausdrückte – indem der ungeordnete Alltag in eine kohärente (Selbst- und Körper-)Narration überführt wird.[97] Neben den weitflächigen Einsichten in ein Leben mit einer „unsichtbaren" Krankheit waren für meine Analyse die Beschreibungen der technischen Abläufe zentral. Ebenso wie die Ausführungen zum Umgang mit den Mess-Dokumenten, zu den alltagsweltlichen Bedeutungen des Messens oder zur Umgewöhnung auf ein neues Messgerät. Die Autor*innen formulieren selbst „dichte Beschreibungen" der alltäglichen Kommunikation zwischen Alltag, Körper und Gerät im Zahlen-, Kurven- und Datenformat. Das Lesen und Analysieren der Blogs begreife ich somit als eine Form der ethnographischen Beobachtung, da die digitalen Formate die Lebenswelt der Feldteilnehmer*innen non-reaktiv beschreiben.

### 4.3.3 Die technisch-materiellen Akteure

Um die zentralen Funktionsprinzipien und den Aufbau der Anwendungen des „selbsternannten" Self-Trackings nachzuvollziehen, habe ich Apps auf meinem persönlichen Smartphone verwendet. Dabei wählte ich vor allem diejenigen Apps und Anwendungsbereiche, die in den ethnographischen Interviews mit *QS*-Anhänger*innen erwähnt wurden. Die autoethnographische Verwendung der Apps ermöglichte mir eine reflektierte Form des Mitvollzugs: An meinem eigenen Körper vollzog ich die Beobachtung einer „natürlichen" Anwendungssituation, die

---

97 Es ist eine zeit- und raumentgrenzte Möglichkeit, themenorientiert soziale Beziehungen zu pflegen, die sich auch im Offline-Dasein zu „biosozialen Gemeinschaften" vernetzen (vgl. Rabinow 1992; siehe dazu S. 67).

mir ansonsten weitestgehend unzugänglich erschien.[98] Denn für die Einnahme einer praxistheoretischen Perspektive ist es zentral, der in den Vollzug eingebundenen Materialität analytische Beachtung zu schenken (siehe 3.2.2). Da Gegenstände der materiellen Kultur in der Regel stumm sind (vgl. Breidenstein et al. 2015: 36), müssen sie beschrieben werden. Das Ethnographieren von Technik – hier über den Weg der teilnehmenden Selbstbeobachtung – kann mit Werner Rammert und Cornelius Schubert (2006: 11ff.) als „Technografie" bezeichnet werden, die die Techniken selbst wie ihren situativen Umgang im Alltagsvollzug zum Gegenstand der Analyse macht. Technographische Spuren finden sich in dieser Arbeit in der Selbstverwendung der Self-Tracking-Apps sowie in den Beschreibungen des situativen Umgangs mit ihnen im Rahmen der ethnographischen Gespräche. Darüber hinaus habe ich einige Marketingtexte von Anbieter*innen verschiedener Messtechniken in die Analysen einbezogen. Da die Gesprächspartner*innen während der Interviews zumeist ihre Messtechniken in der Tasche hatten –Smartphones, Fitnessarmbänder, diabetische Assistenzsysteme oder in Apps dokumentierte Aufzeichnungsdokumente – konnten die Erzählungen daran veranschaulicht werden. Personen mit Diabetes zeigten mir ihre am Körper sitzenden Sensoren oder maßen ihre Zuckerwerte vor meinen Augen, so dass ich die Praxisvollzüge veranschaulicht bekam.

### 4.3.4 Öffentliche Veranstaltungen

In der Darstellung der empirischen Analyse nehme ich immer wieder Bezug auf die während des explorativen Feldzugangs aufgesuchten Orte, an denen ich Beobachtungsprotokolle und Feldnotizen anfertigte. Darüber hinaus habe ich neben den *Meetups* weitere öffentliche Veranstaltungen besucht, die sich mit Diabetes beschäftigen, wie beispielsweise den *T1Day* in Berlin oder das sogenannte *Diabetes-Barcamp*, auf denen ebenso wichtiges Analysematerial zusammengetragen wurde.[99] Insbesondere das *Barcamp*, das 2017 in Frankfurt stattfand, lieferte mir

---

[98]   Zur Methodik der Autoethnographie siehe u. a. Ellis 2004; Holman Jones 2005.

[99]   Siehe zum *Diabetes-Typ-1-Tag*: https://t1day.de/M. Zugegriffen: 12.07.2018. Zum *Diabetes-Barcamp* siehe: https://www.blood-sugar-lounge.de/2017/09/bslounge-praesentiert-das-diabetes-barcamp-am-21-oktober-2017/; http://www.novonordisk.de/ueber-novo-nordisk/changing-diabetes/barcamp.html. Zugegriffen: 20.10.2018.

viele Einblicke in den Diabetesalltag. Die Veranstaltung wurde von der *Blood Sugar Lounge*, eine Online-Diabetes-Community, sowie der Insulin herstellenden Firma *Novo Nordisk* ausgerichtet. Es trafen sich bekannte Blogger*innen und Interessierte in zahlreichen vor Ort organisierten thematischen *Sessions*. Dabei wurden die einzelnen Themen zuvor unter den ca. 100 Anwesenden vorgeschlagen: Angelegenheiten wie beispielsweise „Diabetes und Angst", „Patient trifft Pharma", „Diabetes und Depression", „Herausforderungen im Alltag", „Diabetes und Ernährung" oder „Herausforderungen im Alltag" wurden in Kleingruppen diskutiert. Ich besuchte vier dieser quasi selbstorganisierten Gruppendiskussionen und meine Hand machte unentwegt Feldnotizen.

## 4.4 Vom Feld zum Text

Der Weg vom Feld zum Text ist – wie Breidenstein et al. (2015: 111) betonen – „[k]lassischerweise" die „*black box* [Hervorhebung im Original] des ethnografischen Forschungsprozesses", denn der methodischen Offenheit in der Erhebungsphase „entspricht [auch] ein offener und explorativer Umgang mit ‚Methoden' der Datenauswertung, der dem je spezifischen Forschungsprozess anzupassen" sei. Wie eine Ethnographie als Text entsteht wird folglich kaum thematisiert (vgl. dazu auch Lüders 2013: 397), was sich zum einen darin begründet, dass das zirkuläre und schlaufenartige Vorgehen im Nachhinein nur schwerlich rekonstruiert werden kann. Zum anderen ist die Phase der Auswertung und Analyse des Materials – am Schreibtisch der Ethnographin – ein zeitlich kaum abzugrenzender Prozess. Selbstverständlich gibt es zeitintensive Auswertungsphasen, doch ist der andauernde Wechsel zwischen Phasen der Materialerhebung, Überarbeitung der Fragestellung und des theoretischen Gerüsts charakteristisch für die Ethnographie (vgl. Breidenstein et al. 2015: 9). Indes versuche ich im Folgenden grundsätzlich nachvollziehbar zu machen, wie ich das Datenmaterial, das heißt die Interviewtranskripte, Feldnotizen, Bloganalysen, Werbebroschüren oder Notizen zu informellen Gesprächen theoretisch beeinflusst, analysiert und dargestellt habe.

In den Jahren 2013 bis 2016 hatte ich drei Perioden des intensiven Feldkontakts in Form von Interviews, denen mehrstufige Phasen der Interviewtranskription sowie Kodierung voraus- wie nachgingen. Hierfür wurden zunächst die verstreuten Feldnotizen, Ideenprotokolle, Interviewtranskripte, Blog-Passagen, Beobachtungsprotokolle sowie die schriftlichen Notizen zum Aufbau von Vermessungstechnik zusammengetragen. Dabei lässt sich der Vorgang des Kodierens als eine Form des thematischen Sortierens bezeichnen (vgl. ebd.: 124), bei der ich das Material zunächst sehr offen mit Anmerkungen, Kategorien, Themen, offenen Fragen, Assoziationen und Literaturverweisen versehen habe. Ein chronisches Kodieren des Materials ist signifikant für die gegenstandsbezogene Theoriebildung der Grounded Theory (u. a. Strauss/Corbin 1990) und meint hier „die Vorgehensweise [...], durch die die Daten aufgebrochen, konzeptualisiert und auf neue Art zusammengesetzt werden" (Strauss/Corbin 1990: 39; zit. n. Flick 2011: 388). Für die Grounded Theory (kurz: GT) charakteristisch ist die spezifische Vorstellung, dass der Prozess der Theorieentwicklung abduktiv aus der Analyse des konkreten Materials heraus erfolgt. Doch wie andere Autor*innen bereits anmerkten, orientiert sich das soziologische Ethnographieren eines Gegenstands von Beginn an, also bereits in der Konzipierung der Feldforschung und nicht erst in der Datenanalyse, an soziologischer Theorie (vgl. u. a. Knoblauch 2001: 138; siehe auch Breidenstein et al. 2015: 111). Im Fall dieser Arbeit lenkt allein der praxis*theoretische* Analyserahmen meine ethnographische Einstellung, so dass sich das Vorgehen augenfällig als theoretisch informiert beschreiben lässt (vgl. Willis 1997).[100] Und nicht zuletzt waren im Hintergrund der Analyse die theoretischen Verwicklungen des Self-Trackings in Foucaults spätwerklicher Begriffsapparatur gegenwärtig, ohne einen Ansatz wie die Gouvernementality Studies empirisch bestätigen oder verwerfen zu wollen. Auch bestand nicht das Motiv, eine Theorie des Self-Trackings zu schöpfen. Da die Thematik – wie deutlich gemacht wurde – bereits theoretisch gut interpretiert war, brauchte es aus meiner Sicht für ein analytisches Weiterdenken eher dichte Einblicke in die komplexe und widersprüchliche Alltagsrationalität als eine weitere Vogelperspektive, die lediglich am Rande empirischen Boden berührte.

Somit habe ich das Material nicht im Sinne der GT theoretisch codiert, sondern mich weitestgehend der thematischen Kodierung nach Flick (2011: 402ff.) bedient. Dieses Auswertungsverfahren arbeitet mit im Voraus festgelegten Gruppen – hier $QS$ und Diabetes –, wobei es „die soziale Verteilung von Perspektiven auf

---

100 Mit Paul Willis (1997) ließe sich von einer „theoretically informed ethnographic study" sprechen (vgl. Knoblauch 2001: 138).

ein Phänomen oder einen Prozess" (ebd.: 402) zu analysieren gilt. Im Gegensatz zur GT orientiere sich die vertiefende Analyse der thematischen Kodierung an einem konkreten Fall (ebd.: 403). Sie sei prinzipiell für Studien geeignet, die „theoretisch begründete Gruppenvergleiche in Bezug auf einen Gegenstand" ausführen und nur begrenzten „Spielraum hinsichtlich einer zu entwickelnden Theorie" (ebd.: 408) haben.

Wie bin ich bei der konkreten Kodierung und Analyse vorgegangen? Da ich nicht primär die Daten, sondern eben soziale Situationen und Praktiken analysierte (vgl. dazu Breidenstein et al. 2015: 111), war es in beiden Kontexten entscheidend, im Material zuerst die Teilpraktiken, Situationen des Messens, soziotechnischen „Skripte" (Akrich 2006; siehe dazu S. 86) und Umgangsweisen mit den Geräten zu identifizieren und damit die Vollzugspraktiken beschreibend rekonstruieren zu können. In der Feinanalyse emergierten aus den anfangs sehr offenen und weitgefächerten Kodierungen also thematische und analytische Schwerpunkte. Für jeden Schwerpunkt habe ich ein thematisches Memo verfasst, das die zentralen Materialstellen, deren Interpretation und die Verdichtung mit Literatur vereinigte. Aus dieser analytischen Arbeit heraus entstand einerseits sukzessive der Aufbau der empirischen Kapitel und andererseits entwickelte ich aus dem Material heraus eigene Analysefiguren wie beispielsweise „Doing Pancreas", „blutige vs. digitale Konstellation" und „numerischer Sinn", um die alltäglichen Vermessungspraktiken im Kontext von Diabetes zu beschreiben.

Die Ergebnisse dieser Vorgehensweise werden in den folgenden empirischen Kapiteln dargelegt. Dabei werden Diabetes und Quantified-Self im *fünften und sechsten Kapitel* voneinander getrennt dargestellt. Das *siebte Kapitel* verknüpft die vorherigen Ausführungen, indem ich ein spezifisches Verständnis des Begriffs „Verkörperung" vorschlage. So werden zentrale Ergebnisse der vorherigen Kapitel integriert. Zusammengenommen stellen die folgenden Kapitel das Self-Tracking in dieser Reihenfolge als veralltäglichte (5.), selbstbezogene (6.) und verkörperte Praxis (7.) dar.

# 5 Das alltägliche Doing Pancreas – Indizierte Selbst- und Körpervermessung im Kontext Diabetes

> „Als Diabetiker bleibt einem quasi nichts [anderes] übrig, als sich tagtäglich zu überlegen, was wohl die liebe Bauchspeicheldrüse tun würde, wenn sie denn noch richtig funktionieren würde. Ein Schokoriegel zwischendurch, was würde die Bauchspeicheldrüse tun? Danach ein strammer Spaziergang, was würde die Bauchspeicheldrüse tun? Think like a Pancreas."[101]

> „Wir übernehmen als Diabetiker die Funktion eines Organs! Und es ist verdammt schwierig, so zu denken wie eine Bauchspeicheldrüse! Eine Bauchspeicheldrüse ist verdammt schlau (nur die eines Typ-1-Diabetikers nicht)."[102]

Die Bauchspeicheldrüse ist „schlau", da sie das Hormon Insulin produziert, welches die Zellen dazu anregt, Glukose aus dem Blut zu transportieren und in Energie umzuwandeln. Sie ist ein zentrales Rädchen, um den Blutzuckerhaushalt des Körpers zu regulieren. Ist diese organische Selbstregulation gestört, entsteht ein medizinisches Problem: Diabetes. Als Frederick Grant Banting 1921 isolierbare Insuline entdeckte, wurde ein Leben mit der Krankheit möglich. Jedoch ermöglichten erst die Entwicklung mobiler Messgeräte und die Entdeckung kurzwirksamer Insuline in den 1980er Jahren eine Therapieform, in deren Rahmen Personen mit Diabetes – im Sinne der vorangestellten Zitate – die Funktion eines Organs „übernehmen" konnten.[103] Von nun an trugen und tragen die Einzelnen aber 24/7 die Verantwortung für etwas, das der Körper eigentlich unmerklich selbst tut. Wie in diesem Kapitel deutlich wird, werden die regulativen Vorgänge, die eine funktionierende Bauchspeicheldrüse vollzieht, in der Diabetes-Behandlung im Abgleich von Vermessungen und Insulinzufuhr nachgestellt. Um den dysfunktionalen Stoffwechsel im Zaum zu halten, bleibt den Patient*innen also

---

[101]  Siehe: https://www.blood-sugar-lounge.de/2015/02/warum-diabetes-ueber-einen-finger-piks-hinaus-geht-part-2/. Zugegriffen: 20.10.2018.

[102]  Siehe: http://diabetes-leben.com/tag/denken-wie-eine-bauchspeicheldruese. Zugegriffen: 20.10.2018.

[103]  Eine kurze Darstellung der historisch differenten Therapieformen befindet sich auf S. 9f.

© Springer Fachmedien Wiesbaden GmbH, ein Teil von Springer Nature 2019
L. Wiedemann, *Self-Tracking*, https://doi.org/10.1007/978-3-658-27158-9_5

„nichts [anderes] übrig, als sich tagtäglich zu überlegen, was wohl die liebe Bauchspeicheldrüse tun würde", eben: „Think like a pancreas", wie es im obigen Zitat aus einem Blogbeitrag heißt.[104]

Der Ausdruck „think like a pancreas" ist analytisch wertvoll, um im Rahmen dieser empirischen Arbeit die Komplexität der Diabetes-Typ-1-Therapie zu veranschaulichen. Wie eine andere Bloggerin betont, „geht" Diabetes „weit über Blutzuckermessen und Insulinspritzen hinaus."[105] Dennoch möchte ich es nicht bei dem Bild des „Denkens" belassen und statt von einem „think like a pancreas" von einem alltäglichen Doing Pancreas sprechen.[106] Dieses kontinuierliche diabetesbezogene Doing wird also im Sinne der in Kapitel 3 erläuterten Praxistheorien ins Zentrum gerückt.

Wie sich herausstellte, wird die Frage „Was würde die Bauchspeicheldrüse tun?" von Personen mit Diabetes nicht von Situation zu Situation jedes Mal neu gestellt. Ihre Beantwortung beruht normalerweise vielmehr auf einem körperlichen Können, wenngleich die therapeutischen Praktiken immer auch mit bewussten Reflexionen und Entscheidungen, das heißt mit einem „thinking" einhergehen. Dabei gehe ich wie Annemarie Mol (u. a. 2002) davon aus, dass die Krankheit erst durch situative Praktiken performativ mobilisiert, das heißt „enacted" wird. Das „enactment" der Krankheit beeinflusst ein dichtes Netz alltäglicher Vollzüge und wie es in einem weiteren Blogbeitrag heißt: „[n]ur die wenigsten können sich wohl vorstellen, was es bedeutet, 24 Stunden die Aufgabe eines Organs zu übernehmen."[107] Auch ich kann es mir nur vermittelt über die Schilderungen meiner Interviewpartner*innen vorstellen, und mithilfe des Konzepts Doing Pancreas möchte ich mein gefiltertes Verständnis in eine narrative Ordnung bringen.[108]

---

[104] *Think like a pancreas. A Practical Guide to Managing Diabetes with Insulin* heißt zugleich ein Ratgeber des Autoren Gary Scheiner (2012), der selbst mit einer Typ-1 Diagnose lebt.

[105] Siehe: http://www.mein-diabetes-blog.com/diabetes-leben-mit-einer-unsichtbaren-krankheit/. Zugegriffen: 20.10.2018.

[106] Die analytische Verwendung des Präfixes „doing" geht auf die Arbeiten der Ethnomethodologen Harold Garfinkel (vgl. 1967) und Harvey Sacks (vgl. 1984) zurück. Das Konzept wird seit den 1960er Jahren herangezogen, um komplexe soziale Phänomene in ihrer Hervorbringung zu beschreiben.

[107] Siehe: http://diabetes-leben.com/2017/03/sorry-aber-ich-bin-nicht-so-schlau-wie-eine-bauchspeicheldruese.html. Zugegriffen: 20.10.2018.

[108] Einige der hier dargestellten Forschungsergebnisse habe ich bereits in einem kürzeren Aufsatz besprochen (vgl. Wiedemann 2016b).

Das Doing Pancreas findet innerhalb sozio-materieller Konstellationen (siehe dazu S. 22) statt, in denen verschieden gelagerte menschliche und technisch-materielle Akteure miteinander verflochten sind – beispielsweise: Personen im Gesundheitswesen, Körperroutinen, ökonomische Situationen, sachliche Designs, Steuerungsdispositive, Subjektideale, Messtechnik, bio-medizinische Wissensordnungen, soziale Beziehungen, Versicherungen, Medizinrecht, alltägliche Situationen, numerische Dokumente oder Emotionen. Ziel dieses Kapitels ist es, das Konzept des alltäglichen Doing Pancreas darzustellen und die „Interaktivität" (Rammert 2016: 34; siehe dazu S. 84) der verschieden gelagerten Akteure mikroskopisch zu analysieren. Beleuchtet werden zwei Konstellationen, die ich als blutige und als digitale Konstellation bezeichne. Durch den Vergleich beider Konstellationen zeige ich, wie sich das Doing Pancreas durch den Einsatz digitaler Self-Tracking-Technologien transformiert. Im Anschluss an Mol (vgl. u. a. 2002: 6) lässt sich vermuten, dass die verschiedenen Techniken der numerischen Sichtbarmachung des Stoffwechsels zu multiplen Versionen der Realität führen. Dabei existieren multiple Versionen der Stoffwechselkontrolle nicht nur in historisch-vertikaler, sondern auch in horizontaler Hinsicht. Denn meine Interviewpartner*innen verwenden unterschiedliche Techniken im Rahmen ihres individuellen Doing Pancreas: Die einen benutzen Stechhilfen, Teststreifen und Spritzen, die anderen Sensoren, Katheter und Pumpen. Beim *Barcamp* (siehe dazu S. 119) gestand eine junge Frau, die kürzlich die Diabetes-Typ-1-Diagnose erhielt, aufgrund der „tausend Möglichkeiten" an Techniken, welche sich für die Stoffwechselkontrolle zusammenstellen lassen, irritiert zu sein. Mein empirisches Sampling spiegelt ihre Beobachtung, denn die 14 Interviewpartner*innen aus dem Kontextbereich Diabetes verwenden verschiedenste Messinstrumente. Entweder haben sie in den letzten Monaten damit begonnen, digitale Techniken hinzuzuziehen oder messen blutig. Tabelle 1 gibt einen Überblick über die Zusammenstellungen der Instrumente.

| Name | Alter | Typ-1-Diag-nose | Messinstrumente |
|---|---|---|---|
| David | 38 Jahre | im Alter von 8 Jahren | Pumpe und Blutzuckermessgerät |
| Marianna | 54 Jahre | im Alter von 12 Jahren | Pen und Blutzuckermessgerät |
| Linda | 38 Jahre | im Alter von 8 Jahren | Pumpe, *Libre* und Blutzuckermessgerät (selten) |
| Eva | 25 Jahre | im Alter von 22 Jahren | Pen und Blutzuckermessgerät |
| Max | 36 Jahre | im Alter von 7 Jahren | Pumpe, *CGM* und Blutzuckermessgerät |
| Ada | 27 Jahre | im Alter von 23 Jahren | Pen, *Libre* und Blutzuckermessgerät (selten) |
| Katja | 33 Jahre | im Alter von 10 Jahren | Pumpe und Blutzuckermessgerät |
| Susann | 35 Jahre | im Alter von 10 Jahren | Pumpe, *CGM* und Blutzuckermessgerät |
| Sven | 37 Jahre | im Alter von 34 Jahren | Pen und Blutzuckermessgerät |
| Ludwig | 50 Jahre | im Alter von 9 Jahren | Pumpe, *Libre* und Blutzuckermessgerät (selten) |
| Annabel | 31 Jahre | im Alter von 12 Jahren | Pumpe, *Libre* und Blutzuckermessgerät (selten) |
| Erik | 28 Jahre | im Alter von 20 Jahren | Pen, *Libre* und Blutzuckermessgerät (selten) |
| Simon | 49 Jahre | im Alter von 10 Jahren | Pen und Blutzuckermessgerät |
| Tina | 45 Jahre | im Alter von 40 Jahren | Pen, *Libre* und Blutzuckermessgerät (selten) |

*Tabelle 1: Übersicht Interviewpartner*innen und verwendete Messinstrumente*

Die Tabelle bildet die Antworten auf jene Fragen ab, die eine Person beim *Barcamp* scherzhaft als „die Standardfragen unter Diabetikern" charakterisierte: „Seit wann hast du Diabetes? Wie alt warst du da? Was hast du für Instrumente?" Im Rahmen dieses Kapitels ist entscheidend, dass die Diabetes-Instrumente different zusammengefügt werden. Zwar ist das traditionelle Blutzuckermessgerät weiterhin ein Standard in der gegenwärtigen Diabetes-Therapie und taucht in jeder Tabellen-Zeile auf, doch wird es von neuen digitalen Akteuren wie dem *CGM* oder dem *Libre* verdrängt, so dass die blutige Messung bei acht meiner Interviewpartner*innen nur noch selten Anwendung findet. Auch diese Personen kennen es, sich in den Finger zu piksen, doch messen sie ihre Glukosewerte mittlerweile vor allem vermittelt durch Sensoren.

Die Gesamtheit des Doing Pancreas ist durch *vier Praxiselemente* gekennzeichnet: die Sorge, den numerischen Sinn, das Regulieren und die Auseinandersetzung mit dem Zahlen-, Kurven- und Datenkörper. Unter dem Ausdruck „Praxiselemente" verstehe ich ineinander verflochtene Etappen eines Vollzugs, die zusammengezogen eine spezifische und symbolisch erkennbare Praxis ergeben. Dabei stellt die Chronologie meiner bei der Sorge beginnenden Darstellung *keine empirische Praxisabfolge dar*, da die einzelnen Praxiselemente stets ineinanderfließen und in Relation zueinanderstehen. Zuerst wird die blutige Konstellation anhand der vier Praxiselemente analysiert (5.1), um anschließend zu fragen, inwiefern sich das „enactment" der Krankheit durch das Einmischen der digitalen Self-Tracking-Geräte umorganisiert (5.2). Am Ende des Kapitels fokussiere ich die Unberechenbarkeit des Doing Pancreas (siehe dazu 3.3). Denn obwohl Personen mit Diabetes in einem kalkulativen Modus leben, müssen sie akzeptieren, dass sich Körper und Alltag bisweilen unberechenbar zeigen (5.3). In der Darstellung der beiden Konstellationen beginne ich mit einer Beschreibung der jeweils notwendigen technisch-methodischen Vollzugsschritte zur Stoffwechselkontrolle, denn die beiden Konstellationen binden den Körper je verschieden ein. Danach benenne ich einige in die blutige und digitale Konstellation inskribierte soziotechnische „Skripte" (Akrich 2006; siehe dazu S. 86).

## 5.1 Die blutige Konstellation des Doing Pancreas

Im Rahmen der jetzt im Vordergrund stehenden blutigen Variante erläutere ich unter dem Stichwort „Skripte", die in die sozio-materielle Konstellation eingeschriebenen technisch-praktischen Intentionen, medizinische Verhaltensaufforderungen („Tun Sie dies, tun Sie das!") und medizinische Leitbilder vorbildlicher Patient*innen. Sowohl die notwendigen technisch-methodischen Vollzugsschritte als auch die soziotechnischen Skripte sind Teil des Doing Pancreas. Allerdings können die Skripte auf der Ebene der Praxis eine Umdeutung erfahren, da sie vielmehr die symbolische Soll-Nutzung einer Technik charakterisieren und nicht die konkrete alltagspraktische Verwendung. Im Anschluss stehen die vier benannten *Praxiselemente* im Vordergrund (5.1.2 – 5.1.5).

### 5.1.1 Technisch-methodische Vollzugsschritte und soziotechnische Skripte

*Die technisch-methodischen Vollzugsschritte der blutigen Konstellation*

Die 25-jährige Eva treffe ich in einem Café.[109] Sie lebt seit drei Jahren mit der Diagnose Diabetes und misst – ihren eigenen Worten gemäß – noch im „Standardmodell", das heißt mit einem Insulinpen und einem transportablen Blutzuckermessgerät. Bevor wir einen Cappuccino trinken, ermittelt Eva schnell noch ihren Blutzucker. Dazu pikst sie sich mit einer Stechhilfe seitlich in den Finger, presst einen Blutstropfen aus der Fingerbeere und schmiert diesen auf einen kleinen Messstreifen. Der mittlerweile blutige Teststreifen, den Eva in einer kleinen Dose aufbewahrte, wird in einen kleinen Spalt am unteren Ende des elektronischen Messgeräts eingeführt (siehe Abbildung 1).

---

[109] Ich werde jeweils in der ersten Erwähnung der Interviewpartner*innen eine Altersangabe machen. Ebenso an Stellen, an denen ich die Angabe des Alters für analytisch wertvoll halte.

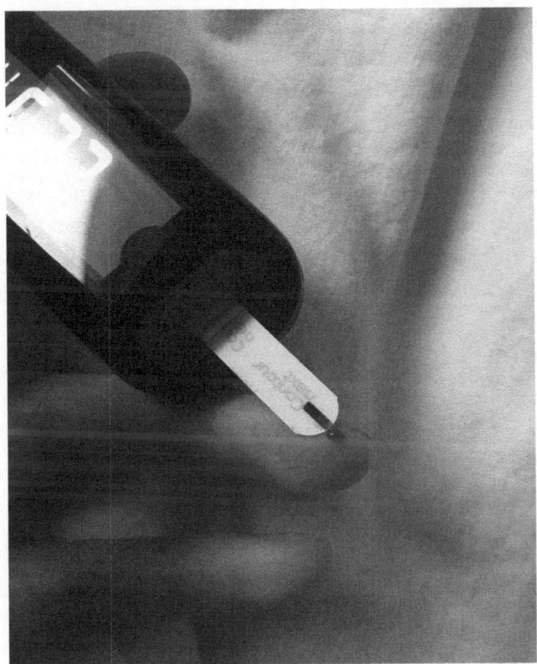

**Abbildung 1:** *Blutige Messung*

Den Blutzuckerwert erwartet Eva auf dem Display ihres Messgeräts. Schon bevor ihr Blick die konkrete Zahl erfasst, holt sie ihren Insulinpen hervor. Dieses Injektionswerkzeug hat die Form eines Kugelschreibers. Im Inneren befindet sich eine auswechselbare Ampulle, welche Insulin speichert. Die je nach Bedarf zu spritzende Dosis wird über ein kleines Rad am Kopf des Geräts reguliert und gängig als „Einheit" bezeichnet. Nun betrachtet Eva kurz den Wert und ergreift den Pen. Ich bin mir unsicher, ob ich für die Zeit des Spritzens Stille wahren sollte. Jedoch signalisiert sie mir, dass wir ruhig weiterreden können und binnen Sekunden ist der Pullover beinah unsichtbar angehoben und die Spritze gesetzt. Evas gerade gemessener Blutzucker war ihrer Aussage nach in Ordnung und die errechnete Einheit bereitet nun ihren Stoffwechsel darauf vor, dass gleich ein milchiger Kaffee mit Zucker folgen wird. Vor der Injektion hatte Eva kurz auf das Tütchen mit Zucker geschaut. So dass ich nachfrage, wie sie die zu spritzenden Einheiten errechnete. Daraufhin nimmt sie das inzwischen leere Tütchen erneut in die Hand und sagt: „Das sind 3,6 Gramm, das würde ich jetzt auf 1 KE schätzen." Der Messvorgang ist abgeschlossen und wir konsultieren ihren Blutzucker für die restliche Zeit des Gesprächs nur noch in abstrakter Weise.

In der geschilderten Szene sind vier zentrale technisch-materielle Akteure anzutreffen: eine Stechhilfe, ein Teststreifen, ein transportables Messgerät und ein Insulinpen. Ist der Insulinpen das entscheidende Injektionswerkzeug, bedeutet essen nicht nur „jedes Mal messen", sondern auch „jedes Mal spritzen", wie Susann in einem anderen Interview betont. Susann (35 Jahre alt) hat schon seit Kindheitsjahren Diabetes. Da sie nach eigener Aussage gern zwischendurch esse, habe sie sich 2001 für eine Pumpentherapie entschieden. Mit dieser Technik muss nicht jedes Mal gespritzt werden, denn die Insulinzufuhr wird über einen am Körper sitzenden Katheter, einen kleinen Schlauch, eine winzige Injektionsnadel und ein externes Steuerungsgerät reguliert. Das medizinische Gerät lässt sich dauerhaft am Körper tragen, außer beim Duschen und wenn der Katheter in gewissen zeitlichen Abständen ausgewechselt werden muss.[110]

### Die soziotechnischen Skripte der blutigen Konstellation

*Technisch-praktische Intentionen:* Aufgrund der Entwicklung transportabler Messgeräte in den 1980er Jahren wurde die Frage „Was würde die Bauchspeicheldrüse tun?" zu einer alltäglich herausfordernden Angelegenheit. Ziel der Entwicklung transportabler Messgeräte war und ist die Entgrenzung der Blutzuckerkontrolle, denn durch die Verwendung der Geräte muss die Person nicht jedes Mal ein Wartezimmer oder Krankenhaus aufsuchen, sobald Unwohlsein auftritt. Es lässt sich zuhause selbstständig überprüfen, ob die Beschwerden im Zusammenhang mit dem Blutzucker stehen. Zu Beginn waren die transportablen Messgeräte in ihrer Mobilität noch stark begrenzt. Die „ältere" Generation meiner Interviewpartner*innen berichtet von sehr massiven und unhandlichen Geräten. Im Laufe der Jahre wurden die Blutzuckermessgeräte sukzessive miniaturisiert und in ihrer Anwendung bequemer, so dass die private Selbstkontrolle potenziell überall mit hingetragen werden konnte. Die therapeutische Intention der Blutzuckerselbstkontrolle ist demnach die Mobil-Machung des Krankheits-Managements.

---

[110]  Die ersten Pumpen-Modelle sind in Deutschland seit Mitte der 1980er Jahre auf dem Markt (vgl. http://diabetesmuseum.de/insulinpumpe; Zugegriffen: 20.10.2018).

*Medizinische Verhaltensaufforderungen:* Die klassische Messung im Blut mittels Teststreifen sollte durchschnittlich – so lernte ich es in der Diabetesschulung (siehe dazu S. 107ff.) – vier bis sechs Mal am Tag ausgeführt werden. Standardsituationen des Messens sind vor dem Essen, dem Sport, dem Autofahren, dem Schlafen oder bei leiblichem Unwohlsein. Aber auch nach dem Essen gilt es, den Blutzucker zu „korrigieren", das heißt, den Blutzuckeranstieg nach dem Essen zu überprüfen. Ist der aktuelle Blutzucker zu stark ausgeschlagen, sollte erneut Insulin gespritzt werden – ist er zu stark gefallen, müssen zuckerhaltige Lebensmittel konsumiert werden. Bei der Verwendung bestimmter kurzwirksamer Insuline wird den Patient*innen geraten, einen sogenannten „Spritz-Ess-Abstand" einzuhalten, denn die Produkte haben variierende Wirkzeiten. Das heißt, nach der individuell errechneten Insulininjektion gilt es mit dem Essen noch zu warten, da der Wirkeintritt bestimmter Präparate verzögert ist. In der Diabetesschulung lernte ich, dass diese therapeutischen Zeiteinheiten während der idealtypisch in dreimonatigen Abständen anstehenden Kontrolltermine mit dem medizinischen Fachpersonal abgesprochen werden. Weitere medizinische Skripte des Ablaufs einer Blutzuckerselbstmessung sind: vor dem Essen Hände waschen, da beispielsweise Fruchtsäfte oder Handcreme die Werte verfälschen können; nicht durch die Kleidung spritzen, da man nicht sieht, wohin man sticht und die Nadel verbiegen kann; den aktuellen Wert, die gegessene Mahlzeit und die injizierte Insulindosis nach dem Messen in ein Tagebuch eintragen. Ebenso wurde mir beigebracht, dass die Langzeitstabilität des Blutzuckers ein übergeordnetes Ziel der Selbstmessung ist. Sie wird anhand des sogenannten *Hb1Ac*, ein medizinischer Laborwert, alle drei Monate kontrolliert.

*Leitbilder vorbildlicher Patient*innen:* „Diabetes heißt, sich tagtäglich kümmern", merkte die Diabetesberaterin während einer Schulungssitzung an. Insbesondere das Wort „Verantwortung" fand in ihren Sätzen abermalig Verwendung, um die therapeutischen Verpflichtungen abstrakt vorbildlicher Personen zu kennzeichnen. Mit dem Aufkommen der transportablen Messgeräte sowie der Basis-Bolus-Therapie (siehe dazu S. 135) bildet die Direktive der Eigenverantwortlichkeit die Klammer zwischen dem Subjekt und dem medizinischen Rat. Schon Mol (u. a. 2000, 2008, 2009) analysierte die Konstellation der blutigen Messung und machte deutlich, dass die Patient*innen durch die Selbstkontrolle zwar an Unabhängigkeit gewönnen, doch auch ein gewisses Maß an Selbstdisziplinierung aufbringen müssten. Die Personen müssen ihre eigenen „Labortechniker*in[nen]" werden und alle notwendigen bio-medizinischen und kalkulativen Kenntnisse erwerben (vgl. Mol 2000: 18), um sich dem Ideal des „präventiven Selbst" (Niewöhner 2007; siehe dazu S. 59) nähern zu können.

Doch was bedeuten die Vollzugsschritte und in die Konstellation eingeschriebenen Skripte auf dem Schauplatz alltäglicher Szenarien? Anhand der vier Praxiselemente gehe ich dieser Frage nach. Dabei wird deutlich, dass die Möglichkeit zur Blutzuckerselbstmessung nicht nur Flexibilisierungen, sondern auch neue praktische Herausforderungen mit sich bringt: sei es Unterzuckerungen zu vermeiden, den Blutzucker zu stabilisieren oder einen Ort zum Messen zu finden.

### 5.1.2 Die Sorge

Eine chronische Krankheit wie Diabetes birgt stets die Gefahr schleichend auftretender Spätfolgen, so dass eine präventive Sorge um die Gesundheit unabwendbar scheint. In den Interviews hörte ich oft, dass die Angst vor Folgeerkrankungen vielfach im Kopf mitschwingt und zeitweise explizit verdrängt werden muss.[111] Sorge ist auch Teil der alltäglichen Messungen, denn der sich dem Messergebnis zuwendende Blick impliziert gleichzeitig auch die Befürchtung zu hoher oder zu niedriger Blutzuckerwerte. Ich möchte jedoch darüber hinaus aufzeigen, dass sich eine „Logik der Sorge" (Mol 2008) auf weiteren Ebenen entdecken lässt. Die Sorge ist nicht „bloß" ein präsentes Gefühl, sondern in den Praktiken selbst situiert und wird innerhalb dieser erst explizit (re-)mobilisiert, im Dialog mit der Technik ausgehandelt und im Kontext des ärztlichen Blicks von biomedizinischen Kategorien kontrolliert.

### *Die Sorge (re-)mobilisieren*

Die Sorge mobilisiert die jeweilige Person zum alltäglichen Messvorgehen, denn der Diabetes äußert sich nicht durch Schmerzen. Sie ist in gewisser Weise das verbindende Glied zwischen Person und Messgerät. Allerdings muss – vor allem

---

[111]  Folgeerkrankungen, respektive Spätfolgen sind beispielsweise Gefäßerkrankungen, Nervenstörungen oder Sehschädigungen.

nach einer Neudiagnose – die Sorge selbst erst mobilisiert bzw. hergestellt werden. Laut Eva, die ihre Diagnose vor drei Jahren bekam, war das Messen anfänglich „sehr lästig und anstrengend", „ehrlicherweise" habe sie es sogar „wirklich auch vergessen", weil sie „völlig zurück in die alten Gewohnheiten" gefallen sei. Schließlich war es in 22 ihrer Lebensjahre nicht erforderlich, auf die medizinische Größe des Blutzuckers zu achten. Eva sagt: „Erst nach der stationären Diabetesschulung habe ich gemerkt, dass da noch was ist." Die erteilten Verhaltensskripte, Broschüren und Ratschläge haben ihr geholfen, die „Akzeptanz für den Diabetes zu finden". Die expliziten Wissensvermittlungen im Rahmen der Schulung ließen die Stoffwechselstörung für Eva zu etwas werden, das real mobilisiert werden kann. Denn Ziel der Teilnahme ist es, dazu anzuregen, regelmäßige Abläufe neu zu programmieren und die diabetesrelevante Sorge in den Alltag zu transportieren. Entsprechend werden die eigenverantwortlich zu übernehmenden praktischen Vollzugsschritte gemeinsam *geübt*.

Der von Eva gewählte Ausdruck „dass da noch was ist" verweist zugleich auf das „Schweigen" der Krankheit, das wiederum die Notwendigkeit der ausdrücklichen Mobilisierung der Sorge bedingt. Häufig wird die Stoffwechselstörung zufällig entdeckt oder ein diffuses leibliches Unwohlsein macht auf eine körperliche Krise aufmerksam. Entsprechend sagt die 45-jährige Tina, dass ihre Diagnose vor fünf Jahren „total zufällig" war. Sie hatte „nicht mal irgendwelche Symptome" und im Zuge einer Blutspende bekam sie ein Schreiben, in welchem es hieß: „Ihr Blutzucker ist zu hoch." Danach wollte sie sich vergeblich vom Arzt „bestätigen lassen, dass es eine Fehlmeldung war", denn sie hatte ja keine Symptome. Auch die 25-jährige Ada erhielt erst im Alter von 21 Jahren die Diagnose Diabetes Typ 1. Zwar ging es ihr, ihrem eigenen Wortlaut gemäß, „super scheiße", jedoch wusste sie nicht, warum, und erst als es „immer schlimmer" wurde, riet ihr eine Frauenärztin, sich auf Diabetes „checken [zu] lassen". Auch Tina und Ada mussten in den Wochen nach der Diagnose erst einmal lernen, sich alltäglich um ihren Blutzucker zu sorgen. Dabei unterstützte sie das Messgerät in dem Sinne, dass es den – medizinisch betrachtet – zu hohen Blutzucker, trotz eines etwaigen Nicht-Spürens, bestätigte.[112]

Ada zieht im Gespräch häufig eine klare biographische Grenze zwischen dem Leben mit und dem Leben ohne Diabetes. Viele andere Interviewpartner*innen

---

[112] Das Verhältnis von Messungen und leiblichem Spüren werde ich ausführlicher im Unterkapitel 7.2.2 diskutieren.

entsinnen sich kaum an einen Alltag ohne die Stoffwechselstörung. Sie sind es, wie der 36-jährige Max betont, „einfach nicht anders gewohnt", denn die Diagnose Diabetes Typ 1 wird häufig in den Kindheitstagen gestellt. Das Skript der eigenverantwortlichen Sorge ist für sie bereits körperlich verankert und Teil ihrer Alltage. Dennoch berichten einige Interviewte mit Langzeitdiagnose auch von Lebensphasen, in denen sie über einen längeren Zeitabschnitt hinweg einfach nicht gemessen haben. Beispielsweise lebt die mittlerweile 33-jährige Katja seit 23 Jahren mit der Diagnose und habe sich in ihrer Jugend mit „Händen und Füßen mehrere Jahre lang" dagegen gewehrt. Nachdem sie vor drei Jahren aufgrund einer sogenannten „Ketoatzidose" – eines absoluten Insulinmangels– ins Koma fiel, re-mobilisierte sie sukzessive ihre Sorge und besuchte unter anderem eine Schulung. Wie sehr, wie oft oder wie intensiv sich die Einzelnen sorgen, ist individuell und soll hier keineswegs bewertet werden. Vielmehr möchte ich verdeutlichen, dass das Skript der eigenverantwortlichen Selbstsorge häufig immer wieder aktualisiert wird. Die Sorge repräsentiert sich im Alltag als etwas Prozessuales und Bewegliches. Sie ist nicht ohne weiteres vorhanden, sondern muss häufig wellenartig re-mobilisiert werden.


### Die Sorge aushandeln


Ich möchte weiterhin darstellen, dass die Sorge etwas ist, das im Dialog mit Materialität und Technik zirkulierend ausgehandelt wird (vgl. dazu auch Mol 2008; Puig de la Bellacasa 2017). Gemeinhin wird das Sich-Sorgen ausschließlich Subjekten zugesprochen, jedoch zeigt der praxistheoretische Analyserahmen, dass die Ebene der Materialität im Prozess der Sorge ebenso eine tragende Rolle spielt.

In den meisten Gesprächen mit denjenigen, die seit der Kindheit ihren Blutzucker messen, gab es automatisch retrospektive Ausflüge in die Geschichte der Diabetestherapie. Ludwig (50 Jahre alt) erinnert sich an die Teststreifen zur Harnzuckerbestimmung und die 57-jährige Marianna entsinnt sich im Gespräch an Einmalspritzen und Metall- oder Glaskanülen, die man noch jeden Tag auskochen musste. Derartige Rückblenden scheinen wichtig, um mir die mit der therapeutischen und technischen Entwicklung einhergehenden Entlastungen nachvollziehbar zu machen. Dabei wurde besonders häufig der Wechsel auf die Basis-Bolus-Therapie benannt. Zuvor war die Ernährung von „strengen Mess-Ess-Zeiten" geprägt, wie sich Max erinnert. Und Marianna erzählt vom Arzt mit „gehobenem Zeigefinger", der sie „tadelte", wenn sie als Kind auch nur ein Bonbon aß. Auch Katja entsinnt sich an ihren Kindergeburstag, an dem sie kein Eis essen durfte. Obwohl Sven (37 Jahre alt) aufgrund seiner späteren Diagnose aus seinem eigenen Alltag nur die handliche Variante der Messgeräte kennt, ist ihm – im Spiegel der Vergangenheit – bewusst, dass sein flexibler Lebensrhythmus im Dialog mit der Technik ausgehandelt wird:

> „Ich kann reisen, ich kann in ungewohnte Situationen kommen. Und wenn man das [transportable Messgerät] halt nicht hat, sondern nur alle paar Wochen mal misst, dann muss man halt sehen, dass ein Tag wie der andere aussieht."

Seit der Durchsetzung der Entwicklung der Basis-Bolus-Therapie müssen sich Patient*innen zwar nicht mehr hinsichtlich der Kohlenhydratmenge sorgen oder strenge Esszeiten einhalten – allerdings bedingt diese Therapieform die Faustregel: Essen bedeutet Messen. Die Nahrung wird numerisch in Kohlenhydrat- oder Broteinheiten (KE und BE) aufgeschlüsselt und jede Person hat einen bestimmten BE-Faktor, das heißt einen individuellen Umrechnungsfaktor.[113] Der Faktor dient der Berechnung des notwendigen *Bolus*, das heißt des kurzwirkenden und in Abhängigkeit von den Mahlzeiten zu spritzenden Insulins. *Basisinsulin* hingegen ist ein langwirkendes, mahlzeitenunabhängiges Insulin, das den alltäglichen Grundbedarf abdeckt. Mit dieser Therapieform geht eine spezifische alltägliche und somatische Sorge einher: die Unterzuckerung. Denn es besteht beharrlich die Gefahr, sich bezüglich der Insulin-Substitution zu verkalkulieren, das heißt, entweder zu viel Insulin zu injizieren oder die ebenso Zucker abbauende körperliche Bewegung nicht einzuberechnen. Der sodann sinkende Blutzucker kann ab einer gewissen Tiefe zu Ohnmacht führen.

Aus meinen Interviews geht hervor, dass die potenzielle Bewusstlosigkeit als neuralgischer Punkt in viele Alltagssituationen hineingedacht wird, vor allem im Kontext von ungewohnten und unkalkulierbaren Situationen in Urlauben oder während des Autofahrens. Aber auch die unbemerkte nächtliche Unterzuckerung ist ein immenser Faktor der Sorge. Jedoch muss in der Praxis wiederum ein Maß für die „notwendige" Sorge vor Unterzuckerungen gefunden werden. Sowohl Ada als auch Sven sind gleich nach ihren Diagnosen in den Urlaub gefahren. Insbesondere Sven vermittelt mir den Eindruck, dass er die Reise brauchte, um ein notwendiges Maß der Sorge auszutesten und situativ auszuhandeln.

---

[113] Im Weiteren wird sowohl von BE als auch von KE gesprochen, da meine Interviewpartner*innen beide Konzepte verwenden. Im Sprechen über Diabetes werden beide Ausdrücke gängig verwendet und sind austauschbar.

### *Die eigenverantwortliche Sorge kontrollieren*

Das alltägliche Doing Pancreas geht mit einem enormen Maß an eigenverantwortlicher „Sorge um sich" (Foucault 1991 [1986]) einher und wird zugleich von dieser getragen. Meine Interviewpartner*innen zeigten einen Habitus der Selbstverständlichkeit hinsichtlich des in die blutige Konstellation eingelassenen Skripts der Eigenverantwortlichkeit. Nicht nur die Diabetesberaterin jonglierte in ihren Sätzen häufig mit dem Wort „Verantwortung", auch in den ethnographischen Gesprächen und den von mir analysierten Blogbeiträgen wird betont, dass man als Person mit Diabetes offensichtlich viel Eigenverantwortung übernehmen müsse. Der 36-jährige Max macht die zeitgenössische Tugend der Eigenverantwortung sogar für seine Persönlichkeit produktiv und führt dies auf den Diabetes zurück, indem er resümiert: „Ich musste früh für mich selbst verantwortlich sein." Bereits als Kind habe er gelernt, eigenständig für die somatische Größe des Blutzuckers sensibilisiert zu sein. Mit dem Terminus Eigenverantwortung verbinden die meisten aber auch einen Spielraum alltäglicher Autonomie. Entsprechend liest sich die zitierte Aussage von Ada: „Du willst ja auch nicht ständig irgendwie im Wartezimmer sitzen, und deshalb musst du halt versuchen, so gut wie möglich alleine damit klarzukommen." Das Alleine-damit-Klarkommen ist gestützt von den numerischen Techniken der Blutzuckerkontrolle: Sie mobilisieren, überprüfen, unterstützen das Maß an Eigenverantwortung und „handeln" es mit aus.

Doch agieren die eigenverantwortlich ermittelten Messwerte häufig auch als Schaltstelle des Gewissens hinsichtlich der individuellen Selbstsorge-Aktivitäten. Erstrecken sich „schlechte" Werte über längere Zeiträume hinweg, führt dies häufig zu einer persönlichen Fehlersuche. Dennoch ist der „erhobene Zeigefinger des Arztes", den Marianna mit ihrer Kindheit verbindet, nicht ausschließlich in die individuelle Überwachung des alltäglichen Blutzuckers vorgerückt. Ein wichtiges medizinisches Kriterium, das die Selbstkontrolle kontrolliert, ist der *Hb1Ac* – der klinisch betrachtet einen Risikofaktor für Spätfolgen darstellt und die Langzeitstabilität des Blutzuckers indiziert. Der Wert wird alle drei Monate in der Schwerpunktpraxis überprüft, indem eine Blutprobe ins Labor geschickt wird.

In den Gesprächen hatte ich den Eindruck, dass der *Hb1Ac* eine moralische Gewissenskategorie ist – ein „Trust in numbers" (Porter 1995) scheint insbesondere für diesen Wert zu gelten. Ich konnte die gravierende Bedeutung der Zahl regelrecht in Evas Gesicht ablesen, als ich sie zum Gespräch traf. Sie hielt einen Brief in der Hand und erklärte mir sofort, dass sie diesen am Morgen bei ihrem

Diabetologen abgeholt habe. Der Inhalt – ihr *Hb1Ac* Wert – wurde mit den Worten „das nervt" quittiert, da eine Verschlechterung von 6,8 auf 8,4 vorlag. Dieser Effekt, dass numerische Klassifikationen die Macht haben, das Wohlsein der Klassifizierten zu beeinflussen, lässt sich mit Ian Hacking als „looping effect" bezeichnen (vgl. 2006: 23).

Der *Hb1Ac* ist eine „protonormalistische" (Link 1997; siehe dazu S. 65) medizinische Größe, bei der der Korridor der „Normalität" eng verläuft: Die *Deutsche Gesellschaft für Diabetes* empfiehlt einen numerischen „Zielkorridor" von unter 7,5.[114] Eva spricht davon, dass sie ehrgeizige Therapieziele habe und nun von ihrem Langzeitwert enttäuscht sei. Sie vermittelt den Eindruck, als seien ihre Selbstsorge-Aktivitäten der letzten drei Monate von der nun auf Papier zu lesenden Zahl kontrolliert, bewertet und negativ beschieden worden. In einigen Blogbeiträgen wird der *Hb1Ac* sogar mit Skalen wie Schulnoten verglichen. Der Wert repräsentiert sich demnach als *biomoralische Beobachtungskategorie* und kann das alltägliche Doing Pancreas in eine komplexe Gewissenspraxis verwandeln. In einem Blogartikel spricht eine Autorin von „einem schlechten Gefühl, gar etwas Angst, zum Arzt" zu gehen. Das erläuternde „Warum?" verweist auf „weniger schöne Erlebnisse" in der Vergangenheit, wenn der Arzt auf den dreimonatigen Laborwert mit Sätzen wie: „„Was haben Sie denn da für einen HbA1c-Wert fabriziert? Wie haben Sie denn das geschafft?"", reagierte.[115] Die im Labor stattgefundene Übersetzung[116] des Körpergeschehens in eine quantitative Kategorie wird demnach in der Beurteilung und Kommunikation wieder ins Qualitative rückübersetzt (vgl. Amelang 2014: 145). Folglich ist die eigenverantwortliche Sorge ebenso eine Bezugsgröße, die numerisch überwacht und kontrolliert wird.

### 5.1.3 Der numerische Sinn

Für den alltäglichen Vollzug der Frage „Was würde die Bauchspeicheldrüse tun?" ist ein komplexes, numerisches und multifaktorielles Tun zentral. Die dysfunkti-

---

[114] Vgl. https://www.diabetes-ratgeber.net/Laborwerte/Laborwerte-HbA1c-107049.html. Zugegriffen: 20.10.2018.

[115] Siehe: http://diabetes-leben.com/2017/03/sorry-aber-ich-bin-nicht-so-schlau-wie-eine-bauchspeicheldruese.html. Zugegriffen: 20.10.2018.

[116] Zum Übersetzungsbegriff der Akteur-Netzwerk-Theorie siehe S. 79.

onale Insulinproduktion der Bauchspeicheldrüse muss durch numerische Schlüssel wie Kohlenhydrateinheiten und Korrekturfaktoren möglichst genau ersetzt werden. Diabetes ist, wie eine Bloggerin formuliert, in einem gewissen Maß „Alltagsmathematik".[117] In diesem Abschnitt werde ich aufzeigen, dass die numerischen Kontrollmechanismen körperlich verankert werden müssen, um alltagstauglich zu sein. Es braucht ein „feeling for the game" (Schatzki 2002: 78), welches ich hier als numerischen Sinn bezeichne. Mit diesem Begriff verweise ich wiederum auf Bourdieus Verständnis von einem „praktischen Sinn", das er im Rahmen seiner Habitustheorie entwarf (Bourdieu 1987; siehe dazu S. 80f.). Der numerische Sinn ist ein „praktischer Sinn", der auf dem Umgang mit Zahlen beruht und der Tatsache Ausdruck verleiht, dass der fleischliche Körper zum „Vektor der Erkenntnis" (Wacquant 2003: 270) werden kann. Im Kontext des Doing Pancreas stellt der numerische Sinn eine entscheidende Kompetenz dar, die ich im Folgenden als Wissensform diskutiere und am Beispiel des Essens veranschauliche. Zudem möchte ich fragen, in welchen Situationen der numerische Sinn hinterfragt und zu einem numerischen Denken wird.

### Der numerische Sinn als Wissensform

Im Gespräch unterstreicht Eva, dass es „anfangs" schwer war, „irgendwie reinzukommen" und den „Blutzucker zu verstehen", obwohl sie als ausgebildete Krankenschwester einen „theoretischen Hintergrund" habe. Selbst zu messen und selbst mit den eigenen Blutzuckerwerten „klarzukommen", so Eva, sei eben etwas „ganz anderes". Bisher hatte sie zwar *extra*somatisches Wissen hinsichtlich der Blutzuckerkontrolle, aber der schmerzende Stich in den eigenen Finger ist eben nicht das Gleiche. Der vorhandene „theoretisch[e] Hintergrund" formte sich durch ein beständiges re-enactment am eigenen Körper in ein „körperliches Können" (Hirschauer 2008: 977) um. Eva prozessierte eine praktische Wissensaneignung im Dialog mit den Messinstrumenten, was zu einem numerischen Sinn führte.

Der numerische Sinn ist für ein alltagstaugliches Doing Pancreas zwingend erforderlich. Entsprechend kommentiert die Diabetesberaterin in einer Schulungs-

---

[117]  Siehe: https://suesshappyfit.wordpress.com/2014/12/17/der-nobelpreis-fur-alltagsmathematik-geht-an-einen-diabetiker/. Zugegriffen: 20.10.2018.

sitzung: „Man will ja nicht den ganzen Tag mit einem Taschenrechner rumrennen. Man muss die Sachen verinnerlichen." Doch ist der Weg vom kalkulativen Denken zum praktischen Können häufig ein steiniger. In der gleichen Sitzung merkt eine Frau an, dass es einen großen Unterschied zwischen Kennen und Können gebe. Sie habe mittlerweile viel diabetisches Ernährungswissen, jedoch hätte sie noch Schwierigkeiten, „dieses in die Praxis umzusetzen". Auch Eva spricht davon, dass sie die Stoffwechselstörung erst „wirklich schnallen musste", jedoch sei die Schulung eine wichtige Etappe in diesem Prozess des Verstehens gewesen.

Von Max weiß ich, dass man in manchen Schulungen essen geht, um zu lernen, wie viele KE auf dem Teller sind. Zudem gibt es Plastikmahlzeiten, anhand derer das Schätzen *geübt* wird. Durch ein „learning by doing" werden die numerischen Situationsbedingungen des Essens körperlich habitualisiert. Eva betont, in der Zeit nach der Schulung alle „Kohlenhydrate bis auf das Gramm genau abgewogen" zu haben. Dies mache sie nach eigener Aussage „mittlerweile gar nicht mehr". Auch die 32-jährige Anne, die seit Kindheitsjahren mit der Stoffwechselstörung lebt, sagt: „Ich habe die Zahlen mittlerweile im Kopf, ich kann die auch nicht mehr wegmachen". Sie hat in einer späten Schulung die KE-Berechnung bis zum „Erbrechen auswendig gelernt" und wendet diese nun an, indem sie auf ihren „Körper hört". Das explizite Wissen wurde in einen impliziten numerischen Sinn übersetzt. Dabei ist das numerische Einschätzen des Tellers in der Praxis häufig von einer Logik der Unschärfe durchsetzt, wie am Beispiel des Essens deutlich wird.

## Der numerische Sinn – am Beispiel der Praxis des Essens

Die Praxis des Essens ist paradigmatisch, um zu veranschaulichen, wie eine mathematische Dimension im wahrsten Sinne des Wortes in das Doing Pancreas „eingespeist" wird. De facto erfasst das medizinische Konstrukt KE den Gehalt an Kohlenhydraten in der Nahrung. Eine KE-Einheit entspricht je nach Lebensmittel einer bestimmten Menge an Kohlenhydraten. Jede Person hat einen bestimmten BE-Faktor, das heißt einen Umrechnungsfaktor der Basis-Bolus-Therapie (siehe dazu S. 135). Der KE- oder BE-Faktor dient, wie anfangs erläutert, der Berechnung der zu spritzenden Insulindosis. Der unter dem Stichwort „Alltagsmathematik" gefasste Blogeintrag benennt eine konventionelle diabetische Rechnung: „Multipliziere ganz fix 3 Kekse à 6,35 Gramm KH mit KE-Faktor

1,75!"[118] Meine Interviewpartnerin Katja sagt, dass sie mit „0,7" einen „Scheiß-faktor" habe und scherzt, dass sie die „7er-Reihe", die bereits in der Schule an-strengend war, mittlerweile „aus dem Effeff" könne. Sie beschreibt Essen als „mitunter unglaublich anstrengend", denn man könne „sich nicht einfach ent-spannt an den Tisch setzen und sagen: Ich esse das jetzt, weil ich Hunger habe, sondern muss immer rattern." Auch Susann bemängelt, dass sie bei einer „ge-deckten Tafel" nicht vor allem denken kann: „Ich hau rein", sondern:

> „Ich sag immer gerne, zum Beispiel, wenn man jetzt irgendwo auf einer Party eingeladen ist und da steht jetzt ein Tisch mit Essen und so. Als normaler Mensch gehst du hin und denkst so: ‚Ich hau rein!' Und als Diabetiker siehst du diesen Tisch mit Essen und denkst so: ‚Ah Kohlenhydrate drin! Wie viele sind da drin? Wie viel Gramm sind das jetzt wohl gerade? Wie ist der Blutzucker gerade? Was muss ich spritzen, um das essen zu dürfen? Moment, ich habe heute noch Sport gemacht, muss ich auch noch wieder einrechnen?', also insofern nochmal neu berechnen. Aber ich muss sagen, das ist für mich **schon so drin** [Hervorhebung der Verfasserin], weil ich es von klein auf habe." (Susann)

Der Ausdruck „drin haben" verdeutlicht, dass die kalkulativen Einschätzungen des Essens von Susann bereits habitualisiert wurden. Die gleiche sprachliche Fi-gur taucht im Interview mit Eva auf:

> „Ich habe mittlerweile im Blick, was ich da auf dem Teller habe und wie viele BE das sein könnten. In über 80 Prozent der Fälle stimmt das auch, und auch diese standard-mäßige Form aus Essen, Messen und dann Spritzen ist mittlerweile **schon drin** [Her-vorhebung der Verfasserin] also." (Eva)

Das Wort „drin" symbolisiert auch hier einen numerischen Sinn. Natürlich könn-ten Susann und Eva vor jeder einzelnen Mahlzeit einen langen inneren Monolog einleiten oder stets eine handliche Küchenwaage in der Tasche haben, aber ver-mutlich wäre die Mahlzeit dann häufig entweder kalt oder der Hunger verzogen. Die Herausforderung besteht darin, die Umrechnung in einem alltäglichen Kon-text auf der Basis eines impliziten Wissens zu vollziehen.

„Drin haben" ist jedoch zugleich ein sehr verschwommener Ausdruck. Letz-teres veranschaulicht, dass implizites Wissen nur schwerlich in Worte zu überset-zen ist. Kamen wir in den Interviews auf die mathematischen Herausforderungen des Diabetesalltags zu sprechen, wurden die Sätze häufig unpräziser und diskon-tinuierlicher. Max versucht mir den Prozess des Umrechnens in BE folgender-maßen zu erläutern:

---

[118]  Siehe: https://suesshappyfit.wordpress.com/2014/12/17/der-nobelpreis-fur-alltagsmathema-tik-geht-an-einen-diabetiker/. Zugegriffen: 20.10.2018.

> „Du stehst auf und misst irgendwie. Guckst auf den Wert und spritzt. Das Erste, was
> du denkst: ‚Ah das sind irgendwie' [Pause] Du guckst gar nicht auf das Essen, du guckst
> einfach nur: ‚Ah das sind jetzt 3 BE'. Also du guckst gar nicht aufs Essen, ah das ist toll,
> was da alles drauf ist. Erster Blick: ‚So, das sind 5 BE', oder so und dann…[Pause]. Das
> sind zwei Sekunden aber …" (Max)

Dieser verinnerlichte Prozess des Den-Teller-Überprüfens ist so automatisiert,
dass es Max merklich schwerfiel, diesen verständlich zu schildern. Es ist, wie er
sagt, kein langwieriger Prozess, sondern eine Sache von „zwei Sekunden", da er
die numerische Übertragungsarbeit bereits über viele Jahre hinweg verinnerlicht
hat. Ada beschreibt den Vorgang etwas anders und präziser:

> „Es läuft irgendwie dann so automatisch. Nicht, dass ich zuerst anfange zu rechnen,
> sondern, dass ich gucke [Pause]. Zum Beispiel ein Croissant, ok, es hat zwar Kohlenhyd-
> rate, aber es ist auch fettig und das kommt dann später und dann denkst du ‚ok das musst
> du ein bisschen beachten'. Und wenn ich einen Kaffee trinke mit viel Milch und so
> [Pause]. Das passiert irgendwie automatisch, nicht unbedingt bewusst. Und das Rechnen
> ist auch eher ein Überschlagen, also ein BE-Schätzen. Das nehme ich schon sehr wört-
> lich, weil ich habe halt auch nicht immer eine Waage dabei." (Ada)

In Adas Worten klingt die BE-Einschätzung weniger mathematisch, sondern vielmehr wie ein visuelles Abtasten, bei dem der Blick das Essen Schicht für Schicht
durchwandert. Auch Max sagt später im Interview, dass er in der Situation des
Essengehens nicht in der Küche des Restaurants nachfragen lassen mag, wie viel
Gramm Mehl im Teig sind, und insofern einfach schätzt.

### Den numerischen Sinn hinterfragen

Es lassen sich Situationen und Umstände ausmachen, in denen der körperlich
verinnerlichte numerische Sinn zu einem numerischen *Denken* wird. Immer dann,
wenn der Routine eine Krise gegenübersteht, muss der numerische Sinn reflexiv
unterstützt werden.[119] Neben starker Unter- oder Überzuckerung laden insbe-

---

[119] In ihrer Studie *Doing Images* zeigte Regula Valérie Burri (vgl. u. a. 2008a: 45f., 131, 165f., 178)
bereits systematisch am Beispiel medizinischer Bildpraktiken auf, dass soziale Akteure in der
Praxis zwar durch einen vorreflexiven praktischen Sinn angeleitet werden. Jedoch schaltet sich
in diese praktische Logik etwa in Momenten der Funktionsstörung, in Situationen der Bewusst-
werdung der Spielregeln des sozialen Spiels oder in sozialen Handlungen die explizite Antworten
evozieren, ebenso ein reflexiver Sinn (bzw. eine reflexive Logik) ein.

sondere sich dem intuitiven Verstehen entziehende Blutzuckerergebnisse zu expliziten Rationalisierungsstrategien und Fehlersuchen ein. Es entstehen Fragen wie: Habe ich doch mehr gegessen als berechnet? Verändert der Stress auf der Arbeit meinen Blutzucker? Sind die Batterien des Geräts leer? Ist mein Insulin veraltet? Ist der Schlauch der Pumpe verstopft? Ist das Langzeitinsulin zu gering dosiert?

Ebenso kann sich das geschulte Auge verschätzen, „weil man es einfach nicht einschätzen kann, was da jetzt auf dem Teller liegt", so Max. Beispielshalber wurden häufig Nudeln als schwer einschätzbar eingestuft oder Produkte, die nie zuvor in ihrer Wirkung auf den individuellen Blutzucker erprobt wurden. Das Ungewohnte schafft neue Herausforderungen und führt im Wortlaut Evas ab und an zu einem „Grübelzwang". Um dies zu vermeiden, isst Erik (28 Jahre alt) beispielsweise mittags häufig im gleichen Restaurant, da er das Essen „gut rechnen" könne. Doch auch Stress, Krankheit oder Unwohlsein sind Bedingtheiten des Alltags, die häufig ein reflexives Erhellen einfordern.

Ein weiterer Faktor, der den numerischen Sinn in ein numerisches Denken transformiert, lässt sich am Fall der 38-jährigen Linda veranschaulichen. Ihrer Aussage nach habe sie über einen langen Zeitraum einen nur „schwer einzustellenden Diabetes" gehabt. Im Rahmen der therapeutischen Umstellung auf eine Pumpentherapie musste sie eine stationäre Schulung besuchen und erst in der Klinik stellte man fest, dass Lindas Blutzucker stark auf „Fett-Protein-Einheiten" reagierte. Die „ganzen langen Jahre zuvor" konnte Linda sich ihre Werte nicht erklären und wusste nicht, „warum das bei [ihr] alles so nervig ist". Linda traute sich kaum, ihren numerischen Sinn als entscheidungsleitend zuzulassen und sagt, dass sie jahrelang nichts gegessen habe, ohne es zuvor abzuwiegen: „Ich habe immer alles abgewogen". Aufgrund der starken Schwankungen riet ihr Arzt zudem, das Basalinsulin zu „festen Uhrzeiten" zu spritzen, was für sie bedeutete, „nach dem Telefon" zu leben, das heißt, sich einen Wecker einzurichten, der an die Insulininjektion erinnerte. Ein schwer einzustellender Diabetes kann demnach dazu führen, dem impliziten Wissen nicht zu vertrauen und die eigenen Vollzüge beständig zu rationalisieren.

### 5.1.4 Den Blutzucker regulieren

Der Diabetes begleitet meine Interviewpartner*innen 24/7 im Gleichschritt. Oder wie eine Bloggerin schreibt: „Diabetes bestimmt nicht mein Leben – aber es ist ein zusätzlicher Fulltimejob, den ich mir nicht ausgesucht habe."[120] Das Abgleichen eines Ist-Wertes (akuter Blutzucker) mit einem Soll-Wert (normaler Blutzucker) erfolgt mehrfach am Tag. Im Folgenden möchte ich darstellen, inwiefern das alltägliche Regulieren nicht nur auf einen punktuellen Zielbereich ausgerichtet ist. Denn mit dem Aufkommen der transportablen Messgeräte wurden die „gute Einstellung" und der „stabile Blutzucker" zu übergeordneten Zielstellungen des Regulierens. Darüber hinaus beleuchte ich, dass dem blutigen Regulieren eine spezifische Sichtbarkeit innewohnt, mit der die Personen einen praktischen Umgang finden müssen.

*Die Zielstellungen des „stabilen Blutzuckers" und der „guten Einstellung"*

Über die Abfolge Piksen-Messen-Insulininjizieren hinausgehend binden die Messinstrumente die Messenden an die Ergebnisse ihrer Messaktivität: den eigenen Blutzuckerspiegel (vgl. Mol 2000: 9). Um einen guten *Hb1Ac* zu erreichen, lautet das Ziel den Blutzuckerverlauf nicht nur punktuell, sondern langfristig möglichst stabil zu halten – das heißt, keine übermäßig breiten Schwankungen zwischen den einzelnen Werten zuzulassen. Der Dreimonats-Blutzuckermittelwert gilt als quantitatives Gedächtnis eines instabilen Blutzuckers.

Ein guter *Hb1Ac* wird häufig als etwas beschrieben, woran man „arbeitet". „Die Aufgabe" ist, wie die Diabetesberaterin in der Sitzung sagt: „den Blutzucker im Normalbereich zu halten." Entsprechend muss gegen Unterzuckerung etwa schnell „angegessen" werden, sobald leibliches Unwohlsein wahrgenommen wird oder der Messwert sehr niedrig war. So erzählen die Interviewpartner*innen beispielsweise von nächtlichen und blitzartigen Nahrungsaufnahmen, um nächtliche Unterzuckerungen zu vermeiden. Ebenso gilt es, morgendliche Blutzuckeran-

---

[120] Siehe: http://www.icaneateverything.com/p/blog-page_9.html. Zugegriffen: 20.10.2018.

stiege zu umgehen, falls spät am Abend noch etwas gegessen wurde. Meine Interviewpartner*innen verwenden beständig den Ausdruck „gute Einstellung" und beschreiben diese als Zielstellung ihrer persönlichen Messaktivität.

Personen mit einem „schwer einzustellenden Diabetes" verbinden diese Krankheitsphase großer Schwankungen in den Werten gar mit einem Gefühl von Schuld. So erging es exemplarisch Linda, die über lange Zeit durchweg höhere *Hb1Ac*-Werte hatte. Nach eigener Aussage sei sie „früher nie unter 9 gekommen" und hatte stets „Durchschnittswerte von 200", weshalb sie sich „jahrelang schuldig" fühlte. Sie sagt: „Egal, was ich gemacht habe, ich habe nie gute Blutzuckerwerte gehabt. Dabei bin ich wirklich verzweifelt." Im Alltag können die Zielstellungen der „guten Einstellung" und des „stabilen Blutzuckers" demnach zu einer emotionalen Belastungsprobe werden, da sich das Auf und Ab des Blutzuckers als unkontrollierbar zeigt (siehe dazu auch 5.3 und 7.2.1).

### *Die Sichtbarkeit des Regulierens*

Wie das Gerundium bereits signalisiert, hat das Doing Pancreas immer einen performativen Aspekt, das heißt, die beschriebenen Vollzugsschritte müssen (sichtbar) vollzogen werden. Die numerische Blutzuckerkontrolle ist mit bloßem Auge nicht möglich, sondern ausschließlich durch Einbeziehung technischer Hilfsmittel. Der Sozialwissenschaftler Marc Lucherini (2016) stellt dar, dass Personen mit Diabetes eine gefühlte Überwachung („felt surveillance") erleben. Damit ist gemeint, dass ein erhöhtes Bewusstsein dafür entsteht, gesehen zu werden, denn die regulierende Performance findet häufig notgedrungen auch im öffentlichen Raum statt – in der U-Bahn, am Arbeitsplatz, in der Mensa oder im Café (vgl. ebd.: 259). Insbesondere die sichtbare Praxis des Spritzens bringt den Körper auf eine Bühne der Bewertung, da ein Spritzen im öffentlichen Raum häufig mit einer Drogensucht konnotiert wird. Entsprechend stellen Lucherinis Interviewpartner*innen Vergleiche mit einer Heroinsucht an (vgl. ebd.: 266).

In meinem empirischen Sample spricht insbesondere die 45-jährige Tina davon, das Spritzen zu Beginn ihrer Diagnose vor fünf Jahren als unangenehm empfunden zu haben. Sie beschreibt ihren persönlichen Umgang mit den sichtbaren Vollzugsschritten in folgenden Worten:

> „Anfangs habe ich mich gescheut in der Öffentlichkeit zu messen. Da wäre ich jetzt in dieser Situation auf Toilette gegangen. Gut, man soll natürlich auch erst mal Hände waschen, das macht man dann in einem Aufwasch. Aber ich wollte das auch nicht so

gerne öffentlich machen. Ich hatte da so ein bisschen Scheu, weil ich dachte, jeder guckt mich dann irgendwie an oder jeder fragt sich: Was soll das? Mittlerweile – und das ist auch so ein bisschen das, was ich durch die Community gelernt habe –, wenn man sich dann mit anderen Diabetikern trifft, und die gehen da ganz selbstverständlich damit um, irgendwie nimmt es einem die Scheu. Mittlerweile mache ich das im Grunde – Messen und Spritzen – überall, wo ich gerade bin." (Tina)

Tina hatte zu Beginn Angst vor den Blicken Dritter, die das Spritzen vielleicht als ungewöhnlich beurteilen könnten. Auch sie befürchtete, dass sie fälschlicherweise „als Junkie" und nicht als Person mit Diabetes identifiziert werde. Erst der Diabetesstammtisch gab ihr das Gefühl, ihre „Scheu" sei unbegründet, da das Regulieren des Blutzuckers „selbstverständlich" sei. Tina hat einen Umgang mit der Sichtbarkeit des Regulierens gefunden, den Lucherini (2016: 261) als Prozess des „managing the self-management" charakterisiert.[121] Im Rahmen einer Interviewstudie erkannte er, dass Menschen mit Diabetes explizite Praktiken entwickeln, um die Sichtbarkeit des Regulierens im Zaum zu halten: von der Nutzung freier Tagungsräume bei der Arbeit bis hin zu Toiletten in Restaurants (vgl. ebd.: 269). Dieses „Verstecken" führt er auf eine im öffentlichen Raum mitschwingende Norm der Diskretion zurück (vgl. ebd.: 275).[122]

Wie Tina verdeutlichen viele meiner Interviewten die Wichtigkeit eines entgrenzten und offenen Umgangs mit den sichtbaren Notwendigkeiten des Diabetes. Max, der mittlerweile eine Pumpe trägt und deshalb selbst nicht mehr spritzt, berichtet von ihm bekannten Personen, die „das alles zum Beispiel in der U-Bahn machen können", ohne dass man etwas „mitkriegt". Er beschreibt demnach kreative Strategien des unauffälligen Vollzugs. Ada (25 Jahre alt) kennzeichnet das „Aushalten" öffentlicher Blicke gar als eine Art Politikum:

„Es ist halt ein Teil von mir, und ich halte es dir jetzt nicht ins Gesicht, wenn ich das mache, aber es ist schon wichtig, dass ich das dort machen kann, wo ich gerade bin. Dass

---

121 Lucherini (2016: 261) kennzeichnet vier Bereiche, welche das „managing the self-management" ausmachen: „managing the sight of diabetes, managing the audience of diabetes, managing the site of diabetes and finally people with diabetes managing self and other."

122 Auch Mol (2009: 1757) schildert in einem Text den Fall von „Mr. Zoomer" (Typ-2-Diabetes), dessen Diabetesberaterin ihm riet, tagsüber wenigstens einmal Blutzucker zu messen. Zum Folgegespräch kam er jedoch mit einem leeren Tagebuch zurück und es stellte sich heraus, dass „Mr. Zoomer" als Bauarbeiter arbeitet. Auf der Baustelle, so die Eigenaussage, habe sich keine Gelegenheit geboten, um ruhig sitzen und messen zu können – immerhin wolle er auch nicht, dass jeder von seinem Diabetes erfährt.

ich mich dafür nicht verstecken muss und für das Spritzen auf das Klo gehen muss." (Ada)

Da Ada das Messen als Teil von sich begreift, hat sie den Anspruch sich nicht verstecken zu müssen.

Unabwendbar bedarf die notwendige Blutzuckerregulation einer praktischen Ko-Konstruktion von Körpern, Emotionen und materiellen Aufführungsweisen. Personen mit Diabetes können die Sichtbarkeit des Regulierens durch ein Verlassen der jeweiligen Situation verstecken, unauffällige Vollzugsstrategien entwickeln oder an ihr Umfeld den Anspruch richten, die Sichtbarkeit auszuhalten. Unumgänglich muss in der blutigen Konstellation eine Zeitkapsel gefunden werden, um sich in den Finger zu piksen und, im Falle der Verwendung eines Pens, zu spritzen. Trotz gefundenem Umgang gibt es dennoch Situationen, in denen das Regulieren unpraktisch ist oder als unpassend erscheint. Entsprechend geht Tina, wenn sie ein Kleid anhabe, zum Messen und Spritzen noch immer auf Toilette, „da man erst mal den Rock hochmachen muss".

### 5.1.5 Die Auseinandersetzung mit dem Zahlenkörper

Im Rahmen der Messergebnisse oder des *Hb1Ac* wird der Körper als medizinischer Zahlenkörper (siehe dazu S. 36) repräsentiert. Das isolierte und unsichtbare Stoffwechselgeschehen wird in eine numerische Information übersetzt, die den Körper problematisiert. Der eruierte Zahlenkörper wird wiederum zu einer Orientierungsgröße in alltäglichen Vollzügen. Doch ohne Bedeutungszuweisungen sind die Zahlen „leere" Hülsen. Die Konzentration des Zuckers im Blut wird in der mikroskopischen Einheit Milligramm pro Deziliter (mg/dl) oder Millimol pro Liter (mmol/l) berechnet. Bei gesunden Menschen gilt ein Nüchternwert von unter 100 mg/dl bzw. unter 5,6 mmol/l als normal.[123] Was als niedriger oder höherer Wert gilt, ist demnach medizinisch vorgegeben. Trotzdem müssen sich die Einzelnen in der Praxis mit verschiedenen Aspekten des Zahlenkörpers auseinandersetzen und den Zahlen immer wieder Bedeutung zuweisen.

Im Folgenden möchte ich darstellen, dass im Rahmen des Doing Pancreas zum einen eine Auseinandersetzung mit dem augenblicklichen Zahlenkörper stattfindet. Zum anderen besagt das therapeutische Skript, dass die singulären Werte in

---

[123]  Vgl. https://www.diabetes-ratgeber.net/laborwerte/blutzucker. Zugegriffen: 20.10.2018.

einem Tagebuch niedergeschrieben werden. Diese nachträgliche Auseinandersetzung mit dem Zahlenkörper soll einerseits dabei helfen, eigenständig „Wirkzusammenhänge zu erkennen" (Diabetesberaterin im Gespräch mit mir) und gilt andererseits als mögliche Grundlage der Kommunikation mit den Ärzt*innen. Im alltäglichen Doing Pancreas meiner Interviewpartner*innen hat die nachträgliche Auseinandersetzung mit dem Blutzucker jedoch eine geringere Bedeutung als zu Beginn von mir erwartet. Wichtiger ist es für sie, sich in situ mit den Werten auseinanderzusetzen.

### Die augenblickliche Auseinandersetzung mit dem Zahlenkörper

Zu Beginn meiner Feldforschung interessierte mich, wie die konkreten Blutzuckerwerte interpretiert und analysiert werden. Jedoch musste ich feststellen, dass Interpretation kein Konzept ist, das sich innerhalb des Doing Pancreas gut analysieren ließ. Anhand der Ausführungen zum numerischen Sinn zeigte sich bereits, dass der situative Umgang mit den Zahlen eher etwas Internalisiertes und Vorsprachliches ist, was als „drin haben" signifiziert und nur in der Krise rationalisiert wird. Entsprechend lässt sich feststellen, dass die Produktion von Bedeutung nicht als ein solistisches Interpretieren durch das Subjekt zu verstehen ist, sondern als etwas, das in der dialogischen Verwobenheit von „Normalwerten", sedimentierten Körpererfahrungen und technisch gestützten Messungen passiert.

In der augenblicklichen Auseinandersetzung mit dem Blutzucker orientieren sich die Einzelnen an „protonormalistischen" (Link 1997; siehe dazu S. 65) Normalitätskonstrukten – so ist ein „300er-Wert" nach Sven sehr hoch. Die akute Bedeutung des Wertes ist dann von außen gesetzt. Insgesamt ist jedoch auffällig, dass im Rahmen meiner Gespräche selten klare Grenzzahlen zwischen hoch und niedrig benannt wurden, vielmehr wurde vom Vermeiden von Schwankungen gesprochen. Jedoch scheinen meine Interviewpartner*innen – ich fragte selbst auch keine expliziten Zahlen ab – für sich persönlich klar zu wissen, was ein hoher und was ein niedriger Wert ist bzw. ihren Blutzucker im Dialog mit Körper und Messgerät selbst zu normalisieren. Darüber hinaus können leibliche Kommunikationszeichen auf einen hohen oder niedrigen Blutzucker verweisen und mittels der Messung verobjektiviert werden (siehe dazu 7.2.2). In die augenblickliche Auseinandersetzung mit dem Blutzucker einzuberechnen sind ebenso situative Alltagskontexte wie die eigene körperliche Aktivität: Habe ich mich vor dem

Messen viel bewegt? Werde ich mich nach dem Messen viel bewegen? Es ist demnach wichtig zu wissen, wie der Stoffwechsel auf körperliche Bewegung reagiert. Partiell scheint der Blutzucker jedoch flexibel normalisiert zu werden, entsprechend sagt Sven, dass er im Urlaub „absichtlich" lieber ein bisschen „höher eingestellt" bleibt, aus Angst vor unpassenden Unterzuckerungen. Sven verwaltete den Blutzucker demnach je nach Alltagskontext als protonormalistische oder flexibel-normalistische Größe (siehe dazu S. 64ff).

Im Rahmen der blutigen Konstellation, so ein weiteres empirisches Ergebnis, steht die augenblickliche Auseinandersetzung mit dem Zahlenkörper im Vordergrund. So erklärt mir David (38 Jahre alt), dass er den Messwerten ausschließlich in situ Aufmerksamkeit widme, das heißt sie in der Situation des Messens als Feedback behandle, da ihm meist nur während der Messung etwas auffalle. Allerdings sei seine „Einstellung mittlerweile so gut, dass es gar nicht so viele Punkte zum Analysieren gibt." Die 53-jährige Marianna empfindet jegliche Form von nachgelagerter Analyse als Belastung und stellt die Frage in den Raum:

> „Warum soll ich mir denn Gedanken über eine Sache machen? In dem Moment, wo es passiert, da mache ich mir Gedanken. Warum ist es denn passiert? Was habe ich jetzt gerade falsch gemacht."

Allerdings spielt Marianna hier vor allem darauf an, dass Personen mit Diabetes seit der Möglichkeit zur Selbstmessung dazu angehalten werden, ein Tagebuch zu führen, das heißt, sich explizit nachträglich mit dem Zahlenkörper auseinanderzusetzen.

### *Die nachträgliche Auseinandersetzung mit dem Zahlenkörper – Das Papiertagebuch*

Im Gespräch mit einer Diabetesberaterin wird mir das Tagebuch als wichtiger „Mechanismus" beschrieben, um „Wirkzusammenhänge" zu erkennen: „Zwischen dem, was ich esse, und was dann mit meinem Blutzucker passiert. Ich bewege mich, was passiert mit meinem Blutzucker?" Die therapeutische Idee der Tagebücher liegt zum einen im nachgelagerten Erkennen von somatischen Prozessen und Zusammenhängen; aber zum anderen auch in der Begünstigung von Wandel, da das Papier dauerhaft schlechte Werte bezeugen könnte, was vermeintlich zu einer „Verhaltensänderung führt", so die Aussage. Ein herkömmliches Papiertagebuch erfragt Daten wie Uhrzeit der Messung, Anzahl der BE/KE und den individuellen Korrekturfaktor. Ebenso sollte der Kontext der Messung vermerkt werden. Während der Interviews merkte ich, dass das Tagebuch einen immensen Normativitätshorizont bildet – meist fand es von selbst Erwähnung, ohne angesprochen werden zu müssen. Entweder wurde das Tagebuch als positives Instrument beschrieben oder – und dies überwog – die Person beichtete mir, dass das Tagebuch innerhalb ihrer Praktiken sehr diskontinuierlich ein aktiver Akteur ist.

Einen positiven Bezug zum Tagebuch hatte Sven, was er auf seinen Beruf als Ingenieur zurückführt. Das Aufschreiben sei für ihn „relativ wichtig, weil die Erinnerung etwas ist, was schnell verblasst". Im Tagebuch habe er die Werte „schwarz auf weiß" und immer dann, wenn er merke, „hier unterzuckere ich häufiger", schaue er in die Seiten der „letzten Wochen" zurück. Sven erkundet die Seiten, um rückblickend zu sehen, „in welcher [situativen] Konstellation" er unterzuckert. Die aufgeschriebenen Messungen dienen ihm als Verknüpfungspunkt zwischen Vergangenheit, Gegenwart und Zukunft. Die ausgefüllten Tagebücher bewahrt er in einer Mappe auf und begründet dies mit einem präventiven Bewusstsein: „Wer weiß, wie weit ich mal zurückgucken möchte, aus welchen Gründen auch immer." Mithilfe des wiederholten Ausfüllens und Aufbewahrens des Tagebuchs *übt* sich Sven zugleich als „präventives Selbst" (Niewöhner 2007; siehe dazu S. 59).

Die meisten meiner Interviewpartner*innen haben jedoch nie kontinuierlich Papiertagebuch geführt. Entsprechend sagt Ludwig: „Ich habe es in meinem ganzen Diabetikerdasein nie geschafft, ein komplettes Tagebuch kontinuierlich und konsequent auszufüllen, weil dieses ständige Führen eines Tagebuchs und Aufschreiben genervt hat." Das Papiertagebuch gilt Ludwig als unangenehm aufwendig, da es stets in Erinnerung gerufen werden müsse und zudem explizit Zeit einfordere. Beim *Barcamp* beschrieb eine Person, dass sie „schlechte Werte halt verdränge" und insofern nicht in Papier meißle. Ein junger Mann erklärt mir dort, dass das Führen eines Tagebuchs „halt einfach anstrengend ist".

Eine gewichtige Bedeutung kommt dem Tagebuch im Kontext des Antrags auf eine Insulinpumpe zu, im Zuge dessen ein über drei Monate hinweg geführtes Tagebuch bei der Versicherung eingereicht werden muss. In der zeitgenössischen Therapie von Diabetes haben Tagebuch wie *Hb1Ac* den Stellenwert einer Zeugenschaft über die eigenverantwortliche Fürsorge. Diejenigen Interviewten, die einen Antrag auf eine Pumpe stellten, beschreiben den Weg dahin zumeist als außerordentlich anstrengend: insbesondere wegen der Notwendigkeit eines vollständig ausgefüllten Tagebuchs, das bürokratische Kapazitäten einfordert. Im Rahmen des alltäglichen Vollzugs gilt das Ausfüllen der Spalten für einige Interviewparter*innen als unpraktisch, zeitlich aufwendig oder emotional belastend.

### *Die nachträgliche Auseinandersetzung mit dem Zahlenkörper: Gespräche mit Ärzt*innen*

Der tagebuchförmige Zahlenkörper dient der Idee nach einer Verlängerung des ärztlichen Blicks, da dieser in den aufgeführten Zahlen (Un-)Regelmäßigkeiten oder Auffälligkeiten zu erkennen vermag. Die Zahlenreihen dokumentieren die Geschichte des Blutzuckers der letzten drei Monate. Im Verlauf meiner Forschung hörte und las ich von einigen Personen, die das Tagebuch nur 14 Tage vor dem ärztlichen Gespräch ausfüllen. Hier dient das partiell ausgefüllte Tagebuch als Beweis, ein(e) ordentliche(r) Patient*in zu sein. Sven, der kontinuierlich Tagebuch führt, betrachtet das Notieren der Werte als Antwort auf die ärztlich gestellte Frage „Wie geht es ihnen?" Denn bei der Antwort „Ich fühle mich gut oder ich fühle mich schlecht" ist ihm zufolge „sehr viel Unschärfe drin". Doch gerade wegen der intensiven Auseinandersetzung mit seinen Blutzuckerwerten sei das Arztgespräch für ihn „mehr ein Beratungsgespräch". Sven erläutert dies wie folgt:

> „Dank des Messens und dank der schnellwirkenden Insuline brauche ich den Arzt ja eigentlich gar nicht. Der ist ein Berater für mich, wo ich manchmal sage: Ich habe hier komische Situationen, ich habe es aufgeschrieben und man kann es sehen. […] Und er kann sowas sagen wie: Hier müssen wir noch etwas beim Langzeitinsulin machen oder irgendwas. Aber im Prinzip kann ich das selbst machen." (Sven)

Nicht nur Sven äußerte eine Unabhängigkeit vom ärztlichen Rat. Auch Susann macht mich darauf aufmerksam, dass man gewöhnlich nur alle drei Monate beim Arztgespräch ist und den Rest der Zeit auf sich gestellt sei:

> „Diabetes ist ja eine Krankheit, die muss gemanagt werden, und da bleibt einem als Diabetiker im Prinzip gar nichts anderes übrig, als das oft selbst zu tun. Ich habe diese Krankheit und muss mich da jeden Tag mit beschäftigen, hab alle drei Monate meinen Termin beim Arzt. Ich bin drei Monate allein, wo ich mit niemanden anderes darüber spreche, im Prinzip." (Susann)

Im Alltag findet die Auseinandersetzung mit dem Zahlenkörper im interaktiven Dialog mit dem Messgerät statt. In den drei Monaten der selbstständigen Konfrontation mit ihrem Stoffwechsel gibt es für Susann selbstverständlich auch Über- und Unterzuckerungen, unerklärliche Werte etc., auf die sie eigenverantwortlich reagiert. Patient*innen müssen demnach ohne ärztlichen Beistand Erklärungen für abweichende Werte generieren, so die basale Erwartung an sie. David offenbart hinsichtlich der Frage nach dem Umgang mit unerklärlichen Werten sogar eine völlige Unabhängigkeit vom ärztlichen Rat:

> „Wenn man herausgefunden hat, wie man Erklärungen schafft, dann kann man eigentlich jedes Problem selbst bewältigen, und der Arzt ist zwar nett, irgendjemand muss ja die Rezepte schreiben. Also wenn ich mich mit meinem Arzt treffe, das ist selten irgendwie therapiebestimmend." (David)

Auch die ihren Diabetes als „gut eingestellt" erachtende Annabell charakterisiert ihre Beziehung zur Ärztin als Verbindung, die fast ausschließlich auf der Ausstellung von Rezepten und der Bestimmung des *Hb1Ac* bestehe:

> „Ich glaube, also ich habe keine ärztliche Überwachung in dem Sinne. Ich brauche meine Ärztin eigentlich nicht. Wenn ich was verändere, also wenn ich merke, dass ich nachts hohe Werte habe, mach ich einen Basalratentest. Das mache ich selber, da brauche ich keinen Arzt zu. Ich habe tatsächlich seit 1,5 Jahren nur einen Termin bei meiner Ärztin gehabt. Sonst nur Blutabnahme für den Hb1Ac." (Annabell)

Die Zitate belegen, dass bei der blutigen Konstellation aus der Situation heraus selbstständig Therapieentscheidungen getroffen werden müssen. Selbst das notwendige Maß einer nachträglichen Auseinandersetzung mit Blutzuckerwerten — die vor allem wichtig ist, wenn zwischenzeitlich der Eindruck entsteht, dass das Langzeitinsulin („Basalrate") nicht richtig dosiert ist — wird eigenverantwortlich übernommen. Wie bereits ausgeführt haben meine Interviewpartner*innen das Skript der Eigenverantwortlichkeit internalisiert — heben dieses zum Teil sogar stolz hervor —, und auch hinsichtlich der Therapieverbesserung präsentiert sich die eigenverantwortliche Entscheidung als logische Konsequenz. Hier bestätigen sich die ethnographischen Erkenntnisse von Annemarie Mol, die bereits verdeutlichte, dass Ärzt*innen in der Diabetesversorgung zunehmend die Rolle einer Managerin oder eines Managers einnehmen. Der Fokus liege auf dem Selbstmanagement der Patient*innen, denn die persönliche Wahl gewann in den letzten Jahrzehnten immer mehr Bedeutung in der Gesundheitsversorgung (vgl. Mol 2008). Auch meine Interviewpartner*innen üben sich als verantwortliches somatisches Selbst (siehe dazu S. 71), das selbstständig erworbenes biomedizinisches

Wissen bezüglich der Krankheit auf die Auseinandersetzung mit dem persönlichen Stoffwechsel anwendet.

## 5.2 Die digitale Konstellation des Doing Pancreas

Im Zuge der Digitalisierung verwandelte sich das Doing Pancreas in eine Datenrationalität. Wenn man beide Konstellationen kontrastiert, lassen sich deutlich voneinander abweichende Identifikationspraktiken des Glukosegehaltes im Blut ausmachen. Im Vergleich zur blutigen Konstellation werden andere Geräte, andere Stellen auf der Haut und andere Körperflüssigkeiten zur Produktion von Messwerten verwendet: „Aus dem immer wieder zu generierenden Blutstropfen wird der permanente Gewebekontakt, aus dem Teststreifen ein Sensor, aus dem Piksen das Scannen und aus Blutzuckerwerten werden Daten" (Wiedemann 2016b: 302). Der Körper erscheint von nun an nicht nur als Zahlenkörper, sondern ebenso als privater Kurven- und Datenkörper, so die grundlegende Annahme. Um diese Veränderungen anhand der bekannten vier Praxiselemente beschreiben zu können (5.2.2 – 5.2.5), möchte ich drei neue digitale Akteure ausführlicher vorstellen: das *CGM*, das *Libre* und die digitalen Tagebücher. Dazu werde ich wiederum zuerst die technisch-methodischen Vollzugsschritte der digitalen Konstellation beschreiben. Wie im Rahmen der blutigen Konstellation geschehen, gilt es ebenso die in die digitale Konstellation eingeschriebenen soziotechnischen „Skripte" (Akrich 2006; siehe dazu S. 86) herauszuarbeiten. Hier zeigt sich, dass die medizinische Deutungshoheit für ein „angemessenes" Verhalten in der diabetischen Gesundheitsfürsorge zunehmend auch in den Bereich der Medizinindustrie fällt. Unter dem Stichwort „Skripte" beschreibe ich an dieser Stelle die von einzelnen Firmen beworbenen Intentionen und die in den Funktionsaufbau der Geräte eingeschriebenen Leitbilder vorbildlicher Patient*innen.

## 5.2.1 Technisch-methodische Vollzugsschritte und soziotechnische Skripte

### *Die technisch-methodischen Vollzugsschritte der digitalen Konstellation*

*a) Akteur Nr. 1 – Das Continuous Glucose Monitoring (kurz: CGM)*

Max treffe ich in einem Café. Bevor wir Kaffee bestellen, legt er sein *iPhone* neben sich und seine Augen wandern auf dessen Bildschirm. Mitten auf der Oberfläche prangt eine großformatige Zahl. Wie sich herausstellt, ist die Angabe nicht etwa die Uhrzeit oder eine Bestimmung der Temperatur in Grad Celsius, sondern sein Gewebezucker: aktuell 138 mg/dl. Max trägt seit vier Jahren eine Insulinpumpe und seit 2011 ein *CGM*. Es ist das erste komplett mobile System zur kontinuierlichen Glukoseüberwachung. Da sich die technischen Akteure unsichtbar unter seiner Kleidung befinden, bitte ich Max mir das System zu beschreiben. Er erklärt mir, dass sich auf seinem Oberarm ein kleiner Sensor befindet, der die Glukosekonzentration im Unterhautgewebe misst. Ein Transmitter sammelt die vom Sensor gemessenen Daten und sendet diese via *Bluetooth*[124] direkt auf eine spezielle *iPhone*-App. Das Smartphone agiert als „Kommandozentrale" der Kontrolle. Entweder ein Smartphone, ein spezielles Lesegerät oder das Steuergerät der Pumpe dokumentiert die Daten in Form einer Verlaufskurve. Die Kurve wird für 24 Stunden gespeichert und ist umrandet von zwei Warnlinien, die den Bereich zwischen zu hohen und zu niedrigen Glukosewerten sichtbar abstecken. Darüber hinaus verweisen Pfeile darauf, ob der aktuelle Wert gerade am Absinken oder Ansteigen ist. Die folgenden zwei Bilder zeigen die beschriebenen Informationen sowohl auf dem Steuergerät einer Pumpe (Abbildung 2) als auch auf dem Bildschirm eines Smartphones (Abbildung 3).

---

124   *Bluetooth* ist ein Verfahren der drahtlosen Datenübertragung.

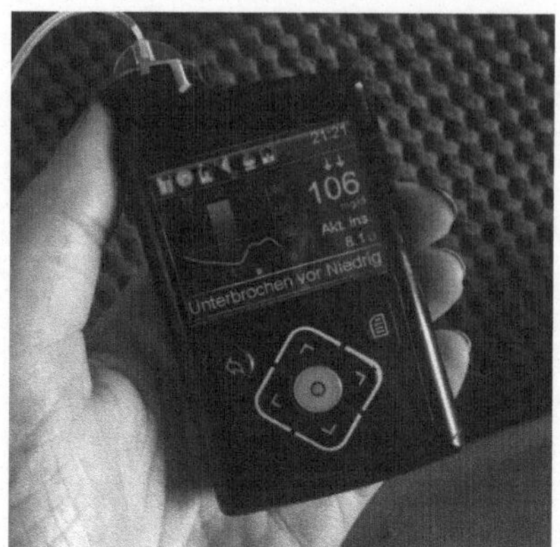



**Abbildung 3:** *CGM-Daten auf dem Bildschirm einer Insulinpumpe*

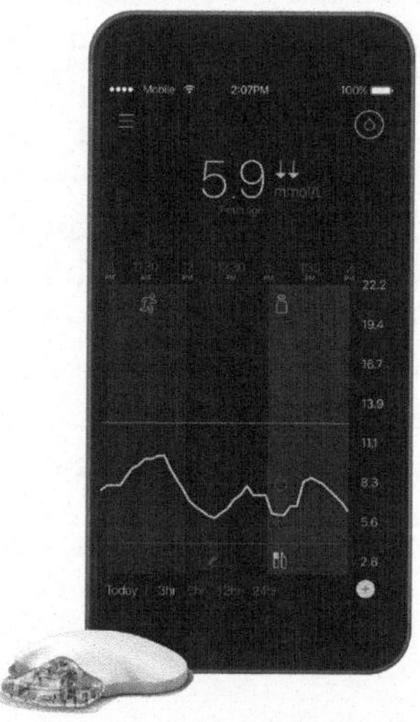



**Abbildung 2:** *CGM-Daten auf dem Bildschirm eines Smartphones*
© *Medtronic. Alle Rechte vorbehalten.*

Max zeigt sich begeistert von seinem *CGM*-System, da er „immer sofort gegensteuern" könne. Denn indem sie einen Alarmton sendet, zeigt sich die Technik bei sich anbahnenden Unterzuckerungen oder anderweitigen Schwankungen als aufmerksame Assistenz. Max meint, der Wert sei „jetzt ein bisschen hoch", aber injiziert vorerst kein Insulin. Täte er es, könnte ich beobachten, dass er zum Steuerungsgerät seiner Pumpe greifen und die errechnete Insulinzufuhr über dieses regulieren würde. Er zahlt die Möglichkeit zu diesem spielerischen Vollzug aus eigener Tasche, denn die Geräte wurden – zum Zeitpunkt des Gesprächs im März 2016 – noch nicht ins offizielle medizinische Hilfsmittelverzeichnis aufgenommen. Die einzelnen Sensoren halten Max zufolge durchschnittlich bis zu 14 Tage. Das heißt, sie müssen immer wieder neu erworben und gesetzt werden. Im November 2015 kostete die Grundausstattung mit einem Lesegerät, acht Sensoren und einem Empfänger 1.835 Euro. Nach 90 Tagen muss auch der Transmitter ausgewechselt werden und ein beispielhafter Paketpreis inklusive vier Sensoren und einem Transmitter hatte 2015 den Preis von 812 Euro.[125]

Während meiner Forschung habe ich das Entstehen von *Facebook*-Gruppen wie „CGM für alle" beobachtet, die ihr Missbehagen darüber kundtun, dass die Technik noch keine anerkannte Kassenleistung ist.[126] Zwar ist das System zur kontinuierlichen Glukosemessung seit 2016 verordnungsfähig, trotzdem lehnen Krankenkassen die Kostenübernahme immer wieder ab.[127] Zum Zeitpunkt meiner Interviews verwendeten nur Max (seit 2011) und Susann (seit 2012) ein CGM.[128] Doch seit 2014 ist eine kostengünstigere Variante auf den Markt, das *Freestyle Libre*. Dieses Messsystem wurde medial auch als „„CGM für Arme"" betitelt. [129]

---

[125]  Vgl. http://www.mein-diabetes-blog.com/die-preise-fuer-den-dexcom-g5-in-deutschland-stehen-fest/. Zugegriffen: 20.10.2018.

[126]  Siehe: https://www.facebook.com/CGMFUERALLE/. Zugegriffen: 20.10.2018.

[127]  Im Januar 2017 hat das Sozialgericht Nürnberg jedoch eine Krankenkasse zur Zahlung verurteilt. (vgl. https://www.diabetes-news.de/nachrichten/urteil-zur-CGM-kostenuebernahme-krankenkasse-muss-zahlen; Zugegriffen: 20.10.2018).

[128]  Die *CGM*-Systeme sind seit 1999 auf dem deutschen Markt erhältlich (vgl. Thurm/Gehr 2013: 259). Jedoch wurden sie aufgrund ihrer hohen Kosten nur sehr selten in der Diabetestherapie eingesetzt.

[129]  Siehe: http://www.blood-sugar-lounge.de/2015/03/kostenuebernahme-fuer-das-freestyle-libre-eine-kritische-betrachtung/. Zugegriffen: 20.10.2018.

*b) Akteur Nr. 2 – Das Freestyle Libre (kurz: FGM):*

Auch mit Linda sitze ich nach ihrer Arbeit in einem kleinen Café. Ihre Diabetes-Utensilien bleiben vorerst in der Tasche und werden erst im Verlauf des Gesprächs zur Veranschaulichung kurz herausgeholt. Neben einer Insulinpumpe verwendet Linda seit ein paar Monaten das sogenannte *FGM*, zumeist als *Libre* bekannt. Auch hier wird ein Sensor auf einer beliebigen Stelle der Haut für ca. 14 Tage eingestochen. Linda wählte ihren Oberarm. Mithilfe eines Lesegeräts kann sie ihren Gewebezucker „scannen", indem sie dieses in die direkte Nähe des Sensors bringt. Auf dem Bildschirm erscheinen dann der aktuelle Glukosewert, ein Trendpfeil und eine Kurve (siehe Abbildung 4).

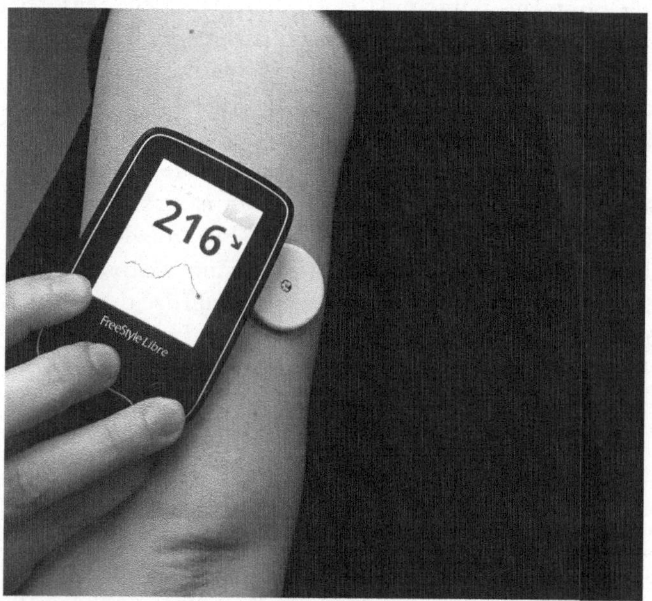


**Abbildung 4:** *Blutzuckerscannen via Freestyle Libre*

Im Bild wird leider nicht ersichtlich, dass die Kurve den Glukose-Verlauf der letzten acht Stunden lesbar macht. Im Unterschied zum *CGM* werden die Werte nicht kontinuierlich an einen Empfänger weitergeleitet. Das Lesegerät muss explizit in Kontakt zum Sensor gebracht werden, aber dem Scannen sind keine

Häufigkeitsgrenzen gesetzt. Das *Libre* sendet im Falle einer Unter- oder Überzuckerung jedoch keine Alarmsignale. Das Messsystem der Firma *Abbott* ist seit 2014 auf dem Markt. Es kostet im Starter-Paket 169,90 Euro und jeder weitere bis zu 14 Tage tragbare Sensor hat einen Preis von 59,90 Euro.[130] Nach der Markteinführung war der Erwerb des Geräts so gefragt, dass die Firma einen Lieferstopp verzeichnen musste.[131] Linda bekam das *Libre* zum Zeitpunkt des Gesprächs im März 2016 mittlerweile von der Krankenkasse bewilligt. Seit 2016/2017 übernehmen immer mehr Krankenkassen die Kosten für das Messsystem, sobald die Patient*innen eine medizinische Notwendigkeit begründen können.[132] Sieben meiner Interviewpartner*innen haben zwischen 2014 und 2016 die *Libre*-Technik von der Krankenkasse erstattet bekommen oder selbst erworben (siehe Tabelle 1, S. 126).

*c) Akteur Nr. 3 – Die digitale Tagebuch-App mySugr:*

Ebenso sieben meiner Interviewpartner*innen nahmen digitale Tagebuch-Apps entweder dauerhaft oder sporadisch in Dienst (siehe Tabelle 1, S. 126). Wie bereits im Kontext der blutigen Konstellation deutlich wurde, werden die Patient*innen stets dazu angehalten, ein Tagebuch zu führen. Doch zunehmend entstehen digitale Tagebuch-Varianten, die versprechen, diese eher unbeliebte Praxis zu erleichtern. Am bekanntesten ist die App *mySugr*, welche mittlerweile als Medizinprodukt aufgeführt wird. Es ist die einfachste und preisgünstigste Variante, um sich einer Repräsentation des Stoffwechsels als dynamische Kurve zu nähern – denn auch hier werden die eingetragenen Werte als Kurve aufbereitet.

Die Firma wirbt damit, spielerisch die Therapiemotivation zu unterstützen. In diesem Zusammenhang wurde das Bild eines *Monsters* designt, welches es in Form von *Challenges* zu zähmen gilt. Für jeden Eintrag erhält man Punkte. Weitere Punkte können diejenigen akkumulieren, die sich dazu motivieren lassen, einer sportlichen Aktivität nachzugehen. Eine Übersichtsgraphik repliziert den durch-

---

130  Vgl. http://www.freestylelibre.de/freestyle-libre-starter-pack-de-at.html; http://www.freestylelibre.de/freestyle-libre-sensor-kit-de-fr-it-at.html. Zugegriffen: 20.10.2018.

131  Von einem Lieferstopp weiß ich zum einen durch meine Interviewgespräche und zum anderen, da innerhalb diabetesrelevanter *Facebook*-Gruppen vermehrt nach neuen Sensoren gefragt wurde.

132  Vgl. https://www.diabetes-online.de/a/weitere-gesetzliche-krankenkassen-uebernehmen-die-kosten-1805915. Zugegriffen: 20.10.2018.

schnittlichen Blutzucker der letzten sieben Tage, die bereits am aktuellen Tag erreichten Punkte, das Quantum konsumierter Broteinheiten, die Menge gespritzter Insulineinheiten (Bolus), die Anzahl an Unter- oder Überzuckerungen in den letzten 24 Stunden, die Standardabweichung der Werte, den geschätzten *Hb1Ac*,

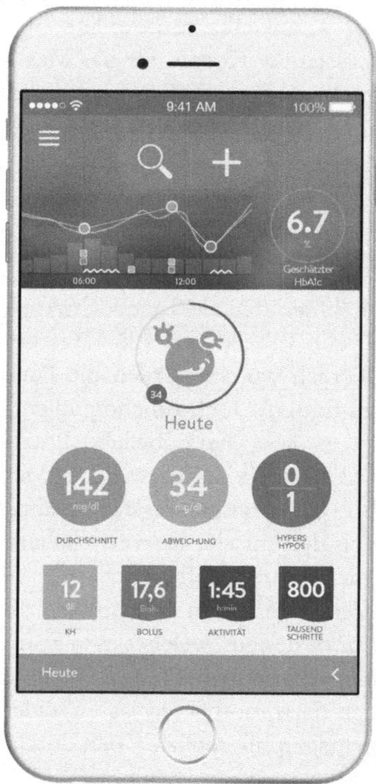

**Abbildung 5:** *mySugr App Home Screen © mySugr GmbH*

eine Bilanz der sportlichen Aktivität und der am Tag zurückgelegten Schritte (siehe Abbildung 5).

Ebenso sind Bilder vom und Notizen zum Essen erwünscht. Allerdings müssen die evozierten Daten auch aktiv eingetragen werden, um übersichtlich visualisierbar zu sein. Wer das Monster automatisch mit Daten füttern mag, kann die App mit anderen Self-Tracking-Apps synchronisieren.[133] In den Grundeinstellungen lassen sich manuell bestimmte Zielbereiche einrichten, und der sogenannte „Blutzuckerreminder" erinnert die jeweilige Person an die Einspeisung von Daten. Neben *mySugr* existieren viele andere Tagebuch-Apps, auf welche ich hier nicht weiter eingehen werde, da die in Wien arbeitende Firma, die die *mySugr*-App anbietet, als Marktführerin gilt.

### Die soziotechnischen Skripte der digitalen Konstellation

Wie beschrieben, gehe ich an dieser Stelle auf die von den Firmen beworbenen Intentionen und die in den Funktionsaufbau eingeschriebenen latenten Leitbilder vorbildlicher Patient*innen ein. Im Rahmen meiner Feldforschung war es mir nicht möglich herauszuarbeiten, welche etwaigen Erwartungen Mediziner*innen mit den digitalen Systemen verknüpfen. In den von mir besuchten Schulungen wurde ausschließlich die blutige Konstellation gelehrt, und von den digitalen Akteuren erfuhr ich erst durch den Diabetesstammtisch (siehe dazu S. 110).[134] Der blutigen Messung wird seitens der Ärzt*innen noch immer eine zentrale Bedeutung zugesprochen, da der Gewebezucker nicht identisch mit dem Blutzucker ist: „Bei schnellen Änderungen hinkt die CGM-Glukose dem Blutzuckerspiegel um ca. 5-25 Minuten hinterher" (Thurm/Gehr 2013: 269). Folglich wird den Patient*innen angeraten, weiterhin blutige Messungen vorzunehmen (vgl. ebd.).

*Die Intentionen der Firmen:* Mit dem *CGM*-System verfolgt die Forschung den Traum von einer künstlichen Bauchspeicheldrüse, das heißt von einem „geschlossenen Regelkreis aus CGM-System und Insulinpumpe" (ebd. 267). Die auf dem *CGM*-Markt bekannte Firma *Medtronic* wirbt auf ihrer Website damit, dass der „Glukoseverlauf rund um die Uhr beobachte[t]" werden könne, die „regelmäßigen Werte" würden „Aufschluss über" den „Glukosespiegel" geben und

---

133 Die App lässt sich zudem mit bestimmten Blutzuckermessgeräten synchronisieren, so dass der akute Wert via *Bluetooth* automatisch von Bildschirm zu Bildschirm „transportiert" werden kann.

134 Was vermutlich auch daran liegt, dass die Kosten für das *CGM* zum Zeitpunkt der Schulungen nur selten von den Krankenkassen erstattet wurden und das *Libre* erst seit Ende 2014 auf dem deutschen Markt erhältlich ist.

„unabhängiger von BZ-Messungen" machen.[135] Insbesondere die Sichtbarkeit von Schwankungen gilt demnach als wegweisendes Skript der Entwicklungen. Auf der Basis dynamischer Informationen wie Trendpfeilen und Kurven sollen Patient*innen situativ leichter auf den biochemischen Verlauf reagieren können. Die digitalen Technologien der Selbstüberwachung werden von sensorischen Augen getragen, die das Problem einer geringen Sichtbarkeit der Krankheit austarieren wollen. Zudem werden auf der Webseite von *Medtronic* Studien angesprochen, die gezeigt haben, dass der *Hb1Ac* durch diese Therapieform signifikant gesenkt werden kann. Es wird auf Sportbegeisterte und Studierende verwiesen, die von einer besseren Konzentration und weniger Angst berichten, überdies auf „Menschen, die ein sehr aktives Leben führen" und ihren „Aktivitäten unbesorgter nachgehen können".[136] Folglich versprechen die digitalen Anwendungen nicht nur als Mediatoren von Kontrolle durch Sichtbarkeit zu agieren, sondern auch zu entlasten und zu flexibilisieren. Demgemäß bewirbt auch die Firma *Abbott* das *Libre*-System mit dem Slogan „Warum stechen, wenn man scannen kann?"[137] Die Patient*innen sollten sich für das System entscheiden, da es „Bequem", „Unauffällig", „Einfach" und „Anwenderfreundlich" sei. Und auch hier gilt die Gleichung: „mehr sehen, Diabetes besser managen". Denn der Glukosewert kann „jederzeit" und „überall" überwacht werden.[138]

Zudem bietet die Firma *Abbott* eine spezifische Software an, die „verschiedene Auswertungsberichte" erstellt. „Die Software kann helfen, Muster und Schwankungen der Glukosewerte noch besser zu verstehen", so heißt es auf der Website. Auch hier werden beispielsweise ein *Hb1Ac* geschätzt, die Anzahl „tägliche[r] Scans" erfasst, Tages- und Wochenmuster erstellt oder die durchschnittliche Abweichung vom „Zielbereich" („Medianwert") angegeben.[139] Die Firma *mySugr* bietet ihr Produkt mit den Worten an: „mySugr macht Diabetes Management einfacher. [...] Diabetes kennt keine Pause. Wir sind da, damit du auch zwischen deinen Arztbesuchen den Diabetes locker im Griff hast."[140] Auch hier können

---

[135] Mit „BZ-Messungen" sind die Blutzuckermessungen gemeint. Siehe: https://www.medtronic-diabetes.de/;
minimed-produkte/kontinuierliche-glukosemessung. Zugegriffen: 20.10.2018.

[136] Siehe: https://www.medtronic-diabetes.de/minimed-produkte/kontinuierliche-glukosemessung. Zugegriffen: 20.10.2018.

[137] Siehe: https://www.freestylelibre.de/libre/. Zugegriffen: 20.10.2018.

[138] Siehe: https://www.freestyle-diabetes.at/produkte/freestyle-libre/. Zugegriffen: 20.10.2018.

[139] Siehe: https://freestyle.de/freestyle-libre/software/. Zugegriffen: 20.10.2018.

[140] Siehe: https://mysugr.com/de/. Zugegriffen: 20.10.2018.

zusätzliche Statistiken in Form eines „Reports" erstellt werden, die „verschiedene Durchschnitte der betreffenden Wochen" anzeigen und – so der Wortlaut – „eventuell Muster erkennen" lassen. Auf der Website heißt es weiterhin: „Die Reports sollen dir helfen deine Daten besser im Blick zu behalten. Sie können dir eine große Hilfe beim nächsten Arztbesuch sein [sic!] aber auch dir zuhause mehr Klarheit bringen."[141]

*Leitbilder vorbildlicher Patient*innen:* Das Skript des oder der eigenverantwortlichen Patient*in ist ein beharrliches Fundament der modernen Diabetestherapie. Entsprechend stellen sich die digitalen Geräte als Mittler zwischen praktischem Vollzug und gegenwärtigen Anforderungen nach Selbstmanagement und Eigeninitiative vor. Die Krankheit wird als etwas repräsentiert, was einer fortwährenden Selbstführung bedarf. Folglich wird auch die Sichtbarkeit (annähernd) pausenlos, denn „gute" Patient*innen beobachten wie „gute" Unternehmen aktiv ihre konjunkturellen Schwankungen, was wiederum einen bildlichen Bezug zum Subjektideal des „unternehmerischen Selbst" aufmacht (Bröckling 2007a; siehe dazu S. 62). Die Vorstellung, dass Sichtbarkeit erstrebenswert und es für die Personen wertvoll sei, ihre Physiologie sichtbar und lesbar zu machen, ist dem Design und Aufbau der meisten Tracking-Technologien inhärent (vgl. Ruckenstein 2014: 69; siehe dazu auch S. 203). Hintergrund des Ideals einer lückenlosen Überwachung ist wiederum das bekannte Skript der langfristigen Blutzuckerstabilisierung. In einem gewissen Maß verhärten die smarten Geräte und Anwendungen die Anrufung zur *Hb1Ac*-Verbesserung, zum Beispiel wenn die App *mySugr* kontinuierlich und nicht etwa alle drei Monate einen „geschätzten" Wert anzeigt. Ein guter *Hb1Ac* steht für eine vorbildliche Bilanz des Managements, und Auswertungsstatistiken laden explizit zur nachträglichen Auseinandersetzung mit den Stoffwechselbilanzen ein.

Das gegenwärtige Prinzip „make it count" und die smarten Geräte transformieren die diabetischen Therapiemöglichkeiten. Oder wie Max es ausdrückt: „Es wird auch nicht lange dauern, dann ist das Smartphone das Gehirn für den Diabetes". Doch auch hier gilt es wiederum zu fragen, was die bisherigen Entwicklungen auf der Ebene des alltäglichen Vollzugs bedeuten.

Anhand der vier Praxiselemente werde ich aufzeigen, dass die digitalen Akteure in die Situationen ihrer Verwendung intervenieren und das verändern, was bisher

---

[141] Siehe: https://mysugr.com/de/ein-report-fur-alle-falle/. Zugegriffen: 20.10.2018.

als normal galt (vgl. Mol 2000: 9): die Sorge wird zunehmend an die Technik delegiert und potenziell zugleich intensiviert, das öffentliche Regulieren wird unsichtbarer, die Auseinandersetzung mit dem Blutzucker zu einer Kurvendiskussion und neue somatische Problematisierungsflächen treten in Erscheinung. Entsprechend konzentriere ich mich in der beschreibenden Analyse auf die relationalen Verschiebungen im Doing Pancreas, die mit einem Wechsel zu den digitalen Messtechniken einhergehen.

### 5.2.2 Die Sorge

Die Sorge ist tief verwoben im Doing Pancreas: Sie wird durch die Praktiken (re-)mobilisiert, im Dialog mit der Technik ausgehandelt und von biomedizinischen Kategorien kontrolliert. Diese Kernaspekte der Sorge der blutigen Konstellation rücken im Kontext der digitalen Konstellation nicht in den Hintergrund. Jedoch wird die Sorge, wie ich im Folgenden darstelle, im Dialog mit den digitalen Self-Tracking-Akteuren relational neu ausgehandelt: Sie wird einerseits zunehmend an die Technik delegiert und intensiviert sich andererseits (zeitlich). Durch die Zunahme an informativen Sichtbarkeiten wird auch die kontrollierende Sorge vielfach neujustiert.

#### *Die Sorge delegieren*

Eine Bloggerin schreibt über ihr *CGM*-System: „Mit ihm an der Seite fühle ich mich wie ein neuer Mensch: kraftvoll, gefestigt, sicher, entspannt, behütet."[142] Ein immenses Maß an Sorge kann an das *CGM*-Gerät delegiert werden. Die kontinuierliche Überwachung federt die Sorge bezüglich sich anbahnender Unter- oder Überzuckerungen und anderweitiger Schwankungen ab. Durch den ausgesendeten Alarmton meldet sich der Stoffwechsel „automatisch", so dass in den Phasen der Stille insbesondere die Angst vor Ohnmacht reduziert werden kann (siehe dazu S. 135). Denn die Angst vor Unterzuckerungen ist eine Begleitung in

---

[142]  Siehe: https://honigsuesses.wordpress.com/2014/07/20/schwer-verliebt_CGM/comment-page-1/. Zugegriffen: 20.10.2018.

sämtlichen Situationen: beim Autofahren, beim Sport, auf der Arbeit oder im Urlaub. Sie kann potenziell auf das *CGM* übertragen werden.

Aber auch die Trendpfeile – die ebenso auf dem Display des *Libre* sichtbar werden – übernehmen einen Teil der Sorge. Ihre Gerichtetheit bereitet zum einen darauf vor, dass die Person eventuell in Kürze wieder im Sinne einer funktionalen Bauchspeicheldrüse agieren muss. Zum anderen ist das Scannen schneller getan als das Piksen. Entsprechend spricht Ada davon, dass sie, wenn es ihr nicht gut gehe, häufig vergesse zu messen und das *Libre* genau dann „so praktisch ist", weil es weniger Motivation erfordere. Zudem habe sie eine Kurve und nicht nur „einen Wert", wie beispielsweise „an schlechten Tagen", wo sie es „vielleicht psychisch nur einmal schafft zu messen". Darüber hinaus spricht Ada davon, dass nun auch ihr Freund einfach scannen könne, indem er das Lesegerät an den Sensor hält. Vor allem, wenn sie schläft oder krank ist oder er sich sorgt. Die Sorge lässt sich demnach auch potenziell an andere Personen delegieren.

### Die eigenverantwortliche Sorge intensivieren

Mit den dynamischen Kurven entsteht eine intensivierte Sichtbarkeit, die mit neuartigen Problematisierungen einhergehen kann. Denn nicht nur die körperliche „Sorge um sich" (Foucault 1991 [1986]) erzeugt den Drang nach Werten, auch die neuen „Einblicke" selbst generieren ihrerseits Sorgen. Diese können wiederum zu gesteigerten Eigenverantwortlichkeiten, Selbstdisziplinierungen und der Arbeit an einer Therapieoptimierung führen. Durch die engmaschige Blutzuckerkontrolle werden zum Beispiel die Wirkkurven von Insulin und Blutzuckerschwankungen sichtbar. So „bastelt" Tina (45 Jahre alt) seit der Benutzung des *Libre* an ihrem morgendlichen „Spritz-Ess-Abstand rum".[143] Ebenso schreibt eine Bloggerin hinsichtlich des Abstandes und der Sichtbarkeit durch ihr *Libre* (*FGM*):

> „Die Routine, der Alltag, der Stress oder einfach die Unlust. All das sind Indikatoren, wieso man genau diesen Abstand dann aber doch nicht einhält. Blöd nur, wenn das oben

---

143 Der Spritz-Ess-Abstand ist dafür gedacht, nach dem Essen einen rasanten Anstieg des Blutzuckerspiegels zu verhindern.

beschriebene FGM genau das nicht mehr zulässt. Plötzlich sieht man mal was wirklich erstmal nach dem Essen passiert. Eine wortwörtliche Achterbahnfahrt."[144]

Unlustgefühlen oder Stress gegenüber steht nun eine automatisch generierte Glukosekurve, die erkennbar macht, welche medizinisch empfohlenen Therapieschritte potenziell nicht eingehalten wurden. Mit der komplexen Sichtbarkeit gehen also auch neue Herausforderungen einher, die ein Triebwerk einer immer komplexer werdenden eigenverantwortlichen Sorge sind.

Das Credo der digitalen Selbstsorge-Praktiken ist: „je mehr Daten, desto besser" (Susann). Während das *CGM* minutiös den Datenkörper fortschreibt, braucht das *Libre* noch einen persönlichen Willen zur Datenakquise. Für mich war es interessant, die Interviewpartner*innen mit *Libre* zu fragen, ob sie sich nun häufiger nach dem Stoffwechsel erkundigen als noch zu „blutigen Zeiten". Meistens wurde geantwortet, dass mehr digital gescannt wird als zuvor blutig gemessen wurde. Tina schätzt, dass sie derzeit 15 bis 20 Mal den Glukosewert kontrolliert, statt früher fünf bis sechs Mal am Tag. Dass die Möglichkeit zur dauerhaften oder kontinuierlichen Kontrolle zu dem Gefühl führen kann, dass der Diabetes den Alltag zeitlich überformt, wird am Fall von Ludwig deutlich. Er beschreibt die digitalen Möglichkeiten als „Zeitbomber". Erst in der letzten Zeit habe er realisiert, „wie viel Zeit es eigentlich frisst", denn in seinem Fall hätte das Kontrollbedürfnis überhandgenommen:

> „Ich habe so eine gewisse zwanghafte Kontrollneigung entwickelt, die mich selbst genervt hat. [...] Die positiven Effekte waren da, ein besserer *Hb1Ac*-Wert. Aber es hat zu viel Raum eingenommen. Also wenn ich mich früher vielleicht ein bis anderthalb Stunden am Tag mit dem Diabetes beschäftigt habe, hat sich die Zeit locker verdoppelt." (Ludwig)

So hat Ludwig das *Libre* zur Zeit unseres Gesprächs „abgesetzt", da er sehen möchte, „ob es auch ohne geht". Das Gerät speichert einen Durchschnitt, wie oft am Tag gescannt wurde. Ludwig schätzt, dass er zu Beginn alle paar Minuten schaute, was „deutlich weniger geworden ist". Jedoch sieht er, dass er immer noch „bis zu 40 Mal regelmäßig geguckt" hat, was er als zu viel Beschäftigung mit „dem Diabetes" auffasse. In der digitalen Konstellation kann das Doing Pancreas demnach mit intensivierten Aufmerksamkeitsintensitäten einhergehen.

---

[144] Siehe: http://www.dia-beat-this.de/2014/11/fgm-und-sea-abkurzungen-und-virtuelles.html. Zugegriffen: 20.07.2015.

Auch Ada sagt, dass sie am Anfang „40 Mal am Tag oder mehr" gescannt habe. Da das Lesegerät des *Libre* den Durchschnitt des Scannens erfasst, schaut sie für mich im Gerät nach. Die Antwort lautet: „fünf Mal, also ungefähr so, wie man normal blutig misst. Du darfst halt echt nicht durchdrehen und permanent messen." Ada betont immer wieder, dass sie einen Weg suchen musste, sich nicht zu viel mit der Krankheit zu beschäftigen. Demnach hat Ada das von der blutigen Konstellation gewohnte Maß der Sorge sukzessive in ihre digitale Messsituation übersetzt. Es kann also auch zu einer aktiven Begrenzung der Selbstsorgeaktivitäten kommen, indem – wie im Fall von Ludwig – schlichtweg mit dem Scannen aufgehört wird. Oder indem explizit – wie im Fall von Ada – das Ausmaß der Kontrolle kontrolliert wird, um dem potenziell offenen Optimierungsprozess einen Riegel vorzuschieben.

### Die eigenverantwortliche Sorge kontrollieren

Wiederum möchte ich im Folgenden zeigen, dass die Kurve zugleich ein Instrumentarium ist, um die eigenverantwortliche Sorge zu kontrollieren. Einerseits bleibt der *Hb1Ac* das vermeintlich objektive Kriterium der medizinischen Überprüfung der eigenverantwortlichen Sorge. Nur dass diejenigen, die *mySugr-* oder die *Libre*-Statistiken verwenden, den Wert nicht mehr nur ausschließlich alle drei Monate ermittelt bekommen, denn die Anwendungen berechnen einen *geschätzten Hb1Ac* abseits des medizinischen Labors. Andererseits kommt die Kurve als weiteres Kriterium hinzu, wie eine junge Frau beim *Barcamp* reflektiert – sie sagt: „Früher war nur der *Hb1Ac* der heilige Gral, heute kommt die gerade Kurve hinzu". Sie spielt darauf an, dass immer mehr der Druck entstehe, „gerade Kurven" zu produzieren – ein Ausdruck, der an sich einen Widerspruch in sich birgt – und sie oft den Eindruck habe, eine dynamische Kurve werde mit einer zu geringen Sorge gleichgesetzt.

In vielen Blogs wird wiederum häufig hervorgehoben, dass die Verwendung der digitalen Geräte hinsichtlich etwaiger Therapieverbesserungen motivierend wirke. Die Geräte unterstützen dabei, sich dem Ideal der Eigenverantwortung weiter anzunähern, da sich eine gefühlte Leichtigkeit in die notwendigen Abläufe einzuschreiben scheint. Der Sensor am Oberarm, der mit dem Körper nahezu verschmilzt, wie die Interviewpartner*innen ausdrücklich bekunden, erinnert den ganzen Tag über daran, wie „einfach" es nun ist, den Stoffwechsel zu befragen. Die Sensoren werden zu Subjektivierungsagenten eines Sich-produktiv-Fühlens.

Im Gegensatz zum *Libre* bedarf das *CGM* nicht einmal einer expliziten Erinnerung an die dysfunktionale Bauchspeicheldrüse, sondern „betreut" den Stoffwechsel gleichsam aus eigener „Motivation" heraus. Und durch das Bild eines Monsters verleiht die App *mySugr* bei Bedarf dem Monitoring einen spielerischen Sinn. So berichtet Tina, dass die *Challenges* ein „Ansporn" seien und sie sich manchmal denke: „Ach nee, den Keks verkneife ich mir jetzt, weil ich weiß, der könnte meine Werte jetzt hier in Unordnung bringen, und dann gewinne ich die Challenge nicht."

Zum einen wird in den Blogs und Gesprächen die Möglichkeit zum digitalen Messen häufig als „Revolution" beschrieben. Denn die intensivierte Sichtbarkeit vermittelt das Gefühl, sich gut um den Diabetes zu kümmern bzw. zu sorgen. Im Sinne Foucaults zeigen sich die Geräte als produktive Subjektivierungsagenten, da das Ideal, sich hinsichtlich der Therapie unternehmerisch zu zeigen, im Dialog mit der Kurve geübt wird.[145] Zum anderen reagiert der Körper nicht immer wie er soll, und gerade das Ideal der „geraden Kurve" wird in der Praxis zum emotionalen Balanceakt (siehe dazu S. 170f.). Und auch die spielerische Dimension der Sorge im Rahmen von *mySugr* empfinden einige meiner Interviewpartner*innen langfristig als unpassend, da das Doing Pancreas dann doch kein leichtes Spiel sei.

### 5.2.3 Der numerische Sinn

Zahlen und Daten fungieren als stabiles Gerüst der Frage „Was würde die Bauchspeicheldrüse tun?" und dieses wird mit der kontinuierlichen und dauerhaften Stoffwechselüberwachung immer fester. „Im Diabetesbereich ist Mathematik überall", so ein Blogbeitrag, aber auch hier bildet sich eine Logik der Steigerung heraus. Beispielsweise kommt „die Geometrie [...] in diversen Kurven nicht zu kurz",[146] wie es im benannten Beitrag heißt und auch die Apps fordern immer mehr Kontextdaten ein. Im Rahmen der blutigen Konstellation habe ich den numerischen Sinn bereits als eine bedeutende Wissensform für das Doing Pancreas

---

<sup>145</sup> Zum Subjektivierungsbegriff nach Foucault siehe S. 44f.
<sup>146</sup> Siehe: https://beateputzt.com/2017/08/30/mathematik-fuer-diabeteswissenschaftlerinnen/. Zugegriffen: 20.10.2018.

dargestellt. Angesichts der notwendigen Alltagstauglichkeit besteht die Dringlichkeit, einen *numerischen Sinn* zu sedimentieren, der im Rahmen eines schwer einzustellenden Diabetes oder unerklärlicher Werte zum numerischen *Denken* wird.

Im Folgenden möchte ich den numerischen Sinn in den Kontext der digitalen Konstellation stellen: zum einen wird der numerische Sinn von den digitalen Techniken mitgetragen und erhält zugleich eine intensivierte zeitliche Dimension; zum anderen ist es fraglich, ob der numerische Sinn nicht auch auf die Technik übertragen werden kann. Letzteres wird beispielsweise deutlich, wenn der Soziologe Nick Fox (vgl. 2017: 146) in Bezug auf moderne Diabetestechnik die Gefahr sieht, dass das Verstehen der Krankheit durch einen „„dumb patient"" ersetzt wird, der lediglich einen Apparat an sich trägt und dessen Anweisungen befolgt.

### Den numerischen Sinn mittragen

Die Ausbildung eines numerischen Sinns geschieht per se im Dialog mit der Messtechnik, wie im Fall von Eva bereits geschildert (siehe dazu S. 133). Anhand eines Blogbeitrags mit dem Titel „Leben ohne CGM = Leben am Limit" zeigt sich, dass die digitalen Aufzeichnungsgeräte den numerischen Sinn im Alltag kooperativ mittragen. Die Person trug zum Zeitpunkt des Schreibens kein *CGM*, da die Firma einen Engpass hatte und die Sensoren nicht nachgeliefert werden konnten. Zwar wird der Titel des Beitrags als erzählerische Überspitzung eingeführt, dennoch verleiht er der Tatsache Ausdruck, dass das Gerät und das Wissen, das es vermittelt, in alltäglichen Situationen fehlen:

> „Mit einem CGM wüsste ich, ob ich geradewegs in die Kissen fallen kann. Mit einem CGM wüsste ich, ob ich vielleicht eine kleine Korrektur pumpen muss, um stabil durch die Nacht zu kommen. Mit einem CGM wüsste ich, ob ich noch eine Kleinigkeit essen müsste, ehe ich mich eventuell eine Stunde mit dem Kopf im Nutella Glas vorfinde, von einer Hypo aus dem Schlaf gerissen und unfähig wieder einzuschlafen."[147]

Durch den ungewollten Rücktritt in die blutige Messung wurde die Vermitteltheit des numerischen Sinns explizit reflexiv gemacht, und die Krise verrät, wie stark die Gewohnheiten mittlerweile von den digitalen Trendpfeilen mitgetragen werden. Das Blutzuckermessgerät ermittelt nur einen singulären Wert: „106mg/dl.

---

[147] Der Ausdruck „Hypo" steht hier für Hypoglykämie, das medizinische Fachwort für Unterzuckerung. Siehe: http://www.mein-diabetes-blog.com/leben-ohne-CGM-leben-am-limit/. Zugegriffen: 20.10.2018.

Mehr Infos habe ich in diesem Fall nicht", so der Wortlaut im Text. Unklar bleibt, ob der Wert steigt oder stabil ist. Der numerische Sinn muss demnach ohne einen zeitlichen Einblick in Form von Trendpfeilen oder Alarmen auskommen, gleichwohl er individuell bereits mit dieser zeitlichen Dimension verschaltet ist.

Auch hinsichtlich der digitalen Diabetes-Tagebücher wird in meinen Interviews wiederholt eine spezifische Funktion benannt, die den numerischen Sinn mitträgt. Durch die Speicherfunktion könne man via Stichwortsuche schauen, wie viel Insulin man zum Beispiel beim letzten Besuch des Lieblingsitalieners berechnet hatte, um zu vergleichen, ob man damals mit einem „sauberen Wert" rausging (Tina). Bestimmte Situationen werden also „diabetisch" eingespielt und die Befürchtung, dass der numerische Sinn sich verschätzt, scheint prinzipiell abgefedert, da die Gegenwart mit der Vergangenheit verwoben werden kann. Derartige Funktionen schaffen zum einen Praxis-Skripte für nicht-alltägliche Situationen. Zum anderen wird verstärkend deutlich, dass der numerische Sinn in Zeiten der Digitalisierung partiell seiner Momenthaftigkeit enthoben wird. Denn die Ergebnisse der Messungen werden nicht mehr dem Vergessen überlassen. Wie die Soziologin Gesa Lindemann (vgl. 2015: 46) ausführt, verschwimmen durch digitale Speicherfunktionen die modalen Differenzen zwischen Vergangenheit, Gegenwart und Zukunft zunehmend. Und auch Mika Pantzar und Elizabeth Shove (vgl. 2005: 2) beschreiben in einer praxistheoretischen Analyse hinsichtlich alltäglicher Messungen, dass diese die Konsequenzen bisheriger Praktiken spiegeln und stetig Verknüpfungsanker zwischen Vergangenheit, Gegenwart und Zukunft auswerfen.[148]

### Den numerischen Sinn übertragen?

Marianna, die seit 42 Jahren ihre Krankheit kennt, weiß, dass sich in den letzten Jahren „technisch viel gewandelt" hat und ebenso hat sie von den „neuen Sachen über das Handy" gehört. Doch beschreibt sie sich als „zu eingefahren" und möchte weiterhin blutig messen. Marianna will – bildlich betrachtet – kein neues Instrument lernen. Eva befürchtet hingegen, die Verwendung eines *Libre* oder *CGM* führe dazu, dass sie sich weniger mit dem Diabetes auseinandersetze. Sie vertraut der „Oldschool-Variante", bei der sie selbstständig rechnen muss.

---

[148]  Zur Zeitlichkeit des Self-Trackings siehe auch 7.2.3.

Vertrauen in Technik ist eine sehr subjektive Größe, doch potenziell lässt sich die „Alltagsmathematik" bis zu einem gewissen Grad auf die Geräte übertragen. Entsprechend erzählt Ludwig, dass er „das Rechnen" inzwischen an das Steuerungsgerät seiner neuen Pumpe delegiere, allerdings betont er zu wissen, „was da gerechnet wird."[149] Moderne Insulinpumpen haben einen *Bolusrechner*, der eine Korrekturinsulindosis nach dem Essen vorschlägt. Die jeweilige Person muss den Vorschlag nur via Knopfdruck bestätigen. Eine junge Person spielt in einem Online-Artikel mit dem Szenario eines „digitale[n] Super-GAU[s]" und gesteht sich ein, in einem solchen „aufgeschmissen" zu sein: „Korrektur- oder BE-Faktor berechnen – wie geht das nochmal? Keine Ahnung, denn das macht mein OmniPod digital für mich."[150] Zwar ist das im Rahmen der blutigen Konstellation beschriebene „visuelle Abtasten des Tellers" unumgänglich (siehe dazu S. 141), denn die Technik kann die Übersetzung des Tellerinhalts in Kategorien wie BE oder KE nicht leisten. Dennoch lässt sich zumindest ein Teil der Rechenvorgänge auf die Technik übertragen.

Jedoch halte ich Fox's Lesart (siehe dazu S. 167), dass der technische Beistand zu einem „„dumb patient'" führe und die Krankheit für die Person unverständlich werde für vorempirisch. Unmissverständlich wird der numerische Sinn zusehends in eine Datenrationalität überführt, und die Industrie entwickelt technische Funktionen, um die Betroffenen bei den durch den Diabetesalltag bedingten mathematischen Herausforderungen interaktiv zu unterstützen. Gleichwohl kann der numerische Sinn nicht völlig auf die Technik übertragen werden. Vielmehr wird er in einem hybriden Zusammenspiel mobilisiert. Meines Erachtens wird die Seilschaft zwischen einem numerischen Sinn und einem numerischen Denken potenziell sogar verstärkt, da der dauerkritische Blick der Sensoren das kleinste Verschätzen oder schlichtweg kontingente Reaktionen des Körpers sichtbar werden lässt. Es ist abhängig von der emotionalen Verfasstheit der Einzelnen, inwiefern das mikroskopische Feedback dauerhaft in ein numerisches Denken bzw. Rätseln umschlägt. Dennoch wird der numerische Sinn zunehmend vom Funktionsumfang der digitalen Akteure mitgetragen und erhält eine andere zeitliche Dimension.

---

149   Zwar habe ich die Pumpe im Rahmen der blutigen Konstellation eingeführt (siehe dazu S. 126), aber auch diese Geräte verändern sich im Zuge der Digitalisierung stark.

150   *OmniPod* ist der Herstellername der Insulinpumpe. Siehe: https://www.blood-sugar-lounge.de/2017/09/diabetes-digital/. Zugegriffen: 20.10.2018.

### 5.2.4 Den Gewebezucker regulieren

Auch im Rahmen der digitalen Konstellation sind die „gute Einstellung" und der „stabile Blutzucker" übergeordnete Zielstellungen des alltäglichen Regulierens. Jedoch kommt im Vergleich zur blutigen Konstellation eine spezifische normalistische Zielstellung hinzu: das kontradiktorische Ideal der „geraden Kurve". Ich möchte erneut die öffentliche Sichtbarkeit des Regulierens analysieren, die einen spezifischen Umgang einfordert.

Max erzählt mir im Interview, dass er inzwischen keine blutigen Kontrollmessungen mehr vornimmt, da er dem *CGM*-System vertraue.[151] Im Rahmen seines digitalen Selbstmanagements ist kaum Blut in Sicht und da Max eine Pumpe trägt, auch kein Spritzen, das im öffentlichen Blick mit einer Drogensucht verwechselt werden könnte (siehe dazu S. 145). Auch für Tina und Ada gehören schmerzende Fingerkuppen der Vergangenheit an, jedoch verwenden sie noch immer ihre Insulinpens. Dennoch verändert sich auch ihr „managing the self-management" (Lucherini 2016: 261; siehe dazu S. 145), da in den smarten Technologien die Option liegt, die notwendigen Vollzugsschritte stillschweigender zu vollziehen. Ich werde diese potenzielle (Un-)Sichtbarkeit des Regulierens anhand meines empirischen Materials schildern und darstellen, wie das Regulieren situativ flexibilisiert wird.

### *Das kontradiktorische Ideal der „geraden Kurve"*

Medizinisch steht das kontradiktorische Ideal der „geraden Kurve" im Zusammenhang mit dem Ziel der Stabilisierung des Blutzuckers. Denn gerade Glukosekurven lassen eine „gute Einstellung" der Blutzuckerregulation vermuten. Das Ideal der „geraden Kurve" scheint jedoch insbesondere ein Produkt der virtuellen „biosozialen Gemeinschaften" (Rabinow 1992; siehe dazu S. 71) zu sein.

Blicken wir noch einmal auf die Situation beim *Barcamp*, in der eine junge Frau den Eindruck schilderte, dass eine gerade Kurve mit dem Gelingen der Selbstsorgeaktivitäten gleichgesetzt werde. Dieser Eindruck kam zustande, da in Online-

---

[151] Allerdings müssen die *CGM*-Systeme regelmäßig kallibriert werden, das heißt der Blutzucker muss herkömmlich mit einem Butzuckermessgerät gemessen werden und der aktuelle Wert wird dem *CGM*-System mitgeteilt.

Gemeinschaften bei *Facebook* oder *Instagram* häufig „nur Bilder von geraden Kurven gepostet werden".[152] Sie führt lautstark aus, dass „nicht einmal ein gesunder Mensch einen Blutzuckerverlauf ohne Schwankungen" habe und dennoch merke sie, dass die Bilder von Linien Druck ausüben oder zu Verunsicherung führen: „es verwirrt mich, dass es unnormal ist, schwankende Werte zu posten". Bevor man die digitalen Möglichkeiten hatte, fährt sie fort, habe man fünf bis sechs Werte gehabt, „die auch nicht gerade waren". Sie erhalte zwar positive Reaktionen, wenn sie selbst ihre Schwankungen online veröffentliche. Dennoch sei ihr Eindruck, dass die Arbeit an einer flachen Kurve ohne Schwankungen zu einer das Regulieren überformenden Aufgabe werde.

Es ist biologisch betrachtet beinah unmöglich, die Bewegungen des Stoffwechsels einzudämmen. Gleichwohl wird die gerade Linie zu einem Normalitätshorizont der Diabetes-Therapie. Dies scheint nicht zuletzt der Darstellungsform geschuldet. In diesem Sinne bezeichnet schon der Literaturwissenschaftler Jürgen Link (vgl. 2013: 39) in seiner Theorie zur gesellschaftlichen Normalitätsproduktion die Linie als eine im Alltag bekannte „Datenlandschaft", die sich stets um Normalitätsfragen drehe (siehe dazu auch S. 65ff.).

### Die (Un-)Sichtbarkeit des Regulierens

Erinnern wir uns an die Gesprächssituation im Café. Das Messen von Max wirkt körperlos, da er nur auf sein Smartphone blickt, um seinen Gewebezucker zu ermitteln. Der Stoffwechsel scheint sich nicht mehr tief im Körper sitzend zu vollziehen, denn der Kurvenkörper windet sich auf dem Bildschirm eines Telefons. Damit verschieben sich die öffentlichen Teilaspekte des Regulierens, da „nur" Geräte wie das Smartphone und das Steuergerät der Pumpe bedient werden.

Die situative Verschlossenheit des Regulierens ist zugleich Teil der Werbestrategien der Firma *Abbott,* welche das *Libre* entwickelte. Auf einer Diabetes-Konferenz fiel mir ein Plakat ins Auge, das auf die Aspekte der öffentlichen Sichtbarkeit des Regulierens anspielte. Ein Bild zeigte einen großen Meeting-Tisch, an dem drei Personen sitzen und miteinander interagieren. Eine weibliche Person wird durch das Tragen eines Sensors am Oberarm als Person mit Diabetes charakterisiert. Das Plakat spielte darauf an, dass sie während der Arbeit ihren

---

[152] *Instagram* ist ein Onlinedienst, der das Teilen von Fotos ermöglicht.

Stoffwechsel beinah unbemerkt kontrollieren kann. Hier wurde ein Setting visualisiert, das auch David im Gespräch beschreibt, als ich ihn fragte, ob es alltägliche Situationen gebe, in denen ihn das Kontrollieren besonders nerve. Nachdem er mir ad hoc ein „es nervt immer" entgegnete, bekundet er, vor allem bei beruflichen Treffen dadurch belastet zu sein: „Wenn ich Geschäftstermine habe und da sitze und dann dauert das zwei Stunden, der Blutzucker ist vielleicht nicht gut und dann muss man irgendwas tun, unter dem Tisch oder auf der Toilette oder was auch immer", so David. Dass seine Formulierung „was auch immer" nicht nur bedeuten kann, die Situation zu verlassen („auf der Toilette") oder das Messen unauffällig zu vollziehen („unter dem Tisch"), sondern ebenso offen damit umzugehen, wurde bereits im Kontext der blutigen Konstellation erläutert (siehe dazu S. 145).

Trotzdem scheint die Botschaft des oben beschriebenen Werbeplakats in der Praxis aufzugehen, da meine Interviewpartner*innen gerade die „Unsichtbarkeit" des Messens zu schätzen lernen. Das Scannen des Oberarms wirkt unauffällig und lässt nicht unbedingt eine medizinisch indizierte Praxis vermuten. Die Person muss die Situation nicht unbedingt vertuschen, erklären oder kurz den Ort wechseln: das Messen ist zwar situativ forciert, aber dabei verschlossen. So findet Ada das *Libre* besonders am Abend praktisch: „auf einem Konzert, Festival oder beim Feiern [...] kann ich immer und überall messen, einfach auch über meiner Jacke".

### *Die situative Flexibilisierung des Regulierens*

Mit der verringerten Sichtbarkeit einher geht eine situative Flexibilisierung des Regulierens. Insbesondere das *CGM* bietet das Potenzial, in Alltagssituationen Kontrolle abzugeben, da sich der Stoffwechsel im Falle einer Krise gleich mit einem Wecker meldet. Während des *Barcamps* nahm auch ich auditiv viele fallende oder steigende Glukosespiegel wahr, da es mehrfach im Raum lautstark piepte. Ebenso dient der im Funktionsumfang des *Libre* liegende Trendpfeil einer situativen Flexibilisierung. Erik, der arbeitsbedingt viel fliegen muss, berichtet, dies nun entspannter tun zu können, da er beim „Check-in" mal eben schauen könne, was „der Blutzucker treibt" und er dessen Trend kennt. Das Scannen (*Libre*) oder der Blick auf das Smartphone (*CGM*) ermöglichen ein flexibleres zeitliches Anschlussgeschehen, da die lebensnotwendige Information binnen weniger Sekunden auf einem Übertragungsmedium erscheint.

Sowohl der Trendpfeil als auch der Alarmton verstärken die Mobilität der Krankheit, da sie suggerieren: Du kannst den Diabetes überall mit hinnehmen, ohne dass er einer intensivierten Aufmerksamkeit bedarf. Es braucht kein Finden einer „Zeitkapsel" für das Piksen, Hantieren mit Blut und Warten. Wie bei vielen anderen technisierten und digitalen Novitäten liegt auch das Erfolgskriterium der kontinuierlichen Zuckermessung in Zeitersparnissen. Im Fluss des Alltags ist es wertvoll, den Verlauf einer Aktivität nicht mehr unterbrechen zu müssen – in einem Blogeintrag heißt es: Das *Libre* ist „eine massive Erleichterung im Diabetes-Alltag".[153] Der Alltag erscheint somit „vereinfacht", da Blutzuckermessen „lästig ist", so Annabell im Gespräch mit mir. Mit dem *Libre*-System hingegen müsse man nur „mal eben ein Gerät dranhalten".

Für Linda, die auf der Arbeit viel laufen muss, ist das *Libre* vor allem dann „eine riesengroße Hilfe", wenn sie „zu niedrig" ist und der Trendpfeil veranschaulicht, ob der Glukose-Wert „noch weiter sinkt oder am Steigen ist". Folglich sieht sie, ob sie noch schnell etwas essen muss oder durch den hohen Grad an Bewegung Gefahr läuft, zu unterzuckern. Die dynamischen Aufzeichnungsgeräte führen demnach auch zu einer situativen Handlungsentlastung, da sie Entscheidungen mittragen: Muss ich noch was essen? Kann ich den Sportkurs bis zum Ende mitmachen oder sollte ich kurz unterbrechen und messen? Ist es in Ordnung, wenn ich noch eine Stunde tanze? Können wir jetzt Sex haben oder muss ich vorher kurz noch einen Apfel holen, um danach nicht zu unterzuckern? Das flexible Feedback wirkt demnach auch als situative Entscheidungshilfe, da die Lasten selbstverantwortlicher Auseinandersetzungen mit dem Stoffwechsel gleichsam verteilt werden. Doch dies führt bereits zum vierten Praxiselement: der Auseinandersetzung mit dem Kurven- und Datenkörper.


## 5.2.5 Die Auseinandersetzung mit dem Kurven- und Datenkörper


Im Kontext der blutigen Konstellation habe ich beschrieben, dass eine Auseinandersetzung mit den singulären Blutzuckerwerten vornehmlich in situ sowie im Dialog mit „protonormalistischen" (Link 1997; siehe dazu S. 65) Zielbereichen

---

[153]  Siehe: https://pepmeup.org/2016/01/12/erfahrungsbericht-abbott-freestyle-libre/. Zugegriffen: 20.10.2018.

und dem numerischen Sinn stattfindet. Erst wenn die Werte sich einem augenblicklichen Verstehen entziehen, über längere Zeiträume schwer „einzustellen" sind oder die Frage entsteht, ob das Langzeitinsulin richtig berechnet ist, wird eine intensivere nachträgliche Auseinandersetzung mit dem Zahlenkörper erforderlich. Mögliche materielle Fundamente einer potenziellen nachträglichen Auseinandersetzung sind das Tagebuch und Gespräche mit medizinischem Personal. Jedoch habe ich anhand der blutigen Konstellation bereits dargestellt, dass die papierförmigen Tagebücher tendenziell als unbeliebt gelten und das ärztliche Wort eher als beratend eingestuft wird (siehe dazu S. 150f.). Die in die digitale Konstellation eingeschriebenen Skripte verstärken hingegen das Ideal einer intensiven, nachträglichen Auseinandersetzung mit dem Stoffwechsel, der sich nun nicht mehr „nur" als Zahlenkörper, sondern auch als Kurven- und Datenkörper zeigt. Die lückenlose Überwachung (*CGM*) bzw. die engmaschigen Messungen (*Libre*) sollen Informationen bereitstellen, die dazu anhalten, wiederkehrende Muster zu erkennen, Fehler zu entdecken und Verhaltensverklärungen auf der Basis von „objektiven Beweisen" abzufedern.

Im Folgenden möchte ich analysierend beschreiben, inwiefern das Skript der nachträglichen Datenanalyse auf der Ebene der Praxis aufgeht und welche Herausforderungen damit einhergehen. Erneut werde ich zuerst die augenblickliche Auseinandersetzung mit dem Kurven- und Datenkörper ins Zentrum der Darstellung rücken, denn das situativ kompetente Reagieren auf aktuelle Glukosewerte bleibt unumgänglich. Jedoch müssen in die augenblickliche Auseinandersetzung mit den Werten mehr interpretative Zeichen „eingedacht" werden, so dass eine Komplexitätszunahme zu verzeichnen ist. Wenn der Stoffwechsel in all seinen Schwankungen sichtbar wird, erscheinen Körper und Krankheit zugleich als komplexere Phänomene als im Kontext einer isolierten Zahl.

### *Die augenblickliche Auseinandersetzung mit dem Kurven- und Datenkörper*

Im Kontext der blutigen Konstellation habe ich beschrieben, dass ein gerade gemessener Ist-Wert mit einem Soll-Bereich abgeglichen wird. Medizinisch betrachtet existieren protonormalistische Grenzen hinsichtlich „normaler" Blutzuckerzonen, die die Einzelnen für sich kennen. Die digitalen Akteure stecken diese Grenzen anhand von Warnlinien ab. Sobald die Kurve diese berührt, erscheint die Auseinandersetzung mit dem Kurvenkörper akut als dringlich. Eva erzählt mir, dass *mySugr* beispielsweise mit roten Balken arbeitet und sie selbst einstellen kann, in welchen numerischen Zonen „schlechte" Werte beginnen. Auch die beiden anderen Geräte lassen zu, flexibel einen angestrebten Zielbereich vorzudefinieren. Die „protonormalistischen" (Link 1997) Zielbereiche sollten in Absprache mit Ärzt*innen definiert werden, können jedoch auch selbstständig und flexibel festgelegt werden.[154]

Begreift man die unterschiedlichen Wege der Glukosemessung als spezifische Betrachtungsmedien, entspricht die blutige Messung einer Fotografie, die eine Momentaufnahme einer Stoffwechselsituation zeigt. Die digitale Messung wäre sodann eine Videographie, da sie versucht, den Stoffwechsel dynamisch in Sequenzen sichtbar zu machen und die „Normalität" durch Warnlinien zu markieren. Diese Analogie taucht auch in der sogenannten *CGM- und Insulinpumpenfibel* von Ulrike Thurm und Bernhard Gehr (vgl. 2013) auf, einem Ratgeber für Personen mit Diabetes – dort heißt es: Das Verhältnis von Blutzuckermessung und *CGM* sei wie das von Bild und Film. Die blutige Messung zeige nur einen punktuellen Wert an und gebe keinerlei Aussage über den Blutzuckerverlauf. Das *CGM* hingegen eröffne ein bewegtes Bild ohne „schwarze Löcher" (ebd.: 273). Dementsprechend schreibt eine Bloggerin: „Es war ein ganz tolles neues Lebensgefühl, immerzu Blutzucker-TV gucken zu können."[155] Der Stoffwechsel kann demnach wie eine Fernsehsendung nebenbei oder aufmerksam verfolgt werden. Der einzelne Wert verliere nach Thurm und Gehr an Bedeutung, da die Technik das Bewegungsprofil des Glukosespiegels zentriert (vgl. ebd.).

Doch nicht nur die Kurve, sondern wiederum auch die Trendpfeile entheben die augenblickliche Zuckerkontrolle aus dem Hier und Jetzt. „Es wird komplexer", wie mir eine Person beim *Barcamp* erklärt, „weil du dich nicht nur auf den Wert konzentrierst, sondern auch auf den Fall". Die Zunahme an Komplexität wird an einer hypothetischen Situation geschildert, bei der das Display des *CGM* „116 fallend" anzeigt, man „gleich ins Fitnessstudio" wolle, der „Fall weiterhin wackelig" bleibe und man sich denke „ich habe wieder was falsch gemacht". Die Konsequenz dieser Situation sei, dass man sich erst nochmals um den Diabetes kümmere, bevor man das Haus verlasse. Auch Max meint: „Es ist einfach komplex. Es ist nicht schwierig, aber du musst verstehen, was da vor sich geht." Er referiert auf ein Gespräch mit seiner Diabetesberaterin, die ihm erklärte, dass die

---

154 Hier verwebt sich im Sinne von Link (1997) ein „Protonormalismus" mit einem „flexiblen Normalismus" (siehe dazu S. 60ff.).

155 Siehe: https://www.icaneateverything.com/2014/06/. Zugegriffen: 20.10.2018.

Technik nicht für jede(n) kompatibel sei, da viele „mit den *CGM*-Daten völlig überfordert" seien und es „viele Leute" gebe, „die es einfach nicht hinbekommen". Auf die Frage, was diese Komplexität ausmache, schaut Max auf sein Handy und sagt:

> „Also dieser Wert hier, der ist ja 138 – das ist gut. Sagen wir mal, ich würde jetzt mit dem Fahrrad nach Hause fahren wollen oder irgendwie so was, das ist ja völlig okay. Wenn jetzt aber der Pfeil nach unten zeigen würde, dann würde ich ja wissen, der fällt und dann sollte ich vielleicht kein Fahrrad nach Hause fahren. Oder aber er steigt. Das ist ein Wert und drei Aussagen, das muss man auch irgendwie interpretieren." (Max)

Ein einzelner Wert erhält demnach eine von drei Bedeutungsebenen, nach denen sich auch die aus ihm angeleiteten Entscheidungen maßgeblich richten: er kann steigen, fallen oder gleichbleiben. Ebenso erläutert mir Ada, dass es zwar gut sei, sich anhand der Pfeile zu „orientieren, in welche Richtung es geht", allerdings könne es auch „ganz schnell super schwierig sein". Ein Blutzuckerfoto zeigt ausschließlich einen singulären und augenblicklichen Wert, der in einen „protonormalistischen" (Link 1997; siehe dazu S. 65) Zielbereich übersetzt werden sollte. Auch die Kurve gilt es, ober- und unterhalb vordefinierter Grenzbereiche, markiert von zwei Warnlinien, einzuzäunen. Dennoch scheint die augenblickliche Auseinandersetzung mit den Gewebezucker-Szenen partiell dem Augenblick enthoben zu sein, da das zeitlich gerichtete Wissen der Pfeile und das Wissen um die Verzögerung einberechnet werden sollten. Es wird demnach erneut deutlich, dass die digitalen Messungen eine andere Zeitlichkeit hervorbringen, bei der Vergangenheit, Gegenwart und Zukunft zunehmend verschaltet werden: Die digitalen Messungen sind stets in Kontinuitäts- und Veränderungsmuster verwickelt, weshalb sie leicht als Grundlage für Veränderungsprozesse angepriesen werden können.

Aus mehr Sichtbarkeit resultiert zudem die Notwendigkeit, biomedizinisches Kontextwissen zu erlangen und zu berücksichtigen. So wurde mir beispielsweise von Max erläutert, dass fettiges Essen den Stoffwechsel zeitlich versetzt beeinflusse. Vielleicht ist der Kurvenbereich zunächst im Zielbereich, nachdem beispielsweise eine Portion Pommes gegessen wurde. Jedoch wirkten bestimmte Fette erst sehr spät und erreichen verzögert den Blutzucker, so dass die Kurve zeitlich versetzt nach oben wachse. Denn auch Fette werden irgendwann in Kohlenhydrate umgewandelt. Ohne jenes Wissen hinsichtlich des körperlichen Abbaus bestimmter Nahrungsgruppen ist es schwierig, einen solchen Verlauf zu verstehen. Einzurechnen sind jedoch nicht ausschließlich biochemische Körpervorgänge, sondern auch situative, metabolische oder psychologische Faktoren. Personen mit Diabetes müssen also notgedrungen lernen ein somatisches Selbst zu sein (siehe dazu S. 71), das biomedizinisches Wissen hat, um den Glukoseverlauf interpretieren zu können.

Die Zunahme eines Interpretationsspielraums in der augenblicklichen Auseinandersetzung mit den Glukosverläufen reflektiert eine Diabetesberaterin im Rahmen einer von mir besuchten Diabetes-Tagung mit den Worten: „Man muss mehr nachdenken beim *CGM*." Entsprechend erkennt auch meine Interviewpartnerin Linda: „Je mehr Technik du hast, desto mehr musst du dich mit dem Ganzen auseinandersetzen und dich kümmern."

### *Nachträgliche Auseinandersetzung mit dem Kurven- und Datenkörper: Kurvendiskussion, Tagebuch und Datenmanagement*

Soeben wurde deutlich, dass eine punktuelle Auseinandersetzung mit dem Blutzuckerwert als weniger komplex empfunden wird als die Auseinandersetzung mit einer dynamischen Kurve, die den Gewebezucker dauerkritisch beäugt. Damit wird die Grenze zwischen einer augenblicklichen und einer nachträglichen Auseinandersetzung mit dem Kurvenkörper sukzessive fließend. Ebenso habe ich bereits verdeutlicht, dass die dynamische Sichtbarkeit die Patient*innen dazu anleiten soll, besser eigenständig Therapieentscheidungen zu treffen. Anhand des Spritz-Ess-Abstands zeigte sich, dass dessen (Nicht-)Einhalten nun von der Kurve „entblößt" wird. Folglich kann es zu einer Zunahme an nachträglicher Auseinandersetzung mit dem Kurvenkörper kommen, die ich als „Kurvendiskussion" bezeichnen möchte. Eine Bloggerin schreibt:

> „Heute habe ich wieder an meiner Basalrate getüftelt, insgesamt zwei Stunden habe ich meine Daten gesichtet, interpretiert und ausgewertet. Theorien für Blutzuckerveränderungen erstellt, verworfen, wieder erstellt."[156]

Sie hat sich explizit Zeit genommen, um die Kurven und Daten in ihrem Verlauf nachträglich zu studieren und aufzubereiten. Auch Ada sagt im Gespräch, dass

---

[156] Siehe: https://beateputzt.com/2017/08/30/mathematik-fuer-diabeteswissenschaftlerinnen/. Zugegriffen: 20.10.2018.

sie mit den *Libre*-Daten „ganz anders arbeiten" könne. Der erstellte Kurvenkörper zeigt sich als etwas, das potenziell wie eine Satzstruktur von vorne nach hinten gelesen und diskutiert werden kann. Die Betonung liegt hier jedoch auf dem Wort „potenziell", da mir wiederum Ludwig verdeutlicht, dass es ab einer gewissen Dichte an *Libre*-Daten schwierig sei, neue Schlüsse zu ziehen. Er sagt:

> „Bei einem gewissen Grad gibt es keinen Erkenntnisgewinn mehr. Was zwischen zwei Messungen passiert, ist manchmal ganz sinnvoll zu wissen, wenn die Werte aber immer in einem bestimmten Korridor sind, wird eine immer engmaschigere Messung auch nicht mehr wertvoller." (Ludwig)

Ludwig verzeichnet irgendwann keinen „Erkenntnisgewinn mehr", wenn sich die Werte immer ähnlich verhalten. Es ist demnach anzunehmen, dass die zeitliche Dauer einer nachträglichen Kurvendiskussion vom „Verhalten" der idiosynkratischen Kurve selbst abhängt.

Die digitalen Messungen münden jedoch nicht nur in einen Kurven-, sondern zugleich in einen Datenkörper, der etwaig studiert werden kann. Viele der Praktiken, die der Diabetes-Alltag notwendig macht, werden als statistische Daten repräsentiert, rückgespiegelt und reflektiert. Die meisten digitalen Messsysteme haben einen umfangreichen Datenspeicher. So sammelt das *Libre* beispielsweise die „Glukosedaten von bis zu 90 Tagen".[157] Diese lassen sich, wie mir Ada auch erzählt, durch eine spezielle Auswertungssoftware statistisch aufbereiten. Allerdings habe sie dies „schon sehr lange nicht mehr gemacht". Auch die anderen Interviewpartner*innen berichten kaum von spezifischen Auseinandersetzungen mit den *Libre*-Statistiken.

Ebenso ermöglicht die Tagebuch-App *mySugr* eine statistische Aufbereitung der persönlichen Daten. Doch scheinen nur einige meiner Interviewpartner*innen die App kontinuierlich mit Daten zu füllen. Das Eintragen der Daten empfinden viele als umständliche Alltagsunterbrechung, weshalb die digitalen Tagebücher häufig leer bleiben und nicht nachträglich studiert werden. So möchte Ada nicht, wenn sie „irgendwo sitzt", den Moment „unterbrechen", um die Daten in ihr „Telefon einzutragen": Die App stört bzw. irritiert andere Praktiken. Obwohl sie zugleich bemerkt, dass das „wahrscheinlich auch mal besser wäre". Das therapeutische Skript der Dokumentation waltet moralisch in ihr, allerdings gilt für Ada in praktischer Hinsicht: „je weniger du eintragen musst, desto besser". Annabell arbeitet als Krankenpflegerin und betont lautstark, dass sie das bei ihrem

---

157   Siehe: https://freestyle.de/freestyle-libre/systembestandteile/. Zugegriffen: 20.10.2018.

„Job schon mal gar nicht machen kann, so nebenbei noch was im Handy eintragen".

Auch Eva sagt, dass sie „in den Alltagssituationen [...] nicht die Zeit" habe, ihr „Handy rauszuholen". Wenn sie mal ein digitales Tagebuch benutzte, trage sie die Daten am Abend nach. Katja berichtet mir, dass sie manchmal die Daten beim Warten an der Bushaltestelle nachtrage. Diejenigen, die die digitalen Tagebücher verwenden, suchen sich demnach spezifische Alltagssituationen, in denen sie ohne zu stören geführt werden können. Tina, David, Linda und Susann disziplinierten sich jedoch dazu, kontinuierlich eine digitale Tagebuch-App zu verwenden. Susann trägt sogar fleißig die Kontextdaten ein und sagt: „Allein mit dem Wert kann ich danach wenig anfangen, ich brauche die Information rundum", das heißt die Informationen und Notizen zum Essen. Allerdings werden die Antworten zumeist sehr kurz, sobald ich frage, ob kontinuierlich in den Datenstatistiken nach Mustern gesucht werde.

Max hält das Führen eines Tagebuchs, ob analog oder digital, für schlichtweg „nervig". Er wünscht sich vielmehr eine App, die „automatisch" auf die Daten „zugreift". Erik bezeichnet die Notwendigkeit eines „manuellen Eintrags" im digitalen Zeitalter gar als „dealbreaker", da er selbst „keine Zeit" habe „alles einzutragen und zu analysieren". Es müsse ihm zufolge „im Hintergrund laufen". Der Wunsch nach einer Automatisierung der Dateneingabe wurde in den Gesprächen häufiger geäußert. Jedoch nicht nur hinsichtlich des Eintragens, ebenso hinsichtlich der Zusammenführung und der Analyse der Daten. Zwar bereiten die Geräte die Daten statistisch auf, jedoch entstehen überall „kleine Kosmen" von Daten, wie Ada es bezeichnet, die nicht an „einem Fleck" sind. Linda hat aufgrund ihres widerspenstigen Diabetes schon immer handschriftlich Tagebuch geführt. Seit sie jedoch das *Libre* verwendet, sei dies „ein bisschen nervig", „weil du hast einerseits die Pumpendaten und du kannst das *Libre* auslesen lassen. Du kannst in beidem irgendwelche Ergänzungen einfügen."

Der Datenkörper ist auf verschiedene Geräte und Programme verteilt und muss von Linda wieder aufwendig zusammengetragen werden: Der Substanzkörper wird demnach in multiple Datenkörper übersetzt (siehe dazu S. 37), die eigenständig an den ganzheitlichen Körper zurückgeholt werden müssen. Jedoch entsteht in alltagspraktischer Hinsicht ein Daten-Dilemmata, weshalb ich im Rahmen meiner Feldforschung mehrfach den Wunsch hörte, dass die einzelnen Herstellerfirmen zusammenarbeiten sollten, so dass die einzelnen Datenkosmen integrier- und synchronisierbar sind. Ansonsten, so eine Person beim *Barcamp*, „ist der Blutzucker geregelt", aber man habe „auf einmal mehr Stress die Daten zu regeln". Ebenso gab es beim *Barcamp* mehrfach die Aussage, dass es spezifische Analyseprogramme bräuchte, um die Masse an Daten zu durchleuchten.

### Nachträgliche Auseinandersetzungen mit dem Kurven- und Datenkörper: Gespräche mit Ärzt*innen und der Online-Community

Anders als der ärztliche Blick sind die digitalen Geräte kontinuierlich bereit zum Dialog und nicht nur alle drei Monate. Vermittels zunehmender technischer Überwachungsfähigkeiten modifiziert sich demnach der „klinische Blick" (siehe dazu 2.1.1) dahingehend, dass die Sensoren den überwachenden Blick mittragen. Im Rahmen der blutigen Konstellation wurde bereits deutlich, dass die Einzelnen als Patient*innen und Expert*innen in einer Person agieren. Das ärztliche Quartalsgespräch gilt vielen meiner Gesprächspartner*innen als Beratungsgespräch – eine Entwicklungstendenz, die auf die Blutzuckerselbstmessung zurückgeführt werden kann, ob nun blutig oder digital (vgl. Mol 2008).

Wie bereits angedeutet, kann ich nur wenige Angaben darüber machen, inwieweit die digitalen Messergebnisse von Ärzt*innen angenommen oder besprochen werden. Tina berichtet mir, dass sie in ihrer Schwerpunktpraxis stets Werbung für digitale Tagebücher mache und ihr Arzt mittlerweile demgegenüber aufgeschlossen sei. Sie exportiert die Daten kurz vor dem Gespräch in ein *PDF*-Dokument und druckt dieses aus. Auf dem Papier sieht ihr Arzt nun den Kurvenverlauf der verschiedenen Tage und errechneter Durchschnittswerte. Simon (49 Jahre alt) machte die Erfahrung, dass seine Ärztin sehr konservativ hinsichtlich digitaler Technologien eingestellt ist. Sie bevorzugt das Auslesen eines auf Papier gereihten Zahlenkörpers. Entsprechend verwirrt schaute sie ihn an, als er die Daten auf seinem Smartphone zeigte. Sie meinte: „Ich weiß nicht, wie man die Zahlen auf einem Bildschirm betrachtet."

Die Soziologin Gina Neff zeigte 2013 in einer Studie, dass Ärzt*innen, Patient*innen und die Gesundheitsindustrie die Daten sehr unterschiedlich wertschätzen. Sie stellte fest, dass die meisten Ärzt*innen in den Dateninnovationen eine Mehrarbeit befürchten. Folglich werden die Routinen und Praktiken der klinischen Gesundheitsversorgung größtenteils nicht mit digitalen Datenanalysen verbunden (vgl. Neff 2013: 117). David erzählt mir, dass er mit seinem Arzt gesprochen habe und dieser erzählte ihm, dass er sich – falls jemand „das Tagebuch von einem Quartal mitbringt" – „effektiv nur die letzten zwei Wochen" anschaue und „der Rest ist ihm egal". „Weil die Masse an Daten" zu „viel" sei, um sie „in der kurzen Zeit auszuwerten".

Eine nachträgliche Auseinandersetzung mit dem Kurven- und Datenkörper, die andere Personen miteinschließt, findet jedoch, meinen Beobachtungen nach, häufig online statt. Wie bereits erwähnt, scheint das Ideal der „geraden Kurve" partiell ein Produkt der virtuellen Gemeinschaften zu sein. Indem Bilder von Kurven gepostet werden, wird der Stoffwechsel selbst zum Narrativ, das vom „dramaturgischen" Verlauf der Kurve erzählt. *Facebook* und Co. dienen jedoch ebenso der öffentlichen Problematisierung von unverständlichen Kurvenverläufen oder dem Austausch von Erfahrungen. Und auch die Diabetes-Blogs, deren Zahl wie von Ada beobachtet in den letzten Jahren anwuchs, dienen der nachträglichen Auseinandersetzung mit dem Kurven- und Datenkörper. Allerdings lag der Schwerpunkt meiner Empirie nicht auf der Analyse der Onlinekommunikation.

## 5.3 Die Logik der Unberechenbarkeit im Doing Pancreas

Wie deutlich wurde, ist der Alltag mit Diabetes auf vielfachen Ebenen mathematisch konnotiert – Vermessungen, Zahlen, Kurven, Daten und Statistiken begleiten das Doing Pancreas. Den numerischen Kodifizierungen steht jedoch immer auch eine Unberechenbarkeit von Alltag und Körper entgegen. Wie Mol (vgl. 2000: 18f.; siehe auch 2009) in ihren Texten über Diabetes verdeutlichte, müssen die Patient*innen akzeptieren, dass Körper und Alltag niemals komplett kalkulierbaren Prinzipien passbar gemacht werden können. Sie schreibt: „No matter how well behaved feedback systems look on paper, living bodies are erratic" (ebd. 2009: 1757). Und weiterhin: „However, bodies with a disease are impossible to control: we may take care of them, but they remain unpredictable, erratic"(ebd. 2008: 12). Im Alltag entstehen demnach Spannungen zwischen den Polen der eigenverantwortlichen Kontrolle und der Unberechenbarkeit (vgl. ebd. 2009: 1757).[158] Individuelle Alltage können immer auch unordentlich, chaotisch oder durcheinander sein, denn alltägliche Bedingungen lassen sich nicht wie die Verhältnisse in einem Labor zähmen (vgl. Mol/Law 2004: 47). Während die Skripte

---

[158] Zu den theoretischen Gedanken zur Unberechenbarkeit der Praxis siehe Unterkapitel 3.3.

eine Kontrolle mittels numerischer Sichtbarkeit versprechen, ist es auf der Ebene der Praxis entscheidend zu lernen, das Erratische anzuerkennen.

Ich möchte weiterführend darstellen, dass es aufgrund dieser Anerkennung häufig zu „De-Skriptionen" (Akrich 2006; siehe dazu S. 95) der in die sozio-materielle Konstellation eingeschriebenen Skripte kommen muss. Die installierten technisch-praktischen Intentionen, medizinischen Verhaltensaufforderungen und Leitbilder vorbildlicher Patient*innen erfahren eine praxisbezogene Umarbeitung. Auf einem Blog heißt es: „24 Stunden am Tag, sieben Tage die Woche, 52 Wochen im Jahr ist er da, der Diabetes"[159] und ich möchte hinzufügen, dass solche dauerhaften Vollzüge nicht beständig einem therapeutischen Beipackzettel gehorchen können. Entsprechend werde ich im Folgenden diese Logik der Unberechenbarkeit mithilfe meines empirischen Materials nachzeichnen – und dies in zweifacher Weise: am Alltagsgeschehen und am Körper.

### Die Unberechenbarkeit des Alltagsgeschehens

Gemeinhin verweist der Begriff Alltag auf routinierte und gewöhnliche Vollzugsschritte, denen eine verringerte Aufmerksamkeitsintensität zukommt. Meine Interviewpartner*innen sprechen von einem „drin haben", welches ich wiederum als numerischen Sinn signifizierte. Doch auch ein iterativ geübter numerischer Sinn schützt nicht vor überraschenden Stoffwechselreaktionen. Entsprechend erzählt mir Max, dass er mit seiner Partnerin, die ebenso Diabetes hat, am vorangegangenen Montag Nudeln kochte, und obwohl die beiden die Portionen abwogen, da sie sich bei Nudeln gewohnt verschätzen, wurde er überrascht von seinem Glukoseverlauf. Er beendet sein Beispiel mit den Worten: „Wir wissen nicht, warum". Nachdem ich ihn fragte, ob es ihn geärgert habe, hieß es: „[N]ach 27 Jahren ist sowas egal". Max hat mittlerweile akzeptiert, dass die Frage „Warum?" häufig ungeklärt bleibt. Zwar ist speziell das Essen eine Situation, in welcher der numerische Sinn in ein numerisches Denken umschlagen kann, jedoch will ich hier veranschaulichen, dass Max lernen musste, dass alltägliche Begleitumstände mitunter unkalkulierbar sind.

Viele meiner Interviewpartner*innen vermitteln den Eindruck sich mit den Unwägbarkeiten des Alltags zu arrangieren. Ihre Alltage sind schlichtweg keine

---

[159] Siehe: http://www.blood-sugar-lounge.de/2015/02/247-diabetesalltag/. Zugegriffen: 20.10.2018.

Schablonen: Sie haben zeitweise Zahnschmerzen, Liebeskummer, Prüfungsstress, sie gehen wandern, in Bars, besuchen Konzerte, machen Urlaub oder laufen Marathon. Auch wenn die Tage ähnlich verlaufen, „ist jeder Tag immer wieder ein bisschen anders", wie Sven es ausdrückt. Aufgrund der Vielfältigkeit des Alltags, so wird mir in den Gesprächen beschrieben, müssen medizinische Verhaltensvorschriften wie beispielsweise „vor der blutigen Messung Hände waschen", „nicht durch die Kleidung spritzen", „Tagebuch schreiben" oder einen „Spritz-Ess-Abstand einhalten" flexibel durchbrochen werden – da sie zeitweise im Konflikt mit anderen Vorhaben, Wünschen oder Anforderungen stehen. Die medizinisch angeratenen Schritte der eigenverantwortlichen Therapie sind meinen Interviewpartner*innen bekannt, jedoch geraten diese in Konflikt mit spontanen Begierden, stressigen Situationen oder dem Bedürfnis, nicht unter dem Diktat der Krankheit stehen zu wollen.

Auch Katja wusste immer, dass sie sich Insulin auf einer freigelegten Hautfläche injizieren sollte. Vor ihrer Pumpe hat sie sich die Nadel jedoch „durch die Jeans gehauen." Sie sagt: „Das dürfte ich keinem Arzt erzählen, aber seien wir mal ehrlich, es muss halt im Alltag funktionieren, da bin ich nicht die Einzige, die das macht." Marianna verdeutlicht immer wieder, dass sie nicht „ein Gefangener" ihrer Krankheit sein und auch mal „aus dem Bauch heraus handeln" möchte. Marianna ist fest davon überzeugt, dass es nicht alltagspraktikabel sei, „alles so genau zu nehmen". Sie entscheidet sich für die Unberechenbarkeit ihres Alltags. Eine Bloggerin beschreibt, dass sie den bereits benannten und vom Arzt angeratenen „Spritz-Ess-Abstand" (siehe dazu S. 131) schon allein deshalb nicht immer einhalten könne, weil sie ihr Hungergefühl nicht planen und mit dem Essen „nicht immer warten" könne. Der Beitrag mündet in den Worten:

> „[I]ch bin kein Roboter. Ich will essen, wenn ich Hunger habe, ich will schlafen [sic!] wenn ich müde bin, ich will das Leben geniessen und nicht einfach funktionieren. Ich bin menschlich."[160]

Annabel erzählt mir, dass sie „im normalen Alltag" regelmäßig ihren Glukosewert kontrolliere und ein „schlechtes Gewissen" habe, wenn sie dies nicht schaffe. Aber beispielsweise auf Festivals habe sie „überhaupt kein schlechtes Gewissen" und „alles nur so weit im Blick", dass sie „nicht umkippe". Denn in dieser Situation hat sie „eben irgendwie Spaß" und ihr gehe es lieber einfach gut, als dass sie

---

160 Siehe: http://www.mein-diabetes-blog.com/4-fehler-die-ich-immer-wieder-mache-und-machen-werde/. Zugegriffen: 20.10.2018.

auf vorbildliche Werte bedacht sei. Auch Ada beschreibt eine ähnliche Situation, um zu verdeutlichen, dass eine flexible Normalisierung der Stoffwechselkontrolle in gewissen Situationen erforderlich ist. Wenn sie auf einem Konzert sei, komme ihr nicht die Frage „in den Kopf: Wie ist jetzt gerade mein Blutzucker?" In derartigen Situationen wird das, was als „normaler" Wert gilt, flexibel normalistisch austariert.[161] Das Spannungsverhältnis zwischen Disziplinierung und „Spaß" anerkennend, lassen Annabell und Ada eine situative „Standardabweichung" ihrer Werte zu (vgl. ähnlich Mol/Law 2004: 57). Die Unberechenbarkeit des Alltags umschreibt demnach nicht nur etwaige Unwägbarkeiten, sondern hat gleichsam das Potenzial, eine praktische Affirmation zu sein.

### Die Unberechenbarkeit des Körpers

Der menschliche Blutzucker ist etwas sehr faktorielles. Wie eine Bloggerin schildert, spielen dabei beispielsweise „Sport", „Stress", „Schlafverhalten", „Hormone", „Arbeit", „Katheterprobleme", „Magnesiummangel" oder „Eisenwerte" eine Rolle. Der Blogeintrag trägt den Titel: „Gleiches Insulin, gleiche Pumpe, gleicher Arzt… aber leider unterschiedlicher HbA1c" und möchte verdeutlichen, dass sich der Stoffwechsel häufig erratisch verhält.[162] Auch Susann merkt im Interview an: „[D]er Körper ist unberechenbar, der macht manchmal Dinge, das versteht man einfach nicht". Zwar erhalten Personen mit Diabetes mit der kontinuierlichen Glukosemessung eine Möglichkeit, ihre Krankheit rund um die Uhr zu überwachen. Dennoch bedeutet dies „keinesfalls, dass es damit automatisch läuft" wie es in einem weiteren Onlinetext heißt.[163] Der Körper reagiert auf therapeutische Praxiseinheiten nicht wie eine Steuerungszentrale, die immer die gleichen Ursache-Wirkungs-Ketten in Gang setzt (vgl. Wiedemann 2016b: 313). Max beschreibt in einem unerklärlich hohen Glukoseverlauf mündende Situationen als Tage, an denen er denke: „[I]ch spritze gerade Wasser" und kein Insulin.

Aus unerklärlichen Werten resultieren häufig Fragespiralen oder ein „Grübelzwang" (Eva im Interview). Doch selbst eine zeitaufwendige und wissensbasierte Analyse der Daten und Werte könnte die Einzelnen nicht davor bewahren,

---

161  Zum Subjektideal des flexibel-normalistischen Selbst siehe S. 62f.
162  Siehe: http://diabetes-leben.com/2012/10/gleiches-insulin-gleiche-pumpe-gleicher.html. Zugegriffen: 20.10.2018.
163  Siehe: http://diabetes-leben.com/2016/02/wie-mein-diabetes-mein-leben-doch-bestimmt-plus-10-optimierungstipps-fuer-die-diabetes-therapie.html. Zugegriffen: 20.10.2018.

dass sich die Glukosewerte von Zeit zu Zeit als unberechenbar zeigen. Gleich wie umfassend Strategien einer Selbst- und Lebensstilkontrolle ausfallen, die multivariaten Stoffwechselfaktoren lassen sich nicht bedingungslos kontrollieren. Körpervorgänge sind bis zu einem gewissen Maß imponderabel, trotz umfassender Sichtbarkeit und akribischer Datenkontrolle: „However much you count, your body cannot be counted on" (Mol 2009: 1757). Oder wie es auf einem Blog geschrieben steht:

> „Für den Diabetes gibt es leider keine feste Formel, die immer stimmt. [...] Wenn ich denke, ich habe für die nächsten Tage eine Lösung gefunden, reagiert mein Blutzucker am nächsten Tag oft komplett konträr."[164]

Beim *Barcamp* verdeutlichte eine Person, dass es im Kontext von Diabetes wichtig sei, zu wissen, dass der Körper keine Maschine ist, die immer eine gerade Linie produziert. Einerseits werden Personen mit Diabetes dazu ermuntert, beharrlich in einem kalkulatorischen Modus zu leben, und gleichzeitig ist entscheidend, dass sie akzeptieren, dass sich ihr Körper nicht komplett in die sorgfältig vorgenommenen Berechnungen einfügt (vgl. Mol 2000: 19; 2008: 20). Im Rahmen des Doing Pancreas ist es wichtig, mit der Undurchschaubarkeit des Körpers zu korrespondieren, das heißt im Rahmen der technisch vermittelten Sichtbarkeitsstrategien die unsichtbaren Körperzonen anzunehmen. Doch kann gerade die erweiterte Sichtbarkeit zum Gefühl führen, etwas falsch zu machen. Ein gestörter Blickwechsel, wie ihn Rammert (2005: 346) für die Kameraüberwachung attestiert, lässt sich demnach auch in der sensorischen Überwachung ausmachen.

Rammert geht davon aus, dass die technischen Blicke einerseits Sicherheit böten und andererseits den negativen Effekt des Taxiert-Werdens und des Sichertappt-Fühlens hätten (vgl. ebd.). Empirisch wird dies deutlich, wenn der Titel eines Blogeintrags fragt: „Bin ich ein schlechter Diabetiker?" Ich habe bereits gezeigt, dass der *Hb1Ac* oder die Kurve zu biomoralischen Gewissenskategorien werden. Jedoch macht der Beitrag deutlich, dass es gleichzeitig wichtig ist, sich der „Beichtlogik" der numerischen Beobachtung zu entziehen. Im Beitrag wird darauf aufmerksam gemacht, dass die Frage, ob man ein guter oder „schlechter Diabetiker" sei, „oft nur nach den Faktoren Hb1Ac oder Höhe des Blutzuckers beurteilt" wird: „Guter Diabetiker = guter HbA1c, schlechter HbA1c = schlechter Diabetiker." Eine derartige Gleichung hält die Autorin jedoch aufgrund der

---

[164] Siehe: https://beateputzt.com/2017/08/30/mathematik-fuer-diabeteswissenschaftlerinnen/. Zugegriffen: 20.10.2018.

Unkalkulierbarkeit des Körpers für ungerecht, denn: „[E]s gibt eben auch Diabetiker, die sich kümmern und [bei denen] es trotzdem nicht optimal funktioniert."[165] Trotz intensiver Verantwortungsübernahme für den Stoffwechsel ist dieser noch lange kein planbares Projekt. Doch sind die quantitativen Kategorien selbst eben nicht so diplomatisch und neutral, vielmehr wird ihnen häufig die Qualität zugesprochen, „Realität" zu repräsentieren. Auf der Ebene des Doing Pancreas müssen demnach die Effekte des kontinuierlichen Datenfeedbacks und die Unberechenbarkeit kontinuierlich ausgependelt werden.

## 5.4 Zwischenresümee

Mithilfe des Konzepts Doing Pancreas wurde nachvollzogen, was es bedeutet, jeden Tag die Funktion eines Organs eigenverantwortlich und numerisch-technisch nachzustellen. Die zeitgenössische Diabetestherapie findet im Kontext verschiedener sozio-materieller Konstellationen statt, die nicht nur historisch, sondern zunehmend auch auf horizontaler Zeitebene verschieden sind. Die Vermessungspraktiken meiner Interviewpartner*innen finden sowohl in einer traditionell blutigen als auch in einer digitalen Konstellation statt. Dabei wurde der zentralen These nachgegangen, dass sich das „enactment" (Mol 2002) der Krankheit durch das Einmischen digitaler Akteure fundamental verändert. Beide Konstellationen gehen mit einem Leben nach Zahlen einher, wobei die Zahlen nicht bloß repräsentieren, sondern vielmehr auch Realität erzeugen (vgl. dazu Rose 2009: 78). Je nach sozio-materieller Konstellation erscheinen Krankheit und Körper multipel (vgl. Mol 2002; siehe dazu S. 81f.). Viele meiner Interviewpartner*innen haben in der letzten Zeit von der blutigen zur digitalen Konstellation gewechselt, und dieser Wechsel bedeutet: Neue Praktiken werden notwendig, neue Therapierichtlinien gelten, neue Gewissenstrukturen walten, der Körper wird anders repräsentiert und eingebunden, andere Materialitäten und Techniken spielen eine Rolle, neue Stoffwechselzeichen müssen gelesen werden etc. Zentral ist die Erkenntnis,

---

[165] Siehe: http://www.mein-diabetes-blog.com/bin-ich-ein-schlechter-diabetiker/. Zugegriffen: 20.10.2018.

dass diese Verschiebungen auf der Ebene lebendiger Alltage nicht einseitig bewertbar sind, da die Selbstvermessung – ob blutig oder digital – relationale oder widersprüchliche Effekte produziert.

Um die in den beiden Konstellationen situierten Praktiken dicht beschreiben zu können, habe ich zum einen jeweils die notwendigen Vollzugsschritte und eingelassenen soziotechnischen Skripte gekennzeichnet und zum anderen anhand meines Interviewmaterials vier Praxiselemente separat geschildert. *Zuerst* wurde die blutige Konstellation in den Fokus genommen, deren Existenz an die Veralltäglichung transportabler Blutzuckermessgeräte in den 1980er Jahren sowie die Entwicklung kurzwirksamer Insuline gebunden ist. Anstatt über Verzicht regulieren Personen mit Diabetes nun ihre Krankheit über Alltagsmathematik, denn essen bedeutet messen und Insulineinheiten berechnen. Abseits der Klinik repräsentierte sich der Körper als praktisch zu lebender Zahlenkörper. Von nun an mahnte der Zeigefinger der Ärzt*innen nicht mehr, sondern in einem foucaultschen Sinne trat ein sanftes Führen in Kraft, in dessen Rahmen das medizinische Personal an eine eigenverantwortliche „Sorge um sich" (Foucault 1991 [1986]) im Umgang mit der Stoffwechselstörung appelliert. Die von mir interviewten Personen verbinden dieses eingeforderte Maß an therapeutischer Selbstanleitung mit einem Spielraum von Flexibilität, Unabhängigkeit und alltäglicher Autonomie: Die Technik erlaubt ihnen, ein kaum eingeschränktes Leben zu führen. Entsprechend wurde mir in einem emanzipatorischen Gestus dargestellt, dass der ärztliche Blick auf das eigene Körpergeschehen von nun an vielmehr einer zeitweiligen Beratung gleicht. Dennoch ist nicht zu übersehen, dass das Diabetesmangement oftmals als zusätzlicher „Fulltimejob" bekräftigt wird, da es kontinuierlich eine „Arbeit an sich" (Rieger 2002) notwendig macht. Wie für jede andere Praxis geltend, geht das „doing" chronischer Krankheit immer mit Handlung einher, ganz gleich, wie es in Bezug auf die medizinischen Standards ausgeübt wird (vgl. Danholt 2012: 376). Neben dem immer fortwährenden Messen gilt es, Unter- und Überzuckerungen zu vermeiden, den Blutzucker möglichst zu stabilisieren, einen Ort zum Messen zu finden, Therapieentscheidungen wollen getroffen werden und das Behandlungstagebuch wartet (un-)geduldig auf Zahlen. Insbesondere das therapeutische Skript der Mess-Dokumentation wurde von meinen Interviewpartner*innen wiederholt als immense Herausforderung geschildert. Einerseits, da es nervig und umständlich sei, weil das Niederschreiben die Unterbrechung einer Situation verlangt, und andererseits vergisst das beschriebene Papier nicht so schnell die Werte, was mit Schuldfragen einhergehen kann. Im Rahmen eines „managing the selfmanagement" (Lucherini 2016: 261) muss das therapeutische Anleitungswissen in den individuellen Alltag übersetzt werden, was nicht zuletzt auch heißen muss: „going of script" (Nafus/Neff 2016: 55; mit Bezug auf Mol 2008).

An der kontinuierlichen Aushandlung von Eigenverantwortung und Handlungsfähigkeit sind jedoch auch die technisch-materiellen Akteure beteiligt, indem sie sich als ko-aktiv und ko-produktiv zeigen. Die Einzelnen werden folglich nicht durch die Technik konditioniert, vielmehr unterstützt sie dabei, die Sorge wellenartig zu (re-)mobilisieren und die Unsichtbarkeit der Krankheit auszutarieren. Ebenso wird im Dialog mit der Technik ein numerischer Sinn entwickelt und körperlich verankert, der für ein alltagstaugliches Doing Pancreas unumgänglich scheint. Unterstützt von den technisch-materiellen Akteuren und mit dem Ziel der Blutzuckerstabilisierung üben sich die Einzelnen jeden Tag erneut als „präventives Selbst" (Niewöhner 2007) und somatisches Individuum (vgl. Novas/Rose: 2000), das versucht, biologische Spätfolgen zu vermeiden. Um zu kontrollieren, wie gut der Blutzucker einer Person reguliert ist, wurde zudem die biomedizinische Beobachtungskategorie des *HbA1c* eingeführt, die zugleich auch als Gewissenschaltung zwischen Individuum und ärztlichem Blick agiert. Im Angesicht dieses alle drei Monate im Labor generierten Wertes wird die Selbstsorgeaktivität zur Debatte gestellt, was wiederum in Anbetracht eines „schwer einzustellenden Diabetes" wie im Fall von Linda zu einem dauerhaften Gefühl von Eigenverschuldung führen kann.

In den letzten Jahren veränderte die Digitalisierung die Diabetestherapie jedoch grundlegend, so dass *der zweite Teil des Kapitels* die digitale Konstellation des Doing Pancreas in den Fokus der Betrachtung zog. Andere Geräte, andere Stellen auf der Haut, andere Routinen und andere Körperflüssigkeiten dienen der Produktion des Messwerts. Von nun an ist der Körper anders in die Therapie eingebunden. Entsprechend wurden drei neue digitale Akteure vorgestellt: das *CGM*, welches den Gewebezucker mittels eines am Körper platzierten Sensors kontinuierlich misst; das *Libre*, welches zwar nicht automatisch agiert, jedoch sobald ein Lesegerät an den Sensor gehalten wird, und digitale Tagebuch-Apps, die eine umfangreiche Dateneinspeisung einfordern. Der Körper repräsentiert sich nicht mehr nur als Zahlenkörper, sondern auch als Kurven- und Datenkörper, da eine Zunahme an numerischen Kodifizierungen zu verzeichnen ist, die sich in die Wissensform der Krankheit einpassen. So erhalten neue Körperzeichen Einzug in die Therapie: Das *CGM* sendet einen Alarmton aus, sobald der Gewebezucker schwankt; durch Trendpfeile und Verlaufskurven erhalten die Glukose-Ist-Werte eine andere zeitliche Bedeutungsebene, was zu einem erweiterten Körperwissen führt, und die verschiedenen Geräte speichern das Körpergeschehen in Form von statistischen Daten. Hier ist wiederum eine empirische Relativität der Veränderungen zu verzeichnen, denn die „Sorge um sich" kann zugleich kleiner als auch größer werden.

*Zum einen* führt die sensorische Überwachung dazu, dass der eigenverantwortliche „klinische Blick" auf die Sensoren verteilt werden kann, da alltägliche Vollzüge wie Bewegung und Nahrung leichter in ein diabetisches Analyseraster übersetzbar sind. So ermöglichen die digitalen Funktionen eine weitgespannte situative Flexibilität, wirken entlastend und zeitsparend, da die performativen Aspekte des Regulierens weniger komplex sind und der Einblick in den Stoffwechsel vergrößert wird. Vielfach hörte ich den Wunsch, dass die digitalisierten Therapieformen ohne Unterlass von den Krankenkassen getragen werden sollen, da die Funktionen der digitalen Geräte auch therapeutische Entscheidungen mittragen. Im Sinne Foucaults zeigen sich die Geräte als produktive Subjektivierungsagenten, denn die Einzelnen entwickeln das Gefühl, dem Ideal sich hinsichtlich der eigenen Therapie selbstunternehmerisch zu zeigen, motivierter nachkommen zu können (vgl. dazu auch Danholt 2008: 192): Im Spiel der Selbstführung spielen die Geräte eine ermächtigende Rolle. Die auf den Körper gerichteten Vermessungen verharren kaum in der Gegenwart, sie sind stets in Kontinuitäts- und Veränderungsmuster verwickelt, weshalb sie leicht als Grundlage für Veränderungsprozesse erscheinen und etwa zum Lernen veranlassen.

*Zum anderen* kann die Sorge sich auch intensivieren, da das Doing Pancreas aufgrund des kontinuierlichen Datenfeedbacks mit erweiterten Aufmerksamkeitsintensitäten einhergeht und neue Problematisierungsflächen aufgedeckt werden. Um die neuen numerischen Kodifizierungen gilt es sich entsprechend auch zu kümmern. In diesem Zusammenhang habe ich vom kontradiktorischen Ideal der „geraden Kurve" berichtet: Zielstellung der Stoffwechselregulation ist nicht mehr nur ein im Normbereich liegender Einzelwert, sondern ein möglichst gerader Kurvenverlauf. Gerade die „Kurvenlandschaft" (Link 2013: 79; siehe dazu S. 67) spannt einen abstrakten Raum auf, indem sich die Person im Sinne von Normalitätskriterien situieren kann. Der Kurvenverlauf überprüft die Selbstsorgeaktivität und bildet eine Schablone für potenzielle Gewissenskonflikte. Ähnlich spiegelt die prognostische *HbA1c*-Errechnung abseits des medizinischen Labors von nun an kontinuierlich, wie gut oder schlecht der Blutzucker reguliert ist. Darüber hinaus erfordert das erweiterte Körperwissen, beispielsweise in Form des Trendpfeils, spezifische Umgangskompetenzen. So berichteten einige Personen davon, dass für das Verstehen der Gerichtetheit des Trendpfeils ein vielschichtiges biomedizinisches Wissen notwendig wird. Die numerischen Sichtbarkeiten decken auf, welche Therapieschritte eventuell noch besser eingehalten werden können bzw. nicht eingehalten wurden. Dabei gilt es ebenso wiederum das Ausmaß der Selbstsorge zu kontrollieren, so dass beispielsweise Ada gezielt darauf achtet, ein potenziell nach oben offenes Optimierungsbestreben im Zaum zu halten.

*Im abschließenden Teil des Kapitels* wurden die kalkulativen Bestrebungen nochmals explizit vor dem Hintergrund der „Unordentlichkeiten des Alltags" (Knecht 2005: 425) sowie der Unberechenbarkeit des Körpers reflektiert. Der Berechenbarkeit steht unüberwindbar immer auch eine Unberechenbarkeit gegenüber. Die moderne Diabetestherapie ist an idealisierten Subjekten ausgerichtet, die im Dialog mit nicht-menschlichen Akteuren jeden Tag üben, ein somatisches, eigenverantwortliches, präventives und sich selbst normalisierendes Subjekt zu werden. Angesichts des kontinuierlichen Datenfeedbacks wird jedoch auch eine Distanzierung von solchen Idealen entscheidend, da nicht jede Alltags- und Körperbewegung in ein diabetisches Raster eingeflochten werden kann. Immerhin wollen und können sich die Interviewpartner*innen nicht wie fleischgewordene Taschenrechner durch den „normalen" Alltag bewegen und kombinieren vielmehr die somatischen Quantifizierungen mit einer „Logik des Unscharfen" (Winter/Kron 2015: 470; zit. n. Zillien 2017: 45). Der selbst- und fremdgesetzten Erwartung, Therapie-Skripte einzuhalten, steht demnach die Notwendigkeit gegenüber, diese flexibel auch auf Distanz halten zu können. Nicht jedes „Körperereignis" lässt sich in Daten aufschlüsseln, was der medizinische und mittlerweile generalisierte Diskurs um Eigenverantwortung nicht ignorieren sollte. Die Medizin sollte erkennen, dass sie ihren klinischen Blick nicht auf isolierte Körper lenkt, sondern therapeutische und diagnostische Eingriffe in gelebte Körper und damit in den Alltag der Menschen tätigt (vgl. Mol/Law 2004: 58). Nicht zuletzt zeigt dies die Vielzahl von Blogeinträgen, in denen Personen mit Diabetes sich selbst eine Stimme geben und beschreiben, dass ihre Alltage und Körper keine Schablonen sind, die stets berechnet werden können.

# 6 Zahlen in der Praxis bedeutsam machen? – Zu den Selbsteffekten „selbstinitiierter" Vermessungspraktiken

Im Mittelpunkt dieses Kapitels stehen die Praktiken der Selbst- und Körpervermessung, die nicht aus einer lebensbedrohlichen Dringlichkeit heraus, sondern vielmehr „selbstinitiiert" aufgenommen werden. Gemeint ist jenes angestrebte Leben nach Zahlen, das unter der Bezeichnung *Quantified Self* (*QS*) viel diskutiert wurde.[166] Anhand meines empirischen Materials werde ich insbesondere die in den Vermessungspraktiken hervorgebrachten Bedeutungszuschreibungen in den Blick nehmen. Denn was die Einzelnen mit den im Self-Tracking produzierten Zahlen, Daten und Kurven tatsächlich tun und wie diese in den Selbst- und Körperbezug gesetzt werden, blieb lange Zeit unterbelichtet. In diesem Zusammenhang vermerkt die Soziologin Deborah Lupton 2014 (2014b: 18) in einem Text über Self-Tracking: „We know little as yet about how people are using and giving meaning to these devices (or, conversely, resisting or subverting their use)." Unterdessen haben auch andere Autor*innen – im Rahmen von kürzeren Aufsätzen – die Bedeutungsaushandlungen im Prozess des Self-Trackings empirisch zugänglich gemacht und das „Making Sense of the Data" ins Zentrum ihrer Analysen gerückt (vgl. Bode/Kristensen 2016; Duttweiler 2016a, 2018; Lynch/Cohn 2016; Nafus/Neff 2016; Ruckenstein 2014; Ruckenstein/Kristensen 2018; Sharon/Zandbergen 2017). Die Ergebnisse ihrer Studien werden in die anstehenden Ausführungen einfließen.

Wie bereits in Kapitel 3 theoretisch hergeleitet, verstehe ich unter Bedeutung keine solipsistischen und geistigen Sinnstiftungen. Vielmehr findet die Bedeutungsaushandlung in einer spezifischen sozio-materiellen Konstellation statt (siehe dazu S. 22), die Praktiken, Diskurse, digitale Technik, Subjektideale, Steuerungsdispositive, sachliche Designs, numerische Informationen oder Körperroutinen etc. umfasst. Eine solche Bedeutung der Selbstquantifizierung formulierte 2009 prominent der Mitbegründer der *QS*-Bewegung Gary Wolf in einem Artikel: „We don't have a slogan, but if we did it would probably be ‚self-knowledge through numbers'."

Ziel dieses Kapitels ist es, die Spannungen zwischen derartigen symbolischen Bedeutungszuweisungen und den praxisinternen Bedeutungsaushandlungen

---

[166] Zur Geschichte der *QS*-Bewegung siehe Unterkapitel 1.1.1.

nachzuzeichnen. Dabei möchte ich nicht bewerten, ob im Spiegel der Zahlen tatsächlich Prozesse der Selbsterkenntnis stattgefunden haben, da dies aus soziologischer Perspektive von untergeordnetem Interesse ist. Dennoch war ich im Verlauf meiner Feldforschungen überrascht, dass meine Interviewpartner*innen nur sehr beschränkt aus den Daten emergent gemachte (Selbst-)Erkenntnisse anführten. Wie sich herausstellte, muss es auf der Ebene der Praxis etwas *anderes* sein, was den Reiz der numerischen Erkundung ausmacht.

Zusammengezogen „unterstellt" das vorliegende Kapitel, dass die alltagsweltlichen Vermessungspraktiken chaotischer und komplexer sind als abstrakte Modelle zu vermuten vermögen (vgl. Lynch/Cohn 2016: 526; vgl. Mol 2000, 2002, 2009). Bereits im Kontext von Diabetes wurde sichtbar, dass die Messinstrumente nicht einfach nur passiv „Fakten" aufzeichnen, sondern in die Situation ihrer Verwendung eingreifen (vgl. Mol 2000: 9). Im Kontext der „selbstinitiierten" Vermessungen gilt es nachzuzeichnen, wie die technisch-materiellen Akteure ihren Anteil an der Bedeutungsaushandlung der selbstbezogenen Vermessungspraktiken nehmen. Um Aufschluss über das verteilte Mit-Praktizieren (siehe dazu S. 85f.) geben zu können, wird im *ersten Teil* des Kapitels die Methodik des „selbsternannten" Self-Trackings anvisiert (6.1). Dabei werden zunächst diejenigen Alltags- und Lebensbereiche vorgestellt, die meine Interviewpartner*innen vermessen (6.1.1); im Anschluss werden die – in die Anwendungen inskribierten – technisch-methodischen Vollzugsschritte (6.1.2) und sozio-technischen „Skripte" rekonstruiert (Akrich 2006; siehe dazu S. 86) (6.1.3). Der *zweite Teil* analysiert die alltägliche Übersetzbarkeit des Self-Trackings, indem die inskribierten Vollzugsschritte und Skripte mit dem alltagsweltlichen Tun meiner Interviewpartner*innen konfrontiert werden (6.2). Anhand des empirischen Materials zeige ich auf, dass sich sechs alltagspraktische Eigenlogiken kategorisieren lassen, die die Verwendungs- und Bedeutungssuggestionen der Designer*innen bzw. die vom *QS*-Diskurs vorgezeichnete Sinngebung potenziell irritieren (6.2.1). In den Ausführungen wird sowohl die Unberechenbarkeit der Praxis deutlich (siehe dazu 3.3) als auch die materielle Widerspenstigkeit, da im konkreten Umgang, respektive der interaktiven Beziehung zwischen Mess-Anwendung, Person und den numerischen Dokumenten nicht alles so abläuft wie auf Ebene der symbolischen Sollnutzung angedacht. Über die Fokussierung auf das einzuführende Konzept der Selbsteffekte studiert der *dritte Teil* des Kapitels systematisch die übergeordnete Frage: „Wie werden die Vermessungspraktiken von meinen Interviewpartner*innen in der Praxis bedeutsam gemacht?" (6.3). Die Selbsteffekte charakterisieren das weiter oben erwähnte *Andere*, das nicht zwangsläufig in Selbsterkenntnis aufgeht. Es werden vier empirisch verdichtete Selbsteffekte angeführt, die aufzeigen, wie die interaktive Bindung zu den Self-Tracking-Dingen gestrickt ist: „das Gefühl der (kompetenten) Selbstsorge" (6.3.1); „das Gefühl der Acht- und Aufmerksamkeit" (6.3.2); „das Gefühl der Ordnung" (6.3.3) und „das Gefühl der Modifikation" (6.3.4).

## 6.1 Die Methodik der „selbstinitiierten" Vermessungspraktiken

Zuerst stelle ich tabellarisch meine Interviewpartner*innen vor und benenne die Anwendungsbereiche, die sie im Rahmen ihrer Vermessungsbegierde anvisieren (6.1.1: Was?). Im Anschluss beschreibe ich skizzenhaft die Architektur verschiedener App-Anwendungen (6.1.2: Wie?), um darauf aufbauend die eingelassenen Skripte und symbolischen Bedeutungszuweisungen zu rekonstruieren, die idealisiert Verwendung und Sinn der Messpraktiken antizipieren (6.1.3: Warum?). Die Ausführungen sind entscheidend, um die Diskrepanz zwischen Self-Tracking auf dem „Beipackzettel" und den konkreten Vollzugspraktiken sowie den technisch-materiell vermittelten Bedeutungsaushandlungen erkennbar zu machen.

### 6.1.1 Was: Anwendungsbereiche

Die vorliegende Studie ließ sich von den individuellen Self-Tracking-Projekten der 13 Interviewpartner*innen anleiten, die ich größtenteils über den Besuch von *QS-Meetups* kennenlernte (siehe dazu 4.2.1).[167] Alle hatten zum Zeitpunkt unserer Verabredungen bereits verschiedenste Tracking-Anwendungen ausprobiert und vermaßen Selbst, Körper und Lebensstil vornehmlich in multipler Form (siehe Tabelle 2):

---

[167] Im Gegensatz zu anderen am Self-Tracking-interessierten Texten wird kein spezifischer Anwendungsbereich wie Sport (Duttweiler 2016a, 2018), Glück (Kappler/Vormbusch 2014), Emotionen (Pritz 2016) oder Ernährung (Ruckenstein 2015; Zillien et al. 2016) ins Zentrum gerückt.

| Name | Alter | Studium | Anwendungsbereich(e) |
| --- | --- | --- | --- |
| **Richard** | 40 Jahre | Informatik | Sport und Bewegung, Körperwerte (vornehmlich Gewicht), Gewohnheiten |
| **Marinus** | 32 Jahre | Fitnessökonomie | Sport und Bewegung, Körperwerte, Schlaf, Gewohnheiten, Zeitmanagement, monetäre Ausgaben, Ernährung |
| **Holger** | 33 Jahre | Kommunikations-design | Bewegung, Emotionen und Stimmungen, Körperwerte (vornehmlich Gewicht), monetäre Ausgaben |
| **Gustav** | 32 Jahre | Kommunikations-wissenschaft/Me-diendesign | Zeitmanagement |
| **Stephan** | 34 Jahre | Volkswirtschafts-lehre/Internatio-nale Wirtschaft | Körperwerte (Gewicht, Blutzucker, Puls, Herzrhythmus), Sport- und Bewegung, Schlaf, monetäre Ausgaben |
| **Vera** | 42 Jahre | Erziehungswissen-schaft | Gewohnheiten, Bewegung |
| **Karsten** | 39 Jahre | Germanistik | Sport und Bewegung, Gewohnheiten (vornehmlich Trinkverhalten), Schlaf |
| **Ellen** | 40 Jahre | Design | monetäre Ausgaben |
| **Stefanie** | 28 Jahre | Neurowissen-schaften | Emotionen und Stimmungen, Bewegung, Schlaf |
| **Alexandra** | 30 Jahre | Betriebswirt-schaftslehre | Emotionen und Stimmungen |
| **Louis** | 29 Jahre | Wirtschaftsingeni-eurwesen | Gewohnheiten, Sport und Bewegung, Emotionen und Stimmungen |
| **Thomas** | 31 Jahre | Ökonomie und Philosophie | Ernährung, Zeitmanagement, Gewohnheiten, Körperwerte (vornehmlich Gewicht) |
| **Johanna** | 34 Jahre | Biologie | Bewegung, Schlaf |

**Tabelle 2:** *Übersicht Interviewpartner*innen und Anwendungsbereiche des Self-Trackings*

Im empirischen Sampling lassen sich acht Anwendungsbereiche kategorisieren, auf die sich die sensorischen Augen richten: Schlaf, Bewegung und Sport, Körperwerte, Zeitmanagement, Ernährung, Emotionen und Stimmung, Gewohnheiten und monetäre Ausgaben. Die meisten Personen haben in den jeweiligen Bereichen bereits unterschiedliche Apps und Gadgets erprobt. Während sich Marinus (32 Jahre alt) als Vollzeit-Vermesser charakterisieren ließe, generieren Gustav (32 Jahre alt), Alexandra (30 Jahre alt) und Ellen (40 Jahre alt) nur an einer wesentlichen Anlaufstelle Messwerte.[168] Gustav bezeichnet sich als interessierten „Beobachter" und Ellen bekundet ein „generelles Interesse an Daten". Beide haben, verglichen mit den anderen, wenig Erfahrung mit den numerisch-digitalen Aufzeichnungspraktiken, auch wenn sie sich ausgiebig mit dem *QS*-Diskurs auseinandersetzen. Während im Blick auf die *QS*-Bewegung 2013 noch von „Statistik-Nerds" (Rosbach 2013) gesprochen wurde, kommen die Self-Tracking-Methoden mittlerweile in vielen Alltagen an. Einblicke in konkrete Praktiken fand ich entsprechend zunehmend im Gespräch mit Bekannten oder Studierenden, auf die ich im Text an der einen oder anderen Stelle verweisen werde (siehe dazu S. 117).

### 6.1.2 Wie: Technisch-methodische Vollzugsschritte

Häufig setzt ein kritisches Erkunden des Self-Trackings an den fertigen numerischen Dokumenten an, so dass die tatsächlich in die Software inskribierten Vollzugsschritte im Dunkeln bleiben. Um die materielle Dimension der Praktiken und die Grade des verteilten Mit-Praktizierens erhellen zu können, ist es unerlässlich, die technisch-methodischen Eigenschaften der Anwendungen beschreibend darzustellen. Wie in Kapitel 4 dargestellt, habe ich einigen Self-Tracking-Anwendungen aufgrund der sonst schwer zugänglichen Beobachtbarkeit am eigenen Körper nachgespürt (siehe dazu S. 118).

Wer eine Self-Tracking-Anwendung erwählt hat, muss sich zumeist der Software persönlich vorstellen – in Form von Angaben wie beispielsweise Geschlecht, Gewicht, Größe, Alter oder E-Mail-Adresse. Ebenso gibt die Anwen-

---

[168] Ich werde jeweils in der ersten Erwähnung der Interviewpartner*innen eine Altersangabe machen.

dung die erreichbaren und zu erreichenden Ziele, Zwecke und Absichten bekannt. Nachdem die körperlichen und die smarten Oberflächen einander offenbarten, kann das eigentliche Self-Tracking begonnen werden. Entweder erfolgt die numerische Aufzeichnung automatisch oder durch die manuelle Eingabe von Zahlen und Daten. Viele Anwendungen kombinieren in ihrer Architektur beide Arten und Weisen der Aufzeichnung.

### *a) Automatische Aufzeichnung*

*Schlaf:* Bei den Schlafapps zeichnet ein Bewegungssensor zumeist den nächtlichen Bewegungsgrad sowie Geräuschpegel auf, um aus diesen Faktoren Informationen über verschiedene Schlafphasen zu generieren. Die App muss zumeist vor dem Zu-Bett-Gehen geöffnet und das Smartphone neben das Kopfkissen platziert werden. Beispielsweise zeigt der Bildschirm der Anwendung *Runtastic Sleep Better* am Morgen verschiedene numerische Einheiten und eine Verlaufskurve an. Eine übergeordnete Zahl gibt die generelle „Schlafeffizienz" an, die sich aus der allgemeinen Schlafdauer und der Abwechslung von „Leicht- und Tiefschlaf" sowie „Wachphasen" zusammensetzt. Letzteres wird sowohl durch eine Zeit- und Prozentangabe, als auch in Form eines Balkendiagramms sichtbar gemacht. Meine „Schlafeffizienz" lag am heutigen Morgen beispielsweise bei „92%". Der Blick auf das Telefon verrät mir, dass ich innerhalb der „7 h und 27 Minuten" – die als „Schlafdauer" eingestuft wurden – „8% wach (36 min)" war, „24 % leicht (1 h 48 min)" und „68% tief (5h 03 min)" geschlafen habe. Ein Balkendiagramm visualisiert die verschiedenen Schlafphasen auf einer Zeitleiste, auf der rote (Wachphasen), gelbe (Leichtschlaf) und grüne (Tiefschlaf) Balken einander diskontinuierlich abwechseln. Manuell lassen sich über den Tag hinweg Notizen zu „täglichen Gewohnheiten" wie „Essen & Trinken", „Sport & Bewegung" sowie „Stress" beifügen, um – so heißt es auf der Website der App – „deren Auswirkungen auf deine Schlafqualität zu bestimmen." Nicht nur der „gute" Schlaf, sondern auch das „richtige" Aufwachen sind Zielstellungen der Anwendungen: so verspricht ein integrierter Wecker mittels „Smart Alarm" in der „richtigen Phase" aufzuwachen. [169]

---

[169]   Siehe: https://itunes.apple.com/de/app/runtastic-sleep-better/id922541792?mt=8. Zugegriffen: 20.10.2018.

*Bewegung und Sport:* Die Bewegungs- und Sportanwendungen gleichen prinzipiell klassischen Pedometern, nur dass in der digitalen Variante mikroelektronische Sensoren in der Lage sind, das räumliche Bewegungsverhalten aufzuzeichnen, um dieses in Kodifizierungen wie Anzahl der zurückgelegten Schritte oder Kilometer zu übersetzen. Auf der Basis der zu Anwendungsbeginn erfragten körperlichen Informationen wie zum Beispiel Gewicht und Alter werden diese Zahlen automatisch mit einem normierten körperlichen Energieverbrauch korreliert. Der Schrittzähler der *Samsung Health App* bringt meine heute gelaufenen „7395 Schritte" etwa in Zusammenhang mit dem Verbrauch von „251 Kilokalorien". Die Anwendung erlaubt mir selbstständig ein „tägliches Schrittziel" festzulegen. Im Menüpunkt „Trends" wird ein Balkendiagramm mit beweglicher Zeitleiste angezeigt, so dass die Anzahl gelaufener Schritte und der verbrannten Kalorien an vergangenen Tagen potenziell studiert werden kann.[170] Die Tagesbalken, die verlautbaren, dass ich mein „Schrittziel" erreicht habe, sind grün markiert, die anderen grau. Die bekannte Sportapp *Runtastic*, die zumeist zum Joggen verwendet wird, speichert – über eine akute Messung von Distanz, Zeit, Geschwindigkeit und Kalorienverbrauch hinausgehend – ebenso die Daten vergangener Tage.[171]

*Körperwerte:* Am Körper fixierbare Geräte wie beispielsweise das Fitnessarmband am Handgelenk ermöglichen zusätzlich eine automatische Messung von Puls- oder Herzfrequenz. Derartige Körperdaten können jedoch auch manuell vom Smartphone gemessen werden, indem ein Finger auf den Sensor der integrierten Kamera gelegt wird. Beispielsweise ermöglicht die *Samsung Health App* so eine Messung von Werten wie Puls und Blutsauerstoffspiegel.[172] Beliebt ist zudem die von WLAN-Waagen angebotene digitale Aufzeichnung der „Körperzusammensetzung". Die Firma *Nokia* vertreibt ein entsprechendes Gerät, das Werte wie „Gewicht", „Fettmasse" und „Muskelmasse", wenn sich die Benutzer*in auf die Waage begibt, via *Bluetooth* automatisch in eine App überführt und als Zahlenkörper visualisiert.[173] Andere auf das Gewicht gerichtete Smartphone-Apps visualisieren das Körpergewicht, nachdem die Werte der Waage manuell eingespeist wurden.

---

170  Siehe: http://www.samsung.com/de/apps/samsung-health/. Zugegriffen: 20.10.2018.
171  Vgl. https://www.runtastic.com/. Zugegriffen: 20.10.2018.
172  Vgl. http://www.samsung.com/de/apps/samsung-health/. Zugegriffen: 20.10.2018.
173  Siehe: https://health.nokia.com/ch/de/body-plus. Zugegriffen: 20.10.2018.

*Zeitmanagement:* Die Apps, die das persönliche Zeitmanagement unterstützen, sind dem Funktionsprinzip von Stoppuhren ähnlich. Dabei wird vielfach das Smartphone selbst zum Überwachungsakteur. In den Fokus der numerischen Beobachtung gezogen wird zum Beispiel der Aufenthalt auf bestimmten Internetseiten, die durchschnittliche Öffnungsdauer verschiedenster anderer auf dem Telefon installierter Programme, die Häufigkeit des Griffs zum Smartphone oder die Dauer der Telefonate. Exemplarisch listet die App *rescuetime* in Form von Balkendiagrammen auf, wie viel Zeit für bestimmte Aktivitäten verwendet wurde. Die App lässt sich zugleich auf andere Geräte wie den Laptop installieren, um die persönliche „Produktivität" umfassend zu überwachen. Im Minutentakt wird dabei das eigene Nutzungsverhalten in Zahlen, Balken und Kreisdiagramme übersetzt. Dazu wird es in verschiedene Kategorien eingeordnet, die beispielsweise als „Business", „Communication and Scheduling", „Entertainment", „Social Networking" oder „News and Opinion" beschriftet und farblich markiert sind. Ein Kreisdiagramm zeigt die Verteilung der verschiedenen Kategorien farbig an und in der Mitte befindet sich eine einzelne Zahl, die als „productivity pulse" gekennzeichnet ist. Man muss sich erst eingängig mit der Anwendung beschäftigen, um ansatzweise zu verstehen, wie diese Zahl wohl zustandekommen mag. Spiele ich beispielsweise ein Handyspiel, wird mein Verhalten der Kategorie „Entertainment and Games" zugewiesen und als „very distracting" eingestuft. Ich erkenne, dass neben dieser Bewertung fünf weitere Produktivitätsgrade existieren: „very distracting", „distracting", „neutral", „productive" und „very productive". Aus diesen vorerst automatischen Zuweisungen wird – jedoch nicht weiter erläutert – der genannte „productivity pulse" errechnet. Allerdings bleibt mir freigestellt, die automatische Wertung meiner Produktivität umzudefinieren und das Handyspielen beispielsweise als „productive" einzuordnen. Zusätzliche Statistikfunktionen erlauben verschiedene Tage zu vergleichen und ich kann schauen, wie viel Prozent meiner Zeit ich einer der Kategorien widmete. Beispielsweise sehe ich, dass ich heute zwölf Minuten in der Kategorie „Communication & Scheduling" verbracht habe. Diese Angabe könnte ich nun mit den letzten sieben oder 30 Tagen vergleichen. Wer sein Verhalten verheimlichen möchte, kann die App pausieren.[174]

---

[174]  Siehe: https://www.rescuetime.com/. Zugegriffen: 20.10.2018.

### b) Manuelle Aufzeichnungen

*Ernährung:* Um das Ernährungsverhalten aufzuzeichnen, muss man der Anwendung Auskunft erteilen, was zu welchen Uhrzeiten gegessen wurde. Die entscheidende Einheit ist die Kalorie. Die App *Lifesum* stellt sich beispielsweise als „Kalorienzähler & Diät Planer" vor. Nach dem Download und der Eingabe persönlicher Körperwerte, muss ich eine Zielstellung bestimmen, indem ich zwischen „Lebe gesünder", „Nimm ab" oder „Nimm zu" wählen soll. Wähle ich beispielsweise „Nimm ab" erscheint Sekunden später ein Kreis auf dem Bildschirm, in dessen Mitte „1800 kcal übrig" steht. Ich bekomme demnach eine automatische Zielzuweisung, die sich jedoch verändern lässt. Rechts vom Kreis wird angegeben, wie viel Kalorien am jeweiligen Tag bereits „verbrannt" und links vom Kreis, wie viele Kalorien bereits „gegessen" wurden. Das kalorische Tageslimit wird stets mit dem individuellen Verbrauch und der Zunahme von Kalorien abgeglichen, so dass ersichtlich wird, wie viel Kalorien mir noch zugestanden werden. In der Kategorie „Training" kann ich manuell Angaben über mein Bewegungs- und Sportverhalten tätigen, indem ich in einer sehr langen „Trainingsliste" meine getätigte Bewegungs- oder Sportart suche. Würde ich beispielsweise „Gartenarbeit" wählen, würden „30 Minuten" dieser Beschäftigung mit dem Verbrauch von „99 kcal" gleichgesetzt werden. Es ist auch möglich, die App mit anderen Bewegungs- und Sportapps zu synchronisieren, so dass manuelle Angaben entbehrlich werden. Eine Anwendung, die meine Bewegung automatisch als „Gartenarbeit" erkennen würde, existiert allerdings noch nicht. Die Kalorienzufuhr wird ebenso manuell inskribiert, indem ich meine Mahlzeit zuerst als „Frühstück", „Mittagessen", „Abendessen" oder „Snack" einstufe. Beispielsweise betrachte ich ein morgendliches Käsebrötchen als „Frühstück" und erreiche den Menüpunkt „Kategorien", indem ich nach „Brot & Backwaren" suche. Nun werden mir verschiedene Brotprodukte vorgeschlagen und in der angeklickten Unterkategorie „Helles Brot" finde ich nach einiger Zeit das Stichwort „Brötchen". Nachdem ich die Anwendung davon unterrichtete, dass ich ein „ganzes Brötchen" aß, werden automatisch „88 kcal" der Kategorie „Gegessen" zugewiesen. Prinzipiell müsste ich nun auch den Brötchenbelag numerisch einstufen, das heißt die Käsesorte nach dem gleichen Prinzip in den hinterlegten Angaben aufspüren und einschätzen, wie viel Gramm ich zu mir nahm. Die Anwendung offeriert mir jedoch auch die Möglichkeit, einen „Barcode" zu scannen, so dass die Kalorienangabe der Herstellfirma im Fall von bestimmten Produkten automatisch in die Software übertragen wird. Eine bewegliche Kalenderfunktion lässt mich mein Kalorienprofil vergangener Tage registrieren. [175]

*Emotionen und Stimmungen:* Emotionen und Stimmungen verfolgende Anwendungen bedingen ebenso den aktiven Griff zum Smartphone. Häufig werden dabei auf die situative Stimmung gerichtete Fragen gestellt oder eine Markierung innerhalb vorstrukturierter Skalen oder Emoticons erbeten. Letzteres bedeutet, dass in der jeweiligen graphischen Kodifizierung – in unterschiedlichen Differenzierungsgraden – zwischen guter und schlechter Laune unterschieden werden kann. Etwa fragt mich die App *Daylio* „Wie geht es dir?" und ich kann zwischen sechs Stimmungen wählen: einem stark lachenden Smiley, unter dem „Super" steht; einem leicht lachenden Smiley, unter dem „Gut" steht; einem Smiley, dessen Mund auf eine emotionale Indifferenz verweist, unter dem „Ok" steht; einem Smiley mit nach unten gerichteten Mundwinkeln, unter dem das Wort „Schlecht" steht und einem Smiley mit zugekniffenen Augen, unter dem das Wort „Lausig" steht. Nachdem ich eine Auswahl getroffen habe, werde ich gefragt „Was war heute los?" und kann meine Stimmungsbekundung in den Kontext einer „Aktivität" stellen.[176] Vorgegeben werden 13 Aktivitäten wie etwa „Freunde", „Relaxen", „Date", „Film", „Spielen", „Reisen" oder „Einkaufen", die manuell erweiterbar sind und mit einer Notiz versehen werden können. Im Menüpunkt „Statistiken" werden die situativen Stimmungen graphisch aufbereitet. So zeigt beispielsweise eine Kurve den „monatlichen Stimmungsverlauf" an; der „Stimmungszähler" addiert, wie häufig ich mich bereits auf die sechs vorgegebenen Stimmungen berief; der „Aktivitätszähler" veranschlagt, ohne zeitliche Kontextualisierung, wie oft ich bereits einer der benannten Aktivitäten nachging und ein Balkendiagramm demonstriert meine „durchschnittliche tägliche Stimmung" der letzten Woche. Falls die App über längere Zeit keine Einträge erhält, schaltet sich eine Erinnerungsfunktion ein. Das Verfolgen der Stimmungen möchte unter anderem dazu beitragen, „neue Gewohnheiten" aufzubauen.[177]

---

[175] Siehe: https://itunes.apple.com/de/app/lifesum-kalorienzähler-diät/id286906691 ; https://lifesum.com/de/. Zugegriffen: 20.10.2018.

[176] Andere Emotionsapps wiederum sind partiell in klassischer Tagebuchform gehalten und begehren auch offene, nicht-quantifizierbare Einträge.

[177] Siehe: http://daylio.webflow.io/. Zugegriffen: 20.10.2018.

*Gewohnheiten:* Manches Emotions-Tracking ist demnach zugleich auf die Überwachung von täglichen Gewohnheiten ausgerichtet. Daneben existieren zahlreiche separate Apps, die anbieten, individuelle Angewohnheiten sichtbar zu machen bzw. im Aufbau neuer Routinen unterstützend zu wirken. So beispielsweise die App *Goalify*, die mich dabei unterstützen möchte, meine „Ziele rasch, einfach und effektiv [zu] verfolgen" sowie an meinen „Gewohnheiten zu arbeiten".[178] Beim Öffnen der Anwendung werde ich gefragt, ob ich mit „Vorlage starten" oder ein „eigenes Ziel bauen" möchte. Wähle ich die erste Variante, werden mir acht Kategorien zur Auswahl gestellt: „Produktivität", „Gesundheit", „Lifestyle", „Tagesablauf", „Bildung", „Kreativität" und „Haushalt". Ich klicke auf Gesundheit und bekomme zwölf Vorhaben vorgeschlagen. Darunter befinden sich Empfehlungen wie „Früh Aufwachen", „Gesund Kochen" oder „Mehr Obst" essen. Ich entscheide mich für „Mehr Obst" essen und werde gefragt „Was passt?: Ich werde jeden Tag Obst essen" oder „Ich werde jede Woche 5 mal Obst essen". Ich entscheide mich für Letzteres und mein Ziel wird angelegt. Ich esse einen Apfel und zeichne in der App eine „Aktivität" auf. Auf dem Bildschirm erscheint nun die Angabe „20 Prozent" und geschrieben steht: „Dir fehlen diese Woche nur noch 4 mal zu deinem Ziel". In einem weiteren Menüpunkt wird meine „Erfolgsrate" errechnet und von einer Verlaufskurve visualisiert. Ebenso steht mir offen, eine „Erinnerung" zu setzen, so dass die Software gegebenenfalls zum Einhalten des Ziels ermahnt.[179] Viele andere Gewohnheitsapps arbeiten mit dem Bild einer Kette, die nicht gebrochen werden sollte. Bisher unerwähnt geblieben sind darüber hinaus die Möglichkeiten zur Veröffentlichung der Daten, denn die Erfolge können zumeist auf Social-Media-Plattformen geteilt werden. Allerdings gaben meine Interviewpartner*innen in den Gesprächen an, ihre Vermessungsgeschichten üblicherweise nicht zu veröffentlichen, weshalb dieser Praxisaspekt in der hiesigen Arbeit ausgespart wird.[180]

---

[178]  Siehe: https://goalifyapp.com/; https://goalifyapp.com/goalify-3-0-ist-da/. Zugegriffen: 20.10.2018.

[179]  Siehe: http://goalifyapp.com/. Zugegriffen: 20.10.2018.

[180]  Auch Jörg Strübing, Beate Kasper und Lisa Staiger (2016: 283) stellen im Rahmen einer Interviewstudie fest, dass „die Neigung, freiwillig die bei der Vermessung produzierten Daten zu teilen, eher gering ausgeprägt ist". Eine quantitative Online-Befragung der *welldoo GmbH* zum selbstinitiierten Self-Tracking hat ebenso zum Ergebnis: „Aber nur wenige (18 Prozent) haben Lust sich mit anderen darüber auszutauschen oder zu vergleichen". Siehe: http://www.healthcaremarketing.eu/medien/detail.php?rubric=Medien&nr=31433. Zugegriffen: 20.10.2018.

*Monetäre Ausgaben:* Sich auf monetäre Ausgaben richtende Apps verlangen, ähnlich dem klassischen Haushaltsbuch, einen Eintrag bei jeder erfolgten Ausgabe. Die App *MoneyControl* verrechnet das monatliche „Budget" mit den monatlichen „Ausgaben". Gruppierte Kategorien wie „Miete", „Lebensmittel", „Haustiere", „Allgemein" etc. ermöglichen es, die getätigten Ausgaben gegliedert zu überwachen. Ein Kreisdiagramm und Prozentangaben visualisieren die monatlichen Ausgaben in den verschiedenen Kategorien.[181]

Die Ausführungen veranschaulichen, dass verallgemeinerbare Maximen in die Software-Programme eingeschrieben sind. So übersetzten die meisten smarten Anwendungen die Daten in statistische Kodifizierungen wie Tabellen, Kurven, Balkendiagramme oder Zahlenlisten und produzieren somit Zahlen-, Daten- und Kurvenkörper (siehe dazu 2.1.3). Dabei ist eine Logik der Unschärfe zu verzeichnen, da offenbleibt, wie die Werte – etwa die „Schlafeffizienz" oder der „productivity pulse" – berechnet wurden und welche normorientierten Wissensordnungen den programmatischen Berechnungen zugrundeliegen. Parallel taxieren die Anwendungen klare Vorstellungen vom guten, richtigen oder gesunden Leben, wenn beispielsweise ein richtiges Aufwachen, produktives Verhalten oder eine gesunde Ernährung als Zielmarkierung angeraten werden.

### 6.1.3 Warum: Inskribierte sozio-technische Skripte

Die Sprecher*innen der *QS*-Bewegung und die Hersteller*innen der Self-Tracking-Applikationen antizipieren in präzisen Vorstellungen, warum die Konsument*innen den Vermessungspraktiken nachgehen sollten, auf den Punkt gebracht ist es in dem *QS*-Slogan „self-knowledge through numbers" (Wolf 2010). Genauso ist die Software der Anwendungen kein „sachliches" Programm, vielmehr wurden Algorithmen programmiert, denen spezifische Erwartungen und „Vision[en] der Welt" (Akrich 2006: 411) unterliegen. Die technischen Anwendungen sind Träger erwünschter Effekte und erstrebter Wirkungen, das heißt symbolische Vorschläge hinsichtlich der Sinnhaftigkeit und Bedeutsamkeit der

---

[181] Inzwischen gibt es auch zahlreiche Anwendungen, die es zulassen, verschiedenste Bereiche konvergent zu fokussieren. Die Firma *Apple* brachte beispielsweise eine Health App auf den Markt, mittels derer Kategorien wie „Schlaf", „Aktivität", „Ernährung" oder „Achtsamkeit" im Kollektiv verfolgt werden können. Siehe: https://support.apple.com/de-de/HT203037. Zugegriffen: 20.10.2018.

Anwendungen liegen bereits vor: die anonymen Nutzenden müssen sich „nur" anleiten und bewegen lassen, so das Prinzip. Dabei werden die projizierten Benutzer*innen mit gewissen Kompetenzen ausgestattet, die sich im Rahmen der Anwendungserläuterungen, in Werbetexten und in den „Manifesten" der QS-Bewegung studieren lassen. Im Folgenden werden drei kategorisierte sozio-technische „Skripte" (Akrich 2006; siehe dazu S. 86) vorgestellt, die diese eingelassenen Sinnvorschläge skizzenhaft aufzeigen.

### Skript 1: Sichtbarmachung von Verborgenem

Häufig wird das digitale Self-Tracking als „ein Verfahren zum Sichtbarmachen von bisher Unsichtbarem dargestellt" (Vormbusch/Kappler 2014: 275), sowohl bezüglich des eigenen Selbst als auch hinsichtlich des Körpers. Die Selbstquantifizierung gilt – so Kevin Kelly, ein weiterer offizieller Mitbegründer der QS-Bewegung – als Möglichkeit der Selbstdefinition, in Zeiten großer Unsicherheit.[182] Die zugrundegelegte Annahme ist: Moderne Menschen sind nicht Herr*in im eigenen Haus und sollten ihre Geheimnisse zu definieren lernen. Ähnlich problematisieren auch die Werbetexte der Apps den modernen Zeitgeist, um nicht zuletzt die Dringlichkeit einer numerischen Selbstverfolgung zu markieren. Beispielsweise wenn die Zeitmanagement-App *rescuetime* das „digitale Leben" als Gefahr der Zerstreuung kennzeichnet: „With so many distractions and possibilities in your digital life, it's easy to get scattered."[183] Das digitale Leben sollte digital vermessen werden, um den Gefahren einer Zerstreuung wachsam zu begegnen. Markant ist, dass die antizipierten Verwender*innen als sich selbst unbekannt eingestuft werden. Etwa wohnt der Frage der App *Runtastic Sleep Better*, die Vorstellung inne, Personen wüssten selbst nicht, ob sie gut schlafen, wenn es heißt: „Wie schläfst du? Finde es heraus und verbessere deine Schlafgewohnheiten!"[184] Erst die Zahlen bergen vermeintlich die bislang geheime Antwort auf diese typisch morgendliche Selbst- und Fremderkundung. So geht auch Wolf (2010) in seinem Text *The Data-Driven Life* davon aus, dass die Zahlen Geheimnisse enthielten, die

---

[182] Vgl. https://www.goodreads.com/author_blog_posts/1069953-self-tracking-you-will. Zugegriffen: 20.10.2018.

[183] Siehe: https://www.rescuetime.com/. Zugegriffen: 20.10.2018.

[184] Siehe: https://itunes.apple.com/de/app/runtastic-sleep-better/id922541792?mt=8. Zugegriffen: 20.10.2018.

man sich nicht leisten könne zu ignorieren. Die digitale Vermessungstechnik vermag „die ‚Geheimnisse des Lebens' zu lüften" (Gugutzer 2016: 176). Dahinter bildet sich die Vorstellung ab, dass Messungen, im Kontrast zum vagen Sinnesapparat, „wahre" Einblicke in Selbst und Körper gewähren. Zugleich werden Fragen nach identitären Selbstverortungen, der Leitfigur des somatischen Selbst gemäß (siehe dazu S. 71), symbolisch in die Tiefen des Körpers verlagert. Mit dem bloßen Auge nicht sichtbare biometrische Körperwerte wie Puls oder Gewicht lassen sich kontinuierlich erzeugen und gelten als Schauplätze bislang geheimer Identitätseinblicke.

### *Skript 2: Mustererkennung und Korrelation*

Im Studieren der graphischen und statistischen Aufbereitungen, so die zumeist inskribierte Vorstellung, transformiert sich das „bloße" Messen in eine Praxis der aktiven Selbst- und Körperthematisierung. Zahlreiche Anwendungen verwenden den Ausdruck *Muster (pattern)*, um zu verdeutlichen was es zu erkennen gilt: „Protokolliere deine Stimmung, Anspannung, Emotionen und Aktivitäten, um Muster zu sehen, die dir vorher nicht bewusst waren", heißt es im Werbetext einer Emotionsapp namens *mindcare*.[185] Wolf schreibt 2009 in einem *Know Thyself* betitelten Text: „The basic idea of a macroscope is to link myriad bits of natural data into a larger, readable pattern." Die angehäufte Masse „natürlicher" Daten, die Wolf als Makroskop bezeichnet, wird mit der Hoffnung verknüpft, dass Körper, Lebensstil oder Gewohnheiten numerisch abgebildet ein erkennbares Muster schreiben. Dieses gut lesbare Muster sollte bestenfalls zu klaren und neuartigen Selbsterkenntnissen führen. Dabei bleibt offen, ob die sensorischen Augen die Muster lesen oder die körperlichen. Bestenfalls weisen die Zahlen, Graphen und Daten einen visuellen Bewegungsgrad auf, der automatisch eine „Aussage" ablesbar macht.

Gleichzeitig propagiert gerade die *QS*-Bewegung ein aktives Korrelieren der Zahlen. Bekannt wurde der Versuch des Self-Trackers Seth Robert, welcher der zunächst intuitiven Annahme nachging, dass der Verzehr von Butter konzentrationssteigernd wirke. Daraufhin rührte er jeden Tag ein halbes Stück Butter in seinen Kaffee und stellte fest, dass dies seine Kopfrechenleistung signifikant stei-

---

[185]  Siehe: https://www.mindcare-app.com/de/. Zugegriffen: 20.10.2018.

gerte (vgl. Roberts 2014). Alle möglichen Variablen, so der zugrundegelegte Glaubenssatz, gilt es einem Experimentaldesign gleich beliebig zu korrelieren. In dieser Vorstellung sind Alltag und Lebenswelt ein Beziehungsgeflecht von abhängigen und unabhängigen Variablen, die je nach Kontext ihren Status wechseln können: ich schlafe schlecht, weil ich heute zu wenig gelaufen bin oder ich laufe wenig, weil ich heute schlecht geschlafen habe.

### *Skript 3: gezielte Transformation*

Wer Muster entdeckt und erkannt hat, wird als in der Lage erachtet, diese einer Transformation auszusetzen. Demgemäß heißt es auf den Internetseiten der Emotions-Apps *Daylio* und *Happify*: „You will discover hidden patterns and maybe use Daylio to create some useful habits like running, eating more healthy or waking up earlier" oder „Break Old Patterns, Form New Habits." [186] Grundsätzlich definieren sich die meisten Self-Tracking-Instrumente als Wegbereiterin persönlicher Ziele. Die konkreten Zielstellungen werden einerseits vielfach als etwas repräsentiert, dass den Nutzer*innen bereits bekannt ist: „Alles beginnt mit Ihren Zielen", meint die *Samsung Health App*.[187] Andererseits stehen die Anwendungen im Finden einer Zielstellung beratend zur Seite – wie im obigen Fall der App *Daylio*, welche vorschlägt, Gewohnheiten wie laufen, gesünder essen oder früher aufwachen zu etablieren. Und auch auf der Website der Ernährungs-App *Lifesum* heißt es: „Von Low Carb bis High Protein, wir haben passende Pläne und jede Menge Tipps für Dein Ziel und [Deinen] Lifestyle."[188] Hier sind klare normative Zielstellungen in die Anwendungen inskribiert, an denen sich die Nutzer*innen zu orientieren vermögen. Etwaige Anwendungen sind im Stande, die Orientierungsgrößen, auf die sie gerichtet sind, erst zu erzeugen. Entsprechend ist die Zahl 10.000 bedeutend geworden, da sie als Richtwert einer gesunden täglichen Schrittanzahl gilt. Symptomatisch ist die eingearbeitete Antizipation, dass auf dem Weg zum Ziel, Prozesse des Werdens und Gewordenseins einsetzten. Sichtbar gemacht durch die omnipräsente Verwendung von Ausdrücken wie: sich verbessern, aktiver und produktiver werden oder die ideale Work-Life-Balance

---

[186] Siehe: https://daylio.webflow.io/ ; https://www.happify.com/. Zugegriffen: 20.10.2018.

[187] Siehe: http://www.samsung.com/de/apps/samsung-health/. Zugegriffen: 20.10.2018.

[188] Siehe: https://itunes.apple.com/lu/app/lifesum-tracker-zrernährung/id286906691. Zugegriffen: 20.10.2018.

finden.[189] Das Self-Tracking wird soziologisch formuliert zur Subjektivierungsagentur, indem Zielstellungen gelenkt und Selbst- und Fremdführung geradewegs miteinander verwoben werden.[190] Dabei ist subtil die Vorstellung eingefasst, dass sich gewohnte Alltagsvollzüge auf null stellen lassen und Routinen biegsamen Größen gleichen. Denn viele Anwendungen ziehen den pragmatischen Schluss, dass anhand der Aufzeichnungsergebnisse erkannte Routinen leichtfertig modifiziert werden können (siehe dazu auch 6.3.4).

## 6.2 Die alltägliche Übersetzbarkeit der Vermessungspraktiken

Mit Blick auf die digitalen Vermessungspraktiken meiner Interviewpartner*innen möchte ich im Folgenden fragen: Ob und wie die soeben beschriebenen inskribierten Vorstellungen an die persönlichen Alltage meiner Interviewpartner*innen übermittelt werden. Zunächst gilt es auf der einfachsten Ebene, die beschriebenen Vollzüge ein- und auszuhalten. Dabei haben empirische Studien bereits gezeigt: „many people put self-tracking tools in a drawer after a few weeks' time" (Nafus/Neff 2016: 14). In diesem Kontext erzählt mir Holger (33 Jahre alt) im Gespräch, dass er beobachtet habe, dass viele Self-Tracker*innen „das drei Monate lang enthusiastisch machen und dann nicht mehr." Auch die meisten meiner Interviewpartner*innen haben einzelne Vermessungsprojekte in der Vergangenheit bereits verworfen, zum Beispiel, „weil es unbequem war" (Stephan, 34 Jahre alt).[191]

Bevor über das basale „Weiterspielen" hinausgehend tiefergreifende Diskrepanzen in der alltäglichen Übersetzbarkeit rekonstruiert werden, muss grundlegend festgehalten werden: Im Zuge der ethnographischen Interviews stellte sich heraus, dass es einfacher zu sein scheint, auf einer abstrakten Ebene über das

---

[189]  Die App *rescuetime* wird mit den Worten beworben: „Find your ideal work-life balance". Siehe: https://www.rescuetime.com/. Zugegriffen: 20.10.2018.

[190]  Der Verweis auf Foucaults Begriff der „Gouvernementalität" (Foucault 2006 a, b) ist hier naheliegend. Siehe dazu S. 42f.

[191]  Interessant ist, dass Stephan – wie auch Karsten, Holger und Marinus – trotzdem betont, dass er eigentlich „schon immer Selbstvermessung gemacht" habe. Prinzipiell genüge ein „Schreibblock" oder eine „*Excel*-Tabelle", um sich numerisch zu verfolgen, so Stefan weiter. Nur habe dieses Prinzip der Selbst- und Körperthematisierung, wie Holger es ausdrückt, „nun einen Namen bekommen, ein Branding": *Quantified Self*.

„selbstinitiierte" Self-Tracking zu sprechen als bezüglich des konkreten Tuns.[192] Die einleitende Interviewfrage, was *QS* für die jeweilige Person eigentlich übergreifend bedeute, schien noch leicht beantwortbar zu sein und ich bekam Aussagen wie:

> „Für mich bedeutet das, einfach objektive Daten zu haben, über sich selber. Das ist so eine Art, sich selber besser zu kennen." (Thomas, 31 Jahre alt)

> „Also ich würde sagen, das Messen verschiedener Ereignisse im Leben, um sich bewusst zu werden." (Louis, 29 Jahre alt)

> „Es ist eine Art der Vermessung. Also was passiert mit meinem Körper zu welcher Zeit und in welchen Situationen." (Karsten, 39 Jahre alt)

> „Das ist so ein bisschen wie Tagebuch schreiben. Man nimmt einfach Notizen oder lässt was aufnehmen. Dann kann man nach einer Weile sein Verhalten irgendwie angucken, daraus Statistiken ziehen, sich das graphisch anzeigen lassen." (Stefanie, 28 Jahre alt)

Formulieren meine Interviewpartner*innen sprachlich und abstrakt, was *QS* für sie bedeutet, bewegen sie sich nah an den oben benannten symbolischen Bedeutungszuweisungen: es dient der besseren Kenntnis über das eigene Selbst, Bewusstwerdungsprozessen, Körpereinsichten, statistischen Verhaltensaufzeichnungen oder dem Aufdecken von Geheimnissen. Ihre subjektiven Erwartungen stehen unverkennbar in Interaktion mit den vom werbelogischen *QS*-Diskurs adressierten Erwartungen. Nicht zuletzt da sie Letztere durch den Besuch der *Meetups* und das Lesen über Self-Tracking bereits vielfach wahrgenommen haben.

Dennoch erklärt mir Marinus im Interview, dass man grundsätzlich „unterschiedliche Ebenen" von *QS* beachten müsse: Erstens die Ebene, auf der man sich „als aktives Mitglied der Gemeinschaft mit anderen austauscht", zweitens die „ganz persönliche" Ebene mit den „eigenen Werten" und drittens eine „abstrahierte Ebene". In den Gesprächen hatte ich häufiger den Eindruck, dass die Konversation sich ohne explizites Nachhaken schnell auf der dritten Ebene abspielte. Zu Beginn meiner Feldforschung erwartete ich eine vielfältige Bandbreite an persönlichen aus den Daten geschöpften Erkenntnissen, Berichte bezüglich erkannter geheimer Verhaltensmuster oder Ausführungen betreffs konkreter Umgangsweisen mit den statistischen Informationen. Doch es schien einigen deutlich

---

[192] Trotz Erzählbarkeit der Praxis (siehe dazu S. 108f.) tangieren Praktiken in mancher Hinsicht die Grenzen des Sagbaren, weshalb es sich als notwendig zeigte, neben ethnografischen Interviews auf verschiedene Materialquellen zurückzugreifen.

schwerer zu fallen über ihren persönlichen Umgang mit den Daten zu sprechen als über die prinzipielle Begeisterung von den digitalen Möglichkeiten.

Bevor ich analysiere, warum es schwierig ist, den persönlichen Umgang mit den Daten kommunikativ beobachtbar zu machen, gehe ich noch einmal zurück, zu den von mir erwarteten Antworten. Keiner interviewten Person soll hier das Gefühl, etwas zu erkennen abgesprochen werden. Der Begriff Selbsterkenntnis ist subjektiv breit auslegbar. Beim Nachfragen nach Prozessen der Selbsterkenntnis ging es mir darum, die diskursive Anrufung zu aktiver Selbsterkenntnis und Geheimnislüftung in Relation zum Umgang mit den persönlichen Daten zu setzen. In den Interviews schienen zudem unzweifelhaft Momente auf, in denen etwas erkannt oder entdeckt wurde.

Dabei erstreckt sich die Spannweite dessen, was als Erkenntnis erachtet wird, schlichtweg auf verschiedene Komplexitätsgrade. Die Self-Tracking-Praxis, die am häufigsten zu beobachten ist, ist das Zählen der täglichen Schritte. Hier ist die Bandbreite dessen, was als aus den Daten evozierte Erkenntnis gilt, gering, denn entweder wurde die vordefinierte Schrittzahl erreicht oder eben nicht. Stephan erzählte mir im Interview, dass das Aufzeichnen seines Schlafes ersichtlich machte, dass er nicht so tief schläft, wenn er Marihuana geraucht habe. Mein seine Gewohnheiten aufzeichnender Interviewpartner Louis erkennt, „an welchen Tagen" er es „geschafft" hat, seinem „Ziel" nachzukommen, täglich zu meditieren. Eine Studentin in Self-Tracking-Neugierde brachte an, dass sie erkenne, dass ihr Puls höher sei, sobald sie aufgeregt ist. Ebenso können die Daten eine einfache Bestätigungsfunktion haben, so sagt Alexandra im Interview: „Also es hat viele Sachen bestätigt, die mir klar waren." Ein die Zeitmanagement-App *rescuetime* verwendender Bekannter erfährt schlichtweg Bestätigung, sobald die App sagt, dass der heutige „productivity pulse" hoch sei. Karsten erkannte vermittels der Schlaf-App, dass er kontinuierlich zu wenig schläft. Allerdings habe er insgesamt keine „großen Schlüsse" aus den numerischen Aufzeichnungen ziehen können. Auf der Ebene des alltäglichen Umgangs mit den Vermessungsinstrumenten scheinen die numerischen Aufzeichnungen also weniger überraschende Geheimnisse zu lüften als das werbelogische Skript vermuten lässt. In diesem Zusammenhang zeigen auch andere empirische Studien eine erstaunliche Banalität, Erwartbarkeit und Trivialität der durch Self-Tracking erlangten Erkenntnisse auf (vgl. Duttweiler/Passoth 2016: 28; siehe auch Bode/Kristensen 2016; Duttweiler 2016a; Pharabod et al. 2013; Ruckenstein 2014).

Meine Deutung ist, dass die „großen Schlüsse", um Karstens Wortlaut zu verwenden, beständig an die Zukunft adressiert werden. Es sind vielmehr in der Ferne ausgemachte Ziele als tatsächlich aus den gegenwärtigen Ansammlungen von Daten, Kurven und Zahlen gewonnene Feststellungen, die dem selbstinitiierten Selbstvermessen als Bezugshorizont dienen. Demgemäß vermutet Alexandra, dass sie „noch nicht genug Daten" habe, um in lange Zeiträume zurückblicken und in diesen konkrete Muster erkennen zu können. Ihr Verlangen nach einer überzeugenden Selbsterkenntnis bleibt „noch" im Werden begriffen.

### Zur Differenz zwischen Skript und Alltagsvollzug

Im Kontext der sozial- und kulturwissenschaftlichen Debatte wird häufig davon ausgegangen, dass das Self-Tracking so vollzogen wird, wie es im Buche steht. Demgegenüber halte ich es für theoretisch und empirisch aufschlussreich, die alltagspraktischen Probleme, die sich im Dialog mit den Vermessungsmaterialitäten ergeben, in die Analyse einzubeziehen. Gerade wenn etwa das Fitnessarmband nach einiger Zeit in der Schublade verstaubt und die Akteure sich nicht längerfristig zum Spiel engagieren lassen, ist dies relevant. Im Folgenden werde ich anhand meines empirischen Materials fünf Diskrepanzen benennen, die verdeutlichen, warum es so schwierig ist, über den konkreten Umgang mit den Daten zu sprechen bzw. die numerischen Informationen in „große Schlüsse" (Karsten) zu übersetzen.

#### Die nachträgliche Auseinandersetzung mit den Daten erweist sich als zeitaufwendig

Als Orte der kollektiven Zusammenkunft bieten vor allem die *QS-Meetups* einen Anlass, die Ergebnisse des Selbstquantifizierens so aufzubereiten, dass klare Erkenntnisse deutlich hervortreten. Als soziale Situation sind sie darauf angelegt, im Rahmen einzelner Vorträge Ergebnisse zu präsentieren und Diskussionen anzustoßen (siehe dazu 4.2.1). Thomas lernte ich im Rahmen eines solchen *Meetups* kennen, wo er einen Vortrag hielt und wir uns zum Gespräch verabredeten. Während des Interviews machte er deutlich, dass Self-Tracking im Alltag etwas anderes sei als die Vorbereitung auf einen „*QS*-Talk". „Damals" habe er „etwas" über „Arbeitszeit-Tracking" referiert und seine „eigenen Graphen gebaut, die automatisch aktualisiert werden." Diese Daten habe er für den Vortrag „systematischer analysiert", was allerdings „sehr zeitaufwendig" war. Jedoch habe er alltäglich schlichtweg „nicht so viel Lust, [...] regelmäßig fünf Stunden damit zu verbringen, die Daten irgendwie in eine verständliche Form zu bringen, um irgendetwas festzustellen."

Auch Louis frage ich, wie bzw. ob er die Zahlen, Diagramme, Kurven und Daten im Alltag hinsichtlich etwaiger Muster analysiere. Er antwortet wie folgt:

> „Alltag würde ich nicht sagen, nee das nicht. Es ist eher so, dass ich es oft nicht mache, weil ich einfach nicht daran denke und ich an den Rechner müsste. Und dann denke ich zwar daran, aber ich mache es dann doch nicht, weil ich es einfach verballer. Also es ist trotzdem eine Hürde sozusagen." (Louis)

Louis beschreibt hier, dass er sich seinen Daten nicht nachträglich widme oder diese im Alltag nachträglich studiere. Vielmehr führt eine Mischung aus Daran-Denken und Vergessen dazu, dass der Blick in die Messungen als zeitliche Hürde empfunden wird. Das Skript der aktiven Mustererkennung wird übersprungen oder sehr selektiv ausgeführt, da es in zeitlicher Hinsicht inkommensurabel mit seinen anderen Alltagspraktiken zu sein scheint. Später im Interview sagt er, dass er in größeren zeitlichen Abständen, wie beispielsweise am Ende des Jahres, einen Rückblick wagt. Auch Marinus, der immerhin von Self-Tracking-Erfahrungen in sieben Anwendungsfeldern berichtet, frage ich, ob er die Daten korreliere und er gesteht: „Um ehrlich zu sein gerade jetzt, in der ganz letzten Zeit weniger."

Eine Erklärung für die Schwierigkeit der Mustererkennung liegt in einem grundlegenden Paradox des Self-Trackings: Mittels Quantifizierungen, das heißt der Repräsentation der Dinge in einem numerischen *Überblick*, möchten die Self-Tracker*innen individuelle *Details* sichtbar machen. Holger erzählt mir, dass auch im Rahmen der *Meetups* zunehmend die Frage auftauche: „Ich habe die Werte, was mache ich eigentlich damit?" Entsprechend erkannte auch das *QS*-Kollektiv nach einiger Zeit an, wie schwierig und vor allem zeitaufwendig es ist, die Daten aufzubereiten. Ähnlich stellt die Soziologin Stefanie Duttweiler (2018: 271) in einer den Self-Tracking-Praktiken von Sportstudierenden nachgehenden Studie fest: „Erstaunlich ist, dass die Studierenden wenig an der Auswertung der Daten interessiert sind." Auch Minna Ruckenstein (2014: 72) macht deutlich: „Much of the output of self-monitoring devices and mobile health applications, including the data that they generate, fails to engage people." Die nachträgliche Auseinandersetzung mit den technisch vermittelten Quantifizierungen ist demnach, wie schon im Kontext von Diabetes deutlich wurde, kurzweilig, selektiv oder bleibt aus.

*Die Interpretier- und Lesbarkeit der numerischen Informationen ist partiell herausfordernd*

Für Marinus geht der „*QS*-Gedanke" entweder damit einher, die Daten „lesen und verstehen zu können", was „zu Einsicht" führe, oder sie führten „einfach zu Information". Er betont hingegen: „Das Generieren der Daten ist weniger das Problem. Tatsächlich ist es schwierig, die Daten zu aggregieren und sinnvoll zusammenzufügen." Das Wort „sinnvoll" verweist hier auf die Lesbarkeit der Daten, welche häufig als Herausforderung beschrieben wird. *Einerseits* tragen die Bilder, Piktogramme und Kommentare zu einer Evidenzproduktion der Daten bei (vgl. Duttweiler 2018: 266). Entsprechend sagt Gustav: „In dem Moment, wo du [etwas] visualisiert bekommst, hast du ja schon irgendwie eine Sinnhaftigkeit." Die gestalterische Ästhetik der numerischen Information kann also, dank bestimmter Farben und Formen, in sich sinnhaft und bedeutend erscheinen. *Andererseits* ist der Imperativ, aus den Messungen aktiv Sinn zu generieren oder eine Erklärungslinie für das Lesen der Daten zu finden, nicht immer leicht zu verwirklichen (vgl. dazu auch Lynch/Cohn 2016: 530). In einem Text, dem eine Videoanalyse von *QS-Meetups* zugrundeliegt, stellen Forscher*innen im Kontext der Informationswissenschaft deutlich heraus: die Dateninterpretation ist für viele Self-Tracker*innen eine zentrale Hürde (vgl. Choe et al. 2014: 8). Auch Ruckenstein (vgl. 2014: 77) macht wiederum deutlich, dass die Vermessungspraktiken selten transparente Einblicke in körperliche Reaktion oder das tägliche Leben gewähren (siehe auch Sharon 2017). Dieses Problem wurde auch bei einem *Meetup* diskutiert, das ich besuchte und in zwei Onlineartikeln heißt es:

> „Getting detailed stats on your sleep, sex life and eating habits seems cool, but how do you make sense of all of that data?" und „We're encouraged to track everything we can. But doing something with the data is a whole other story."[193]

Während dem Generieren der Daten technisch kaum Grenzen gesetzt sind, können nachträgliche Umgangs- und Interpretationspraktiken zu einer Herausforderung werden.

Wie auch im Kontext von Diabetes festgestellt, produzieren die verschiedenen Anwendungen und Geräte multiple und separate Datenkörper. Dies bestätigend verdeutlicht Gustav, dass er sich sehnsüchtig technische Unterstützung wünsche, denn man habe ein „digitales Selbst", das sich aus „verschiedenen

---

[193] Siehe: http://www.nbcnews.com/tech/innovation/data-overload-quantified-self-really-future-n189596; https://exist.io/blog/context/. Zugegriffen: 20.10.2018.

Datenspurensätzen" zusammensetze, die vielleicht „jemand anderes gut analysieren kann, aber [er] selbst nicht unbedingt". Auch die Soziologen Jan-Hendrik Passoth und Josef Wehner (vgl. 2016) stellen in einem Artikel über die Verwendung von Apps in Sportstudios fest, dass viele Personen bei der Übersetzung des quantifizierten Wissens in qualitativ anwendbare Handlungsweisen professionelle Unterstützung bräuchten. Übergreifend arbeiten die Medizinanthropolog*innen Rebecca Lynch und Simon Cohn (2016: 534) heraus, dass der Prozess des „meaning making" mit langen und komplizierten Reisen einhergehe, die andere Personen oder nicht-menschliche Objekte einschließen. Eine nachträgliche Auseinandersetzung mit den numerischen Informationen erweist sich demnach als ergänzungsbedürftig. Meine eigene Feldforschung zeigt, dass es den Selbstvermesser*innen häufig schlicht genügt, „einfach Information" anzusammeln, wie Marinus es ausdrückte. Ähnlich betont Karsten, dass es ihm auch „einfach darum" gehe „irgendwelche Kumulationen zu sehen." Und auch für Holger stellen Kumulationen schlicht einen „Pool an Wissen" und eine Form der „Selbsterkenntnis" dar. Jedoch relativiert er sogleich seine Aussage mit der Zusatzfrage: „Weiß man dadurch mehr?" und der Ergänzung „eigentlich gehört da immer Interpretation dazu." Viele auf das Self-Tracking-Prinzip angelegte Anwendungen kumulieren schlichtweg Zahlen, die sich wiederum an Normwerten ausrichten: Wie viele Schritte bin ich heute gelaufen? Wie oft und wie lange habe ich Sport gemacht? Lesbar wird, ob man diese Normen eingehalten hat oder nicht.

*Das Self-Tracking gilt als prospektives Sammeln von Daten*

„Mein Handy trackt munter mit", meint Marinus im Gespräch, um zu verdeutlichen, dass sich viele Datenspuren ohne Zutun automatisch aufzeichnen. Gerade hinsichtlich der Bewegungs- und Sportapps wurde ich in den Gesprächen darauf hingewiesen, dass die Apps „einfach alles sammeln" (Louis). Aber auch aufgezeichnete Körperdaten können als Sammlung verstanden werden, die die Eventualität eines Problems numerisch kontrolliert, wie im Fall von Stephan deutlich wird. Stephan trackt detailliert bestimmte gesundheitsbezogene Bereiche wie Schlaf, Blutzucker oder Gewicht, um im Falle eines zukünftigen körperlichen Unwohlseins Bezüge zu vergangenen körperlichen Situationen herstellen zu können. Entsprechend sagt er:

> „Damit ist es wichtig, so viele Daten zu sammeln, wie es nur möglich ist, und das so genau, so detailliert und so lange, wie überhaupt nur möglich. Denn du kannst ja nur die

Daten auswerten, die du hast. Das heißt, wenn du irgendwann mal in die Situation kommst, dass du an dir irgendwas entdeckst – zum Beispiel, man ist ständig müde oder man wacht morgens immer mit Kopfschmerzen auf oder was auch immer es sein mag oder Verdauungsprobleme, weiß der Geier, wenn man dann erst die Daten sammeln muss, dann ist man ja wahnsinnig weit hinterher." (Stephan)

Stephan sammelt die Daten für noch unbestimmte bisher nicht eingetretene Probleme: die numerischen Aufzeichnungen sind einer Zukunft gewidmet, die prospektiv als potenziell problematisch betrachtet wird. Entsprechend ist wiederum der rückwärtsgewandte Blick in die Datensammlung gegenwärtig nur marginal von Interesse, da die konkret an den Körper zu richtende Fragestellung in der Zukunft liegt. Insbesondere im Gespräch mit Stephan blitzte folglich das Subjektideal des „präventiven Selbst" (Niewöhner 2007) in besonderer Deutlichkeit auf, denn er sorgt sich um seine Vorsorge (siehe dazu S. 59). Aufgrund eines Gentests, welcher ihm eine Disposition für Typ-2-Diabetes verlautbarte, ergreift Stephan vorbeugende Maßnahmen, wie jeden Tag einmal Blutzucker zu messen – einerseits um weiterhin „normale" Werte bestätigt zu bekommen, andererseits um Risikomanagement zu betreiben. Marinus versteht das Self-Tracking als eine Variante der wissensgestützten Risikovermeidung, denn „Risiken sind" ihm zufolge „nur deshalb Risiken, weil einem ein bestimmtes Wissen fehlt." Das (An-)Sammeln der Daten erweist sich als offener Prozess, der zugleich zum Ziel hat, prospektiv Risiken zu vermeiden. Die numerischen Selbsttechnologien sind in die Zukunft gerichtet, so dass sich das Self-Tracking im Fall von Stephan und Marinus je nach Anwendungsfeld als prospektives Projekt erweist.

*Es ergeben sich Kontextunsicherheiten*

Die Imperative Selbsterkenntnis und Musterentdeckung stehen auf der Ebene mancher praktischen Anwendungsbereiche in Widerspruch zu praxisbezogenen Kontextunsicherheiten. Im Gespräch mit Thomas kommen wir auf Ursache-Wirkungs-Zusammenhänge zu sprechen. Zwar könne er auch schon bei „einem oberflächlichen Blick" etwas „herausfinden", aber dieses „Ideal in der *QS*-Bewegung, dass man all diese vielen Daten hat und man dann herausfindet, wie der Schlaf die Qualität meiner Meditation zwei Tage später beeinflusst", halte er für „extrem schwierig":

„Gerade wenn es darum geht, Zusammenhänge zu verstehen, zwischen verschiedenen Daten und verschiedenen Gewohnheiten, ist es schwierig. Es hängt sicherlich davon ab – zum Teil ist es vielleicht nicht so schwierig –, was es für Daten sind und was es für ein Kontext ist." (Thomas)

Insbesondere im Kontext von Anwendungsbereichen wie Schlaf, Gewohnheiten oder Emotionen müssen die Selbstvermesser*innen mit Kontextunsicherheiten leben, was auch klar erkannt wird. Die auf einem Bildschirm präsent gemachten Zahlen bilden schlichtweg keine Zusammenhänge ab. Weil die Bedingungen der persönlichen Alltage nicht wie ein kontrollierter Versuchsaufbau im Labor aufgebaut sind, bleibt stets ein „Überschuss" an offenen Antworten: war es der Alkohol, der Lautstärkepegel auf der Straße, das körperliche Unwohlsein oder doch der Stress auf der Arbeit, der mich schlecht schlafen ließ? Die digitalen Anwendungen zeigen zwar Prozentangaben, Kumulationen oder Graphen auf, jedoch kommen viele Selbstvermesser*innen an einen Punkt, an dem sie erkennen, dass sie anhand der Daten keine klaren Aussagen treffen können. Diese Kontextunsicherheit wird hier im Onlineartikel eines Selbstvermessers beispielhaft verdeutlicht:

> „Here's an example: I'm running three times a week on average, but in a recent week I only ran twice. Both times I ran slower than usual, and afterwards I felt more tired than normal [...] Because I tracked all of that data, I can now look back on that week and see how my pattern changed. **What I can't see is *why*.** [Hervorhebungen im Original] This is because the context is missing."[194]

Die Zahlen markieren zwar Veränderungen, jedoch klären sie keine Warum-Fragen. Der Autor erkennt zwar ein Muster, allerdings erklären die kontextlosen Zahlen nicht, warum sich die sportliche Kondition diese Woche verändert habe. Eine gewisse interpretative Offenheit bleibt stets vorhanden und muss akzeptiert werden – die Zahlen agieren schlichtweg nicht als apodiktische Interpretant*innen des eigenen Verhaltens, auch wenn die Hoffnung diesbezüglich beständig bleibt. Die „Varianten der Wahrheit" sind vielschichtig und natürlich kann der Einzelne auch eine vielversprechende für sich auswählen, aber die als objektiv erachteten Kumulationen bleiben meistens in einer Entweder-oder-Struktur verhaftet, so dass unsicher bleibt, „wo die Kausalität ist" (Thomas im Gespräch). Die Beziehung zweier Variablen, wie beispielsweise Gewicht und Fitness, ist nichts, das auf einen simplen Algorithmus reduziert werden kann (vgl. Sharon/Zandbergen 2017: 1689). Häufig müssen abseits der Zahlen Wege gefunden werden, die kontextuellen Leerstellen zu füllen, wie beispielsweise durch die explizite Erinnerung an die Situation der Messung (vgl. Lynch/Cohn 2016: 529f.).

---

[194]  Siehe: https://exist.io/blog/context/. Zugegriffen: 20.10.2018.

Das gegenwärtige Hier-und-Jetzt versucht das vergangene Hier-und-Jetzt zurückzuholen, was phänomenologisch betrachtet eine Aporie darstellt (siehe dazu auch 7.2.3). Insbesondere die automatischen Messungen verschleiern situative und emotionale Kontexte, so dass die numerischen Informationen auf dem Bildschirm abgebildet nach einer gewissen Zeit zur Blackbox werden. Obgleich die Anwendungen, die eine manuelle Informationseingabe notwendig machen, kontextuelle Angaben wie die gerade ausgeführte Tätigkeit oder die emotionale Verfasstheit erfragen, wird auch hier die Ganzheitlichkeit einer Situation in reduzierte Angaben wie beispielsweise: „Arbeit" plus weinender Smiley transformiert.[195] Die Kontextunsicherheit verweist demnach darauf, dass die Messwerte keine Kausalitäten abbilden und situative Bedingungen unter Datenhaufen verdecken.[196] Nicht zuletzt fällt in Anbetracht der Kontextualität des Self-Trackings ins Gewicht, dass sich Praktiken zumeist im Zusammenspiel mit anderen Praktiken vollziehen und nur selten isoliert betrachtet werden können.

*Die Messgenauigkeit der Vermessungstechnik wird hinterfragt*

Dass die Genauigkeit der Messungen zu Fragen führt, zeigt sich im Gespräch mit Ellen. Obwohl sie sich prinzipiell für die technischen Möglichkeiten des Self-Trackings interessiere, stellte sie nach längerem Ausprobieren fest, dass sie einfach „nicht der Typ dazu ist", denn sie erkenne auch die „Fehler" und könne sich deshalb nicht auf die Zahlen verlassen. Eine „Zahl", so Ellen, „kann nur besagen, was sie messen kann" und im Fitnessstudio kann die App feststellen, dass „die Trainingsleistung zurückgegangen" sei, aber sie weiß zum Beispiel nicht, dass am „vierten Gerät das Ding mal wieder gesponnen hat." Aufgrund des Wissens um potenzielle Ungenauigkeiten betreibt Ellen – bis auf die Aufzeichnung ihrer monetären Ausgaben – kein Self-Tracking mehr, da sie den Zahlen nicht vertraue.

---

[195] Gerade diese kontextlose und modularisierte Darstellung macht zugleich den Reiz des Self-Trackings aus (siehe S. 226).

[196] Ein anders gelagerter Aspekt der Kontextunsicherheit wird im Gespräch mit Marinus deutlich. Wir sprachen über die Aufzeichnung seines Ernährungsverhaltens. Er sagt: „Viele Werte kann ich nicht einordnen" oder er muss „den ein oder anderen Wert nachlesen". Zwar gibt die Anwendung Informationen darüber, ob der Wert „irgendwie im Sollbereich" liegt, aber er weiß nicht, ob er im „Sollbereich eher oben oder eher unten ist." Das heißt Marinus recherchiert zusätzliche kontextuelle Informationen, um die in die Anwendung eingeschriebenen Normalitätszonen zu überprüfen.

Ähnlich fasst Duttweiler (2016a: 242f.) in ihrer Studie über sportbezogenes Self-Tracking zusammen, dass viele Personen die „Ungenauigkeit der Aufzeichnungen" bemerken und damit „die mangelnde Objektivität der Daten, die im Widerspruch zu ihren Erwartungen steht". Immerhin werden Self-Tracking-Praktiken werbelogisch mit der Hoffnung besetzt, dass objektive Selbstführungskompetenzen erworben werden können. Wie Passoth und Wehner (2016: 256) mit Blick auf andere empirische Studien konstatieren, kann das Erkennen von Ungenauigkeiten auch dazu führen, dass Selbstvermesser*innen die Ergebnisse ihrer Messungen nicht alle wirklich ernst nehmen, sondern sich die Daten heraussuchen, die sie gerade gebrauchen können (vgl. Duttweiler 2016a; Vormbusch/Kappler 2016).

Bezogen auf die Genauigkeit des Ernährungs-Trackings hatte ich ein beispielhaftes Gespräch mit einem Studenten. Seit vielen Monaten zeichnete er auf, was er esse, allerdings empfand er die eingeforderte Genauigkeit hinsichtlich der Kalorienangaben als „unpraktisch", weshalb er „aus Bequemlichkeit schätzte". Hier wird eine Pragmatik entwickelt, die ähnlich schon im Kontext von Diabetes auftauchte, wenn die Personen ihrem „numerischen Sinn" vertrauen, da ein bestimmtes Maß an Präzision schlichtweg alltagsuntauglich ist. Das Erkennen von potenziellen Messungenauigkeiten kann zusammengefasst dazu führen, den Zahlen zu misstrauen, sie nicht ernstzunehmen oder Ungenauigkeiten wie im letzten Fall entschieden zuzulassen.

*Zusammenfassend* wird deutlich, dass das „selbsternannte" Self-Tracking kaum zu überraschenden und zuvor geheimen Erkenntnissen führt. Gegenwärtig stellen die numerischen Kumulationen für meine Interviewpartner*innen folglich noch keine Glücksformel „objektiver" Selbsterkenntnis bereit: der Wunsch danach bleibt an die Zukunft gerichtet. Mit Blick auf den Versuch die sozio-technischen „Skripte" (Akrich 2006) in den persönlichen Alltag zu übersetzen, ließen sich fünf typische Diskrepanzen rekonstruieren. Aus den Interviews geht hervor, dass die retrospektive Auseinandersetzung mit den Daten als zu zeitaufwendig erachtet wird; dass die Interpretier- und Lesbarkeit der numerischen Informationen, sich ungeahnt herausfordernd gestaltet; dass die Datensammlungen vielfach auf prospektive Probleme gerichtet sind; dass die situativen numerischen Speicherwerte Kontexte „verschlucken" und dass Ungenauigkeiten der Messungen erkannt werden. Damit steht zur Debatte, warum meine Interviewpartner*innen

trotz der erkannten Grenzen ihrer Self-Tracking-Projekte eine Dringlichkeit bezüglich eines Lebens nach Zahlen verspüren und die Vermessungspraktiken in
Gang halten. Diese Frage wird im Folgenden beantwortet.

## 6.3 Vier Selbsteffekte der Vermessungspraktiken

Trotz der hinsichtlich des selbstinitiierten Self-Trackings erkannten Probleme
existiert mit Bourdieu gesprochen eine „illusio": Das heißt, ein kollektiv geteilter
praktischer Glaube daran, „dass das Spiel das Spielen lohnt und dass die Einsätze,
die aus dem Mitspielen und durch das Mitspielen entstehen, erstrebenswert sind"
(Bourdieu 1998: 141). Anhand des Begriffs der Selbsteffekte wird im Folgenden
aufgezeigt, wie die Einzelnen die Daten für sich selbst glaubhaft und situativ bedeutsam machen. Es gilt zu fragen: Welche Effekte auf sich selbst kommunizie-
ren die Einzelnen? Wie binden sie ihr Selbst an die Vermessungspraktiken? Wie
werden die Quantifizierungen mit alltagpraktischen und selbstbezogenen Qualitäten ausgestattet?

*Selbsteffekte* verstehe ich als wiederholt hergestellte Resonanzen auf sich selbst,
die die Einzelnen durch die praktizierte Zahlenwache erleben. Das Konzept soll
einerseits verdeutlichen, dass die Bedeutungsaushandlung trotz softwaregestütz-
ter (normativer) Vorgaben nicht vollständig vorstrukturiert ist. Andererseits hat
die Bedeutungsaushandlung immer einen sozio-kulturellen Bezug. So nehme ich
an, dass die Selbsteffekte auf gegenwärtig geltende Subjektideale verweisen, die
im Sinne eines *Übens* zu sich und an den Körper „geholt" werden (siehe dazu
3.2.3). Der Begriff der Selbsteffekte verweist zugleich auf Foucaults Konzept der
„Technologie des Selbst" (Foucault 1993b), verstanden als Techniken, „mit denen das Subjekt primär einen Effekt in sich herstellt" und herstellen will (Reckwitz 2008a: 166; siehe dazu S. 49f.). Die Macht der Zahlen muss also erst einen
Effekt im Individuum erzeugen, um produktiv werden zu können. Dabei entfal-
ten sich insofern Subjektvierungsprozesse, als dass sich die Akteure im praktischen Vollzug des Self-Trackings selbst verändern, formen und geformt werden.
In der Kodierung des Interviewmaterials wurden vier Subjekteffekte kategorisiert, die sowohl als „Formen, in denen das Individuum auf sich selbst einwirkt"
(Foucault 1993b: 27) zu denken sind als auch aufzeigen sollen, welche interaktiven Beziehungen die Einzelnen zu den Vermessungstechniken aufbauen.

## 6.3.1 Das Gefühl der (kompetenten) Selbstsorge

Bereits im Fall des diabetischen Self-Trackings wurde deutlich, dass die „Sorge um sich" (Foucault 1991 [1986]) zirkulierend im Dialog mit der Messtechnik ausgehandelt wird. Doch während dort die Sorge aufgrund der dysfunktionalen Bauchspeicheldrüse kontinuierlich (re-)mobilisiert werden muss, lässt sich im Fall des „selbstinitiierten" Self-Trackings festhalten, dass sich die Sorge hauptsächlich auf den eigenen Lebensstil bezieht. Wie Vera (42 Jahre alt) im Gespräch resümiert, sind diejenigen, die sich vom $QS$-Gedanken angezogen fühlen, „relativ autonome Personen", „die einen sicheren Job" und „die Lust haben, an sich zu arbeiten, weil sie dafür Ressourcen frei haben." Meine interviewten Selbstvermesser*innen besitzen ein hohes Maß ökonomischen und sozialen Kapitals: Alle haben studiert und befinden sich in relativ sicheren Arbeitsverhältnissen. Zudem weisen sie einen Habitus auf, der sich von einer Lifestylisierung von Gesundheit (siehe S. 69) angezogen fühlt.[197] Das Self-Tracking knüpft ihnen zufolge an bereits vorhandene Interessenlagen wie beispielsweise Sport und Fitness, gesunde Ernährung oder spielerische Selbsterkundung an. Sie erkennen im Selbstvermessungs-Spiel einen ihnen verständlichen Deutungsrahmen, der ihren „sozialen Sinn" (Bourdieu 1987) anspricht und lassen sich folglich in das Spielgeschehen engagieren (vgl. Alkemeyer et al. 2015: 34f). Entsprechend nehmen sie die Regeln des (Self-Tracking-)Spiels nicht als einen äußeren Zwang wahr. Vielmehr werden diese implizit anerkannt (vgl. Bourdieu 1998: 140f.).

Gesundheit repräsentiert sich meinen Interviewpartner*innen als ein individuelles Bedürfnis, dem durch kompetente Selbstsorge und einem bestimmten Lebensstil nachzugehen ist. Folglich bekräftigt Holger im Gespräch „awareness für Gesundheit ist ja schon mal ein way of life, weil es ja auch Leute gibt, die sich darüber überhaupt keine Gedanken machen." Und auch Marinus beteuert, dass es „schon eine gewisse Gesundheitskompetenz" gebe. Ihm zufolge ist Gesundheit oder „überhaupt das Bewusstsein oder das Interesse an gesunder Ernährung und Sport", eben eine Art individuelles „Bedürfnis". Im Auge einiger Gesprächs-

---

[197] Zur Lifestylisierung und Biomedikalisierung des Alltagslebens siehe S. 65ff. Hinsichtlich einer habituellen Bezogenheit des Self-Trackings schreibt Corinna Schmechel (2016: 155): „Self-Tracking ist sowohl aus finanziellen als auch aus habituellen Gründen als schichtgebundene Praktik zu verstehen, wie schon das antike Selbst-Vermessen und die bürgerliche Diätetik Praktiken zur sozialen Distinktion waren."

partner*innen verweist Gesundheit auf eine Art Willensstärke, die sich in symbolischer Abgrenzung zu einem anderen „ungesunden" Lebensstil konstituiert, den Marinus mit den Worten „Pommes, Sofa, Fernsehen gucken" kennzeichnet. Neoliberaler Programme zur Gesundheitsanrufung ähnlich wird hier eine Schwerpunktsetzung auf Selbstbestimmung und Wahl zur Gesundheit gesetzt (vgl. u. a. Greco 1998; Rose 1990; siehe dazu S. 59). Stephan wirkt im Gespräch ziemlich euphorisch als er mir verrät, er sei „kerngesund" und gesünder als er könne man quasi gar nicht sein. Er merkte an, dass er vor zwei Wochen einen Bluttest gemacht habe und seine Werte „tipptopp" seien. In Stephans Ausführungen erscheint Gesundheit als ein distinktives Verlangen, dass er durch die Selbstvermessung auf den Weg bringt. Im Grunde „führe" er „ein ziemliches Lotterleben", „ras[t] viel zu viel durch die Gegend", jedoch schaffe er einen „Ausgleich" durch „Sport und Entspannung". Für Stefan hat die Tracking-Technologie Anteil an der Kontrolle des benannten „Ausgleichs". Auf ähnliche Aussagen rekurrierend zeigt Minna Ruckenstein auf, dass die numerische Überwachung der Herzfrequenz zu einem Verständnis davon führen kann, dass es wichtig ist, Dinge zu tun, die keine besondere Anstrengung einfordern: im Sinne eines „Making Sense of Recovery" (Ruckenstein 2014: 78). Aktivitäten wie Warten oder Ausruhen bekommen eine explizite Wertzuschreibung, wenn sie in ihrer Bedeutsamkeit für die eigene Physiologie erkannt werden (vgl. ebd.: 77ff.).[198]

Im Gegensatz zu Stephan stellt Holger für sich fest, dass man „nicht final gesund sein" könne „und dann ist das Thema abgehakt." Gesundheit sei vielmehr ein „kontinuierlicher Prozess", in dem man sich lebenslänglich engagieren müsse und für dessen Kontrolle die Zahlen eine bedeutende Rolle spielten. Die vermessende Technik wird als Vermittlerin mobilisiert, um den unendlichen Prozess des Gesund-Werdens gefühlt in Bewegung zu halten. In den Worten Holgers ausgedrückt: „[M]einer Meinung nach ist es wie ein Netzwerk, was einen unterstützt." Dieses hybride Netzwerk zeigt sich als geeignet, um die situativen Wünsche des Werdens – sei es ausgeglichen, sportlich, aktiv oder passiv werden – anzuregen, anzustoßen oder auszuhandeln. Nicht zuletzt, da die an moderne Subjekte gerichteten moralischen und normativen Subjektideale dominant in die Software der Messtechniken eingeschrieben sind.

---

[198] Hier liegt vielleicht ein progressives Moment des Self-Trackings, weil aufgezeigt werden kann, dass körperliche Regeneration notwendig ist und Freizeit nur begrenzt optimiert werden kann.

Daher ist anzunehmen, dass auf die Selbstsorge gerichtete Detektionen, wie beispielsweise: „Esse ich ungesund?", „Bewege ich mich zu wenig?", „Habe ich zu viel Stress?", mit dem Download der App erst mit-aktiviert werden. Insofern laden die rückgekoppelten numerischen Informationen zur Kommunikation mit Normalitätserwartungen ein (siehe dazu auch S. 64ff.). In diesem Punkt stellt Hillel Schwartz (vgl. 1986: 165f.; n. Crawford et al.: 2015: 482) heraus, dass bereits die Etablierung der Personenwaagen zu Beginn des 20. Jahrhunderts neben der Frage „Was wiege ich?" auch die Frage „Was sollte ich wiegen?" in den alltäglichen Körperbezug installierte. Deutlich zeigt sich das an den Ausführungen von Karsten. Er erzählt mir, dass er mittels der numerischen Schlafaufzeichnung nun herausgefunden habe, dass ihm „eine halbe Stunde pro Tag" am „optimalen Schlafverhalten" fehle. Im Fall von Karsten fiel das via App angeregte Infragestellen seines Schlafverhaltens im Abgleich mit der Norm des Acht-Stunden-Schlafs entsprechend „negativ" aus. Jedoch sei er „daran selber schuld", das heißt die Gründe des Abweichens wurden im Sinne einer Selbstbeichte gewissermaßen relativiert, da sie als eigenverantwortet empfunden werden. Der Modus des Überprüfens der Selbstsorge kann umgekehrt natürlich auch wohlwollend ausfallen.

Es lässt sich festhalten, dass die Interviewpartner*innen mit der Anwendung der Self-Tracking-Techniken übergeordnet das Gefühl der kompetenten Selbstsorge verbinden. Dieses Gefühl ist nicht unbedingt abhängig von „perfekten" Zahlen, wie eben im Fall von Karsten deutlich wurde. Vielmehr scheint bereits das alltagsweltliche Einbinden des netzwerkartigen Unterstützungsangebots ein Gefühl der kompetenten Selbstsorge freizulegen. Durch eine soziologische Brille wird das sichtbar, was die Novas und Rose (2000) als „somatische Individualität" bezeichnen: die „Sorge um sich" (Foucault 1991 [1986]) ist vor allem eine Sorge um den gesunden Körper (siehe dazu S. 71). In dieser symbolischen Übereinkunft verwischt das, was gemeinhin mit Blick auf das Self-Tracking-Phänomen als Selbstoptimierung bezeichnet wird, auf der Ebene des Lebensvollzugs zu einem Gefühl der kompetenten Selbst- und Gesundheitsfürsorge.

In einigen Gesprächen grenzten sich die Interviewpartner*innen explizit von einem durch die mediale Berichterstattung negativ konnotierten Motiv der Selbstoptimierung ab. Entsprechend argwöhnte Stephan in Hinblick auf die journalistische Berichterstattung über $QS$: „Es kommt nicht so sehr darauf an sich zu optimieren, das denken immer alle. Gerade Journalisten denken, es geht darum, zum Supermensch zu werden." Gleichsam bemängelte Thomas: „Die deutschen

Medien konzentrieren sich immer vollkommen auf die Identität der Optimierung." Und auch Marinus zeigte Bedenken am Ausdruck „Selbstoptimierung" und verwendete stattdessen Ausdrücke wie „verbessern" oder „besser machen", die in seinen Augen auf der symbolischen Bedeutungsebene anders gelagert sind und die medialen Erwartungserwartungen zurückweisen. Für meine Interviewpartner*innen erwiesen sich derartige semantische Verteidigungsspiele als entscheidend. Sie betrachten die Techniken als neutrales „Werkzeug" (Thomas) oder „Motivationstechnik" (Holger), um nah am persönlichen Körper- und Alltagsgeschehen zu sein, um die Herausforderungen eines angestrebten Lebensstils zu meistern oder schlichtweg alltägliche Probleme und Angelegenheiten zu bewerkstelligen. Derartige Formen der alltagsweltlichen Mobilisierung der Self-Tracking-Instrumente werden auf der Ebene des Vollzugs in einer Logik der gefühlten und kontrollierten Selbstsorge bedeutsam gemacht.

## 6.3.2 Das Gefühl der Acht- und Aufmerksamkeit

Im Gespräch mit meinen Interviewpartner*innen wurde die digitale Selbst- und Körpervermessung auffällig oft im Kontext des psychologischen Konzepts der Achtsamkeit bedeutsam gemacht und dies insbesondere in den Selbstauskünften, die die Vermessung von Stimmungen und Emotionen thematisierten. Achtsamkeit – oder im englischen „mindfulness" – ist ein gegenwärtig populäres Konzept, das Anklang in Lifestylemagazinen mit Titeln wie *slow* oder *flow*, der Ratgeberkultur und seitens der Psychotherapie findet.[199] Der Begriff ist buddhistischen Meditationspraktiken entlehnt und wurde Ende der 1970er Jahre von dem Molekularbiologen Jon Kabat-Zinn zuerst in klinischen Kontexten popularisiert. Er definiert Achtsamkeit als:

> „eine besondere Form der Aufmerksamkeit. Einfach gesagt bedeutet Achtsamkeit nicht urteilendes Gewahrsein von Moment zu Moment. Wir kultivieren Achtsamkeit, indem

---

[199]  Siehe: http://www.emotion.de/de/lifestyle/neues-magazin-emotion-slow-6554; http://www.flow-magazin.de/. Zugegriffen: 20.10.2018. Entsprechende Ratgeber tragen Titel wie *Das Achtsamkeitstraining: 20 Minuten täglich, die ihr Leben verändern* (Williams 2015) oder *Das kleine Buch vom achtsamen Leben: 10 Minuten am Tag für weniger Stress und mehr Gelassenheit* (Collard 2014).

wir bewusst im gegenwärtigen Augenblick aufmerksam sind. Dabei beurteilen wir unsere Erfahrung nicht nach gut oder schlecht oder danach, ob wir die Erfahrung mögen oder nicht mögen" (Kabat-Zinn 2013 [1990]: 9).

In einer Gegenwartsgesellschaft, in der Erschöpfung die Gegenspielerin eines umfangreichen Leistungsimperativs ist (vgl. Neckel/Wagner 2013), werden achtsamkeitsbezogene Psychotechniken in therapeutischen und lebenstilbezogenen Diskursen zum Zweck der Stressreduktion oder Entschleunigung diskutiert. Für den Journalisten Matthias Horx bildet der Achtsamkeitstrend eine Option, in einer „konnektiven Welt" – „wo Alles mit Allem verbunden ist" – einer „medialen Überreizung" zu widerstehen (Horx 2014: 3ff.).

Interessant ist nun, dass dieser Trend mit einer numerischen Form der Selbstthematisierung verschaltet wird, die dem Skript nach zum Ziel hat, sich in Form von statistischen Dokumentationen in der Vergangenheit zu bewegen. Beispielsweise sind die kurvenförmigen Visualisierungen, die Verhalten in zeitlichen Rahmungen darstellen, stets vergangenheitsbezogen. Gerade der Diskurs um die *QS*-Bewegung propagiert auf den ersten Blick eben keine Moment-zu-Moment-Aufmerksamkeit. Hingegen basieren Achtsamkeitsübungen auf dem Prinzip, sich auf den gegenwärtigen Moment zu konzentrieren, ohne Bewertungen wie richtig oder falsch, gut oder schlecht. Dennoch verbinden einige meiner Interviewpartner*innen die Quantifizierungen mit einer solchen wertfreien Gegenwartsverhaftung. Die Übersetzung des Achtsamkeitsprinzips in das numerische Spiel ist insofern verwunderlich, da Zahlen beständig einer inhärenten Bewertungsordnung und Normalitätserwartungen unterliegen.

Auch andere das Self-Tracking Phänomen behandelnde Studien fanden heraus, dass die Selbst- und Körpervermessung als Praxis der Achtsamkeit bedeutsam gemacht wird. Im Rahmen einer ethnographischen Studie schreiben Tamar Sharon und Dorien Zandbergen: „The attempt to cultivate a greater mindfulness or awareness is something we found across various accounts of self-tracking" (Sharon/Zandbergen 2017: 1701; siehe ähnlich auch Boesel 2013; Nafus/Neff 2016: 77).[200] Die Teilnehmenden ihrer Studie verwendeten den Ausdruck „mindfulness", um darauf zu verweisen, dass das Self-Tracking einen Weg bietet, sich auf Gewohnheiten, unbewusste Handlungen und Muster zu konzentrieren, die sonst nicht wahrnehmbar sind (vgl. Sharon/Zandbergen 2017: 1700).

---

[200] Das Thema „mindfulness" wurde zudem häufig im Rahmen von Vorträgen bei öffentlichen Veranstaltungen der *QS*-Bewegung wie *Meetups* oder Konferenzen ins Zentrum gerückt (vgl. dazu auch Boesel 2013).

Anhand meines eigenen empirischen Materials lässt sich darstellen, dass meine Interviewpartner*innen die Zahlenakquise wie eine Achtsamkeitsübung beschreiben, die sich ihnen zufolge als völlig neutral bewerten lässt. Stephan kritisiert im Gespräch unterschwellig moderne schnelllebige Alltage, indem er von Situationen spricht, wo man „viel in der U-Bahn sitzt" und schon „eine viertel Stunde zu spät zur Arbeit ist" und es ihm schwerfalle „auf seinen Körper zu hören." „Auf sich selbst zu hören ist schwierig, wenn man halt von einem Termin zum nächsten rast, in unserer modernen Gesellschaft", so Stefan. Er begreift die Self-Tracking-Technologien als interaktive Partner*innen, die ihm einen achtsamen Selbst- und Körperzugang ermöglichen, indem sie ihn dazu veranlassen, kurz die Gegenwart zu fokussieren und alles andere zu unterbrechen. Auch Louis findet es gut, mittels der manuellen Aufzeichnungspraktiken „aus einem Flow rausgerissen [zu] werden" und sich zu sagen: „[J]etzt nehme ich mir kurz eine Minute und reflektiere." Der selbstbezogene Effekt, sich gefühlt in Achtsamkeit zu üben, wird in den Moment verlagert, in dem die App zum Beispiel fragt: „Wie geht es dir?" und es gilt, die Frage in Form einer Quantität zu beantworten. So findet Stefanie:

> „[W]enn man sich damit beschäftigt, irgendwas auf einer Skala anzuordnen, dann muss man immer kurz in sich rein horchen: ja, das ist jetzt eher eine sechs als eine vier. Und dann muss man auch irgendwie immer überlegen, warum, und das richtet ja die Aufmerksamkeit auf den Körper." (Stefanie)

In dem Moment, in dem Stefanie ihre App öffnet und diese verlangt, das eigene Befinden auf einer Skala einzuordnen, wird die Aufmerksamkeit auf ihren Körper gerichtet. Das Finden einer Zahl initiiere eine ruhige Minute des In-Sich-Gehens, die später im Erkunden eines „Warum" münden könnte. Die App präsentiert sich als Werkzeug, um entschleunigend in sich hineinzuhorchen.

Ähnlich dient für Holger selbst die kürzeste Aufmerksamkeit für die eigenen Daten im Sinne eines flüchtigen Ablesens oder schnellen Generierens bereits der Sensibilisierung für Körper und Selbst oder in seinen eigenen Worten: als „Achtsamkeitsmedikation im psychologischen Sinne." Allerdings ist bemerkenswert, dass Holger die numerische Aufzeichnung seines Bewegungsverhaltens mit Atemtechniken vergleicht:

> „Das ist wie man sonst auch den Atem hört, teilweise auch, um sich zu strukturieren und auf ein klares Level zu bringen. Dass man dann seine Zahlen hat, die auch so ein neutrales Taktelement vorgeben und auf das man sich dann konzentrieren kann und auch selber erfahren." (Holger)

Das Eintakten der eigenen Empfindungen in Zahlenmaße wird von Holger mit einem bewussten Ein- und Ausatmen verglichen, was wiederum eine konventionelle Achtsamkeitsübung darstellt. Doch statt zu atmen, werden automatisch Zahlen generiert, die er als „neutrales Taktelement" auffasst, durch das man sich „selber erfahren" könne. Wie ein Metronom, das in gleichmäßigen Intervallen einen Takt vorgibt, gibt die Software der Anwendung ihm eine Anzahl zu erreichender Schritte vor. Obwohl Holger zugleich direkt reflektiert, dass die als gesund erachteten 10.000 Schritte ein konstruiertes Maß sind, mobilisiert er genau diesen Wert alltäglich so, dass das Erreichen dieser Anzahl auf ihn beruhigend wirkt. Im Kontext seines persönlichen Bewegungsverhaltens wirken die Zahlen neutral – immerhin bietet die App die Möglichkeit, einen anderen Zielwert zu setzen, so dass die Potenzialität einer Individualisierung die Normativität der festgesetzten Zahl verdeckt.

Auch Alexandra empfindet die Vermessung ihrer Stimmung und Gefühle als eine Praxis der Achtsamkeit, jedoch im Sinne einer räumlichen und zeitlichen Selbstvergewisserung, die ihre Perzeption an den singulären Augenblick heftet. Die Unterbrechung des alltäglichen Flusses im Moment der App-Benutzung schaffe „zwischendurch" zeitliche „Inseln", „um zu reflektieren". Es gehe darum „einfach wahrzunehmen oder gewahr zu sein, was gerade passiert, ohne das zu bewerten", so Alexandra. Früher habe sie aufgrund von depressiven Verstimmungen Papiertagebuch geführt, was zwar eine „andere Qualität" habe, aber als „riesiger Aufwand" empfunden wurde. Mit der App könne sie nun „öfter mal kurz innehalten, um zu reflektieren: was geht hier eigentlich gerade in mir vor?" Im Gegensatz zu Papier verlangt die App eine Antwort, indem sie eigenmächtig Fragen stellt und die Antwortmöglichkeiten strukturiert, da diese auf numerische Größen eingeschränkt sind. Dieser im Medium verhaftete Rationalisierungszwang wirkt auf Alexandra jedoch nicht kontrollierend. Vielmehr gehe es dabei darum, Kontrolle zu vermeiden, da man „wenn es einem schlecht geht" – ihr zufolge dazu „neigt [...] Kontrolle ausüben zu wollen."

Sie sagt: „In der App geht es um das Gegenteil. Einfach zu schauen, wie geht es mir eigentlich, um dann zu schauen, ja, was führt dazu vielleicht. Welche Schlüsse kann man daraus ziehen?" Der Neutralitätseffekt der Zahlen lässt auch die Selbsterkundung an sich als neutral erscheinen. Was jedoch die daraus resultierenden „Schlüsse" anbelangt, bekomme ich im Interview keine Antwort, da es Alexandra schwerfällt, ein Beispiel zu finden. Die konkreten „Schlüsse" liegen womöglich abermals in der Zukunft, während in der Gegenwart vor allem die Prozesshaftigkeit des Vermessens bedeutsam erscheint.

Insofern ist im Zusammenhang des „eigeninitiierten" Self-Trackings auffällig, dass es meinen Interviewpartner*innen gar nicht so sehr um die Ergebnisse der Messung geht, sondern um den Prozess des Trackens an sich, der Reflexionsanreize bietet. „Am wichtigsten ist", so Louis, „primär der Prozess", weil dieser „hilft zu reflektieren." Vera begreift den Prozess des Trackens als eine Form der Scharfstellung ihrer generellen Wahrnehmung. Sie erklärt mir im Gespräch, dass sie eigentlich nur „absoluten Quatsch" tracke: wie oft sie zur Drogerie *Budnikowsky* gehe, ihr Freund sie küsse oder wie viele Filme sie schaue, wodurch sie „nichts Besonderes rausgefunden" habe.[201] Aber durch das Tracken habe sie sich „insgesamt mehr gefragt": „Was mache ich hier eigentlich?" Somit sei Self-Tracking „ein wahnsinniger Hebel", weil es nicht mit einem „quasi-moralischen Anspruch" daherkomme.[202] Und auch Thomas schildert im Gespräch, dass es bei der Selbstvermessung häufig um den „Einfluss des Trackens selbst" ginge, denn dieser sei ihm zufolge „oft bedeutender als die Daten selbst". Ähnliches konstatieren Sharon und Zandbergen (2017) anhand von „Alberto", der als Extrembeispiel eines daten-obsessiven Self-Trackers eingestuft wird. Für Alberto liege die Bedeutung der Vermessungspraxis nicht in einer Art Wahrheit, die ihm durch die Datenbestände rückgespiegelt würde, da er nach eigener Auskunft nur selten zurück in die aufgezeichneten Daten schaue. Ebenso ginge es nicht um die Generierung von objektiven Informationen, sondern vielmehr sei der Prozess des Trackens an sich für Alberto bedeutsam (vgl. Sharon/Zandbergen 2017: 1701).

*Zusammenfassend* ist zu konstatieren, dass die digitale Selbst- und Körpervermessung häufig nicht mit Mustererkennung oder klaren Erkenntnissen verbunden wird. Im Vordergrund steht der Prozess des „doings", der als Weg aufgefasst wird, Selbst und Körper aufmerksam zu erfahren (siehe auch Lynch/Cohn 2016: 532f.). Dabei ist das Self-Tracking übergeordnet auch ein Motor, um den gegenwärtigen Achtsamkeitstrend zu intensivieren, was auch Holger im Gespräch mit den Worten: „QS ist ja auch teilweise so eine Leitplanke, um irgendwelche Trends zu intensivieren" anmerkt.

---

[201] *Budnikowski* ist eine Drogeriemarktkette mit Sitz in Hamburg.

[202] Hier wird deutlich, dass Subjektideale und gesellschaftliche Erwartungen sich gegenwärtig als Selbstführung „verkleiden" müssen, um (selbst-)wirksam angenommen werden zu können (siehe dazu S. 44f.).

### 6.3.3 Das Gefühl der Ordnung

Nach dem Soziologen Zygmunt Bauman (vgl. 1997) zeichnet den modernen Menschen das endlose Bemühen aus, die Anforderungen einer immer komplexer werdenden Welt zu bewältigen. Prinzipiell lässt sich die Suche nach „objektiven", das heißt nicht durch subjektive Interpretationen relativierbare Wahrheiten als Ausdruck eines lebensweltlichen Ordnungsdrangs verstehen. In einer Welt voller verstreuter Möglichkeiten versuchen die Selbstvermesser*innen mittels numerischer Sichtbarkeiten Inseln der Ordnung zu schaffen. Im Versuch sich selbst zu ordnen, liegt zugleich das Bestreben, die eigene Lebenswelt zu ordnen.

Hinweise darauf, dass ein zentraler Selbsteffekt das Gefühl ist, sich zu ordnen, finden sich an vielen Stellen in meinen Interviewtranskripten. Im Dialog mit den Geräten werden verschiedene Modi des Ordnens hervorgebracht und ich möchte drei dieser Modi nachzeichnen: Self-Tracking gilt als Technik, um sich alltags- und lebensweltlich zu strukturieren; als Weg, sich in einem „objektiven" Bild zu verorten und die Zahlen geben Halt, indem sie Referenzrahmen erzeugen. Die Generierung von Zahlen, Kategorien und Visualisierungen lässt sich folglich als Technologie der technikgestützten Ordnungsstiftung begreifen.

Holger betrachtet die Selbstvermessung als eine „Technik, um sich zu strukturieren" und das Bedürfnis, sich zu strukturieren, als „menschlich". Im Kontext von *QS* sei es „ein bisschen technokratisch", aber man könne schon sagen: „Zahlen sind die Metrik anhand derer ich mich orientiere." Self-Tracking ist für ihn persönlich eine strukturierende „Motivationstechnik", um sich zum Beispiel mehr zu bewegen. Transformiert in Zahlen erscheint das alltägliche Bewegungsvermögen strukturiert dargestellt und mittels des Abgleiches von tatsächlichen Zahlen mit (normierten) Zielwerten kann Holger die Frage, ob er sich genügend bewegt habe, nun systematisch angehen, ohne das eigene subjektive Empfinden bemühen zu müssen. Gustav nutzt im Rahmen seines zeitbezogenen Self-Trackings die sogenannte „Pomodoro-Technik", indem er seine Aufgaben in „25-Minuten-Einheiten" unterteilt und dann eine kurze Pause mache. Das Self-Tracking strukturiert entsprechend seine Arbeitsabläufe wie eine flexible Stechuhr. Weiterhin berichtete mir ein vom Prinzip Self-Tracking begeisterter Student im Rahmen eines Seminars, dass er seine Ernährung „komplett auf digital umgestellt" habe. Er empfindet diese Umstellung als strukturierend, da die App vorgibt, wie viel er noch essen müsse, um auf die angepeilte Kalorienanzahl zu kommen. In allen drei Beispielen ist das Prinzip „make it count" Basis einer lebensweltlichen Alltags- und Verhaltensstrukturierung.

Ebenso dienen die Zahlen dem Versuch, sich in der Selbstbeobachtung von subjektiven Reflexionsgraden zu befreien, indem sie (kurzweilig) Unbestreitbarkeit und Objektivität signalisieren (vgl. Heintz 2007: 80) und vermeintlich von Kontingenz befreites Wissen produzieren (vgl. Duttweiler 2018: 252). Dieser Aspekt wird im Interview mit Stefanie deutlich, wenn sie sagt:

> „Ich glaube, man kommt irgendwann an den Punkt, etwas quantifizieren zu wollen, weil du merkst, wie sehr du selber schwankst in deinen Meinungen und Ansichten und du brauchst irgendwas, woran du dich quasi orientieren kannst und je abstrakter die Zahl und je weniger du da selbst dran rumändern kannst, desto besser. Zum Beispiel bei meiner Schlaf-Track-App, die nimmt ja von sich aus auf und die bestimmt halt selber, also die misst einfach die Tiefschlafphasen, da muss ich nichts selber angeben. Damit befreit man sich im Grunde so ein bisschen aus dieser Selbstbeobachterspirale." (Stefanie)

Die im Rahmen ihrer Schlafaufzeichnung erzeugten Zahlen wirken auf Stefanie so, als könnten sie ein „subjektives" Gefühlspendel umgehen. Gefühlt wird eine Abstandseinnahme von subjektiven Erkundungen hinsichtlich der Frage, ob sie gut geschlafen habe, möglich. Die App beantworte diese Frage anhand von in der Nacht getätigten Körperbewegungen, wodurch Stefanie sich aus einer wiederholten reflexiven Selbstbefragung befreit fühlt. Die mit der einfachen Zahl verbundene Komplexitätsreduktion wirkt entlastend, da komplexere und weiterhin mögliche Faktoren wie Lautstärke, Lufttemperatur, Anstrengung am Tag, Liebeskummer, Ernährung oder Traumdeutungen die Frage nicht immer wieder neu positionieren. Da die Schlafapp ihr jeden Morgen bildlich und numerisch darstellt, ob sie gut geschlafen hat, kann sie sich selbst der Selbstbeobachtung entziehen, indem der von der Anwendung angegebenen Aussage geglaubt wird. Auch Thomas beschreibt Self-Tracking als ein Instrument, das ihm Einsicht in „die Realität" gibt, indem ein „objektives Bild" hinsichtlich der Frage, wie oft er im vergangenen Jahr meditierte zeichne:

> „Ich glaube, es gibt verschiedene Aspekte, es gibt den Aspekt, dass es irgendein Verhalten gibt, was ich machen möchte, das hilft mir dabei, das dann auch zu tun. Ein Aspekt ist auch, dass es einem zum Beispiel einfach Einsicht gibt, wie die Realität ist. Halt ein objektives Bild, wie eine Geschichte. Also zum Beispiel meditiere ich seit Jahren immer wieder so phasenweise jeden Tag, phasenweise nicht. Aber wenn man mich jetzt fragen würde, wenn ich das nicht tracken würde, letztes Jahr und so: keine Ahnung." (Thomas)

Die konkreten Häufigkeiten werden für Thomas zum Narrativ („Geschichte")
einer Verhaltensüberprüfung, indem sie sein Erinnerungsvermögen „verobjekti-
vieren". Das Sammeln von Häufigkeiten interpretiert er als eine Praxis, die Verhalten und selbstbezügliche Erwartungen retrospektiv ordnet. Wer keine Zahlen
hat, erhalte ihm zufolge nur ein trübes und kein „objektives" Bild. Derartige visuelle Metaphorik, die Self-Tracking als eine Technik beschreibt, die ein Bild
komplettiert, findet sich auch im Interview mit Alexandra, wenn sie die Betrachtung der Daten als ein Entdecken eines fehlenden „Puzzlestücks" beschreibt, das
das „Bild komplexer und ganzer" werden lässt:

> „Wenn ich mir die Daten anschaue, dann ist das wie ein Puzzlestück oder wie ein Teil
> von der Alexandra, die dann da vor einer Woche war und mit diesem Puzzlestück weiß
> ich: ‚ah, ja, so war das' und dann habe ich automatisch irgendwie so ein ganzes Ding im
> Gefühl oder in der Erinnerung und das hilft mir, das zu reflektieren. Wenn man zurück-
> denkt, denkt man: ‚ja die Woche war ja total gut' und dann fängt man an und stellt fest:
> ‚Da waren aber auch viele Momente, in denen es mir gar nicht so gut ging' und auf
> einmal wird das Bild komplexer und ganzer." (Alexandra)

Alexandra ist eine Interviewpartnerin, die sich nachträglich mit den Daten ausei-
nandersetzt. Sie liefern ihr gefühlt ein komplexes Bild hinsichtlich der Schwankungen ihres emotionalen Befindens. Wiederum wird eine Vergegenwärtigung
der Vergangenheit angestrebt, in dem Sinne, dass die Daten die eigenen Erinnerungen ordnen und überprüfen und damit gleichsam vor Selbstbetrug schützen.
Ein anderer mir bekannter Self-Tracker verglich die Aufzeichnungen seines Ernährungsverhaltens mit einem traditionellen Fotoalbum, das Erinnerungen sor-
tiert. Beispielsweise könne er sehen, dass es Weihnachten viel zu essen gab und
sich anhand der graphischen Darstellungen in die Situation am Tisch zurückver-
setzen.

Ein anderer Modus des Ordnens zeigt sich im Fall von Marinus, wenn die
Zahlen ihm Halt in einer prekären Lebenssituation bieten, indem sie einen Referenzrahmen bilden. Zum Zeitpunkt unseres Gesprächs befindet er sich in einer
Trennungsphase und bezeichnet diese als sehr emotionales Thema, „was nicht
gut greifbar ist". „Es gibt unterschiedliche Herangehensweisen", so Marinus, aber
für ihn persönlich „waren am Ende des Tages Zahlen eine Möglichkeit, das
Ganze zu vergegenwärtigen." Um sein Leben in dieser Krisensituation zu ordnen,
gab er einzelnen Lebensbereichen quantifizierte Gewichtungen, mit dem Ziel
herauszufinden, welche Bereiche welchen Stellenwert haben. Er beschreibt dieses
Vorgehen folgendermaßen:

> „Es gibt verschiedene Bereiche meines Lebens: Ernährung, Sport, Beziehung, zwischen-
> menschlicher Kontakt – was auch immer. Also einfach eine Reihe von Bereichen oder
> Punkten, die ich irgendwie so für mich benannt habe. Dann habe ich gesagt, wie wichtig
> mir diese Bereiche sind und habe quasi einzelne Gewichtungen vergeben von eins bis
> zehn. Oder nee quasi so die Relevanz dieses Themas." (Marinus)

Vermittels der Materialität der Zahlen entwirft Marinus ein neues Relevanzsystem, in dem er sich verorten kann und das ihm gefühlt Halt schenkt. Die schwer greifbare Welt der Gefühle erscheint im Spiegel der Zahlen sortierter und die Krise greifbarer. Der Glaube an Zahlen trägt dazu bei, Wirklichkeitskategorien und Referenzrahmen für die eigene Situationsdefinition zu erzeugen (vgl. Selke 2016b: 313).

Auch Stefanie findet emotionalen Halt in den numerischen Aufzeichnungspraktiken. Sie betrachtet den sichtbaren Wandel ihrer Stimmungen ebenso als eine Möglichkeit, um sich zu ordnen:

> „Also ich mach für mich selber Stimmungsaufnahme[n], um mir selber ein Schnippchen
> zu schlagen und ich habe schon gemerkt, ich habe vorher immer gedacht: ‚ich bin so ein
> bisschen slightly manisch-depressiv‘, weil auf sehr gute Tage immer schlechte folgen
> und auf sehr schlechte gute und dann ist mir irgendwann aufgefallen, das ist total regel-
> mäßig und normal, dass auf schlechte Tage sehr gute folgen und umgekehrt, das ist
> einfach Regression zur Mitte, das ist ein ganz normales statistisches Phänomen und das
> ist, also damit konnte ich mich quasi selber überzeugen, dass ich irgendwie total gesund
> bin und nicht krank." (Stefanie)

Stefanie verortet sich in einem Referenzrahmen, den sie als „normales statisti-sches Phänomen" bezeichnet. So ordnet sie ihr Selbstbild, indem sie Relationen zwischen sich und statistischen Kategorien wie Normalverteilungen schafft. Die Stimmungsschwankungen gelten ihr als „Regressionen zur Mitte" und ein vom Kurvenkörper ausgehender Prozess der Selbstnormalisierung wird eingeleitet, in-dem sie das Gefühl anormal zu sein zum Gefühl, gesund zu sein umdefiniert. Ein solches aus den Daten generiertes Erklärungsmodell zeigt die machtvolle Bezie-hung, die zwischen digitalem Bildschirm und Person entsteht, denn die numeri-schen Kodifizierungen leiten hier bedeutsame Rückwirkungen auf Subjektivie-rungsprozesse ein – im Sinne eines: Bin ich normal oder gesund? Stefanie übt sich anhand der auf dem Smartphone abgebildeten Verlaufsgraphiken in einer normalistischen Selbstverortung in „Kurvenlandschaften" (Link 2013: 79; siehe dazu S. 67). Dieses Vorgehen kennzeichnet eine Form der flexibel-normalisti-schen Selbstverortung, die mit Bezug auf den Soziologen Jürgen Link als zeitgenössisches Subjektideal dargestellt wurde (siehe dazu S. 65). Als zunächst „hochgradig ‚objektive' Datenlage" wird die Kurve nun zu einer „‚subjektiven' Applikation", die „Handlungsorientierung" (Link 2002: 114) zu gewähren vermag: Stefanie schafft mittels der auf dem Bildschirm des Smartphones abgebildeten Zeichen zugleich einen „‚inneren Bildschirm'" (ebd.: 79f.). Im Moment der Verortung des Selbst als im gesunden und statistischen Normalspektrum liegend wird von der Tatsache abstrahiert, dass Stefanie selbst maßgeblich an der Produktion der Kurve beteiligt war. Sie holt die selbst getätigten manuellen Eingaben hinsichtlich ihrer Stimmung, die von der Software in eine Kurve übersetzt werden, als vermeintlich „objektives" Referenzsystem zu sich selbst zurück. Ein letztes Beispiel für das Schaffen eines solchen numerischen Referenzrahmens, der auf eine somatische und selbstbezogene Ordnungsstiftung verweist, fand ich im Gespräch mit einer Self-Trackerin aus meinem Bekanntenkreis. Hier wurde – vermöge eines den Puls aufzeichnenden Fitnessarmbands festgestellt –, wie körperlich belastend Arbeitsgespräche mit ihrem Chef sind, da der Wert wiederholt während der Zusammenkünfte nach oben ausschlug und auch in der Folge noch erhöht blieb.

Aber warum wohnt den digitalen Aufzeichnungen so dominant das Gefühl der Ordnungsstiftung inne? *Zum einen* übersetzt die Software die erfassten Alltagsvollzüge in eine ästhetische Ordnung: alles ist „schön bunt" (Vera) und es gibt „schöne Graphiken" (Richard, 40 Jahre alt). Das heißt die Datenvisualisierungen haben ihre Funktion in der Ko-Konstruktion und Aushandlung von Bedeutung (vgl. Ruckenstein 2014: 77). In diesem Zusammenhang sagt Stefanie, dass eigentlich „vage vorherzusagen" sei, dass sie „weniger schlafe je mehr das Wochenende näher rückt", aber es sei „noch schöner es wirklich zu sehen", in Form von Graphen, Kurven oder Balkendiagrammen, die als ästhetisch empfunden werden. Ein Studierender meint, wenn er viel gegessen habe, warte er mit dem Wiegen manchmal einen Tag, weil er eine „schöne Statistik" haben möchte. Entsprechend führen Farben und Formen zu einer visuellen Sinn- und Ordnungsstiftung (vgl. Nafus/Neff 2016: 101).

*Zum anderen* ist den Applikationen das Prinzip inhärent, verschiedene Alltagsbereiche voneinander getrennt und isoliert darzustellen. Folglich kann festgehalten werden, dass die Selbst- und Körperermessung zu einer Modularisierung von „Realität" führt. Indem die Komplexität des Lebens auf verschiedene Module und wenige Körperdaten reduziert wird, entsteht das Gefühl von Sicherheit und Orientierung (vgl. Gugutzer 2016: 174). Die numerischen Einblicke bleiben stets verstreut und distinkt, was situativ die Suggestion der Ordnungsstiftung erleichtert und gleichsam – wie in den Ausführungen zu den Kontextunsicherheiten dargestellt – bemängelt wird. Das Self-Tracking hat also eine buchhalterische Qualität, insofern das Leben in verschiedene Organisationseinheiten übersetzt wird. Aus diesem Blickwinkel wird ersichtlich, warum die Anwendung der digitalen Techniken mit der Figur des „unternehmerischen Selbst" beschrieben wird (Bröckling 2007a; siehe dazu S. 62). Das Subjekt erhält in Form einzelner Module „buchhalterische Informationen" (Schaupp 2016a: 160) über sein Leben. Die Aussage von Marinus: „Der betriebswirtschaftliche Ansatz, der ein Unternehmen zum Erfolg führt, der kann auch im Privaten, Gesundheitlichen, Sportlichen helfen", verweist ohne Umwege darauf. Allerdings werden auf der Ebene der Praxis häufig keine nachträglichen Gewinn- und Verlustrechnungen angelegt. Vielmehr repräsentiert sich ein unternehmerischer Selbstzugang als Gefühl der lebensweltlichen Ordnungsstiftung. Es ist anzunehmen, dass dieses Gefühl ein kurzweiliger Effekt ist, der immer wieder mobilisiert werden muss, da Self-Tracking keine langfristigen Erwartungssicherheiten schafft. Immerhin fragt die Emotions-App jeden Tag erneut: „Wie geht es dir?" und das Spiel der numerischen Selbstbespiegelung lässt sich potenziell endlos weiterspielen.

### 6.3.4 Das Gefühl der Modifizierbarkeit

Der Wille zur dauerhaften Selbst-Veränderung ist für eine schnelllebige Kultur unabdingbar, da das Transformationspotenzial des Einzelnen ihre Voraussetzung ist. Das persönliche Gefühl, nicht im Sinne eines fertigen Konstrukts erstarrt zu sein, wird von den Self-Tracking Technologien bespielt. Denn sie agieren als Technologien, um sich in seinem „besonderen Sein zu modifizieren" (Foucault 1989b [1984]: 18). Anhand meines Interviewmaterials werde ich darstellen, wie die Einzelnen ein Gefühl der Modifizierbarkeit erlangen. Dass das Skript der zielgerichteten Transformation zentral in die digitalen Anwendungen inskribiert ist, wurde bereits ausgeführt (siehe dazu S. 205). Zwar scheinen meine Interviewpartner*innen keine großen Projekte der zielgerichteten Verhaltens- und Gewohnheitsveränderungen eingeleitet zu haben, jedoch werde ich aufzeigen, inwiefern kleinteilige Gewohnheitsveränderungen vorgenommen werden, die die idealisierte Erwartung der Selbsttransformation im Ansatz stillen. Ob mit oder ohne konkrete Zielstellungen, ob mit oder ohne längerfristigen Erfolg: Die Vermessungen gelten als Instrumente, die potenziell Veränderungsprozesse anstoßen können. Dabei dienen die numerischen und statistischen Dokumente als ästhetische Beweise dafür, dass der Verlauf der Zeit die Dinge verändert und heute nicht gestern ist.

Richard lässt mich gleich zu Beginn des Gesprächs wissen, dass „der Ich-will-mich-selbst-irgendwie-verändern-Aspekt" für ihn „spannend" sei. Als ich nachfrage, ob er diesen Aspekt des Self-Trackings bereits in die Praxis überführe, schildert er mir ein Projekt, das zum Ziel hatte, „dauerhaft Zahnseide zu benutzen." Richard ließ sich von einer Gewohnheits-App namens *chain.cc* unterstützen, die verspricht: „helps you build good habits and break bad ones."[203] Das Prinzip der Anwendung ist simpel: durch das Erfüllen einer bestimmten, täglichen Aufgabe wächst eine visuelle Kette immer weiter an. Ziel ist es nun, die Kette nicht zu brechen. Richard formuliert die Zielstellung in seinen Worten folgendermaßen: „Es geht darum, dass man sich in einem bestimmten Rhythmus ein Verhalten vorgibt. Das will ich jetzt täglich machen oder alle zwei oder alle drei Tage." Für das Projekt „dauerhaft Zahnseide" zu benutzen habe er sich selbst einen täglichen Rahmen gesetzt, indem er sich sagte:

> „[O]k ich putz mir regelmäßig meine Zähne, aber das mit der Zahnseide, das war immer so umständlich. Hab ich mir dann irgendwann mal vorgenommen, aber nicht gemacht und dann habe ich mir erst mal das Ziel gesetzt: Jeden Abend wenigstens einen Zahn. Egal wie viele es dann tatsächlich waren, aber mindestens einen und dann kann ich mir einen Haken da setzen."(Richard)

Nach kurzer Zeit war es dann nicht mehr nur ein Zahn, sondern mehrere, so Richard. Trotzdem sei das Projekt eine „emotionale Hürde" gewesen und zunächst habe ihm ein weiterer Kompromiss geholfen: „immer abwechselnd oben und unten." Er macht explizit deutlich, dass er sich „nicht genötigt" fühlte und sein Vorhaben „nicht einreißen" ließ. Mittlerweile benutze er „quasi täglich" Zahnseide und die App habe ihm geholfen, diese kleine Gewohnheit zu etablieren. Das „Erfolgsrezept" sei, „dass es so ein No-Brainer wird." Er beendet seine Erzählung mit den Worten: „Wenn ich abends vorm Waschbecken stehe und überlege, ob ich meine Zähne putze, greife ich zuerst nach Zahnseide." Die App motivierte Richard bei der Verwirklichung seiner Absichten, indem sie die Interaktion zwischen der geplanten Praxis und den eigenen Unlustgefühlen anleitete.

---

[203] Siehe: https://chains.cc/. Zugegriffen: 20.10.2018.

Obgleich sein Projekt erfolgreich war, beschreibt Richard den Weg zur täglichen Verwendung von Zahnseide als „emotionale Hürde." Die Erzählung, in der er sich von einem Zahn über den „Kompromiss" der alternierenden langsam zu einer internalisierten Verwendung entlang hangelte, wirkt wie die Beschreibung eines immensen Kraftaktes. Zur emotionalen und ästhetischen Steuerung dieses Kraftakts diente ihm die programmatische Kettenmetapher der Gewohnheits-app, die Richard auch in seinen eigenen sprachlichen Ausführungen übernimmt. Durch diese visuelle Herangehensweise wirkt die zunächst als Herausforderung empfundene Praxis auf Richard sehr spielerisch. Bildlich sowie soziologisch for-muliert ist die Kette inzwischen mit Richards „praktischem Sinn" (Bourdieu 1987; siehe dazu S. 80) verwachsen und er hat die Handlungsvollzüge internali-siert, was durch den Ausdruck „No-Brainer" verdeutlicht wird. Das Benutzen der Zahnseide benötigt keine reflexive Zuwendung mehr.

Ebenso verspricht sich Louis von der Selbstvermessung „habits auszubauen." Wie bereits erwähnt, zeichnet er auf, ob er sein Ziel, auf täglicher Basis zu medi-tieren, erreicht habe. Eine Gewohnheits-App erinnert ihn zum einen an sein Vor-haben und zum anderen verdeutliche die Anwendung „wie weit" er es „sozusagen geschafft" habe, „dieses Ziel zu erreichen" (Louis).

Kurz, zur Überwachung kleinteiliger Zielstellungen wie täglicher Meditation eignet sich die numerische Gewohnheitskontrolle gut. Doch selbst das Projekt „Zahnseide benutzen", ein vergleichsweise kleinteiliger Versuch der Gewohn-heitsveränderung, wurde als „emotionale Hürde" (Richard) empfunden. Insbe-sondere alltagsbestimmende Lebensbereiche wie Ernährung tragen eine gewisse habituelle Trägheit in sich und sind schwerlich veränderbar, wie sich auch im Fall von Thomas zeigt. Thomas bezeichnet das Tracking als Werkzeug, um sich „neue Gewohnheiten anzueignen." Allerdings wurde ihm bewusst, dass dies „nicht im-mer klappt", auch wenn es beispielsweise im Versuch täglich zu meditieren funk-tionierte. Im Versuch sein Essverhalten „ab und zu" – jedoch nie dauerhaft – numerisch aufzuzeichnen, wurde ihm jedoch deutlich, dass es zu aufwendig sei. Zwar habe er während der Phase der Aufzeichnung „bewusster" gegessen, da das Tracken das Verhalten beeinflusse, allerdings könne er ein derartiges Vermes-sungsprojekt nicht dauerhaft in seinen Alltag überführen.

Das Gefühl, sich zu modifizieren, muss jedoch nicht immer mit einer konkre-ten Zielsetzung einhergehen, wie im Interview mit Alexandra deutlich wurde. Vielmehr gelten ihr die Daten an sich als „Beweis" für Veränderungen. Sie sagt:

> „Was man ja auch lernt in der Therapie ist, dass man sich sicher sein kann, dass jede Emotion, egal wie intensiv sie ist – gut oder schlecht –, dass es immer weiter geht irgendwie. Und das kann man an den Daten halt ganz gut sehen. Also als Beweis sozusagen, weil in der Situation denkt man, es geht nie wieder weg: Ich muss jetzt ganz dringend was unternehmen, damit es sofort besser wird, was dann aber meistens kontraproduktiv ist. Aber an den Daten sehe ich halt… Es ist wie ein Beweis, dass es sich ändert." (Alexandra)

Die Daten haben hier fast schon eine therapeutische Funktion, da sie darauf verweisen, dass die emotionale Situation eben nur situativ ist. Indem sie evident machen, „dass es sich ändert", sieht sich Alexandra nicht akut dazu aufgefordert, „sofort" auf ihre emotionale Verfasstheit reagieren zu müssen. Denn die modularen Datenkörper machen sichtbar, dass Stimmungen in Abhängigkeit von Zeit wechseln. Alexandra wägt sich im gefühlten Bewusstsein darüber, dass sich ihr emotionaler Zustand modifizieren wird und sie erhält visuelle Evidenz für den banalen Fakt, dass die Gegenwart zur Vergangenheit wird. Gleichzeitig wird die Gegenwart verstärkt an das bereits Geschehene gebunden. Entscheidend ist dennoch, dass in Ko-Präsenz der numerischen Informationen beschleunigt das Gefühl produktiv gemacht wird, nicht auf der Stelle zu treten: ein Affekt des kontinuierlichen Werdens und Geworden-Seins wird situativ emergent (siehe dazu auch 7.2.1). Im Kontext eines schriftlichen Tagebuchs müsste Alexandra sich Zeit nehmen, ihre Gefühlsbeschreibungen zu studieren, die dann eine etwaige Interpretation der Ich-Modifikation zuließen. Der Blick auf eine gestrige sechs, die nicht eine heutige acht ist, generiert viel schneller ein Gefühl von Anders-Sein und Differenz.

Auch Marinus beschreibt die sichtbare Veränderung im Formenreichtum der emotionalen Skalierungen als entscheidend. Zuvor fragte ich ihn, ob es schwierig sei, die eigenen Emotionen anhand von numerischen Skalen zu bestimmen. Ihm gehe es jedoch gar nicht so sehr darum, dass die konkrete emotionale Verortung so stimme, denn „theoretisch" sei es „egal", ob die Antwort „geht es mir eins oder geht es mir sechs, tatsächlich so stimmt." Obwohl er vermöge der Zahlen „eine höhere Sensibilität [...] für sich selbst, für das eigene Gefühl" entwickle, sei „die absolute Position", wo er sich gegenwärtig „im Raum bewegt, unrelevant." Hauptsache er könne „diese Zahlen irgendwie in ein Koordinatensystem mit irgendwelchen Achsen" eintragen. Denn, so Marinus weiter:

> „[S]o lange im Prinzip diese Zahlen, die ich für meine Gefühle veranschlage, in meinem Wertesystem und Koordinatensystem verortet werden, ist irgendwie sichergestellt, dass es eine eins ist."

Entscheidend sei, dass er „irgendwie an den Werten aus der Vergangenheit anknüpfen" und fragen könne: „Besser als gestern, ja oder nein? Geht es hoch?" Für Marinus geht es demnach nicht darum, ob er sein Gefühl richtig eingeschätzt hat, vielmehr ist es bedeutsam, in Interaktivität mit den in der App vorgegebenen Kategorien überhaupt eine Bestimmung gesetzt zu haben, um so die Möglichkeit zu erhalten sich die emotionale Vergangenheit vergegenwärtigen zu können. Im Zusammenhang der Mathematisierung seiner Gefühle sind für Marinus nicht eindeutige Wahrheiten entscheidend, sondern die gefühlte Annahme, dass Zahlen eine emotionale Modifikation signifikant machen. Dabei verschwimmen die unmittelbaren und situativen Differenzen zwischen Vergangenheit, Gegenwart und Zukunft. In ein Koordinatensystem übersetzt und gespeichert, werden die aktuellen Modalitäten des Gefühls aus dem Hier und Jetzt enthoben.

## 6.4 Zwischenresümee

Das sechste Kapitel analysierte anhand des empirischen Materials, wie die Bedeutung der „selbstinitiierten" Selbstquantifizierung im Vollzug und im Kollektiv mit den technisch-materiellen Akteuren hervorgebracht wird. Um einerseits die diskursiv-symbolischen und im Design der Anwendungen eingelassenen Bedeutungs- und Verwendungssuggestionen aufzuzeigen und andererseits Aufschluss über ein verteiltes Mit-Praktizieren (siehe dazu S. 85f.) zu geben, wurde die Methodik des Self-Trackings veranschaulicht. Dabei wurde deutlich, dass das Vermessungsspiel von meinen Interviewpartner*innen in acht Anwendungsbereichen vollzogen wird und sie einen different ausgeprägten „Wille[n] zum zahlenförmigen Sehen der alltagsweltlichen Aktivität des Körpers" (Rode 2017: 100) haben. Auf Basis eines eigenleiblichen Mitvollzugs gab ich Einblick in die Architektur verschiedener Self-Tracking-Anwendungen. In Übereinkunft überträgt die Mehrzahl der Anwendungen Körpervorgänge, Alltagsgeschehen und Verhalten in Zahlen-, Daten- und Kurvenkörper. Zudem beherbergt die Software der Programme bestimmte Erwartungen an Normalität, Gesundheit, Selbststeigerung und antizipiert (in-)direkt Formen des guten, angemessenen oder richtigen Vollzugs alltäglicher Praktiken wie etwa Schlafen, Essen oder Arbeiten. Insgesamt ließen sich drei sozio-technische Skripte rekonstruieren, die als idealisierter Reiz zur numerischen Selbstbeobachtung in die Technik inskribiert wurden: die Sichtbarmachung von Geheimnissen, Mustererkennung und Korrelation als auch gezielte Transformation. Im Kontrastieren der antizipierten Praktiken imaginierter Akteure und der Praktiken konkreter Akteure wurden fünf alltagsweltliche Differenzen deutlich. So erweist sich die nachträgliche Auseinandersetzung mit den Daten als zeitaufwendig; die Interpretier- und Lesbarkeit der numerischen Informationen ist partiell herausfordernd; das Self-Tracking gilt als prospektives Projekt; es ergeben sich Kontextunsicherheiten und die Messgenauigkeit der Vermessungstechnik wird hinterfragt. Darüber hinaus wurde deutlich, dass das für die *QS*-Bewegung zentrale Motto „Selbsterkenntnis durch Zahlen" nur bedingt eingelöst wird, da die „großen Schlüsse" (Karsten) kaum fassbar gemacht werden können. Indem nachgezeichnet wurde, dass die sozio-technischen Skripte in der Übersetzung in den Alltag eine Verschiebung erfahren, wurde zugleich ein Grundgedanke der Praxistheorie empirisch sichtbar, denn die Bedeutung des Handelns konstituiert sich erst im Tun von etwas. Mithilfe des eingeführten Konzepts der „Selbsteffekte" konnte ich entsprechend zeigen, wie meine Interviewpartner*innen in Ko-Präsenz von Körper und Technik aus den körpernahen Vollzügen auto-resonant Bedeutung schöpfen.[204] Vier dieser Selbsteffekte wurden in Rekurs auf Interviewzitate dargestellt.

Angefangen beim *„Gefühl der (kompetenten) Selbstsorge"* trat ausdrücklich hervor, dass in den Ausführungen meiner Interviewpartner*innen eine Verquickung mit dem Leitbild der präventiven und gesundheitlichen Selbstfürsorge zu erkennen ist: Aus ihnen spricht eine Eigenverantwortlichkeit für Gesundheit, Selbst und Körper, die als etwas Selbstverständliches und Unhinterfragbares aufgefasst wird. Gesundheit erscheint entweder als lebenslange Aufgabe (Holger) oder als distinktives Merkmal der eigenen Person (Stephan), das auf Willensstärke verweist. Im Rahmen alltäglicher Gesundheitspraktiken und im Angesicht der Herausforderungen eines angestrebten Lebensstils agiert die digitale Self-Tracking-Technik als neutrales „Werkzeug" (Thomas), „Motivationstechnik" (Holger) oder „wie ein Netzwerk, das einen unterstützt" (Holger). Einige Interviewte grenzten sich dabei explizit von dem durch die mediale Berichterstattung negativ konnotierten Begriff der Optimierung ab, da sie auf der Ebene ihrer Lebensführung das Self-Tracking mit einer als notwendig erachteten Selbst- und Gesundheitsfürsorge

---

[204] Zu den via Selbstvermessung produzierten und spezifischen Auto-Resonanzen, siehe auch Duttweiler (2016a: 225ff.).

verbinden. Insofern erwies es sich nicht als entscheidend von den eigenen Alltagspraktiken zu abstrahieren und etwa zu reflektieren, dass das Schlafverhalten wie im Fall von Karsten als schuldverhaftete Kompetenz kommuniziert wird (vgl. Ruckenstein 2014: 77; siehe dazu auch S. 63). Entscheidend ist für sie das Gefühl, die individuelle Selbstsorge zu meistern, die ohnehin von Tag zu Tag aktualisiert werden muss.

Anhand eines zweiten Selbsteffekts, der auf ein *„Gefühl der Acht- und Aufmerksamkeit"* sich selbst gegenüber verweist, wurde deutlich, dass die quantifizierenden Techniken insbesondere mit dem gegenwärtig prominenten Konzept der „mindfulness" verbunden werden. *Erstens* werden die digitalen Aufzeichnungstechniken als Möglichkeit verhandelt, die Aufgabe der Selbsterkundung in einen beschleunigten Alltag zu überführen. Während im Kontext von Diabetes gerade das Unterbrechen der Alltagssituation häufig als störend empfunden wird, gilt es im Kontext der „selbstinitiierten" Vermessungen zum Teil als erstrebenswert. *Zweitens* wurde ersichtlich, dass die Self-Tracking-Anwendungen suggerieren, sich im Sinne einer Achtsamkeitsübung neutral und wertfrei in einer bestimmten Situation beobachten zu können. Die Messergebnisse wirken wie ein Metronom, das dem Selbst- und Körperzugang einen neutralen Takt vorgibt. Dies ist möglich, da nackte Zahlen zunächst neutral erscheinen. *Drittens* wird der Prozess des Generierens von Daten in den Vordergrund gerückt, da dieser die eigene Wahrnehmung ausrichte und schärfe, denn die Beschäftigung mit den Zahlen initiiert eine ruhige Minute des In-Sich-Gehens. So ist anzunehmen, dass das Messen die Konzentration auf eine Sache zumindest kurzweilig fixiert und dieser Effekt der Messungen lässt sich mit dem Achtsamkeitsprinzip verweben. Die Anwendungen können demnach als Werkzeuge funktionieren, um psychologische Praktiken wirksam zu machen, bzw. deren (gefühlte) Performance einzuleiten. Es entstehen alltägliche Referenzsysteme, die nicht so wirken, als ob sie mit einem „quasi-moralischen Anspruch" (Vera) verbunden sind oder die Messenden kontrollieren wollen (Alexandra). Vielmehr lässt die Neutralitätssuggestion der Zahlen auch die Selbsterkundung neutral erscheinen. Zusammengefasst liegt ein Reiz der Selbstvermessungstechnologien darin, in einer Kultur, die Selbstberuhigung und -reflexion zur Dringlichkeit macht, kurzfristig aktivierend zu wirken, indem Akteuren das Gefühl vermittelt wird, dieser Dringlichkeit nachkommen zu können.

*„Das Gefühl der Ordnung"* des Selbst, ein dritter aufgezeigter Selbsteffekt, setzt bei einer zentralen Herausforderung des Alltags an: das Regulieren von Un-Ordnung bzw. Nicht-Ordnung. Deutlich wurde, dass in der Interaktivität mit der

Technik verschiedene Modi des Ordnens erzeugt werden und besonders die ästhetischen Elemente der Selbstvermessung das Gefühl vermitteln, einer Ordnungsstiftung nachgekommen zu sein (vgl. dazu auch Nafus/Neff 2016: 101): Graphen, Tabellen und Balkendiagramme erzeugen (gefühlt) Inseln der Ordnung. Die Technologie des Zählens suggeriert *erstens* verschiedene Alltagsherausforderungen zu strukturieren, das heißt Self-Tracking wird zum Weg, um sich zu strukturieren. Dadurch, dass Zahlen leicht Objektivität zugesprochen werden kann (vgl. Heintz 2007, 2010), vermitteln sie *zweitens* das Gefühl, ein „objektives" Bild zu zeichnen, in dem sich das Subjekt verorten kann und das die Vagheit des subjektiven Erinnerungsvermögens übertrumpft. Der der Zahl zugeschriebene Wert der Objektivität ist wiederum zweifach: Sie leitet die Selbstverobjektivierung ein und gilt für sich als objektiver Wert, der diese absichert. *Drittens* erzeugen die numerischen Informationen gefühlt einen systematischen Referenzrahmen, der beispielsweise im Fall von Marinus in einer Trennungsphase emotionalen Halt gewährt. Ähnlich dem Aufräumen einer Wohnung, um Ordnung zu schaffen, wirkt das Self-Tracking als entlastend, da das Subjekt kurzweilig das Gefühl bekommt, es sei in einem geregelten oder regelbaren Zustand.

Ein letzter dargestellter Selbsteffekt ist das *„Gefühl der Modifizierbarkeit"*. Es wurde sichtbar, dass die Self-Tracking-Anwendungen als Transportmittel kleinteiliger Gewohnheitsveränderungen herangezogen werden, wie beispielsweise jeden Tag Zahnseide zu benutzen oder zu meditieren. Am Fall von Richard konnte ich zeigen, dass selbst kleine Modifikationsversuche wie das Projekt „Zahnseide benutzen" als emotional herausfordernd beschrieben wurden. Insbesondere Vermessungsprojekte, die an einem tragenden Lebensbereich wie Ernährung ansetzen, zeigen, dass Gewohnheitsveränderungen den prinzipiell trägen Habitus heraufbeschwören und von den bereits einstudierten Gewohnheiten irritiert werden. Ebenso werden sie häufig schneller aufgegeben oder nur über einen abgesteckten Zeitraum fortgeführt. Jedoch vermitteln auch die kleinen und mittelfristigen Modifikationen der Routine das Gefühl, sich prinzipiell verändern zu können. Das visuell ersichtliche Anwachsen der Kette im Fall von Richard transportiert dieses Gefühl und die Veränderung bekommt einen ästhetischen „Beweis". Bei Alexandra und Marinus übermittelte allein die Unterschiedlichkeit der dokumentierten Zahlen den besprochenen Effekt. In diesem Fall hat die Zahl an sich eine immense subjektivierende Kraft, da sie beständige Prozesse des Werdens und Geworden-Seins in numerischer Gestaltung evident macht. Durch die mögliche

Variation der Messergebnisse im zeitlichen Verlauf können einzelne Lebensbereiche oder Körper und Selbst als dynamische Instanzen erscheinen. Die Zahlen-, Daten- und Kurvenkörper verleihen dem Ideal der selbstbezogenen Modifizierbarkeit eine Gestalt.

Auch wenn die vier dargestellten Selbsteffekte womöglich nur kurzweilige Sinnangebote machen, da die „Arbeit an sich" (Rieger 2002) immer in Bewegung gehalten werden muss, haben sie einen Effekt auf die alltägliche Lebensführung. Folglich betonen Anne-Sylvie Pharabod, Véra Nikolski und Fabien Granjon (2013) in einer französischsprachigen Studie, dass der Großteil der Messungen durch die Suche nach einer praktikablen Lösung für Probleme im alltäglichen Leben gekennzeichnet sei (vgl. n. Duttweiler/Passoth 2016: 19). Ähnlich argumentieren Stine Lomborg und Kirsten Frandsen (2016: 1015) dafür, zu beachten, dass Self-Tracking in einem breiten Netz alltäglicher Aktivitäten stattfindet – es heißt: „Self-tracking has to be understood in relation to behavior that is predominantly about getting things done in ways that are possible, suitable and meaningful for the individual." Dabei deutet die Charakterisierung der Selbsteffekte bereits an, dass die Quantitäten eine „qualitative" Dimension haben: „numbers have qualities", so Nafus und Neff (2016: 97). Daran anknüpfend zeigt das sich anschließende siebte Kapitel, dass Self-Tracking auch eine Gefühlspraxis ist, die „für die Lebensführung der Einzelnen bedeutend" wird (Duttweiler 2018: 252), auch wenn es seine Anziehungskraft zunächst vermeintlicher Objektivität verdankt.[205]

---

[205] Duttweiler kommt in der Beobachtung sportbezogenen Self-Trackings zu diesem Ergebnis. Gerade im Sport werden die Daten für die Lebensführung bedeutsam gemacht, da den Körperdaten unterstellt wird, profunde Auskunft über die eigene Leistung zu geben (vgl. Duttweiler 2018: 254). Sie geht davon aus, dass die Daten nicht für sich sprechen und im Rahmen (konventionalisierter) Zuschreibungsprozesse subjektiv bedeutsam gemacht werden (vgl. ebd.: 252). Ähnlich benennen Nafus und Neff (2016: 70) in ihrer Studie *Self-Tracking* unter der Überschrift „Making Sense of the Data" fünf Absichten des Self-Trackings, die sie als bedeutungsstiftend verstehen: „(1) monitoring and evaluating, (2) elicting sensations, (3) aesthetic curiosity, (4) debugging a problem, and (5) cultivating a habit".

# 7 Verkörperungen – Die leiblich-affektive Dimension des Self-Trackings

Im letzten inhaltlichen Kapitel dieser Arbeit wird dezidiert die leiblich-affektive Dimension von Körperlichkeit in den Fokus gerückt. Bereits Kapitel 5 und 6, die das Self-Tracking in jeweils unterschiedlichen Kontexten betrachteten, machten den Körper zum Gegenstand der Analyse. Er wurde dort als Speicherort eines numerischen Sinns dargestellt, in seiner materiellen Erscheinung als multipler Zahlen-, Daten- und Kurvenkörper thematisiert, implizit als Empfänger gouvernementaler Leitlinien besprochen und als Vollzugspunkt der konkreten Praktiken beschrieben. Wenn gefragt wurde, wie das Self-Tracking in der Praxis in den Selbstbezug gesetzt wird, bezog sich dies immer auch auf den Körper, da Körper und Selbst aufeinander verwiesene Elemente von Subjektivierungsprozessen sind (vgl. Gugutzer 2012).

Im Folgenden lege ich dar, warum diese Perspektiven auf den Körper beim Self-Tracking auf Grundlage meiner empirischen Ergebnisse um eine leiblich-affektive Dimension erweitert werden müssen. Das Einnehmen dieses thematischen Blickwinkels ist den empirischen Ergebnissen geschuldet, nicht den theoretischen Vorannahmen, denn Leiblichkeit und Affektivität des Körpers bleiben in den meisten praxistheoretischen Rahmungen unberücksichtigt.[206] Doch sowohl im Kontext der indizierten als auch der selbsternannten Selbst- und Körpervermessung gehen die Vermessungspraktiken mit einem „leiblich-affektive[n] Betroffensein" einher (Gugutzer 2016: 166, vgl. ebd. 2015b: 107). In der Analyse des Materials wurde entsprechend offenkundig, dass Self-Tracking nicht nur bedeutet, smarte Oberflächen zu berühren. Vielmehr werden die Einzelnen durch ihre körperliche Involvierung in die numerische Selbstbegutachtung *leiblich-affektiv berührt*.[207] Diese emotionale Ebene des Self-Trackings lässt sich über die Begriffe

---

[206] In diesem Zusammenhang führt Sophia Prinz (2016: 181) aus: „Trotz [der] Betonung der Körper- und Artefaktgebundenheit sozialen Tuns, hat sich die praxistheoretische Diskussion bisher kaum mit dem konkreten Wahrnehmungsakt auseinandergesetzt, der zwischen dem Körper und seiner materiellen Umwelt vermittelt." Zwar spreche etwa Bourdieu (u. a. 1987: 101) im Kontext des Habitus von „Wahrnehmungs-, Denk- und Handlungsschemata", so Prinz, meine damit aber nicht die sinnliche Erfahrung sozialer Akteure (vgl. Prinz 2016: 181). Insofern zeigt ihre Studie *Die Praxis des Sehens* (2014) auf, wie eine praxeologische Auseinandersetzung mit Sinnen, Affekt und Leib aussehen kann (siehe auch Burri et al. 2011; Göbel/Prinz 2015).

[207] Zu einem erweiterten phänomenologischen Berührungsbegriff siehe Fritz-Hoffmann 2017.

© Springer Fachmedien Wiesbaden GmbH, ein Teil von Springer Nature 2019
L. Wiedemann, *Self-Tracking*, https://doi.org/10.1007/978-3-658-27158-9_7

Affekt und Leib spiegeln. Die beiden Termini werden im Folgenden herangezogen, um die bisherigen Ergebnisse der Analyse systematisch zusammenzufassen und im Hinblick auf die Ebene der Körperlichkeit perspektivisch zu erweitern.

Anhand eines Verkörperungsbegriffs, der das interaktive Geflecht leiblich-affektiver Vorgänge, dinghaftem Körper und technisch-materieller Akteure hervorhebt, werde ich im Folgenden zeigen, inwiefern Affekten und Leiblichkeit grundlegend Sozialität innewohnt (7.1).[208] Diese theoretische Perspektivierung vertieft den Blick auf die Praktiken der Selbstvermessung, da leiblich-affektive Schemata sowohl in Praktiken transportiert als auch in ihnen geformt werden. Darauf aufbauend stelle ich die Self-Tracking-Praxis als eine Form der technisch gestützten Verkörperung dar, die die Macht hat, bis in die Tiefen leiblich-affektiver Empfindungen zu intervenieren (7.2) (siehe dazu auch Wiedemann 2016a: 75ff., 2016b: 313 ff.). Veranschaulicht wird dies anhand dreier interpretativer Sichtweisen auf die Relation von Affekt, Leib und Technik, die diesmal entlang des empirischen Materials beider Anwendungskontexte (Diabetes und *QS*) verlaufen (7.2.1 – 7.2.3). Im Rekurs auf die beiden vorausliegenden empirischen Kapitel wird dabei das leibliche Affiziert-Werden durch die Vermessungstechniken diskutiert, die Spannweite einer Leib-Technik-Kommunikation beleuchtet und zur Diskussion gestellt, ob sich leiblich-affektive Erfahrungen einer Logik der numerischen Archivierung entziehen. In einer abschließenden Zusammenführung (7.4) wird deutlich, dass gerade die leiblich-affektive Dimension des Self-Trackings selbst- und fremdgesetzte Erwartungen im Sinne Foucaults produktiv macht und in die Tiefen des Körpers einlagert.

## 7.1 Die Sozialität von Leiblichkeit und Affektivität

In diesem Abschnitt werde ich zuerst aufzeigen, in welchen wissenschaftlichen Schulen sich eine leiblich-affektive Betrachtung des Körpers etablierte, um anschließend diejenige soziogische Perspektive auf die Termini Leib und Affekt zu skizzieren, die hier eingenommen wird.

---

[208] Zum Begriff der Verkörperung in der deutschsprachigen Soziologie siehe u. a. Alkemeyer 2015; Lindemann 2005; Gugutzer 2002.

*Leib:*

Die Differenzierung zwischen Leib und Körper geht auf die Phänomenologie und die philosophische Anthropologie zurück. In der Phänomenologie Maurice Merleau-Pontys (1966) erhalten Individuen durch ein „leibliches Zur-Welt-Sein" einen sinnlichen Zugang zur Welt. In dieser Betrachtung ist der Leib wesentlich für die Kommunikation mit und das Erleben in der Außenwelt verantwortlich. Die Rezeption der Umwelt ist stets sinnlich und der Leib gilt als primäres Handlungs- und Erfahrungszentrum. Auch in der philosophischen Anthropologie Helmuth Plessners ist unhintergehbar, dass der menschliche Körper einen Doppelaspekt hat. So unterscheidet Plessner (1975) zwischen „Leib sein" und „Körper haben". „*Leib* soll dabei die passiv spürende und spürbare Selbstwahrnehmung bezeichnen, *Körper* die sicht- und tastbare Fremdwahrnehmung sowie die aktive Instrumentalisierung des eigenen Körpers" (Gugutzer 2008: 183; Hervorhebung im Original). Im Anschluss an Plessner verdeutlicht Gugutzer, dass alles Leibliche immer etwas Subjektives hat, wie alles Körperliche auch etwas Objektives ist; so wird ein Armbruch operiert, die Frage der Schmerzerfahrung ist jedoch subjektiv (vgl. ebd. 2012: 47f.).

*Affekt:*

Der Begriff „Affekt" wurde erst mit der Wende zum 21. Jahrhundert für die Geisteswissenschaften bedeutsam. So entstand im Umfeld der Philosophie die sogenannte „Affekttheorie", welche von den Arbeiten Gilles Deleuzes und der Psychoanalyse beeinflusst wurde. Bemängelt wird, dass körperliche Affekte in der von Diskurs und Struktur dominierten Theoriebildung nachlässig behandelt wurden. Dies liegt womöglich darin begründet, dass Affekte kaum reflexiv fassbar gemacht werden können und in sich unstrukturiert sind, folgt man einem bekannten Vertreter dieser Denkschule, Brian Massumi. Ihm zufolge sind Emotion und Affekt klar zu differenzieren, da sie einer unterschiedlichen Logik folgten (vgl. Massumi 1996: 221). Unter Affekt versteht Massumi „die unmittelbare und unwillkürliche Reaktion auf einen äußeren Reiz, das gleichsam prä-kognitive Erleben bzw. Affiziertsein von der Wirklichkeit" (Sauer 2016: 152). Während Affekte „irreducibly bodily and automatic" (Massumi 2002: 28) sowie einem unmittelbaren Ereignis zuzuschreiben seien, würden Emotionen hingegen immer schon kulturell vermittelt und subjektiv erfahren.

In den beschriebenen Perspektiven erscheinen Leiblichkeit und Affektivität zunächst als vorsozial, unmittelbar oder vitalistisch konstituiert. Dem entgegengesetzt wird im Folgenden eine spezifisch soziologische Perspektive auf Leib und Affekt eingeführt, die deren soziale Prägung fokussiert.

*Die Sozialität des Leibes:*

Inwieweit das phänomenologische Begriffspaar Leib und Körper die soziologische Betrachtung der Beziehung von Körper und Sozialität erweitern kann, haben Gesa Lindemann (2005) und Robert Gugutzer (2012) anhand des Konzepts der „Verkörperung" bereits veranschaulicht. Verkörperung versteht Gugutzer als Dualität von Leib und Körper, das heißt „als Verschränkung von spürendem Leib und dinghaftem Körper" (ebd.: 45). Bezüglich der Einordnung einer sozialen Dimension des Leibes zeigt sich in den Texten von Gugutzer und Lindemann jedoch eine graduelle Unterschiedlichkeit. Gugutzer macht deutlich, dass die Verschränkung von Leib und Körper „nicht statistisch oder ahistorisch" zu verstehen sei, „sondern historisch veränderbar und kulturell verschieden" (ebd. 2004: 147). Dabei sind Leib und Körper nach Gugutzer zugleich Natur als auch Kultur (vgl. ebd. 2012: 47f.).

Dagegen betrachtet Lindemann den Leib als radikal sozial strukturiert. Ihr zufolge ist die bloße „Natur-Kultur-Unterscheidung" selbst ein kulturelles Relikt und somit nur *ein* „mögliche[r] Weltzugang" (Lindemann 2017b: 64f.). Nicht bloß die Verschränkung von Leib und Körper sei sozial, sondern per se bestehe ein Spannungsverhältnis zwischen Leiblichkeit und sozio-kulturellen Ordnungen (oder hier Leitlinien). Entsprechend existiere kein ursprüngliches leiblich-affektives Erleben, denn mit Plessner müsse man „zwischen unterschiedlichen institutionell-symbolischen Vermittlungen der leiblichen Erfahrung unterscheiden" (ebd.: 64). Dieser Vermittlungsaspekt ist für die hiesige Argumentation entscheidend, denn vermittelt werden können die Leib-Umwelt-Beziehungen nach Lindemann sowohl technisch als auch gesellschaftlich-symbolisch (vgl. ebd. 2015: 42, 2014: 122ff.). Das alltagsweltlich oder medizinisch relevante Wissen über den Körper, welches in die Self-Tracking-Anwendungen eingeschrieben ist, wird in dieser Perspektive produktiv gemacht, indem die affektive Erfahrung des Leibes durch dieses Wissen strukturiert wird.[209]

*Die Sozialität von Affekt:*

Andreas Reckwitz geht gar davon aus, dass Affekte per se nicht subjektiv sind, sondern stets sozial zu denken seien. Er regt an zu untersuchen, inwiefern sich Individuen von der „Gestimmtheit" spezifischer Praktiken tragen lassen, diese inkorporieren und realisieren, das heißt in verschiedenen Praktiken liegen bestimmte Affekte (vgl. Reckwitz 2015a: 35). Was als sinnlicher Ausdruck von Freude, Lust, Enttäuschung oder Gereiztheit erlebt wird, gehe auf intersubjektiv geteilte und sozial vermittelte Bewertungscodes zurück. Nicht zuletzt spricht der in den letzten Jahren in den englischsprachigen Sozialwissenschaften vollzogene „affective turn" (u. a. Blackmann 2012; Clough/Halley 2007; Greco/Stenner 2008; Gregg/Seigworth 2010) selbst dafür, dass dem Affizieren oder Affiziert-Werden eine immense Bedeutung für soziale und kulturelle Ordnungen zukommt.[210]

Die Ausdrücke „Gefühl", „Affekt" und „Emotion" werden im Folgenden bezugnehmend auf die Arbeiten Sara Ahmeds synonym verwendet. Den affekttheoretischen Arbeiten Massumis widersprechend, verdeutlichen sie, dass Affekte keiner binären Opposition von einem Innen oder Außen unterliegen (Ahmed 2004: 8f.), so dass die präzise Unterscheidung von Affekt und Gefühl hinfällig wird. Gefühle stellen in Ahmeds Argumentation weder eine vorsoziale noch eine psychologische Größe dar, sondern werden als soziale und kulturelle Praktiken betrachtet (vgl. ebd.: 9). Im Sinne Ahmeds öffnen Gefühle den menschlichen Körper für andere und für machtvolle soziale und politische Verhältnisse (vgl. ebd.: 15), sie werden verkörpert und durch körperliche Empfindungen spürbar (vgl. ebd.: 12).

---

[209] Beispielsweise decken Barbara Duden, Jürgen Schlumbohm und Patrice Veit (2002) in einem historischen Sammelband zur Körpergeschichte, der der „Geschichte des Ungeborenen" nachgeht, auf, dass medizinisch-technische Praktiken naturwissenschaftlich orientiertes Körperwissen für den schwangeren Leibbezug praktisch relevant machen (vgl. Lindemann 2017b: 65).

[210] Bahnbrechend zeigte Arlie Hochschild bereits 1983 eine gesellschaftliche Kommerzialisierung von Gefühlen.

Von den Positionen Lindemanns und Ahmeds ausgehend betrachte ich das Konzept der Verkörperung als Möglichkeit, um die mit den Self-Tracking-Praktiken verwobenen leiblich-affektiven Empfindungen aufzuzeigen. Diese Empfindungen werden von den numerisch-technischen Anwendungen vermittelt, transportiert und geformt. Das Sprechen von einer leiblich-affektiven Verkörperung erweitert den Blick auf die Körperlichkeit des Self-Trackings. Denn die Begriffe Leib und Affekt geben Körpern nicht nur eine andere analytische Tiefenstruktur, mit ihrer Hilfe kann ebenso der Körper-Technik-Dialog feingliedriger beschrieben werden.

## 7.2 Drei Sichtweisen auf die Relation von Affekt, Leib und Technik

Im Folgenden werde ich drei interpretative Sichtweisen auf die Relation von Affekt, Leib und materieller Technik darstellen (vgl. dazu u. a. Balsamo 1995; Dant 2004; Gugutzer 2015; Hirschauer 1999; Ihde 2010; Latour 2004).

### 7.2.1 Leibliches Affiziert-Werden mittels Vermessungstechnik

Im öffentlichen Diskurs wird Self-Tracking selten als etwas Emotionales kommuniziert, da es gemeinhin als Werkzeug zur Annäherung an Objektivitätsmaßstäbe gilt, die als rational charakterisiert werden. Nicht zuletzt beschwor *QS*-Mitbegründer Wolf (2010): „Numbers make problems less resonant emotionally but more tractable intellectually." Dagegen zeigten bereits Kapitel 5 und 6, dass Zahlen höchstens in ihrer Erhebung, nicht aber in ihrem Wirken, frei von emotionalen Schwankungen sind. Folglich lässt sich mit Petra Gehring (2006: 73) festhalten: „In seinen Daten ist der menschliche Leib nur scheinbar weniger verletzlich als in seiner physischen Integrität". Vergleichbar zeigten englischsprachige Ethnographien zum Self-Tracking-Thema, dass die gemessenen Informationen emotionale Bezüge intensivieren und affektive Verbundenheit herstellen können (vgl. Ruckenstein 2014: 77). Exemplarisch weisen Mika Pantzar und Minna Ruckenstein (vgl. 2015: 12) in einer Studie über Herzfrequenzmessungen nach, dass durch die Vermessungspraktiken affektive Beziehungen zum Körper, genauer gesagt zum Organ Herz intensiviert werden. Daniel Rode (vgl. 2017: 107) spricht von einer „leiblich-affektive[n] Beziehungsarbeit" zwischen Fitnessarmband und Self-Tracker*in. Ähnliche empirische Ergebnisse verzeichnend, werde ich anhand meines empirischen Materials zuerst das leibliche Affiziert-Werden im Rahmen von Diabetes und anschließend im Kontext der selbstinitiierten Vermessungspraktiken veranschaulichen.

### „Learning to be affected" vs. „learning not to be affected"

Aus Kapitel 5 ist bekannt, dass die therapeutischen Notwendigkeiten der Diabetestherapie im Sinne eines „learning by doing" in den Alltag übersetzt werden (siehe dazu S. 139). Im vermittelnden Zusammenspiel verschiedener Elemente wie Waagen, BE-Klassifizierungen, Schulungen oder Messtechnik werden die Körper derart in Bewegung gesetzt, dass sich ein numerischer Sinn entfaltet, der für das alltägliche Management der Krankheit unentbehrlich scheint (siehe dazu S. 137ff., S. 166ff.). Dieser den Körper transformierende Vermittlungsprozess kann mit Bruno Latour auch als „learning to be affected" bezeichnet werden. In einem Text mit dem Titel *How to talk about the body?* veranschaulicht Latour (2004) am Beispiel der Parfümindustrie in Frankreich, wie der Körper vermittelt durch verschiedenste Entitäten spezifische Fähigkeiten erlernt und zugleich transformiert wird. Latour fragt, was es bedeute eine „gute" Nase zu entwickeln und beschreibt den Weg dahin nicht etwa als einen körperlosen Wissenserwerb, sondern als eine verkörperte Praxis, in der Beziehungen zu Artefakten und Technologien mobilisiert werden, die die spezifische Praxis ausmachen. Etwa finden sogenannte „Geruchs-Kits" und Klassifikationssysteme Verwendung, die dabei helfen sollen, verschiedenste Gerüche erkenn- und differenzierbar zu machen. Die „Fähigkeit" zu riechen basiert demnach auf einem prozesshaften und vermittelten Affiziert-Werden („learning to be affected"), das den Körper in Bewegung versetzt (vgl. ebd.: 205, 210). Latour beschreibt den Körper als materiell mobilisierbare Schnittstelle, die sobald sie von mehr und mehr Elementen leiblich-affiziert wird, auch mehr und mehr beschriftet wird (vgl. ebd.: 206). Analog wurde in Kapitel 5 – und in Abbildung 6 visuell komprimiert – deutlich, dass im Zuge der sukzessiven Umstellung der Diabetestherapie von blutig auf digital mehr und

mehr (graphische) Elemente wie Kurven, Trendpfeile und Alarme ins Spiel kommen.[211] Während das hier mit dem *CGM*-Sensor verbundene Fitnessarmband
eine zeitlich ausgerichtete Verlaufskurve, den akuten Glukosewert und einen
Trendpfeil anzeigt, lässt das althergebrachte Blutzuckermessgerät nur einen singulären Zahlenwert erkennen.

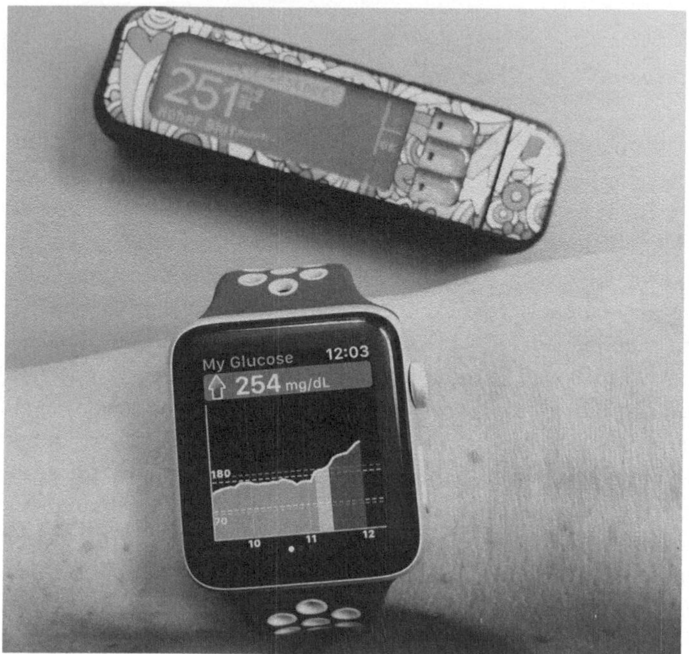


**Abbildung 6:** *Vergleich des CGM und eines Blutzuckermessgeräts*

Rückblickend auf das in Kapitel 5 beschriebene Doing Pancreas kann festgehalten werden, dass den Möglichkeiten und Zeichen, die das digitale Self-Tracking anbietet, eine ganze Bandbreite positiv gewerteter Gefühle zugesprochen

---

[211]  Entsprechend wurde in Kapital 5 die Umstellung der Diabetestherapie von einer blutigen Konstellation auf eine digitale Konstellation beschrieben. Dort wurden die hier genannten Instrumente und Geräte – wie *CGM* oder *Libre* – in ihrem Funktionsaufbau präzise beschrieben (siehe
dazu S. 149ff.).

wird (siehe dazu 5.2.2). Die Einzelnen fühlen sich behütet oder unterstützt, können die Angst vor Über- oder Unterzuckerungen mindern und die statistischen Informationen transportieren etwaige Gefühle von Stolz. Ebenso wurde verdeutlicht, dass die engmaschige Sichtbarkeit dazu bewegt, „Fehler" in der Therapie differenzierbar zu machen und dazu motiviert, eigenverantwortlich Anpassungen vorzunehmen, das heißt dem übergeordneten Ziel der „guten Einstellung" aktiv nachzugehen. Jedoch weist die leiblich-affektive Beziehung zu den digitalen Geräten und den Informationseinheiten nicht linear in eine Richtung, wie Susann im Gespräch anhand des Sinnbilds einer Messerschneide betont:

> „Das ist immer so auf Messers Schneide. Ich denke immer, desto mehr Daten desto besser, desto mehr Information kann ich rausziehen. Aber desto mehr Daten kann auch bedeuten, dass man sich zu sehr reinsteigert." (Susann)

Die Klinge steht metaphorisch für die digitale Messung als Kippfigur: Ihr wohnt das Potenzial zur leiblichen Beruhigung ebenso wahrscheinlich wie das Potenzial zur leiblichen Beunruhigung oder emotionalen Überforderung inne. Das Gleichgewicht ist stets bedroht und könnte in die ein oder andere Richtung „kippen". Letztere Tendenz wurde im Fall von Ludwig deutlich, wenn er davon berichtete, mit der Verwendung des *Libre* eine „zwanghafte Kontrollneigung" entwickelt zu haben (siehe dazu S. 164). Da Messen der Glukosewerte nur noch bedeutet, ein Lesegerät an einen Sensor zu halten, hatte er am Ende des Tages über 40 Messwerte. In Ludwigs Augen nahm der Diabetes nun zu viel Raum ein, weshalb er zurück zur blutigen Messung wechselte, die ihn nicht so sehr affiziert bzw. leiblich beunruhigt und mittels derer er gewohnt nur sechs Mal am Tag maß. Auch wurde bereits dargelegt, dass die kurvenförmige Fixierung der Werte auf einer Zeitachse das kontradiktorische Ideal der „geraden Kurve" nach sich zog und die graphischen Darstellungen moralische Eigenschaften erhalten. Entsprechend berichtete eine junge Frau beim Diabetes-*Barcamp* (siehe dazu S. 165), dass sie die auf Plattformen wie *Instagram* geposteten Bilder von einem linienförmigen Glukoseverlauf unter Druck setzten und sie dadurch das Gefühl bekomme, ein „totaler Versager zu sein" – nach dem Motto: „alle schaffen das, nur ich nicht". Relativierend geht sie jedoch davon aus, dass die „geraden Kurven" gepostet werden, nachdem Sport gemacht oder Salat gegessen wurde. Immerhin könne man ihr „nicht erzählen, dass sie die Einzige" sei, die auch „mal Schokolade" esse. Es lässt sich demnach ein leibliches Affiziert-Werden von fremden Kurvenkörpern beobachten, die online einsehbar gemacht auf das eigene Verhalten bezogen werden. Mit der Sichtbarmachung des Blutzuckers als Kurve entfalteten sich neue Formen des sozialen Drucks, die weit über den ärztlichen Blick hinausreichen.

Ein weiteres Feldforschungsbeispiel macht deutlich, dass selbst das Nichteintragen von Daten als Anzeichen für spezifische Gefühlslagen gelten kann. Bei einem öffentlichen Diabetes-Treffen in Berlin sagte eine Person, dass die Barrieren zur kontinuierlichen Verwendung von digitalen Tagebuch-Apps sowohl technisch als auch emotional seien. Ein Teilnehmer der Veranstaltung sagte: „it makes me more stress" und „it makes me feel guilty". Bereits hinsichtlich des papierförmigen Tagebuchs wurde zuvor sichtbar, dass nachträgliche Aufzeichnungen häufig als unpraktisch und emotional belastend gelten. Denn archiviert werden nicht nur „gute", sondern auch „schlechte" Werte, die nicht so schnell ins Vergessen geraten können. In Konsequenz steht eine potenzielle Freisetzung einer neoliberalen Selbst-Schuld-Logik der Unberechenbarkeit des Körpers gegenüber (siehe dazu S. 184ff.). Einerseits müssen Personen mit Diabetes einen kalkulativen Modus verkörpern und anderseits akzeptieren, dass sich der erratische Körper in den Glukosewerten häufig als unberechenbar zeigt. Veranschaulicht wird dies, wenn eine Bloggerin mit Langzeitdiagnose schreibt: „Und auch nach über 25 Jahren ist [der Diabetes] für mich oft ein undurchschaubares Etwas."[212]

Da das kontinuierliche Feedback der digitalen Self-Tracking-Geräte jedoch immerfort eine emotionale Resonanz einfordert, *wird zunehmend auch ein „learning* not *to be affected" bedeutsam, das dieser Undurchschaubarkeit des Körpers Rechnung trägt.* Gerade vor dem Hintergrund, dass jeden Tag aufs Neue der Versuch ansteht, einen relativ normalen Glukoseverlauf zu erzeugen, ist es entscheidend, trotz dauerhafter Sichtbarkeit bewusst zuzulassen, dass der Stoffwechsel erratisch auf Liebeskummer, Stress, Krankheit oder ungewohnte Situationen reagiert. Gegenwärtig eine chronische Krankheit wie Diabetes zu haben, bedeutet, kontinuierlich in leiblich-affektive Beziehungen zu nicht-menschlichen Elementen verstrickt zu sein (siehe auch Danholt 2012: 377).[213] Daran anknüpfend schlussfolgert Peter Danholt bezogen auf technisch-vermitteltes Diabetesmangement, dass es nicht

---

[212] Siehe: http://www.mein-diabetes-blog.com/diabetes-leben-mit-einer-unsichtbaren-krankheit/. Zugegriffen: 20.10.2018.

[213] Im Außenblick ist es also wichtig zu verstehen, dass Zahlen für Personen mit Diabetes, wie es eine weitere Person beim *Barcamp* ausdrückte, nicht einfach „nur" Zahlen sind.

darum ginge das Objekt Diabetes zu managen und zu kontrollieren, sondern darum wie man die affektive Beziehung zwischen sich selbst und Diabetes manage (vgl. ebd. 2008: 194ff.).

### Affektive Projektionen des Werdens

Auch die selbstinitiiert Messenden zeigen bezogen auf ihre Datenaufzeichnungen eine vielschichtige Palette an emotionalen Hinwendungen. Diese reicht von Hoffnung, Enttäuschung, Freude, Frustration, Schuld, Angst, Enthusiasmus, Bestürzung bis hin zu Stolz (vgl. Ruckenstein/Schüll 2017: 267f.). Im Rahmen von Kapitel 6 habe ich sukzessive nachgezeichnet, dass die Einzelnen das numerische Feedback weniger im Sinne überraschender Erkenntnisse bedeutsam machen als vielmehr über spezifische Selbsteffekte, die auf der Gefühlsebene angesiedelt sind. Vier dieser Selbsteffekte wurden aus dem empirischen Material generiert: „das Gefühl der (kompetenten) Selbstsorge", „das Gefühl der Acht- und Aufmerksamkeit", „das Gefühl der Ordnung" und „das Gefühl der Modifizierbarkeit". Geformt wird eine Beziehung, die nicht auf ein aktives Subjekt verweist, das passive Technik lediglich verwendet. *Vielmehr bringen sich Subjekt und Technik gegenseitig in Bewegung.*

Eine besonders intensive emotionale Involviertheit zeigte sich etwa bei Stefanie, da sie anhand der numerischen Daten einen Prozess der Selbstnormalisierung einleitete. Bevor die Vermessung ins Spiel kam, erwägte Stefanie „slightly manisch-depressiv" zu sein (siehe dazu S. 229). Die Abbildung ihrer Gestimmtheit als mathematische Kurve führte jedoch zu der Einschätzung, dass Stimmungsschwankungen normal seien, so dass die Logik einer wahrscheinlichkeitstheoretisch üblichen Abweichung vom Mittelwert in den emotionalen Selbstbezug einbezogen wurde. Die Self-Tracking-Aufzeichnungen interagierten mit Stefanies „Denormalisierungs-Angst" (u. a. Link 1997: 48, 211, 238; siehe dazu S. 68). Erinnert sei ebenso an Marinus, der seine Trennungsphase anhand von numerischen Klassifizierungen verarbeitet (siehe dazu S. 228) oder Richard, der mittels Zahlenwache eine emotionale Beziehung zur Praxis des Zahnseide-Benutzens entwickelte (siehe dazu S. 232).

Während diese Arbeit eher positiv assoziierte Affekte im Kontext des „selbstinitiierten" Messens darstellte, haben andere empirische Arbeiten hervorgehoben, dass das Tracken vielen Personen langfristig keinen Spaß mache, da der Vorgang des Messens und Ablesens der Daten schlechte Gefühle verursachen könne (vgl.

Duttweiler/Passoth 2016: 21; mit Verweis auf Pharabod et al. 2013: 108ff.). Auch meine Interviewpartner*innen haben Vermessungsprojekte bereits abgebrochen oder unterbrochen. Ganz gleich ob die Vermessung lang- oder kurzfristig erfolgt, affektive und transitorische Projektionen des Werdens kommen darin zum Tragen. Weil die Self-Tracking-Dinge bis zu einem gewissen Grad *als unparteiische „„Sozialpartner""* (Gugutzer 2016: 165) erscheinen, wird ihnen zugeschrieben, *Prozesse des Werdens einzuleiten* – ganz gleich, ob es sich nun um ein Besser-, Leichter-, Glücklicher-, Ausgeglichener- oder prinzipiell Anders-Werden handelt.[214] Jedoch kann den Zahlen erst aufgrund von implizierten Wertzuschreibungen eine derartig affizierende Wirkung zugeschrieben werden. So verkörpern viele meiner Interviewten einen Lebensstil, der auf eine distinktive Identifikation mit dem Wert Gesundheit verweist und die Ko-Präsenz der fleißigen Zahlenkontrolle beschleunigt das Gefühl, diesem gesundheitsbewussten Lebensstil zumindest kurzweilig nachgegangen zu sein (siehe dazu 6.3.1). Zudem lassen sich affektive Bezüge zu gegenwärtigen Selbstsorgediskursen wie dem Achtsamkeitsgedanken erkennen (siehe dazu 6.3.2) und der für neoliberale Gesellschaften charakteristische Anspruch an Eigenverantwortung wird von den Einzelnen gefühlt wirksam gemacht.[215] Die mit dem Self-Tracking einhergehenden affektiven und transitorischen Projektionen des Werdens haben dabei immer eine Logik der Unabgeschlossenheit: Gesund, aktiv oder ausgeglichen zu sein ist nichts, was man vollständig erreicht, ein Ziel mit dem man identisch ist, sondern das man ins Unendliche verweisend anstrebt – das Potenzial zur Selbstveränderung ist unendlich.[216] Die Self-Tracking-Techniken können das Gefühl vermitteln, in die gewünschte

---

[214] Duttweiler (2016a: 239) hält ähnlich fest, dass Selbstvermessungspraktiken „bewusst[e] Selbstgestaltung und Selbsttransformation" evozieren. Wie sie richtig anmerkt, ist der Wille sich durch die Nutzung von Medien transformieren zu lassen jedoch „kein Alleinstellungsmerkmal" der Selbstvermessungsapps (vgl. ebd.: 221).

[215] Wie Minna Ruckenstein und Natasha Dow Schüll (vgl. 2017: 267) festhalten, entspinnt sich hier schnell ein ambivalenter Effekt, da potenziell zugleich das Gefühl emergent wird, die beschwerliche Aufgabe der dauerhaften Selbstverantwortung an die Technik delegieren zu können.

[216] Äquivalent lässt sich mit Danholt (2012: 376) im Kontext von Diabetes und vor dem Hintergrund der symbolischen Wertzuschreibung einer Aktivitätsübernahme im Fall von chronischer Krankheit sagen: „An active patient is not something you *are*, but something you *become*" [Hervorhebungen im Original]. Die übliche Unterscheidung zwischen aktiven und passiven Patient*innen wird von ihm angezweifelt, da chronisch krank zu sein fortlaufend bedeutet, im Dialog mit anderen Elementen Handlungsmacht auszuhandeln (ebd.). Hier verweist das Self-Tracking wiederum zugleich auf das „unternehmerische Selbst" im Sinne von Rose (2000 [1996]: 12), wenn er schreibt: Das unternehmerische Selbst „[...] plant eine Zukunft für sich und versucht sich zu formen, um zu werden, was es anstrebt."

Richtung Kurs aufzunehmen, weshalb sie von meinen Interviewpartner*innen vielfach als motivierend charakterisiert werden.

## 7.2.2 Vermittelnde Leib-Körper-Technik-Kommunikationen

Insbesondere in der deutschsprachigen soziologischen Betrachtung des Self-Trackings spielen Fragen nach der Auswirkung der Quantifizierungen auf das eigenleibliche Spüren eine zentrale Rolle (u. a. Gugutzer 2016; Vormbusch/Kappler 2014, 2018; Pritz 2016: 143f.; Villa 2012: 16; Vormbusch 2015; Wiedemann 2016a). Im Folgenden werde ich mich auf diese thematische Debatte beziehen, indem ich die „Assemblage[n] aus Technik, Daten und Körperleib" in ihrer Wirkung auf (neuartige) leiblich-affektive „Erfahrungsmöglichkeiten" beleuchte (Vormbusch/Kappler 2018: 208f.). Dabei werden die Self-Tracking-Techniken – mit Gugutzer (2016: 165) gesprochen – als „leibliche Kommunikationspartner" dargestellt. Dazu knüpfe ich an Studien aus dem Feld der Science and Technology Studies an und stelle dar, dass ein messendes Gerät nicht einfach die Sinne ersetzt, sondern sich in eine distribuierte Wahrnehmung einfügt, die durch Statistiken, Körper, Zahlen, Graphen und Daten konstituiert wird (vgl. Chakkalakal 2011 184; Mol/Law 2004). Wiederum richte ich zuerst den Blick auf Diabetes und anschließend auf das „selbstinitiierte" Self-Tracking.

### Das Messgerät schult und vermittelt das leibliche Spüren

Während unseres Gesprächs verglich Katja explizit ihren Körper mit dem meinigen. Im Gegensatz zu mir sei sie als Person mit Diabetes schlichtweg darauf angewiesen, mikroskopische Körpervorgänge und eigenleibliches Spüren zu beobachten – sei es der „Schweißausbruch an den Fingern" oder die beobachtende Frage: „Wie kribbelt meine Zunge oder meine Finger?" Katja bezeichnet diese Art der Körperwahrnehmung als etwas „Automatisches". Immerhin spritzt sie seit ihrer Kindheit Insulin, so dass die Gefahr von Unter- oder Unterzuckerung jeden Tag präsent ist. Der Eintritt dieser körperlichen Bedrohung wird an konkreten und lokalisierbaren Regionen des Körpers spürbar, weshalb Katja in bestimmte Körperzonen genau „hineinspürt". In der neophänomenologischen Sprache von Hermann Schmitz ausgedrückt, wird die ungewollte Unter- oder

Überdosierung des Insulins an spezifischen „Leibesinseln" (Schmitz 2005: 26) erkennbar, jedoch an subjektiv verschiedenen. Bezogen auf Unterzuckerungen spricht Susann beispielsweise von einem „komischen Körpergefühl". Andere Gesprächspartner*innen kommen im Versuch der Verbalisierung zu konkreteren Antworten wie „weiche Knie", „das Gefühl von Betrunkenheit", „Augenblitze und Wortfindungsstörungen", ein „flaues Gefühl im Magen" oder eine „komische Müdigkeit".[217] Für das traditionell blutige Messen gilt: Nimmt der Leib derartige Anzeichen wahr, wird eine Krise des Körpers wahrgenommen und die Einzelnen entwickeln das Bedürfnis zu messen. Der Leib nimmt wahr, dass etwas nicht stimmt und die Messung vermittelt diese Wahrnehmung an die Technik, die wiederum die leiblich-affektiven Regungen beeinflusst, je nachdem wie der Blutzucker ausfällt. Durch die Verwendung des Blutzuckermessgeräts wird der schwer zu versprachlichende und subjektiv verschiedene leibliche Umweltbezug in ein klassifizierbares medizinisches Einordnungssystem übertragen. Dieser Statuswechsel des innerlichen Spürens zu einer formal repräsentierbaren und kommensurablen Größe lässt sich mit Vormbusch und Kappler (2018) als „Leibschreiben" bezeichnen. Leiblich-körperliche Vorgänge werden durch technisch geschriebene Zahlen „kommunikativ verfügbar und dadurch auch kontrollierbar gemacht" (Heintz 2010: 166).

Diabetes lässt sich, wie in Kapitel 5 gezeigt, als Alltagsmathematik (siehe dazu S. 138) beschreiben, deren numerisches Präzisionsbestreben vor allem der Stabilisierung des Stoffwechsels gilt, das heißt Unter- oder Überzuckerungen sollten möglichst vermieden werden. Dabei werden Patient*innen dazu angehalten, sich im alltäglichen Vermeiden von Unterzuckerungen in leiblicher Selbstwahrnehmung zu üben, um eine eventuell sich anbahnende Unterzuckerung und damit die Gefahr von Ohnmacht rechtzeitig zu „fühlen" (vgl. Mol/Law 2004: 47; Wiedemann 2016b: 314). Ein geübter „Innenblick" kann auf Unterzuckerung verweisende leibliche Regungen differenzieren, so dass dem Körper schnellstmöglich Glukose zugeführt werden kann. Ein mögliches Instrument für ein „'Training' des Leibes" (Pritz 2016: 143) ist wiederum das Messgerät, wenn zum Beispiel vor der jeweiligen Messung ein Wert geschätzt wird. Entsprechend können die Geräte dazu beitragen, das subjektive Empfinden mit dem Messergebnis abzustimmen (vgl. Mol 2000: 16, 19).

---

[217] Aber auch der akut angestiegene Zuckergehalt im Blut, das heißt die Überzuckerung führt zu Symptomen wie Müdigkeit, Schwindel, erhöhtem Durst oder Übelkeit. Unter- und Überzuckerung sind teilweise gefühlsmäßig sogar schwer zu unterscheiden.

Viele meiner Interviewpartner*innen geben an, derzeit ein geschultes Gefühl für ihren Blutzucker zu haben. Etwa bezeichnet Erik die Glukosemessung prinzipiell als „Gefühlssache", denn neben der obligatorischen Messung vor dem Essen, messe er nur, wenn er etwas fühle. Katja litt hingegen viele Jahre an einer sogenannten „Hypowahrnehmungsstörung", das heißt das Gefühl für Unterzuckerungen war nicht mehr da, was sie „sehr nervös und unsicher machte." Erst nach einer ambulanten Schulung, in der sie sich „neu lesen" lernte, konnte sie nach eigener Aussage wieder „Gelassenheit entwickeln."[218] Einerseits erklärt Katja, dass ein Sich-lesen-Können möglich mache, nicht völlig auf das „Messgerät angewiesen" zu sein. Anderseits berichtet sie im Gespräch von einem kurz zuvor stattgefundenen Erlebnis ohne Messgerät: Bei einem Tagesausflug in eine andere Stadt hatte sie ihr Messgerät zum ersten Mal vergessen. Ohne das Messgerät habe sie sich auf einmal „echt hilflos gefühlt", so dass sie letztendlich in die Apotheke ging, um den Blutzucker messen zu lassen. Deutlich wird ein Ineinandergreifen von Technik und Wahrnehmung, da das Messgerät Teil von Katjas wohlgestimmtem leiblichen „Zur-Welt-sein[s]" (Merleau-Ponty 1966) ist. Diese Ko-Abhängigkeit ist nicht zuletzt darin begründet, dass eine Verwechslung mit anderen leiblichen Wahrnehmungen möglich ist. Denn ein „komisches Gefühl" (Susann) wird häufig sofort somatisiert und im Blutzucker verortet. Entsprechend erzählt Sven, dass Fahrradfahren „immer so eine Sache" sei, da „man natürlich durch die Anstrengung zittern oder schwitzen kann", was gleichzeitig seine subjektiven Anzeichen für eine Unterzuckerung sind. Auch Ada berichtet von Tagen, in denen sie in stressige Situationen im Bus komme, vielleicht noch nichts gegessen habe und ihr Körper zu zittern beginne. Als erstes entständen Befürchtungen wie: „Oh Gott, vielleicht rutsche ich gerade total ab", jedoch ist zugleich denkbar, dass sie „einfach nur richtig Hunger" habe. In derartigen Situationen ordnet und unterstützt das Messgerät die Körperwahrnehmung, gleichzeitig kann es auch definitorisch agieren. Entsprechend erzählte eine Frau beim *Barcamp* von einem Rennradurlaub in den Bergen. Eigentlich habe sie gedacht,

---

[218] Sich „lesen" (Katja) zu können geht also mit einer gewissen Freiheit einher. Daran anknüpfend ist ein Verweis auf die griechische Definition eines „free man" interessant, den Annemarie Mol in einer Studie zu Diabetes zieht: Ein freier Mann wurde als jemand definiert, der Kontrolle über Körpervorgänge und bewusste Körperfunktionen hat. So schreibt Mol: „[A]s a Greek citizen, you were supposed to train yourself in order to bring your voluntary muscles under ever better command of your will" (Mol 2008: 32).

„Angst vorm Runterfahren" zu haben und dann habe sie beim Messen festgestellt, dass ihr Körper eher beim Rauffahren Adrenalin ausschütte, was den Blutzucker steigen ließ.

In den genannten Beispielen wird sichtbar: insbesondere im Rahmen der traditionellen Messung des Glukosegehaltes im Blut *stehen Leib, Körper und Messgerät in einem komplexen Dialogverhältnis.* Im Zuge der Digitalisierung der Diabetestherapie ist es nun analytisch interessant zu fragen, ob sich dieses Dialogverhältnis verschiebt, da der Blutzucker nicht mehr entschieden und manuell erzeugt werden muss. Denn im Falle der *CGM*-Technik wird der Stoffwechsel im Minutentakt via Sensor an ein Lesegerät übermittelt und somit kontinuierlich in einen Zahlen-, Daten- und Kurvenkörper übersetzt. Somit wird die Krise des Körpers auf Dauer gestellt, da nicht mehr nur vor dem Essen oder im Falle einer leiblich-affektiven Berührung ein Messwert hergestellt wird. Das automatische und mikroskopische In-sich-Hören bekommt im Falle der *CGM*-Verwendung technisch-funktionalen Beistand in Form eines Alarmtons, der ausgesendet wird, sobald der Stoffwechsel schwankt. Prinzipiell wird die auf den Diabetes gerichtete Sinnlichkeit „entlastet" und kann auf andere Dinge ausgerichtet werden. Dies gilt auch für das *Libre*, das zwar keinen Alarmton hat, aber schnell ist das Lesegerät an den Sensor am Oberarm gehalten und der Glukosewert samt Trendpfeil verortet die leibliche Empfindung somatisch oder eben nicht.

Susann geht interessanterweise davon aus, durch die Benutzung des *CGM* den Abgleich von subjektivem Gefühl und „objektiver" Messung noch besser „geschult" zu haben. Sie sagt: „Durch diese Kurven und vor allem durch diese Trendpfeile, die du beim *CGM* hast, lernst du ganz viel über deinen Körper." Häufig habe sie schon bei einem normalen Wert von 120 bereits Anzeichen von einer Unterzuckerung gehabt und das *CGM* habe „tatsächlich gesagt, der Blutzucker nimmt ganz stark ab", so dass der Abgleich von *CGM*-Daten und subjektivem Gefühl „ganz stark das Gefühl für hohe und tiefe Werte verbessert" habe. Im Fall von Susann hat die kontinuierliche Aufzeichnung die Macht, den Dialog zwischen Gerät, Körper und Gefühl zu intensivieren. Mit dem Erwerb des *CGM* wurden *Trendpfeil, Kurve und Alarmton zu neuartigen Ko-Akteuren ihrer realen körperlich-leiblichen Introspektion.*219 Dass die digitalen Akteure den Leib-Körper-Technik-

---

219 In gewisser Weise wird der Diabetes durch die kontinuierliche Aufzeichnung verobjektiviert, denn als ich frage, wie und wo Susann die Krankheit im Körper verortet, sagt sie: „Eigentlich findet der [Diabetes] eher außerhalb von meinem Körper statt, als Datensammlung irgendwie."

Dialog nicht nur intensivieren, sondern auch schwächen können, werde ich unter Punkt 7.2.3 aufzeigen.

Auch andere digitale Self-Tracking-Anwendungen, die nicht ausschließlich an Personen mit Diabetes gerichtet sind, initiieren ein Training des Leibes. Entsprechend berichtet Johanna im Interview, dass sie eine Zeit lang verschiedene Apps ausprobierte, mit dem Ziel in einer „passenden" Leichtschlafphase geweckt zu werden. Mittlerweile stelle sie sich keinen Wecker mehr, da sie mithilfe der App geschafft habe ihre „innere Uhr zu polen". Auch können etwa Menstruations-Apps leibliche Empfindungen schulen. In einem informellen Gespräch erzählte mir eine Bekannte, dass sie seit der Verwendung einer solchen App zum ersten Mal ihren Eisprung fühle, denn die App datiert den Termin für diesen periodischen Körpervorgang. In beiden Beispielen werden leiblich-körperliche Vorgänge als etwas repräsentiert, das zeitlich terminiert oder ausgebildet werden kann.

### Self-Tracking-Programme als dialogische Partner*innen der leiblichen Introspektion

Im Fall der selbsternannt Messenden besteht prinzipiell keine Notwendigkeit, leibliche Empfindungen im Sinne einer medizinisch definierten Körperkrise zu hinterfragen. Vielmehr ist die kulturelle Implikation der $QS$-Bewegung, den „natürlichen" Körper mit seinen analogen und subjektiven Sinnen als unzureichend zu diskreditieren, da er den Anforderungen und Potenzialen des Informationszeitalters nicht gerecht werde (vgl. Ruckenstein 2014: 69). In einer immer komplexer werdenden Welt sollen die digitalen Techniken die als bedroht erachtete Möglichkeit zur Introspektion gewähren.

Vera merkt im Interview gar an, dass moderne Menschen ihrem Gefühl nach die Sprache für ihren Körper „verloren, aber durch nichts anderes ersetzt" haben. Vor dem Hintergrund dieses als ungenügend ausgemachten Köperbezugs findet

---

Was Petra Gehring über den aufgrund des Mutterpasses generierten Daten-Körper von Schwangeren schreibt, lässt sich im Fall von Susann auf Self-Tracking übertragen: „Er durchdringt die soziale Erfahrung, die den Körper für uns evident macht und seine ‚Natur' konstituiert. Und er stiftet auch ‚Natur'. [...] Man wird sich zu der in den Biodaten gelegenen Realität als etwas verhalten, das ‚objektiv' Teil des eigenen Körpers ist" (Gehring 2006: 28).

sie es spannend zukünftig zu beobachten, „ob die Daten uns vielleicht eine andere Sprache wiedergeben". Diese Einschätzung stützend diagnostizieren Nafus und Neff (2016: 75): „The data becomes a ‚prosthesic of feeling', something to help us sense our bodies or the world around us". Zu unterstreichen ist dabei, dass es sich hier um eine Hilfestellung handelt, nicht um einen Ersatz eines verlorenen Körpergefühls. Eine etwaige Verlust-Ersatz-Erzählung wäre abstrakt und vorempirisch. Mit Lindemann (vgl. 2017a: 261) schlage ich vielmehr vor, die Technik nicht als Sinnes- oder Körperersatz zu verstehen, sondern zeige, *dass die Technikverwendung eher einer Prothese (inter-)subjektiver Kommunikation gleicht.*

Entsprechend wurde in Kapitel 6 deutlich, dass einige meiner Interviewpartner*innen den Prozess des manuellen Self-Trackings als Moment der selbstbezogenen Achtsamkeit erfahren (siehe dazu 6.3.2). So wurde gezeigt, dass häufig das „doing" selbst hervorgehoben wird, indem das Aufzeichnen eine „ruhige Minute des In-Sich-Gehens" (Stefanie) zu initiieren vermag (siehe dazu S. 223).[220] Man könnte also sagen, die Programmatik der Anwendungen trägt und unterstützt die leibliche Introspektion. Indem sie in alltägliche Herausforderung eingespannt werden, schaffen Prozesse wie das Öffnen einer App oder die numerische Eingabe gefühlt Zeitinseln der Ruhe. Das leibliche In-Sich-Hineinhorchen repräsentiert sich dabei nicht als phänomenologisch obligatorisch, sondern es bedarf ähnlich der Ermittlung des Blutzuckers a priori eines technischen Beistands. Der wahrnehmende Körper, der über Seh-, Tast-, Hör- oder olfaktorische Erlebnisse eine Vermittlung von innen nach außen ermöglicht, wird mit einer Sensortechnologie assembliert.

In diesem Zuge erfährt die leiblich-affektive Introspektion jedoch häufig auch eine für die Gegenwart typische Somatisierung.[221] So bietet zum Beispiel die *Samsung Health App* eine Evaluierung des „Stresspegels" an, bei der Puls und Sauerstoffsättigung gemessen werden.[222] Nachdem ein Finger auf den Sensor der Smartphone-Kamera gelegt wurde, wird der eigene „Stresspegel" auf einem farblichen Balken markiert, wobei eine rote Seite auf einen hohen und eine grüne

---

[220] Marinus sagt im Interview, er müsse Erlebnissen immer eine Struktur geben und die Vermessung biete Anlass diese von „innen nach außen [zu] reflektieren" und „neu [zu] verarbeiten". Im Sinne der Phänomenologie Plessners bespricht Marinus hier intuitiv eine anthropologische Konstante: die „exzentrische Positionalität" (Plessner 1975). Damit ist gemeint, dass leibliche Akteure sich auf ihre Umwelt beziehen und „zugleich reflexiv darauf bezogen sind, dass und wie sie ihre Umwelt beziehen" (Lindemann 2017a: 263).

[221] Zu umfassenden Prozessen Somatisierung und Biomedikalisierung siehe S. 65ff.

[222] Siehe: http://www.samsung.com/de/apps/samsung-health/. Zugegriffen: 20.10.2018.

Seite auf einen niedrigen Pegel verweisen möchte. Durchaus als sozial zu verstehende Probleme wie Stress oder alltägliche Belastungen werden also in somatische und medizinische Relevanzen übersetzt.

Darüber hinaus spricht die Software der Anwendungen häufig mit den Nutzenden in intimer Sprache. Ähnlich eines partnerschaftlichen oder freundschaftlichen Gegenübers fragt zum Beispiel die Emotions-App *Daylio* zu einem vordefinierten Zeitpunkt: „Wie geht es dir?" oder „Was hast du gemacht?" Sobald mit der Software über einen längeren Zeitraum nicht kommuniziert wurde, bekommen die Nutzenden eine Benachrichtigung, in der es heißt: „Es war recht still hier ohne dich".[223] Viele Self-Tracking-Techniken arbeiten mit derartigen dialogischen Anreizen und können „soweit in den Kontext von Kommunikationsbeziehungen integriert werden, daß sie die Anwesenheit" (Lindemann 2005: 128) von Interaktionspartner*innen potenziell ersetzen (vgl. ebd.). Dabei eröffnet die Software jedoch keine vielschichtigen oder zeitintensiven Dialoge, da die eigene Antwort durch die Auswahl numerischer oder graphischer Zeichen vordefiniert wird. Folglich betont Louis: „Auf einer Skala fällt es mir deutlich leichter, das Ganze in Worte zu fassen." Gefühle sprachlich zu beschreiben sei für ihn „oftmals viel schwieriger", weil man „weniger Nuancen" habe, das heißt man könne „sagen: naja gut, aber irgendwie nicht so gut." Auf einer quantitativen „Skala von eins bis zehn" könne er hingegen „acht sagen" und zwischen den neun weiteren Zahlen die Antwort genauer positionieren. Die vom technischen Gegenüber eingeforderte Quantifizierung bietet Louis demnach Unterstützung in der Verbalisierung seiner leiblich-affektiven Empfindungen, wobei man entgegenhalten könnte, dass auch gesprochene Sprache neben gut und schlecht weitere emotionale Differenzierungsgrade kennt. Jedoch betonte Louis im Gespräch einen stressigen Alltag zu haben und mit Bettina Heinz gesprochen lässt sich festhalten: „‚numbers travel better and faster than words'" (Heintz 2010: 167). Im Dazwischen des Alltags ermöglichen die Self-Tracking-Apps beschleunigt (Selbst-)Gespräche. Somit wird eine *neue technisch-numerische Form des Dialogs mit sich selbst und einem technischen Gerät* hervorgebracht. Doch auch in der Kommunikation mit anderen Personen gelten Zahlen als vorteilhaft, wie Stephan betont. Denn auf die Frage, wie er geschlafen habe, könne er nun differenziert mit Daten antworten, was objektiver sei als ein

---

[223] Siehe: https://daylio.webflow.io/. Zugegriffen: 20.10.2018.

vages: „Danke. Ich habe gut geschlafen". Eine Prozentangabe seiner Tiefschlaf-
phase erweckt bei Stephan den Eindruck, eine interpretationsfreie Beschreibung
der Wirklichkeit zu sein.

### 7.2.3 Sensorische Transportwege: Körper vermessen und Leib vergessen?

Im Rahmen einer abschließenden interpretativen Sichtweise werde ich das Verhältnis von einem verobjektivierten Körper und dem Leib als „Nullpunkt der
Erfahrung" (Plessner 1970: 41) diskutieren.[224] Wie viele bildgebende Technologien in der Medizin produzieren die digitalen mobilen Technologien einen abstrakten Körper, dessen innere Vorgänge simultan angezeigt und sichtbar gemacht
werden (vgl. Lupton 2013b: 398; siehe dazu Burri 2008a). Medizinischen Repräsentationen des Körpers als Bild, Zahl oder Kurve ähnelnd, zergliedert und
verobjektiviert jede Self-Tracking-Apparatur den Körper aus Fleisch und Blut
(siehe dazu S. 39f.), ganz gleich ob es sich um das diabetesrelevante *CGM* oder
eine Fitness-App handelt.

Bisher habe ich vor allem betont, dass die Einzelnen durchaus einen leiblich-
affektiven Bezug zu ihren Zahlen-, Daten- und Kurvenkörpern aufbauen (vgl.
dazu auch Wiedemann 2016b: 316). Doch gleichzeitig muss konstatiert werden,
dass sich die Zahlenzeichen zwischen die Person und ihre leiblich-körperlichen
Bezüge stellen können. Beispielhaft vermuten Jörg Strübing et al. (2016: 272) eine
„reale Entfremdung der Vermessenden von ihrem eigenen Körper" und Stefan
Selke (2014: 292) begreift die digitalen Vermessungspraktiken als „eine mediale
Prothese, bei der Wahrnehmung und Körperfunktion in digitale Systeme ausge-
lagert werden." Mit der Vermessung verschiebe sich der Fokus der Wahrnehmung vom eigenen Gefühl zu den Datenreihen (vgl. ebd.: 78). Uwe Vormbusch
(2015: 15) nimmt gar an, dass die Selbstvermessenden ihren „eigenen Leib qua
Messung in ein Ding verwandeln." Ähnlich vermutet auch Paula-Irene Villa
(2012: 16) in der „Körperbesessenheit" der Self-Tracking-Kultur eine „Leibver-
gessenheit".

---

[224] Hinzugefügt sei die Notiz, dass die folgenden Ausführungen vornehmlich theoretisch sind, da
sich das an einen absoluten Ort gebundene eigenleibliche Spüren nur bedingt empirisch und
dezentral rekonstruieren lässt. Allerdings ergeben sich daraus weitere Blickwinkel zur Interpretation der empirischen Ergebnisse.

Auf der einen Seite wird das leiblich-affektive Spüren beim Self-Tracking insofern vergessen, als dass es als unzulänglich markiert wird (vgl. Wiedemann 2016a: 87). Auf der anderen Seite lässt sich aus phänomenologischer Sichtweise entgegenhalten, dass der Leib als „passiv spürende und spürbare Selbstwahrnehmung" (Gugutzer 2008: 183) nicht vergessen werden kann, da auch unter der Bedingung digitaler Vernetzung im Hier und Jetzt agiert wird (vgl. Lindemann 2017b: 58). Es kann nur eng am oder im Tiefenraum des biologischen Körpers maßgenommen werden, egal ob es um den Umfang des Oberarms, die Länge vom Zeh zur Ferse oder die Pulsfrequenz pro Minute geht. Der leiblich-affektive Umweltbezug ist hingegen privat, vorsprachlich und nicht in quantitative Einheiten übersetzbar (vgl. Mol/Law 2004: 43).[225] Nicht das leibliche Hier-und-Jetzt, sondern *flüchtige und fragmentierte Körpersituationen lassen sich in unerschöpflichem Ausmaß auf einer Speicherkarte verewigen.* Um dieses dynamische Zusammenspiel von Leib, Körper und Verobjektivierung dichter beschreiben zu können, lohnt es sich, die numerischen Übersetzungsprozesse auf verschiedenen zeitlichen Ebenen zu betrachten.

### Self-Tracking als gespeicherte Vergangenheit

Eine Bewegungs-App wird während des Laufens beauftragt, verschiedenste Metriken einzusammeln. So ist zum Beispiel einsehbar, wie lange man vor vier Wochen gejoggt ist, welche Distanz zurückgelegt wurde oder wie viele Kalorien verbraucht wurden. In der Datenaufzeichnung unsichtbar gemacht ist, ob man am Supermarkt vorbeilaufend Durst verspürte, nach 20 Minuten das Knie zwickte oder an der Ecke zum Park ein leichter Schwindel nervte. Zwar kann der Leib nicht vergessen werden, jedoch vergisst der Datenkörper konkretes situatives Spüren. Suggeriert wird eine Unmittelbarkeit des Datenkörpers, der jedoch eine „mehrstufig[e] Transposition von Information" (Gugerli 1998: 5) vorausgeht. In einem historisch unbekannten Ausmaß fixieren die digitalen Vermessungsapparate das Vergangene. So kann es zwar immer wieder angeschaut werden, doch zugleich vernebeln sie vergangene leibliche Erfahrungen. Letzteres ist per se unabwendbar, doch wirft das Unsichtbarmachen der situativen Befindlichkeit ein perspektivisch erweitertes Schlaglicht auf ein zentrales Ergebnis meiner Feldforschung: die meisten meiner Interviewpartner*innen haben Schwierigkeiten oder

---

[225] Angst, Freude, Hunger und Lust lassen sich wohl kaum in mehrere Teile zerlegen, denn eine „halbe Angst, zwei Drittel Freude, drei Viertel Hunger etc. gibt es nicht" (Gugutzer 2012: 49).

zeigen Unlust, die numerischen Aufzeichnungen nachgelagert zu analysieren (siehe dazu S. 148f.). Sie erkennen die Kontextlosigkeit der numerischen Aufzeichnungen und müssen sich häufig explizit an die Situation der Messung zurückerinnern, um das Abgebildete zu verstehen (siehe dazu 213f).[226] Denn die „Vergangenheit des Leibes", so hält Lindemann fest, „gibt es nur, wenn sie aktiviert wird" (Lindemann 2017a: 275).

Durch die Möglichkeit einer akribischen Zahlenaufzeichnung entsteht gleichzeitig ein qualitativ neues Verhältnis zur Vergangenheit. So können die Daten die aktuelle Stimmungslage beruhigen, wenn sie – wie in Kapitel 6 beschrieben – schlichtweg „beweisen", dass sich emotionale Zustände verändern und in die Zukunft gerichtet antizipierbar wird, dass sich ein Unwohlsein im Hier-und-Jetzt sehr wahrscheinlich legen wird und bessere Tage folgen (siehe dazu S. 233). Gleichzeitig kann die Fixierung der Vergangenheit in Form einer „kontinuierlich sich vergrößernden Ansammlung von Datendetails" dazu führen, dass die Einzelnen auf diese „festgelegt werden", „sowohl von anderen als auch von sich selbst" (Lindemann 2015: 47). Denn in der Bewegungs-App ist ebenso gespeichert, dass man vielleicht in den letzten vier Wochen nur drei Mal joggen war. Solche Häufigkeiten lassen sich leicht an selbst- oder fremdgesetzte Normalvorstellungen anlegen, so dass wiederum eine gegenwärtige Enttäuschung potenziell nicht weit entfernt liegt. Richten wir also den Blick auf die Gegenwärtigkeit des Self-Trackings.

### *Self-Tracking als Desorientierung der leiblichen Gegenwart*

Als Schulung des Leibes haben die Vermessungspraktiken Einfluss auf das gegenwärtige leibliche Spüren. Doch zugleich automatisieren die digitalen Messgeräte die gegenwartsbezogene eigenleibliche Kommunikation bis zu einem gewissen Grad. Prinzipiell braucht Ada in der zuvor beschriebenen Situation des Busfahrens (siehe dazu S. 255) nicht sinnlich differenzieren, ob sie Hunger hat, ihr Blutzucker sinkt oder beides zutrifft, denn der „Glukose-Scan" mittels des *Libre* kann grenzenlos ausgeführt werden. Jene Grenzenlosigkeit kann allerdings die

---

[226] Gleichzeitig wünschten sich viele Interviewpartner*innen sowohl im Kontext von Diabetes als auch im Kontext von *QS* technische Applikationen, die Interpretationsprozesse einleiten und unterstützen.

gegenwärtige leibliche Empfindsamkeit desorientieren, wie ein Textauszug aus einem Diabetes-Blog deutlich macht:

> „Trotzdem macht mir diese Sucht nach dem Scannen auch ein bisschen Angst. Einfach aus dem Grund, dass es irgendwie blind für die Signale des Körpers macht. Ich habe ein hervorragendes Gefühl für meine Blutzuckerwerte. Aber seit ich meine Werte jetzt mit dem FGM messe und dadurch immer weiß, wo ich mich befinde, von wo ich komme, fühle ich mich ein bisschen wie beim Autofahren mit Navi. Man verlässt sich komplett auf das, was einem angezeigt bzw. gesagt wird und achtet selber nicht mehr so genau auf den Verkehr, beziehungsweise in diesem Fall auf die Signale des Körpers."[227]

Beschrieben wird die Angst davor, dass die Präzision des digitalen Messgeräts das eigentlich gute Gefühl für den Blutzucker desorientiert. Indirekt wird auf den gespeicherten Glukoseverlauf und den richtungsgebenden Trendpfeil verwiesen, was die Autorin sinnbildlich mit einem Navigationssystem vergleicht, das ebenso häufig die Zuschreibung erhält, die eigenleiblichen Richtungssinne zu irritieren. Auch andere nicht-medizinische Self-Tracking-Anwendungen werden medial als Versinnbildlichungen technisierter Verblendungsgefahren des leiblichen Gegenwartsbezugs angeführt: Eventuell glaube eine Person daran „schlecht geschlafen zu haben, weil ein Gerät eine schlechte Schlafqualität gemessen hat – auch wenn derjenige sich eigentlich ausgeruht und bereit für den Tag fühlt."[228] Ein derartiger Konflikt zwischen der subjektiven Wahrnehmung und dem Datenkörper ließ sich in meinem Interviewmaterial bezogen auf die selbsternannten Vermessenden nicht ausmachen. Personen mit Diabetes gaben hingegen Auskunft darüber, gelegentlich von der Zahl auf dem Bildschirm verwundert zu sein.

### *Die fragmentierte Zukunftsfixierung des Self-Trackings*

Das In-Kraft-Treten von komparativen und zukunftsbezogenen Ich-Vorstellungen ist ein zentraler Effekt der numerischen Protokollierung von Schlaf, Bewegung oder Arbeitsverhalten. Entsprechend habe ich nachgezeichnet, dass die Einzelnen von ihren Datenaufzeichnungen durch Projektionen des Werdens affiziert werden. Vor dem Hintergrund meiner Feldforschung werden die Vermessungen

---

[227] Die Abkürzung „FGM" steht für Flash Glucose Monitoring, was ein anderer Ausdruck für das *Libre*-System ist. Siehe: http://www.dia-beat-this.de/2014/11/uber-spatzunder-und-das-fgm-teil-2.html. Zugegriffen: 19.06.2017.

[228] Siehe: http://www.wirtschafts-news.org/news/article/quantified-self-das-eigene-leben-mess-bar-machen.html. Zugegriffen: 20.10.2018.

weniger als Datenzwilling im Sinne eines „Ich messe, also bin ich" (Koller 2012) wirksam, als im Sinne eines performativen und unendlichen: Ich messe, also werde ich.

Phänomenologisch anzumerken ist jedoch, dass leibliche Selbste beständig aus ihrer Gegenwartsverhaftung heraus „zwischen der Wahrnehmung der Umgebung, dem Erleben des eigenen Zustandes und der erwarteten Zukunft" vermitteln (Lindemann 2017b: 58). Unter Einsatz der digitalen Beobachtungsagenturen werden abstrakte Elemente in diesen Weltbezug eingespeist und die Personen treten aus der Ganzheitlichkeit ihrer leiblichen Erfahrung heraus, so dass der Körper-Leib potenziell zu einem Ort „reflexiver Beobachtung und strategischer Interventionen" wird (Vormbusch/Kappler 2018: 227). Zum Beispiel wird die ganzheitliche Situation des Schlafens delokalisiert und auf isolierbare Körperfaktoren reduziert, die die Komplexität des Schlafs nicht annähernd wiedergeben können (vgl. Gugutzer 2016: 176). Doch gerade diese Zergliederung eines sich ernährenden, laufenden oder schlafenden Körpers, die Verortung des Körpers in einer formalisierbaren zeitlichen Matrix von Stunden, Tagen oder Monaten, schürt die Hoffnung auf selbstbezogene Veränderung. Denn der auf Zahlen reduzierte Körper ist ein vergleichbarer und normalisierter Körper, der sich im Hier-und-Jetzt schnellzügig an fremd- oder selbstgesetzten Erwartungen, kulturellen Subjektidealen oder anderen Körpern zu orientieren vermag.


## 7.3 Zwischenresümee


In das Makroskopische des Sozialen verweisend, kann festgehalten werden, dass das Self-Tracking gerade aufgrund der vielschichtigen leiblich-affektiven Berührung zu einer bedeutsamen, subjektkonstituierenden Praxis wird. Die vorliegende Arbeit ist von der Annahme durchzogen, dass zeitgenössisch-symbolische Subjektideale mit den Self-Tracking-Angeboten verwoben sind und im Sinne eines Übens am individuellen Körper verkörpert werden (siehe dazu S. 89f.). Ein Blick auf die konkreten sozio-materiellen Praktiken zeigte, *dass der Körper nicht schlichtweg als Trichter agiert, der gesellschaftliche Diskurse passiv einlagert* und dadurch im Sinne der Gouvernementality Studies (siehe 2.2.2) unmittelbar produktiv macht. Insbesondere vor dem Hintergrund des vorliegenden Kapitels lässt sich die Relevanz des aktiven körperlichen Spürens als einem maßgeblichen Aspekt des (Ein-)Übens,

Vermittelns oder Austestens von selbst- und fremdgenerierten Erwartungen hervorheben. Festzuhalten ist: Die Praxis der digitalen Selbst- und Körpervermessung ist nicht nur ein rationales, sondern zugleich ein emotionales Projekt.

In einer *ersten* interpretativen Sichtweise wurde im Rückblick auf Kapitel 5 und 6 dargestellt, dass die Einzelnen ambivalent gelagerte, affektiv-leibliche Beziehungen zu den Vermessungspraktiken ausbilden. Im Hinblick auf das kontinuierliche diabetische Datenfeedback liegen Beruhigung und Beunruhigung gleichsam auf Messers Schneide. Eine Ambivalenz und potenzielle Gegensätzlichkeit der Effekte, so das grundlegende Ergebnis, ist den neuen digitalen Vermessungspraktiken inhärent. Die Effekte müssen entsprechend in ihrer Bedeutsamkeit beständig ausgehandelt werden: Gerade, weil „Körperereignisse" häufig erratisch sind, steht einem „learning to be affected" ein notwendiges „learning *not* to be affected" gegenüber. Die digitalen Techniken tragen also Affektstrukturen in sich und affizieren die Nutzer*innen, was ebenso im Kontext des selbsternannten Self-Trackings deutlich wurde. Hier vermittelt das Datenfeedback vor allem ein Gefühl des Werdens. Dass im Wunsch nach Veränderung Frust und Stolz gleichsam beieinander liegen, ist offensichtlich. Eine *zweite* interpretative Sichtweise zeigte: Im Kontext von Diabetes schult, ordnet, unterstützt oder definiert das Messgerät die leibliche Körperwahrnehmung. Doch auch im Kontext des „freiwilligen" Self-Trackings agiert die Messtechnik ähnlich eines freundschaftlichen oder partnerschaftlichen Gegenübers, so dass zwischen Alter und Ego, zwischen Innen und Außen kommuniziert wird. In einer *dritten* Sichtweise wurde deutlich, dass sich der leiblich-affektive Zugang zur Welt grundsätzlich einer Zählbarkeit entzieht, so dass das situative und subjektive Befinden im Vergrößerungszoom der Zahl chiffriert und entkörperlicht wird. Nicht zuletzt ist dies ein analytischer Schlüssel für die Feststellung, dass meinen Interviewpartner*innen eine nachträgliche Auseinandersetzung mit den Daten häufig schwerfällt bzw. die Daten als dekontextualisierte Informationen erfahren werden. Ein kontinuierlicher Zahlenspiegel, so wurde deutlich, kann zugleich den gegenwärtigen leiblichen Bezug trainieren, desorientieren oder die Ganzheitlichkeit einer Situation fragmentieren, da die Zahlen eben nur isolierte Körperfunktionen und nicht den Leib „als Ganzes" abbilden können.[229]

---

[229] Die Darstellungen möchten nicht den Eindruck vermitteln, dass die Zahlen als Puppenspieler*innen der Subjekte begriffen werden, immerhin kann das Self-Tracking stets ab- oder unterbrochen werden – selbst Personen mit Diabetes können entscheiden, zeitweilig ihren Blutzucker nicht zu messen.

# 8 Schluss

Vom ersten Verkauf eines Smartphones 1994[230] bis ins gegenwärtige Jahr 2019 hat sich das Gerät als allgegenwärtiges Gebrauchsobjekt in den Alltag eingeschrieben. Neben seiner Funktion als Telefon ist es zugleich Fotoalbum, Kalender, Notizblock, Nachrichtenjournal, Adressbuch, E-Mail-Postfach, Musikanlage und Echtzeit-Postkarte. Für die hiesige Thematik zentral ist jedoch die Tatsache, dass das Smartphone zudem entscheidendes Instrument der Körper- und Selbstvermessung wurde – oder schon fast „das Gehirn des Diabetes" ist, wie mein Interviewpartner Max es ausdrückte. Waren Fitnessarmbänder und Aktivitätstracker 2013 zu Beginn meiner Feldforschung noch sehr teuer, zieren sie mittlerweile viele Supermarktkassen oder werden von Unternehmen an Beschäftigte verteilt.[231] Es ist also kein Privileg klinischer Apparate, den Substanzkörper als Zahlen-, Daten- und Kurvenkörper zu erblicken: smarte Messgeräte können dies mittlerweile ebenso gut.

Ziel der vorliegenden Studie war es, zu erforschen, wie das in den letzten Jahren immer populärer werdende Self-Tracking als indizierte (Diabetes) und „selbstinitiierte" (*QS*) Praxis in den Alltag übersetzt wird. Unter Einsatz ethnographischer Methoden rückten das technisch vermittelte „enactment" (Mol 2002) und das situative Bedeutsam-Machen der Zahlen ins Zentrum der Analyse. In den Sozial- und Kulturwissenschaften wurde das Self-Tracking lange vor allem in seiner biopolitischen Zweckmäßigkeit, vor dem Hintergrund gesellschaftlicher Optimierungsanrufungen oder als neoliberale Regierungsweise erkundet. Das selektive Vorhandensein von Erkenntnissen über die – von konkreten Akteuren getragenen – Vollzugswirklichkeiten wurde als Schwachstelle des Diskurses ausgemacht und zum Ansatzpunkt der Feldforschung genommen. Indem ich die Analyse praxistheoretisch gerahmt und konzeptuelle Anleihen bei den Science and Technology Studies gemacht habe, war es möglich, auch das verteilte Mit-Praktizieren technisch-materieller Akteure einzubeziehen. Die praxistheoretische Ausrichtung versprach den Vorteil das Self-Tracking-Phänomen nicht primär im

---

[230] Siehe: http://www.spiegel.de/fotostrecke/smartphones-feiern-20-geburtstag-fotostrecke-140133.html. Zugegriffen: 20.10.2018.

[231] Vgl. https://www.sbk.org/arbeitgeber/arbeitgeberservice/online-angebote/10000-schritte-aktion-in-unternehmen/. Zugegriffen: 20.10.2018.

Spiegel einer (foucaultschen) Theorie zu untersuchen, sondern in der Fokussierung auf den Vollzug, Wissen über das (in-)stabile Tun der Akteure zu generieren.

Doch bleibt nach einem zentralen Gütekriterium einer guten Ethnographie zu fragen (vgl. Knecht 2013: 100): Inwiefern hat das praxisbezogene Wissen der Akteure dem akademischen Diskurs etwas Neues hinzugefügt? Diese Frage soll im Folgenden anhand von zwölf zentralen Ergebnissen der Arbeit thesenhaft beantwortet werden.

Sowohl im Kontext von Diabetes als auch im Kontext von *QS* habe ich die alltagsweltlichen und körpernahen Vollzüge meiner Interviewpartner*innen in Bezug zu den in die Techniken eingelassenen symbolischen Sollnutzungen bzw. sozio-technischen Skripten gesetzt. Deutlich wurde dabei, was Dawn Nafus und Gina Neff (2016: 161) so formulieren: „Many health technology innovations are built on a concept that people's lives are less complex than what they are." *Das Self-Tracking steht kontinuierlich in Spannung zu anderen Alltagspraktiken und der Körper selbst ist instabil, indem er sich in vielerlei Hinsicht als erratisch und unberechenbar zeigt* **(1)**. „Menschen orientieren sich an Zahlen, manövrieren sich jedoch nicht ‚als Wahrscheinlichkeitsrechner durch den sozialen Verkehr' (Winter/Kron 2015: 463)" (Zillien 2017: 45). Vor dem Hintergrund der wachsenden Bedeutung von Digitalisierung nicht nur im Bereich der Gesundheit, sondern auch bspw. des Lernens und Arbeitens, kommt diesem Befund eine zentrale Bedeutung zu.

Ohne Zweifel erscheinen die smarten Technologien als Transportmittel idealisierter Erwartungen an das Subjekt. *Der Blick auf die konkreten sozio-materiellen Praktiken zeigte jedoch, dass der Körper diese Subjektideale nicht konfliktlos und passiv einlagert. Vielmehr müssen sie erst einen emotional-sinnlichen Effekt im Subjekt erzeugen und im Sinne eines Übens angeeignet werden, um in die Verästelungen von Alltag und Körper eindringen zu können* **(2)**. Die Anstrengung ein präventives, unternehmerisches, flexibel-normalistisches oder somatisches Selbst zu werden, ist verwoben mit Körpererfahrungen, verweist auf ein ständiges Tun und wird im verteilten Dialog mit heterogenen Entitäten ausgehandelt.

Der empirische Teil der Arbeit versammelte drei Kapitel, die das Self-Tracking als veralltäglichte, selbstbezogene und verkörperte Praxis in den Blick nahmen. Im Kontext von Diabetes illustrierte Kapitel 5 die produktive Macht der in die Praxis verflochtenen technisch-materiellen Elemente: Zahlen, Kurven, Daten, Sensoren, Messgeräte oder Stechhilfen sind eingebunden in das Erzeugen von

Realität.[232] Weil die Vermessungspraktiken jeden Tag vollzogen werden müssen, sind sie stets auch wirkmächtige Realitätspraktiken. Im Verlauf meiner Feldforschung wurde das Doing Pancreas zunehmend nicht mehr nur in einer blutigen, sondern auch in einer digitalen Konstellation real gemacht. „Man bekommt" nun nicht nur „immer mehr Zahlen" wie Annabell im Gespräch sagte, vielmehr machen Sensoren den Stoffwechsel kontinuierlich sichtbar. Alarmtöne und neue numerische Kodifizierungen in Form von Kurven oder Datenstatistiken schreiben sich in die Wissensform der Krankheit ein und schaffen neue Kategorien, um die Krankheit wahrzunehmen. Die intensivierten Sichtbarkeiten in Form von kontinuierlich erzeugten Daten- und Kurvenkörpern werden von Therapieerfolgen und verbesserten Langzeitwerten begleitet. Sie laden offensichtlich dazu ein, sich aktiv notwendiges bio-medizinisches Wissen anzueignen, um der Komplexität der Krankheit gerecht zu werden. *Mit dem Gebrauch der digitalen Techniken gehen jedoch immer auch relationale „Realitätseffekte" einher* (3). Einerseits können diabetesrelevante Sorgen materiell verteilt werden, da die erweiterte Sichtbarkeit zu Entlastung und Flexibilisierung führt und andererseits werden neue Normalitätskriterien wie das kontradiktorische Ideal der geraden Kurve freigesetzt.[233]

Kapitel 6 hat gezeigt, wie das „selbstinitiierte" Self-Tracking im Selbstbezug bedeutsam gemacht wird. Die Vermessungstechniken wirken nicht als vorprogrammierte Sinnmaschinen: *Obwohl sie spezifische Verwendungssuggestionen machen und sozio-technische „Skripte" (Akrich 2006) inskribieren, zeigten die vier dargestellten Selbsteffekte, dass die Bedeutung der Selbstquantifizierung im ko-operativen Zusammenspiel mit den technisch-materiellen Elementen und den ästhetischen Visualisierungen hervorgebracht wird* (4). Im Vollzug und im Blick auf die Datengebilde entstehen Gefühle der Selbstsorge, der Acht- und Aufmerksamkeit, der Ordnung und der Modifizierbarkeit. Dabei bewertete ich diese Selbsteffekte als „kurzatmige" Sinnbezüge, da sie einer Logik des Immer-wieder unterliegen. Dennoch werden sie in der alltäglichen Lebensführung produktiv gemacht und lassen in der Konsequenz eine emotionale Bindung zu den Geräten gedeihen.

Daran anknüpfend führte Kapitel 7 beide Kontexte zusammen und zeigte verdichtet ein zentrales Ergebnis der Arbeit: *Obgleich sich die Self-Tracking-Praktiken als*

---

[232] Bezogen auf Kalkulationspraktiken haben bereits die „social studies of finance" (u. a. Callon/Muniesa 2005; Knorr Cetina/Preda 2004; MacKenzie 2006) gezeigt, dass zum Beispiel Formeln, Graphen oder Monitore die Wirklichkeit des alltäglich begutachteten Finanzmarktes erst hervorbringen.

[233] Mehr dazu siehe S. 183f.

*rationalisierter Selbst- und Körperzugang verkleiden, führen die numerischen Kodifizierungen auf vielschichtige Weise zu leiblich-affektiven Berührungen* (5). Dieses analytische Ergebnis hat zugleich Konsequenz für den akademischen Diskurs. *Denn das – im Gang der Analyse gewonnene – praxisbezogene Wissen der Akteure zeigte, dass der (gewählte) praxistheoretische Analyserahmen die Sinnlichkeit des Körpers einbeziehen muss* (6).[234] Dies ist insofern verwunderlich, da Zahlen gemeinhin als Antipoden zu Sinnlichkeit und Emotion erscheinen, da sie als kommunikative Medien eine Objektivitätssuggestion unterbreiten: „Eine Sieben ist eine Sieben, und das ändert sich auch nicht, wenn man sie mit einer Acht vergleicht" (Manhart 2008: 201). Doch durch die mögliche Variation der Zahlen im zeitlichen Verlauf erscheinen einzelne Lebensbereiche, Körper und Selbst als dynamische und zugleich kontrollierbare Instanzen.[235] Die Zahlen, Kurven und Daten motivieren nicht nur dazu beispielsweise ein*e sorgsame*r Patient*in zu sein, sondern halten affektive Projektionen des Werdens aktiv, indem sie den eigenen Lebens-, Körper- und Selbstbezug in den Konjunktiv setzen und die Hoffnung nähren, irgendwann vielleicht gesünder, aufmerksamer, produktiver oder auch langsamer zu werden. *Die in der Praxis freigesetzten Gefühle des Werdens und Gewordenseins zeigen, dass sich das Self-Tracking als subjektivierende und technisch-materiell angeleitete Technologie des Wandels in die Lebensführung einschaltet* (7). Deutlich wird, dass die sich quantifizierenden Subjekte stetig und beständig nach selbstbezogener Veränderung suchen.

Im Kontext von *QS* machte ich eingangs deutlich: die Selbstvermesser*innen beschreiben eine Sehnsucht aus den Daten persönliche Erkenntnisse abzuleiten und Veränderungen nachvollziehbar zu machen.[236] Während es meinen Interviewpartner*innen eher selten gelingt, den numerischen Informationen zuvor unbekannte Erkenntnisse zu entlocken, wirken die Zahlen in der Praxis zum Beispiel als basaler „Beweis, dass [sich] was ändert" (Alexandra). Der zergliederte Zahlen-, Daten- und Kurvenkörper wird über ein leiblich-affektives Einwirken an den Substanzkörper zurückgeholt. So zeigte sich, dass das umfangreiche numerische Feedback das leibliche Spüren nicht nur irritieren kann, sondern auch

---

[234]  Zu einem ähnlichen Ergebnis kommen auch Daniel Rode und Martin Stern (2017: 6f.) im Rahmen einer praxistheoretischen Studie über das „Self-Tracker-Werden".

[235]  Dabei ist anzumerken, dass im Kontext von Diabetes die Variation im Sinne einer weitestgehend möglichen Stabilität der Glukosewerte angestrebt wird (siehe dazu u. a. S. 139).

[236]  Auf der Website der deutschen *QS*-Bewegung heißt es: „Im Vordergrund stehen jedoch die persönlichen Erkenntnisse, welche aus den Daten abgeleitet werden können, sowie die Veränderungen welche sich mit ihnen nachvollziehen lassen" (siehe: http://qsdeutschland.de/info/; Zugegriffen: 20.10.2018). Siehe dazu auch S. 6.

trainiert (Diabetes) und die Self-Tracking-Programme als dialogische Partner der leiblichen Introspektion agieren (*QS*), so dass sich festhalten lässt: die sensorischen „Fühler" greifen in die Wahrnehmung des Körpers ein.

Doch insbesondere im Kontext von Diabetes bleibt dabei fraglich, welcher Alltag und welcher leiblich-affektive Selbstbezug dafür „gemacht" ist, die Effekte des kontinuierlichen Datenfeedbacks „auszuhalten" (vgl. Wiedemann 2016b: 317). Mit der im Zuge der potenzierten Sichtbarkeit gesteigerten Eigenverantwortung geht verstärkt der potenzielle (Selbst-)Vorwurf der Verantwortungslosigkeit einher, so dass Leid schnell nicht mehr der Krankheit zugeschrieben wird, sondern einem Versagen im Umgang damit (vgl. Mol 2000: 21). Zugleich ist damit ein politisches Moment der Selbst-Vermessung benannt: rücken diese Techniken immer näher an die Patient*innen, so sind diese auch mehr und mehr auf sich als Individuen zurückgeworfen, um ihrer Situation Bedeutung zu geben. *Das Soziale und das Kollektive bleiben weitestgehend ausgeschlossen, wenn Gesundheit, chronische Krankheit oder allgemeines Wohlbefinden zwischen Individuum und Gerät ausgemacht werden* (8).

Es lässt sich insgesamt festhalten, dass die sozio-kulturellen Implikationen einer Zunahme digitaler Mess-Apparate gewinnbringend durch die Geschichten verstanden werden können, die Nutzer*innen über die konkrete Auseinandersetzung mit ihnen erzählen. Von meinem empirischen Material abstrahierend, möchte ich im Folgenden auf verschiedenen soziologischen Interpretationsebenen einen abrundenden und assoziativen Blick auf diese Implikationen werfen.

Welche Selbstverhältnisse und Subjektivierungsweisen das Self-Tracking auf längere Sicht etablieren wird, bleibt eine offene Frage. Doch es zeichnet sich bereits maßgeblich ab, dass die numerischen Aufzeichnungen zu einer gesteigerten Selbstproblematisierung des Subjekts führen. Vor allem weil die digitalen Anwendungen offene Einschreibeflächen sind, die – wie am Beispiel der Achtsamkeitswelle gezeigt – diskursive Trends im Feld der Selbsttechnologien flexibel einflechten können (siehe dazu 6.3.2). Erweiterte Sichtbarkeiten erzeugen vergrößerte Selbstbezüglichkeitsfelder – sei es durch den Versuch, einen individuell perfekten Zeitraum für einen Mittagsschlaf zu finden oder festzustellen, dass sich die Anzahl der täglich zurückgelegten Schritte vergrößert, sobald man die Treppe nimmt. Dabei gerät vor allem ein isoliertes Subjekt ins Netz der normalistischen Zahlen. Denn das Self-Tracking ist eine Form der Selbstbeziehung, die andere soziale Gebilde wie Freundschaft oftmals ausblendet und somit die stetige Steigerung gesellschaftlicher Individualisierungstendenzen weiter forciert. Obgleich die diabetischen Kurvenkörper auf Social-Media-Plattformen wie *Instagram* öffentlich ausgestellt und in die visuelle Erzählung von sich selbst eingebunden werden, geht die Selbtbezüglichkeit auch in der kollektiven Einsichtnahme und Diskussion des Kurvenkörpers nicht verloren (siehe dazu S. 171).

Dabei wurde der auf ein somatisches Selbst verweisende und etwaig online ausgestellte Kurvenkörper automatisch von digitalen Messmaschinen geschrieben, wie dem *GGM* oder dem *Libre*. Insofern zeigt sich eine sehr spezifische und technogene Form des Selbstschreibens. Man könnte mit Jörg Niewöhner (2008: 133) auch von einer „Bio-Graphisierung" sprechen. Das Wort bios verweist zugleich auf materielle Körperlichkeit wie auch auf das bürgerliche Ich, das sich schreibt, um sich zu konstituieren und seiner Individualität zu versichern (vgl. ebd.) – nur dass hier kein Stift schreibt, sondern Sensoren aufzeichnen. *Die Versicherung der eigenen Individualität verläuft also nicht über eine sprachliche Auseinandersetzung, die reflektierend abgleicht, ob und wie sich die eigenen Wünsche des Werdens eingelöst haben, sondern bezieht sich auf eine graphische Aufbearbeitung des bios, also des Lebens, selbst* **(9)**. Die digital-numerischen Ausdrucksformen unterscheiden sich in ihrer Betonung von somatischer Graphisierung und Zahlenhaftigkeit von anderen Medien des Selbstschreibens wie Notiz-, Tagebüchern oder Fotoalben. Denn es macht einen Unterschied, ob sich eine Person das letzte Weihnachtsfest durch den Blick auf eine Fotografie ins Gedächtnis ruft, die etwa auch andere Körper zeigt, oder anhand von „selbstinitiierten" Self-Tracking-Daten (siehe dazu S. 228).[237]

Auch die indizierten Selbstvermesser*innen lesen ihren Körper, wie die empirischen Ergebnisse zeigten, weniger nachgelagert auf papiernen Seiten, sondern auf digitalen Bildschirmoberflächen. Dabei kritisiert meine Interviewpartnerin Linda, dass sich ihr Datenkörper auf verschiedenste Geräte verteilt und aufwendig zusammengetragen werden müsse (siehe dazu S. 179). Sowohl die Pumpe, das *Libre* als auch das analoge Messgerät lagern asynchron Körperdaten ein. *Diabetes ist folglich ein hervorragendes Beispiel, um die digitale und hybride Vernetzung einer Krankheit zu veranschaulichen, die allerdings nicht nur auf differente Geräte, sondern aufgrund der rasanten Entwicklungen immer wieder auf neuartige therapeutische Instrumente verteilt ist* **(10)**. Seit

---

[237] Der Roman *Der Körper meines Lebens* von Daniel Pennac (2014) zeigt, wie sich schriftliches und numerisches Selbstschreiben im Sinne einer *Bio-Graphie* verflechten können. Hier wird der biologische Körper in seinen Reaktionen und Veränderungen zum Stichwortgeber einer Lebenserzählung, denn der Protagonist beschloss als Zwölfjähriger nach einer traumatischen Erfahrung über den Dialog mit seinem Körper genauestens Buch zu führen. Diese Tagebücher hinterlässt er kurz vor seinem Tod seinen Hinterbliebenen. Vgl. https://www.kiwi-verlag.de/buch/der-koerper-meines-lebens/978-3-462-04619-9/. Zugegriffen: 20.10.2018.

Jahrzehnten arbeitet die medizintechnische Forschung daran, ein sogenanntes „Closed-Loop-System" zu entwickeln, welches das Doing Pancreas umfassend automatisiert. 2017 hat die Firma *Medtronic* ein System auf den US-amerikanischen Markt gebracht, welches die automatische Abgabe von Langzeitinsulin ermöglicht.[238] Des Weiteren vertreibt die Firma *Eversense* — ebenso seit 2017 — Langzeitsensoren, die nicht mehr auf der Haut eingestochen, sondern mit einer Laufzeit von sechs Monaten unter der Haut eingesetzt werden.[239]

Kontinuierlich entwickeln verschiedenste Unternehmen technische Möglichkeiten, die die Teilpraktiken verändern und somit neue Alltage und multiple Körper produzieren. Auch die vorliegende Studie stellt entsprechend nur eine historische Momentaufnahme dar. Fest steht dennoch: Wenn immer mehr „technische Dinge" in „immer neuen Schüben in den Alltag drängen" und die „durchreglementierten Räume" (Hörning 2001: 31) irritieren, werden auch die Entscheidungsoptionen immer vielfältiger und komplizierter. Eine Frau beim Diabetes-Stammtisch bemerkte, dass der Markt bereits „so viele Geräte" bereithalte und zugleich „sehr viele vielleicht noch kommen werden", dass man „teilweise entscheidungsunfähig" sei. Auch Ada, meine Interviewpartnerin, beschreibt in diesem Zusammenhang, dass sie eigentlich gerne eine Insulinpumpe tragen würde. Jedoch verunmögliche die Vielzahl an Geräten eine Entscheidung für ein Instrument, das zu ihr „passt". Ebenso macht sie deutlich, dass die Diabetes-Technik generell auch ihren persönlichen, ästhetischen Kriterien entsprechen solle und verweist beispielhaft auf ihren „wunderschönen blauen Pen" zur täglichen Insulininjektion.

Im Katalog der diabetischen Mess-Varianten gilt es einerseits ein Produkt zu finden, das dem individuellen Alltag, dem Körper sowie den ästhetischen und konsumistischen Ansprüchen gerecht wird. Anderseits verdeutlichten viele Personen während meiner Feldforschung, dass es nervenzerrend sei, häufig nicht zu wissen, ob und wie lange die eigene Krankenkasse die Kosten für die gewählten digitalen Assistenzsysteme übernimmt — das heißt, die (Konsum-)

---

[238] Da die Patient*innen noch eigenverantwortlich die Abgabe des mahlzeitabhängigen Insulins berechnen und eingeben sowie regelmäßig den Sensor auswechseln müssen, spricht man von einem hybriden *Closed-Loop-System*. Siehe: https://www.diabetes-online.de/a/usa-weltweit-erstes-hybrid-closed-loop-system-ist-auf-dem-markt-1815533. Zugegriffen: 20.10.2018.

[239] Siehe: https://www.eversense.de/. Zugegriffen: 20.10.2018. Vgl. auch: https://www.diabetes-online.de/a/usa-weltweit-erstes-hybrid-closed-loop-system-ist-auf-dem-markt-1815533. Zugegriffen: 20.10.2018.

Entscheidungen sind keineswegs autonom. Zwar erstattet eine wachsende Anzahl an gesetzlichen und privaten Krankenkassen in Deutschland seit 2016/2017 bei Patient*innen, die seit vier Jahren eine intensivierte Insulintherapie haben, zunehmend die Kosten für das *Libre*,[240] doch ist im Falle eines Antrags auf ein *CGM* hingegen häufig ein Hoffen und Warten gefragt. Denn aufgrund der hohen Kosten für Geräte und Sensoren sind die Krankenkassen zögerlich mit den Kostenübernahmen – obwohl das digitale System seit September 2016 eine anerkannte Kassenleistung ist.[241] Dass ein *CGM*-Antrag sehr belastend werden kann, verdeutlichte eine Person beim *Barcamp*: so habe das Warten auf eine positive Antwort depressive Verstimmungen verursacht. Als belastend beschrieben wurde zugleich der hohe bürokratische Aufwand, den man auf sich nehmen müsse, sobald beabsichtigt wird, nicht mehr nur blutig, sondern auch digital zu messen. So müssen verschiedenste Unterlagen sowie das ausgefüllte Behandlungstagebuch der letzten drei Monate bei der Beantragung vorliegen. Letzteres dokumentiert sechs Blutzuckerwerte pro Tag und möchte so die „Beweisführung" der eingenommenen Eigenverantwortlichkeit offiziell übernehmen.

In Konsequenz lässt sich festhalten: *Der allgemeinen gesellschaftlichen Stratifizierung von Konsum entsprechend existieren auf dem Markt der therapeutischen Optionen multiple Assistenzsysteme, die in unterschiedlichen Graden das Doing Pancreas mittragen und die leibliche Wahrnehmung in verschiedenem Ausmaß mit den digitalen Möglichkeiten verschalten* **(11)**. Fragen nach der Zugänglichkeit sind somit ein Politikum des Self-Trackings – etwa das Erkunden danach, wer, wann und wo im Angesicht der alltäglichen Angst vor Unter- oder Überzuckerungen Assistenz von einem Alarmton erhält. Das heißt nicht, dass die Angst technisch substituiert wird. Vielmehr möchte ich darauf hinweisen, dass mit der Zunahme an therapeutischen Potenzialitäten immer auch ungleiche therapeutische Alltage sowie multipel vernetzte Körper entstehen. Oder wie Mol (2017: 438) schreibt: „Wenn die Realität multipel ist, dann ist sie auch politisch." Die chronische Sorge um den Körper steht also keineswegs nur in Relation zu individuell gelagerten Emotionen oder Motivationen. Sie ist

---

[240] Vgl. https://www.diabetes-online.de/a/weitere-gesetzliche-krankenkassen-uebernehmen-die-kosten-1805915. Zugegriffen: 20.10.2018. Intensivierte Insulintherapie meint, dass eine Basis-Bolus-Therapie erfolgt (siehe dazu S. 131).

[241] Vgl. https://www.diabetesinformationsdienst-muenchen.de/aktuelles/nachrichten/nachrichten-aus-der-diabetesforschung/news/article/cgm-hilft-geld-sparen-auf-lange-sicht/index.html. Zugegriffen: 20.10.2018.

zugleich verkettet mit sozioökonomischen Bedingungen, zeitlichen sowie affektiven Ressourcen für bürokratische Anträge, verwalteten Entscheidungen der Krankenkassen oder dem Zugang zu Wissen. Letzteres verweist auf eine im Doing Pancreas bisher unterbelichtete Perspektivierung: Während meine Interviewpartner*innen infolge ihrer digitalen und realräumlichen Vernetzung einen guten Zugang zu Wissen über existente Therapieformen haben, kann dieses Wissen nicht intersubjektiv vorausgesetzt werden. Anzunehmen ist, dass sozialstrukturelle Faktoren wie Alter und soziales Milieu bzw. Ungleichheitskriterien in der medizinischen Versorgung zwischen Stadt und Land eine tragende Rolle in der Zugänglichkeit zu digitalen Assistenzsystemen spielen.

*Zusammengenommen verdeutlichen meine empirischen Analysen, dass eine „Sozialität mit Objekten" (Knorr Cetina 1998) im Zuge der Bereitstellung von dauerhaft zum Dialog bereiten smarten Gegenständen auf einem neuen Höhepunkt angelangt ist* **(12)**. Gegenwärtig eine chronische Krankheit wie Diabetes zu haben heißt kontinuierlich in leiblich-affektive Beziehungen zu nicht-menschlichen Elementen verstrickt zu sein. Und auch im Kontext des „selbstinitiierten" Self-Trackings sind die smarten Dinge in eine „innige Zweierbeziehung" (Rode 2017: 108) eingebunden (siehe ähnlich auch: Ruffino 2018; Rettberg 2018). Mit Daniel Rode (ebd.: 108f.) kann von einer „soziotechnische[n] Beziehungsarbeit" gesprochen werden. Ebenso lassen sich Karin Knorr Cetinas (2007) Ausführungen zu „postsozialen Beziehungen" anschlussfähig machen, in denen sie eine Einbuße bisheriger sozialer Prinzipien und Strukturen zugunsten von technisch vermittelten „Objektbeziehungen" (vgl. ebd.: 38) verzeichnet. Der Ausdruck „postsozial" bezieht sich „auf die massive Ausbreitung von Objekt-Welten innerhalb des Sozialen und verweist auf Arbeits- und Freizeitumgebungen, die Beziehungen zu Objekten sowohl fördern wie fordern" (ebd.: 25). So ist das Self-Tracking ebenso ein postsoziales Phänomen, da technisch-materielle Akteure „an die Stelle von Menschen als Interaktionspartner" treten und „alternative Bindungsformen" (ebd.) schaffen. Die Tracking-Dinge, inklusive der numerischen Kodifizierungen in Form von Kurven und Statistiken, werden zum Bezugspunkt von Intimität – ähnlich einem freundschaftlichen oder partnerschaftlichen Gegenüber (siehe dazu S. 257f.). Dass sich, vor allem in der „selbstinitiierten" Beziehung zu den smarten Dingen, Wünsche des Werdens aktiv halten, habe ich mehrfach verdeutlicht. Auch dies ist charakteristisch für das postsoziale Selbst, das seinen nie abschließbaren „Wünschen in der Objekt-Welt nachgeht" (ebd.: 35) und deren „permanente Fortentwicklung [...]

zur Ausbildung weiterer Bedürfnisse verlockt" (ebd.: 34), die in Relation zu gesellschaftlichen Subjektidealen stehen.

Abschließend möchte ich einen kurzen *Ausblick* möglicher weiterführender For-
schungsthemen aufzeigen. Wenn in modernen westlichen Gesellschaften die „Sozialität mit [smarten] Objekten" zunimmt, das heißt eine technogene Interaktivität
ohne *face-to-face* Interaktion, sollte auf längere Sicht gefragt werden: wie, ob und wo
sich die elektronisch vermittelte Selbst- und Körperbezüglichkeit wieder auf andere
soziale Gebilde wie Freundschaft, Familie oder Paarbeziehungen rückwirkt. Die
„postsozialen Formen sind nicht reich an Sozialität im alten Sinn" (ebd.: 38), aber
beeinflussen auch zwischenmenschliche Beziehungen, wenn etwa festgestellt wird,
dass nach dem letzten stressigen Gespräch mit dem Chef der Puls durchgängig höher war als zuvor und vielleicht festgestellt wird: Dieser Vorgesetzte tut meinem
Körper nicht gut (siehe dazu S. 230). Ein weiteres interessantes Beispiel sind Apps
für die Schwangerschaft, die Frauen mit normalisiertem Wissen bespiegeln und vermutlich auch das partnerschaftliche Warten auf das Kind tangieren, das heißt, die
Beziehung zwischen einem Ich und dem Ding übersteigen. Bezogen auf Diabetes
könnte weiterführend erforscht werden, wie die digitalen Messergebnisse von
Ärzt*innen angenommen und im Gespräch mit Patient*innen besprochen werden.
Ebenso arbeiten viele diabetesbezogene Blogger*innen immer mehr mit Firmen
zusammen und es entstehen neue Schnittstellen, die nicht zuletzt auf eine *Eventisie-
rung der Krankheit* schließen lassen. Neben dem *Barcamp* oder dem *T1Day* in Berlin,
das heißt öffentlichen Diabetes-Veranstaltungen, die ich selbst besuchte, wurde in
den Diabetes-Blogs oft von „Bloggerevents" berichtet, die von großen Firmen ausgerichtet werden. Im Zuge dieser Veranstaltungen geht es ebenso darum, dass das
habituelle Alltags- und Körperwissen der Patient*innen an die Designer*innen her-
angetragen wird, um den Funktionsaufbau der Technik zu verbessern. In diesem
Zusammenhang erzählt mir Ada, dass sie und andere Blogger*innen sich stets für
eine Zentralisierung der Daten aussprechen, allerdings sei dies kaum einzulösen, da
so viele Firmen auf dem Diabetesmarkt mitspielten.[242] Ebenso verdeutlicht Ada,
dass sie den Eindruck habe, dass Ärzt*innen Angst davor hätten, dass die Blogger*innen „propagieren, dass Ärzte total unwichtig sind." Beim *Barcamp* zeigte sich,
dass die Kommunikation zwischen Pharmaindustrie – hier die Firma *Novo Nordisk*,
die Insuline herstellt – und Blogger*innen aufgrund verschiedener Gesetze teilweise

---

[242]  Gleichzeitig ist eine Zentralisierung des Datenkörpers zwar alltagspraktisch vorteilhaft, aber bi-
    opolitisch fatal, da die Glukosedaten an einer Stelle eingesehen werden könnten.

verunmöglicht wird. Es entstehen also eventuell auch Spannungen zwischen verschiedenen Professionsgruppen und den bedeutsam gewordenen digitalen „biosozialen Gemeinschaften" (Rabinow 1992), deren Aushandlungsprozesse viel empirisches Beobachtungsmaterial böten. Zugleich entsteht online die Hashtag-Bewegung *#WeAreNotWaiting*, in der ausgedrückt wird, dass man vor dem Hintergrund der digitalen Möglichkeiten nicht mehr auf die künstliche Bauchspeicheldrüse und medizintechnische Fortschritte warten möchte, die – wie es auf einem Blog heißt – „uns Diabetikern versprochen wurden und uns doch nicht erreichen". Entsprechend konstituiert sich eine „Diabetes-DIY-Bewegung", respektive versuchen technikinteressierte Patient*innen selbst ein hybrides *Closed-Loop-System* zu programmieren.[243] Auch hinsichtlich dieses Einklinkens von Patient*innen in die medizinische Fortentwicklung kann und sollte mehr geforscht werden. Gleiches gilt für die algorithmische Deutungsmacht seitens der vielzähligen App-Entwickler*innen. Wir wissen, dass die digitalen Oberflächen „Vision[en] der Welt" (Akrich 2006: 411) sowohl präskribieren als auch inskribieren. Jedoch sind nicht nur die konkrete Arbeit der Designer*innen, sondern auch die konkreten Aushandlungsprozesse dieser Einschreibungsvorgänge bisher unterbelichtet geblieben.

Mit den Worten von Natasha Dow Schüll (2016b: 4) kann festgehalten werden: "Whatever the future holds, the present moment is one of heavy investment in tracking technology by multiple stakeholders." In dieser Szenerie eines wachsenden Massenmarktes sollten die Sozial- und Kulturwissenschaften die Zukunft des Self-Tracking-Phänomens weiterhin genauestens beobachten. Gerade die Spannweite zwischen Müssen und Können gilt es im Auge zu behalten. Ihr Verblassen zeigte sich mir zum Beispiel, als ich letztes Jahr bei einem Urlaub in England einen digitalen Routenplaner namens *CityMapper* auf meinem Smartphone installierte.[244] Die App zeigte mir automatisch an, wie viele Kalorien ich jeweils verbrauchen würde, wenn ich entweder mein Ziel zu Fuß erreichte oder ein öffentliches Verkehrsmittel wählte: für das numerische Körperwissen musste ich mich demnach nicht einmal mehr explizit entscheiden, sondern es wurde mir als normalisierte Entscheidungshilfe bei der Abwägung meiner Optionen präsentiert. Die Grenzen zwischen messen können und messen müssen verfließen zusehends in den Vermessungspraktiken des Self-Trackings, nicht nur im Kontext von *Quantified Self* und Diabetes.

---

[243] Siehe: http://diabetes-leben.com/2016/05/wearenotwaiting-hybrid-closed-loop-wenn-diabetiker-ihr-schicksal-selbst-in-die-hand-nehmen.html. Zugegriffen: 20.10.2018.

[244] Siehe: https://citymapper.com. Zugegriffen: 20.10.2018.

# Quellennachweise

## Literatur


Abend, Pablo/Fuchs, Mathias (2016a) (Hg.): *Quantified Selves and Statistical Bodies. Digital Culture & Society*, 2(1). Bielefeld: Transcript, S. 25-41. https://doi.org/10.14361/dcs-2016-0112

Abend, Pablo/Fuchs, Mathias (2016b): Introduction: The Quantified Selves and Statistical Bodies, in: dies. (Hg.): *Quantified Selves and Statistical Bodies. Digital Culture & Society*, 2(1). Bielefeld: Transcript, S. 25-41. https://doi.org/10.14361/dcs-2016-0102

Ablon, Lillian/Libicki, Martin C./Golay, Andrea A. (2015): *Markets for Cybercrime Tools and Stolen Data*. Santa Monica, CA: RAND Corporation.

Ahmed, Sara (2004): *The Cultural Politics of Emotion*. Edinburgh: Edinburgh University Press.

Ajana, Btihaj (2017): Digital Health and the Biopolitics of the Quantified Self, in: *Digital Health*, 3, S. 1-18. https://doi.org/10.1177/2055207616689509

Ajana, Btihaj (2018a): (Hg.): *Self-Tracking: Empirical and Philosophical Investigations*. Hampshire: Palgrave Macmillan.

Ajana, Btihaj (2018b) (Hg.): *Metric culture: ontologies of self-tracking practices*. United Kingdom: Emerald Publishing.

Akrich, Madeleine (2006): Die De-Skription technischer Objekte, in: Belliger, Andréa/Krieger, David J. (Hg.): *ANThology: Ein einführendes Handbuch zur Akteur-Netzwerk-Theorie*. Bielefeld: Transcript, S. 407-429.

Alaszewski, Andy (2006): *Using Diaries for Social Research*. Thousand Oaks: Sage.

Albrechtslund, Anders (2013): Self-surveillance: How Quantification Practices and Monitoring Technologies Produce Subjectivity, in: *Annual Meeting of the Society for Social Studies of Science* (4S), San Diego, 9-12 October 2013.

Alkemeyer, Thomas (2015): Verkörperte Soziologie – Soziologie der Verkörperung: Ordnungsbildung als Körper-Praxis, in: *Soziologische Revue*, 38(4). Berlin: De Gruyter, S. 470-502. https://doi.org/10.1515/srsr-2015-0069

Alkemeyer, Thomas/Budde, Gunilla/Freist, Dagmar (2013): Einleitung, in: dies. (Hg.): *Selbst-Bildungen. Soziale und kulturelle Praktiken der Subjektivierung*. Bielefeld: Transcript, S. 9-31.

Alkemeyer, Thomas/Buschmann, Nikolaus (2016): Praktiken der Subjektivierung – Subjektivierung als Praxis, in: Schäfer, Hilmar (Hg.): *Praxistheorie: Ein soziologisches Forschungsprogramm*. Bielefeld: Transcript, S.115-137.

Alkemeyer, Thomas/Buschmann, Nikolaus/Michaeler, Matthias (2015): Kritik der Praxis: Plädoyer für eine subjektivierungstheoretische Erweiterung der Praxistheorien, in:



© Springer Fachmedien Wiesbaden GmbH, ein Teil von Springer Nature 2019
L. Wiedemann, *Self-Tracking*, https://doi.org/10.1007/978-3-658-27158-9

Alkemeyer, Thomas/Schürmann, Volker/Volbers, Jörg (Hg.): *Praxis denken: Konzepte und Kritik*. Wiesbaden: Springer VS, S. 25-51.

Amelang, Katrin (2014*): Transplantierte Alltage: Zur Produktion von Normalität nach einer Organtransplantation*. Bielefeld: Transcript.

Amit, Vered (2000) (Hg.): *Constructing the Field: Ethnographic Fieldwork in the Contemporary World*. London: Routledge.

Aronowitz, Robert A. (1998): *Making Sense of Illness: Science, Society, and Disease*. Cambridge/New York: Cambridge University Press.

Ayo, Nike (2012): Understanding Health Promotion in a Neoliberal Climate and the Making of Health Conscious Citizens, in: *Critical Public Health*, 22(1), S. 99-105. https://doi.org/10.1080/09581596.2010.520692

Baethge, Martin (1991): Arbeit, Vergesellschaftung, Identität: Zur zunehmenden normativen Subjektivierung der Arbeit, in: *Soziale Welt*, 42(1), S.6-20.

Balandis, Oswald/Straub, Jürgen (2018) (Hg.): Das sich vermessende Selbst – Self-Tracking und Lifelogging zwischen Spielerei und Subjektivierungsform, in: *psychosozial*, 41(2).

Balandis, Oswald/Straub, Jürgen (2018): Self-Tracking als technische Selbstvermessung im Zeichen der Optimierung: vom Nerd zum Normalverbraucher, in: dies. (Hg.): Das sich vermessende Selbst – Self-Tracking und Lifelogging zwischen Spielerei und Subjektivierungsform, in: *psychosozial*, 41(2), S. 5-15.

Balsamo, Anne (1995): Forms of Technological Embodiment: Reading the Body in Contemporary Culture, in: *Body & Society*, 1(3-4), S. 215-237. https://doi.org/10.1177/1357034X95001003013

Barra, Sebastian Sierra (2012): Postliberale Souveränität und Datenkörper: Ungeplante Assoziationen, in: *BEHEMOTH: A Journal on Civilisation*, 5(1), S. 52-69. https://doi.org/10.1515/behemoth.2012.005

Bauer, Susanne/Heinemann, Torsten/Lemke, Thomas (2017) (Hg.): *Science and Technology Studies: Klassische Positionen und aktuelle Perspektiven*. Frankfurt a.M.: Suhrkamp, S. 7-43.

Bauman, Zygmunt (1997): *Flaneure, Spieler, Touristen: Essays zu postmodernen Lebensformen*. Hamburg: Hamburger Edition.

Beaulieu, Anne (2004): Mediating Ethnography: Objectivity and the making of ethnographies on the Internet, in: *Social Epistemology*, 18, S. 139-164. https://doi.org/10.1080/0269172042000249264

Beck, Stefan (2000) (Hg.): *Technogene Nähe: Ethnografische Studien zur Mediennutzung im Alltag*. Münster: LIT.

Beck, Stefan/Niewöhner, Jörg/Sørensen, Estrid (2012a) (Hg.): *Science and Technology Studies: Eine sozialanthropologische Einführung*. Bielefeld: Transcript.

Beck, Stefan/Niewöhner, Jörg/Sørensen, Estrid (2012b): Science and Technology Studies aus sozial- und kulturanthropologischer Perspektive, in: dies. (Hg.): *Science and Technology Studies: Eine sozialanthropologische Einführung*. Bielefeld: Transcript, S. 9-49.

Beer, David/Burrows, Roger (2013): Popular culture, digital archives and the new social life of data, in: *Theory, Culture & Society*, 30(4), S. 47-71. https://doi.org/10.1177/0263276413476542

Belliger, Andréa/Krieger, David J. (2006) (Hg.): *ANThology: Ein einführendes Handbuch zur Akteur-Netzwerk-Theorie*. Bielefeld: Transcript.

Belliger, Andréa/Krieger, David J. (2015): Die Selbstquantizierung als Ritual virtualisierter Körperlichkeit, in: Gugutzer, Robert/Staak, Michael (Hg.): *Körper und Ritual. Sozial- und kulturwissenschaftliche Zugänge und Analysen*. Wiesbaden: Springer VS, S. 389-404.

Belliger, Andréa/Krieger, David J. (2016): From Quantified to Qualified Self, in: Abend, Pablo/Fuchs, Mathias (Hg.): Quantified Selves and Statistical Bodies. *Digital Culture & Society*, 2(1). Bielefeld: Transcript, S. 25-41.

Berg, Marc (2007): Praktiken des Lesens und Schreibens: Die konstitutive Rolle der Patientenakte in der medizinischen Arbeit, in: Saake, Irmhild/Vogd, Werner (Hg.): *Moderne Mythen der Medizin: Studien zur organisierten Krankenbehandlung*. Wiesbaden: Springer VS, S. 63-86.

Berg, Marc/Akrich, Madeleine (2004): Introduction – Bodies on Trial: Performances and Politics in Medicine and Biology, in: *Body & Society. Special Issue on Bodies on Trial*, 10, S. 1-12. https://doi.org/10.1177/1357034X04042929

Berg, Marc/Harterink, Paul (2004): Embodying the Patient: Records and Bodies in Early 20th-century US Medical Practice, in: *Body & Society*, 10(2-3), S. 13-41. https://doi.org/10.1177/1357034X04042931

Berg, Marc/Mol, Annemarie (1998) (Hg.): Differences in Medicine: An Introduction, in: Berg, Marc/Mol, Annemarie: *Differences in Medicine: Unraveling Practices, Techniques, and Bodies*. Durham: Duke University Press, S. 1-13.

Bergmann, Jörg R. (2013): Ethnomethodologie, in: Flick, Uwe/Kardorff, Ernst von/Steinke, Ines (Hg.): *Qualitative Forschung: Ein Handbuch*. Reinbeck bei Hamburg: Rowohlt, 10. Auflage, S. 118-136.

Berson, Josh (2015): *Computable Bodies: Instrumented Life and the Human Somatic Niche*. London: Bloomsbury.

Blackman, Lisa (2012): *Immaterial Bodies: Affect, Embodiment, Mediation*. London: Sage.

Bode, Matthias/Kristensen, Dorthe Brogård (2016): The Digital Doppelgänger Within: A Study on Self-tracking and the Quantified Self Movement, in: Canniford, Robin/Bajde, Domen (Hg.): *Assembling Consumption: Researching Actors, Networks and Markets*. London: Routledge, S. 119-135.

Boltanski, Luc/Chiapello, Ève (2003): *Der neue Geist des Kapitalismus*. Konstanz: UVK.

Bongaerts, Gregor (2007): Soziale Praxis und Verhalten – Überlegungen zum Practice Turn in Social Theory, in: *Zeitschrift für Soziologie*, 36(4), S. 246-260. https://doi.org/10.1515/zfsoz-2007-0401

Bossewitch, Jonah/Sinnreich, Aram (2013): The End of Forgetting: Strategic Agency Beyond the Panopticon, in: *New Media & Society*, 15(2), S. 224-242. https://doi.org/10.1177/1461444812451565

Bourdieu, Pierre (1976): *Entwurf einer Theorie der Praxis.* Frankfurt a.M.: Suhrkamp.

Bourdieu, Pierre (1982): *Die feinen Unterschiede: Zur Kritik der gesellschaftlichen Urteilskraft.* Frankfurt a.M.: Suhrkamp.

Bourdieu, Pierre (1987): *Sozialer Sinn: Kritik der theoretischen Vernunft.* Frankfurt a.M.: Suhrkamp.

Bourdieu, Pierre (1998): *Praktische Vernunft: Zur Theorie des Handelns.* Frankfurt a.M.: Suhrkamp.

Boyd, Dana/Crawford, Kate (2012): Critical Questions for Big Data: Provocations for a Cultural, Technological and Scholarly Phenomenon, in: *Information, Communication & Society*, 15(5), S. 662-679. https://doi.org/10.1080/1369118x.2012.678878

Breidenstein, Georg/Hirschauer, Stefan/Kalthoff, Herbert/Nieswand, Boris (2015): *Ethnografie: Die Praxis der Feldforschung.* Konstanz/München: UTB, 2. überarbeitete Auflage.

Bröckling, Ulrich (2004): Prävention, in: Bröckling, Ulrich/Krasmann, Susanne/Lemke, Thomas (Hg.): *Glossar der Gegenwart.* Frankfurt a.M.: Suhrkamp.

Bröckling, Ulrich (2005): Projektwelten: Anatomie einer Vergesellschaftungsform, in: *Leviathan*, 33(3), S. 364-383. https://doi.org/10.1007/s11578-005-0047-7

Bröckling, Ulrich (2007a): *Das unternehmerische Selbst.* Frankfurt a.M.: Suhrkamp.

Bröckling, Ulrich (2007b): Regime des Selbst – Ein Forschungsprogramm, in: Bonacker, Thorsten/Reckwitz, Andreas (Hg.): *Kulturen der Moderne: soziologische Perspektiven der Gegenwart.* Frankfurt a.M.: Campus, S. 119-140.

Bröckling, Ulrich (2008a): Empowerment: Fallstricke der Bemächtigung. Zwischen Gegenmacht und Sozialtechnologie, in: *Prävention: Zeitschrift für Gesundheitsförderung*, 31(1), S. 2-6.

Bröckling, Ulrich (2008b): Vorbeugen ist besser… Zur Soziologie der Prävention, in: *BEHEMOTH: A Journal on Civilisation*, 1(1), S. 38-48. https://doi.org/10.1524/behe.2008.0005

Bröckling, Ulrich (2013): Der präventive Imperativ und die Ökonomisierung des Sozialen, in: *Public Health Forum*, 21(4), S. 29. https://doi.org/10.1016/j.phf.2013.09.003

Bröckling, Ulrich/Lemke, Thomas/Krassmann, Susanne (2000) (Hg.): *Gouvernementalität der Gegenwart: Studien zur Ökonomisierung des Sozialen.* Frankfurt a.M.: Suhrkamp.

Brockmann, Antje/Reichard, Daria (2000): Schwangerschaft und Geburt im „Zangengriff" der Medizin, in: Kolip, Petra (Hg.): *Weiblichkeit ist keine Krankheit: Die Medikalisierung körperlicher Umbruchphasen im Leben von Frauen.* Weinheim/München: Juventa, S. 58-87.

Brunett, Regina (2007): Foucaults Beitrag zur Analyse der neuen Kultur von Gesundheit, in: Anhorn, Roland/Bettinger, Frank/Stehr, Johannes (Hg.): *Foucaults Machtanalytik und Soziale Arbeit: Eine kritische Einführung und Bestandsaufnahme*. Wiesbaden: Springer VS, S. 169-284.

Bruni, Attila/Rizzi, Carlos (2013): Looking for Data in Diabetes Healthcare: Patient 2.0 and the Re-engineering of Clinical Encounter, in: *Science & Technology Studies*, 26(2), S. 29-43.

Bublitz, Hannelore (2003): Diskurs und Habitus: Zentrale Kategorien zur Herstellung gesellschaftlicher Normalität, in: Link, Jürgen/Loer, Thomas/Neuendorff, Hartmut (Hg.): *„Normalität" im Diskursnetz soziologischer Begriffe*. Heidelberg: Synchron, S. 151-162.

Bunton, Robin/Petersen, Alan (1997) (Hg.): *Foucault: Health and Medicine*. London: Routledge.

Burchell, Graham/Gordon, Colin/Miller, Peter (1991): *The Foucault Effect: Studies in Governmentality. With two lectures by and an interview with Michel Foucault*. Chicago: University of Chicago Press.

Burrell, Jenna (2009): The Field Site as a Network: A Strategy for Locating Ethnographic Research, in: *Field Methods*, 21(2), S. 181-199. https://doi.org/10.1177/1525822X08329699

Burri, Regula Valérie (2006): Die Fabrikation instrumenteller Körper: Technografische Untersuchungen der medizinischen Bildgebung, in: Rammert, Werner/Schubert, Cornelius (Hg.): *Technografie: Zur Mikrosoziologie der Technik*. Frankfurt a.M.: Campus, S. 425-441.

Burri, Regula Valérie (2007): Sociotechnical Anatomy: Technology, Space, and Body in the MRI Unit, in: Burri, Regula Valérie; Dumit, Joseph (Hg.): *Biomedicine as Culture: Instrumental Practices, Technoscientific Knowledge, and New Modes of Life*. New York/London: Routledge, S. 109-121.

Burri, Regula Valérie (2008a): *Doing Images: Zur Praxis medizinischer Bilder*. Bielefeld: Transcript.

Burri, Regula Valérie (2008b): Soziotechnische Rationalität: Praxistheorie und der ‚Objektsinn' von Artefakten, in: *Soziale Welt*, 59(3), S. 269-286. https://doi.org/10.5771/0038-6073-2008-3-269

Burri, Regula Valérie (2008c): Bourdieu und die New Sociology of Science: Anmerkungen zu einer schwierigen Beziehung, in: *Schweizerische Zeitschrift für Soziologie*, 34(3), S. 555-573.

Burri, Regula Valérie/Schubert, Cornelius/Strübing, Jörg (2011) (Hg.): The Five Senses of Science, in: *Science, Technology & Innovation Studies*, 7(1), S. 3-7.

Callon, Michel (1986): Some Elements of a Sociology of Translation: Domestication of the Scallops and the Fisherman of St Brieuc Bay, in: Law, John (Hg.): *Power, Action and Belief: A New Sociology of Knowledge?* London: Routledge & Kegan Paul, S.196-229.

Callon, Michel/Muniesa, Fabian (2005): Peripheral Vision. Economic Markets as Calculative Collective Devices, in: *Organization Studies*, 26(8), S. 1229-1250. https://doi.org/10.1177/0170840605056393

Callon, Michel/Rabeharisoa, Vololona (2003): Research „in the Wild" and the Shaping of New Social Identities, in: *Technology in Society*, 25(2), S. 193-204. https://doi.org/10.1016/s0160-791x(03)00021-6

Casper, Monicq J./Berg, Marc (1995): Constructivist Perspectives on Medical Work, in: *Science, Technology & Human Values*, 20(4), S. 395-407.
https://doi.org/10.1177/016224399502000401

Chakkalakal, Denny (2011): Gesund, bewusst und richtig: Ethnographie einer ambulanten kardiologischen Rehabilitation, in: Niewöhner, Jörg/Kontopolis, Michalis: *Das Selbst als Netzwerk: Zum Einsatz von Körpern und Dingen im Alltag*. Bielefeld: Transcript, S. 167-195.

Cheney-Lippold, John (2011): A New Algorithmic Identity: Soft Biopolitics and the Modulation of Control, in: *Theory, Culture & Society*, 28(6), S. 164-81.
https://doi.org/10.1177/0263276411424420

Choe, Eun Kyoung/Lee, Nicole B./Lee, Bongshin/Pratt, Wanda/Kientz, Julie A. (2014): Understanding quantified-selfers' practices in collecting and exploring personal data, in: *Proceedings of the 32nd annual ACM conference on Human factors in computing systems (CHI '14)*, S. 1-10. Verwendete Onlineversion: https://dl.acm.org/citation.cfm?doid=2556288.2557372. Zugegriffen: 26.08.2018.

Christie, Michael J./Verran, Helen (2014): The Touch Pad Body: A Generative Transcultural Digital Device Interrupting Received Ideas and Practices in Aboriginal Health, in: *Societies*, 4(2), S. 256-264. https://doi.org/10.3390/soc4020256

Clarke, Adele E./Shim, Janet K./Mamo, Laura/Fosket, Jennifer Ruth/Fishman, Jennifer R. (2003): Biomedicalization: Technoscientific Transformations of Health, Illness and US Biomedicine, in: *American Sociological Review*, 68(2), S. 161-194.
https://doi.org/10.2307/1519765

Clarke, Adele E./Shim, Janet K./Mamo, Laura/Fosket, Jennifer Ruth/Fishman, Jennifer R. (2010): Biomedicalization: A Theoretical and Substantive Introduction, in: dies. (Hg.): *Biomedicalization: Technoscience, Health, and Illness in the U.S*. Durham: Duke University Press, S. 1-44.

Clarke, S.F./Foster, J.R. (2012): A History of Blood Glucose Meters and Their Role in Self-Monitoring of Diabetes Mellitus, in: *British Journal of Biomedical Science*, 69(2), S. 83-93.
https://doi.org/10.1080/09674845.2012.12002443

Clifford, James/Marcus, George E. (1986) (Hg.): *Writing Culture: The Poetics and Politics of Ethnography*. Berkeley: University of California Press.

Clough, Patricia T./Halley, Jean (2007) (Hg.): The Affective Turn: Theorizing the Social. Durham: Duke University Press.

Coleman, Gabriella E. (2010): Ethnographic Approaches to Digital Media, in: *Annual Review of Anthropology*, 39(1), S. 487-505. https://doi.org/10.1146/annurev.anthro.012809.104945

Collard, Patrizia (2014): *Das kleine Buch vom achtsamen Leben: 10 Minuten am Tag für weniger Stress und mehr Gelassenheit*. München: Heyne.

Conrad, Peter (1992): Medicalization and Social Control, in: *Annual Review of Sociology*, 18, S. 209-232. https://doi.org/10.1146/annurev.soc.18.1.209

Conrad, Peter (2007): *The Medicalisation of Society*. Baltimore, MD: Johns Hopkins University Press.

Conrad, Peter/Potter, Deborah (2000): From Hyperactive Children to ADHD Adults: Observations on the Expansion of Medical Categories, in: *Social Problems*, 47(4), S. 559-582. https://doi.org/10.1525/sp.2000.47.4.03x0308v

Conradi, Tobias/Derwanz, Heike/Muhle, Florian (2011): Strukturentstehung durch Verflechtung – Zur Einleitung, in: dies. (Hg.): *Strukturentstehung durch Verflechtung: Akteur-Netzwerk-Theorie(n) und Automatismen*. Paderborn: Fink Verlag, S. 9-21.

Copelton, Denise A. (2010): Output That Counts: Pedometers, Sociability and the Contested Terrain of Older Adult Fitness Walking, in: *Sociology of Health & Illness*, 32(2), S. 304-318. https://doi.org/10.1111/j.1467-9566.2009.01214.x

Crawford, Kate/Lingel, Jessa/Karppi, Tero (2015): Our Metrics, Ourselves: A Hundred Years of Self-Tracking from Weight Scale to the Wrist Wearable Device, in: *European Journal of Cultural Studies*, 18(4-5), S. 479-496. https://doi.org/10.1177/1367549415584857

Crawford, Robert (1980): Healthism and the Medicalization of Everyday Life, in: *International Journal of Health Services*, 10(3), S. 365-388. https://doi.org/10.2190/3h2h-3xjn-3kay-g9ny

Danholt, Peter (2008): Interacting Bodies: Posthuman Enactments of the Problem of Diabetes: Relating Science, Technology and Society-studies, User-Centered Design and Diabetes Practices. Roskilde: Roskilde Universitetscenter. Verwendete Onlineversion: http://sts.au.dk/fileadmin/sts/publications/phds/Danholt_-_Interacting_Bodies.pdf. Zugegriffen: 04.05.2017.

Danholt, Peter (2012): Factish Relations: Affective Bodies in Diabetes Treatment, in: *Health*, 17(4), S. 375-390. https://doi.org/10.1177/1363459312460698

Dant, Tim (2004): The Driver-Car, in: *Theory, Culture & Society*, 21(4-5), S. 61-79. https://doi.org/10.1177/0263276404046061

Day, Sophia/Lury, Celia/Wakeford, Nina (2014): Number Ecologies: Numbers and Numbering Practices, in: *Distinktion: Journal of Social Theory*, 15(2), S. 123-154. https://doi.org/10.1080/1600910x.2014.923011

Dellwing, Michael/Prus, Robert (2012): *Einführung in die interaktionistische Ethnographie: Soziologie im Außendienst*. Frankfurt a. M.: Springer VS.

Döring, Daniela (2011): *Zeugende Zahlen: Mittelmaß und Durschnittstypen in Proportion, Statistik und Konfektion*. Berlin: Kulturverlag Kadmos.

Döring, Nicole/Draude, Claudia (2012): Körper nach Zahlen: Vom Maßnehmen und der Simulation von Menschlichkeit, in: *Gendered Objects: Wissens- und Geschlechterordnungen der Dinge*. Bulletin-Texte, Nr. 38, Zentrum für transdisziplinäre Geschlechterstudien, Humboldt-Universität zu Berlin, S. 61-88.

Drascek, Daniel (2000): „Früh um 6 Uhr habe ich schon nahezu 24 Stunden Verspätung…“: Zur Verbreitung der Armbanduhr und die zeitliche Rhythmisierung des Alltags um 1900, in: Schell, Dorothea/Cox Heinrich L. (Hg.): *Rheinisches Jahrbuch für Volkskunde*, 33. Sieg-burg: Franz Schmitt, S. 51-65.

Drew, Debbie L./Gore, Jennifer M. (2016): Measuring up? The Discursive Construction of Student Subjectivities in the Global Children's Challenge, in: *Sport, Education and Society*, 21(3), S. 374-395. https://doi.org/10.1080/13573322.2014.923833

Duden, Barbara (1991): *Geschichte unter der Haut: ein Eisenacher Arzt und seine Patientinnen um 1730*. Stuttgart: Klett-Cotta.

Duden, Barbara/Schlumbohm, Jürgen/Veit, Patrice (2002) (Hg.): *Geschichte des Ungeborenen: zur Erfahrungs- und Wissenschaftsgeschichte der Schwangerschaft, 17.–20. Jahrhundert*. Göttingen: Vandenhoeck & Ruprecht.

Duttweiler, Stefanie (2003): Body-Consciousness – Fitness – Wellness – Körpertechnologien als Technologien des Selbst, in: *Widersprüche*, Themenheft Selbsttechnologien – Techno-logien des Selbst, 87(1), S. 31-43.

Duttweiler, Stefanie (2007): *Sein Glück machen: Arbeit am Glück als neoliberale Regierungstechnologie*. Konstanz: UVK.

Duttweiler, Stefanie (2010): „Wundertüte Wellness": Wellness als Technologie des Selbst, in: Otto, Marcus/Elberfeld, Jens (Hg.): *Das schöne Selbst: Zur Genealogie des modernen Subjekts zwischen Ethik und Ästhetik*. Wiesbaden: Springer VS, S. 401-419.

Duttweiler, Stefanie (2013): Vom Treppensteigen, Lippennachziehen und anderen alltägli-chen Praktiken der Subjektivierung oder: Die kybernetische Form des Subjekts, in: Gel-hard, Andreas/Alkemeyer, Thomas (Hg.): *Techniken der Subjektivierung*. München: Wilhelm Fink, S. 247-258.

Duttweiler, Stefanie (2016a): Körperbilder und Zahlenkörper: Zur Verschränkung von Me-dien- und Selbsttechnologien in Fitness-Apps, in: Duttweiler, Stefanie/Gugutzer, Ro-bert/Passoth, Jan-Hendrik/Strübing, Jörg (Hg.): *Leben nach Zahlen: Self-Tracking als Opti-mierungsprojekt?* Bielefeld: Transcript, S. 221-252.

Duttweiler, Stefanie (2016b): Nicht neu, aber bestmöglich: Alltägliche (Selbst)Optimierung in neoliberalen Gesellschaften, in: *APUZ*, 37-38.

Duttweiler, Stefanie (2018): Daten statt Worte?! Bedeutungsproduktion in digitalen Selbstver-messungspraktiken, in: Mämecke, Thorben/Passoth, Jan-Hendrik/Wehner, Josef (Hg.): *Bedeutende Daten: Modelle, Verfahren und Praxis der Vermessung und Verdatung im Netz*. Wies-baden: Springer VS, S. 251-276.

Duttweiler, Stefanie/Gugutzer, Robert (2012): Körper, Gesundheit, Sport: Selbsttechnolo-gien in der Gesundheits- und Sportgesellschaft, in: *Sozialwissenschaften und Berufspraxis*, 35(1), S. 5-18.

Duttweiler, Stefanie/Gugutzer, Robert/Passoth, Jan-Hendrik/Strübing, Jörg (2016) (Hg.): *Leben nach Zahlen: Self-Tracking als Optimierungsprojekt?* Bielefeld: Transcript.

Duttweiler, Stefanie/Passoth, Jan-Hendrik (2016): Self-Tracking als Optimierungsprojekt? in: Duttweiler, Stefanie/Gugutzer, Robert/Passoth, Jan-Hendrik/Strübing, Jörg (Hg.): *Leben nach Zahlen: Self-Tracking als Optimierungsprojekt?* Bielefeld: Transcript, S. 9-44.

Dyer, James (2016): Quantified Bodies: A Design Practice, in: Abend, Pablo/Fuchs, Mathias (Hg.): *Quantified Selves and Statistical Bodies. Digital Culture & Society*, 2(1). Bielefeld: Transcript, S. 161-169. https://doi.org/10.14361/dcs-2016-0112

Ebeling, Mary F.E. (2016): *Healthcare and Big Data: Digital Specters and Phantom Objects.* Houndmills: Palgrave Macmillan.

Eckardt, Wolfgang U. (2011): *Illustrierte Geschichte der Medizin: Von der französischen Revolution bis zu Gegenwart.* Heidelberg/Berlin: Springer.

Ellis, Carolyn (2004): *The Ethnographic I: A Methodological Novel About Autoethnography.* Walnut Creek, CA: AltaMira Press.

Espeland, Wendy N./Stevens, Mitchell L. (1998): Commensuration as a Social Process, in: *Annual Review of Sociology*, 24, S. 313–343. https://doi.org/10.1146/annurev.soc.24.1.313

Espeland, Wendy N./Stevens, Mitchell L. (2008): A Sociology of Quantification, in: *European Journal of Sociology*, 49(3), S. 401-436. https://doi.org/10.1017/s0003975609000150

Faubion, James D./Marcus, George E. (2009) (Hg.): *Fieldwork Is Not What It Used to Be: Learning Anthropology's Method in a Time of Transition.* Ithaca, NY: Cornell University Press.

Flick, Uwe (2011): *Qualitative Sozialforschung: Eine Einführung.* Reinbeck bei Hamburg: Rowohlt.

Folkers, Andreas/Lemke, Thomas (2014): *Biopolitik: Ein Reader.* Frankfurt a. M.: Suhrkamp.

Fotopoulou, Aristea/O'Riordan, Kate (2016): Training to Self-Care: Fitness Tracking, Biopedagogy and the Healthy Consumer, in: *Health Sociology Review*, 26(1), S. 54-68. https://doi.org/10.1080/14461242.2016.1184582

Foucault, Michel (1973 [1969]): *Archäologie des Wissens.* Frankfurt a. M.: Suhrkamp.

Foucault, Michel (1989a [1977]): *Der Wille zum Wissen: Sexualität und Wahrheit 1.* Frankfurt a. M.: Suhrkamp.

Foucault, Michel (1989b [1984]): *Der Gebrauch der Lüste: Sexualität und Wahrheit 2.* Frankfurt a. M.: Suhrkamp.

Foucault, Michel (1991 [1986]): *Die Sorge um sich: Sexualität und Wahrheit 3.* Frankfurt a. M.: Suhrkamp.

Foucault, Michel (1993a [1973]): *Die Geburt der Klinik: eine Archäologie des ärztlichen Blicks.* Frankfurt a. M.: Fischer Taschenbuch.

Foucault, Michel (1993b): Technologien des Selbst, in: Luther, Martin H./Gutman, Huck/Hutton, Patrick H. (Hg.): *Technologien des Selbst.* Frankfurt a. M.: Suhrkamp, S. 24-62.

Foucault, Michel (1993c): About the Beginning of the Hermeneutics of the Self, in: *Political Theory*, 21(2), S. 198-227. https://doi.org/10.1177/0090591793021002004

Foucault, Michel (1993d): Politische Technologie der Individuen, in: Luther, Martin H./Gutman, Huck/Hutton, Patrick H. (Hg.): *Technologien des Selbst*. Frankfurt a. M.: Suhrkamp, S. 168-187.

Foucault, Michel (1994a [1975]): *Überwachen und Strafen: Die Geburt des Gefängnisses*. Frankfurt a. M.: Suhrkamp.

Foucault, Michel (1994b [1987]): Das Subjekt und die Macht. In: Dreyfus, Hubert L./Rabinow, Paul: *Jenseits von Strukturalismus und Hermeneutik*. Mit einem Nachwort von und einem Interview mit Michel Foucault. Frankfurt a. M.: Athenäum, S. 241-261.

Foucault, Michel (2005): *Analytik der Macht*. Frankfurt a. M.: Suhrkamp.

Foucault, Michel (2006a): *Sicherheit, Territorium, Bevölkerung: Geschichte der Gouvernementalität I*. Vorlesung am Collège de France. 1977-1978. Frankfurt a. M.: Suhrkamp.

Foucault, Michel (2006b): *Die Geburt der Biopolitik: Geschichte der Gouvernementalität II*. Vorlesung am Collège de France. 1978-1979. Frankfurt a. M.: Suhrkamp.

Foucault, Michel (2009): *Hermeneutik des Subjekts*. Vorlesungen am Collège de France 1981/82. Frankfurt a. M.: Suhrkamp.

Fox, Nick J. (2017): Personal Health Technologies, Micropolitics and Resistance: a New Materialist Analysis, in: *Health*, 21(2), S. 136-153. https://doi.org/10.1177/ 13634593155 90248

Frischling, Barbara (2018): Digitale Selbstvermessung und die (Re-)Produktion von Ordnungen im Alltag, in: Sabine Wöhlke/Anna Palm (Hg.): *Mensch-Technik-Interaktion in medikalisierten Alltagen*. Göttingen: Universitätsverlag Göttingen, S. 117-128.

Fritz-Hoffmann, Christian (2017): Grundzüge eines erweiterten Berührungsbegriffs: Zur Materialität des Hautkontakt und darüber hinaus, in: Henkel, Anna/Lindemann, Gesa: Welche Konsequenzen hat eine Einbeziehung von Materialität für die Untersuchung „des Sozialen"?, *Soziale Welt*, 68(2-3), S. 199-223. https://doi.org/10.5771/0038-6073-2017-2-3-199

Fröhlich, Gerrit (2018): *Medienbasierte Selbsttechnologien 1800, 1900, 2000: Vom narrativen Tagebuch zur digitalen Selbstvermessung*. Bielefeld: Transcript.

Garfinkel, Harold (1967): *Studies in Ethnomethodology*. Cambridge: Polity Press.

Geertz, Clifford (1987): *Dichte Beschreibung: Beiträge zum Verstehen kultureller Systeme*. Frankfurt a. M.: Suhrkamp.

Gehring, Petra (2006): *Was ist Biomacht? Vom zweifelhaften Mehrwert des Lebens*. Frankfurt a. M./New York: Campus.

Gertenbach, Lars (2012): Governmentality Studies: Die Regierung der Gesellschaft im Spannungsfeld zwischen Ökonomie, Staat und Subjekt, in: Moebius, Stephan (Hg.): *Kultur: Von den Cultural Studies bis zu den Visual Studies. Eine Einführung*. Bielefeld: Transcript, S. 108-127.

Gertenbach, Lars/Mönkeberg, Sarah (2016): Lifelogging und vitaler Normalismus: Kultursoziologische Betrachtungen zur Neukonfiguration von Körper und Selbst, in: Selke, Stefan

(Hg.): *Lifelogging: Digitale Selbstvermessung und Lebensprotokollierung zwischen disruptiver Technologie und kulturellem Wandel.* Wiesbaden: Springer VS, S. 25-43.

Giddens, Anthony (1979): *Central Problems in Social Theory: Action, Structure, and Contradiction in Social Analysis.* Berkeley: University of California Press.

Girtler, Roland (2001): *Methoden der Feldforschung.* Wien: Böhlau.

Göbel, Hannah K./Prinz, Sophia (2015) (Hg.): *Die Sinnlichkeit des Sozialen: Wahrnehmung und materielle Kultur.* Bielefeld: Transcript.

Goffman, Erving (1973): *Wir alle spielen Theater.* München: Piper & Co.

Gottschall, Karin/Voß, Günter (2005): *Entgrenzung von Arbeit und Leben: Zum Wandel von Erwerbsarbeit und Privatsphäre im Alltag.* München u. a.: Hampp.

Grasse, Christian/Grainer, Ariane (2013): *Mein digitales Ich: Wie die Vermessung des Selbst unser Leben verändert und was wir darüber wissen müssen.* Hamburg: Metrolit.

Greco, Monica (1998): *Illness as a Work of Thought: A Foucauldian Perspective of Psychosomatics.* London: Routledge.

Greco, Monica (2009): Thinking Beyond Polemics: Approaching the Health Society Through Foucault, in: *Österreichische Zeitschrift für Soziologie,* 34(2), S. 13-27. https://doi.org/10.1007/s11614-009-0010-y

Greco, Monica/Stenner, Paul (2008) (Hg.): *Emotions: A Social Science Reader.* London: Routledge.

Greenfield, Dana (2016): Deep Data: Notes on the n of 1, in: Nafus, Dawn (2016) (Hg.): *Quantified: Biosensing Technologies in Everyday Life.* Cambridge: MIT Press, S. 123-146.

Gregg, Melissa/Seigworth, Gregory J. (2010) (Hg.): *The Affect Theory Reader.* Durham: Duke University Press.

Gugerli, David (1998): Gugerli, David (1998): *Die Automatisierung des ärztlichen Blicks. (Post)moderne Visualisierungstechniken am menschlichen Körper.* Preprints zur Kulturgeschichte der Technik, Nr. 4, ETH Zürich. Verwendete Onlineversion: https://www.research-collection.ethz.ch/handle/20.500.11850/88591. Zugegriffen: 04.09.2018.

Gugutzer, Robert (2002): *Leib, Körper und Identität: Eine phänomenologisch-soziologische Untersuchung zur personalen Identität.* Wiesbaden: Westdeutscher Verlag.

Gugutzer, Robert (2004): *Soziologie des Körpers.* Bielefeld: Transcript.

Gugutzer, Robert (2008): Alter(n) und die Identitätsrelevanz von Leib und Körper, in: *Zeitschrift für Gerontologie und Geriatrie,* 41(3), S. 182-187. https://doi.org/10.1007/s00391-008-0545-8

Gugutzer, Robert (2012): *Verkörperungen des Sozialen: Neophänomenologische Grundlagen und soziologische Analysen.* Bielefeld: Transcript.

Gugutzer, Robert (2015): Leibliche Interaktion mit Dingen, Sachen und Halbdingen: Zur Entgrenzung des Sozialen (nicht nur) im Sport, in: Göbel, Hannah K./Prinz, Sophia

(Hg.): *Die Sinnlichkeit des Sozialen: Wahrnehmung und materielle Kultur*. Bielefeld: Transcript, S. 105-122.

Gugutzer, Robert (2016): Self-Tracking als Objektivation des Zeitgeists, in: Duttweiler, Stefanie/Gugutzer, Robert/Passoth, Jan-Hendrik/Strübing, Jörg (Hg.): *Leben nach Zahlen: Self-Tracking als Optimierungsprojekt?* Bielefeld: Transcript, S. 161-184.

Gupta, Akhil/Ferguson, James (1997) (Hg.): *Anthropological Locations: Boundaries and Grounds of a Field Science*. Berkeley u. a.: University of California Press.

Hacking, Ian (2006): Making Up People, in: *London Review of Books*, 28(16), S. 23-26.

Haggerty, Kevin D./Ericson, Richard V. (2000): The Surveillant Assemblage, in: *British Journal of Sociology*, 51(4), S. 605-622. https://doi.org/10.1080/00071310020015280

Han, Byung-Chul (2014): *Psychopolitik: Neoliberalismus und die neuen Machttechniken*. Berlin: Fischer.

Hanses, Andreas (2010): Gesundheit und Biographie: Eine Gradwanderung zwischen Selbstoptimierung und Selbstsorge als gesellschaftliche Kritik, in: Paul, Bettina/Schmidt-Semisch, Henning: *Risiko Gesundheit: Über Risiken und Nebenwirkungen der Gesundheitsgesellschaft*. Wiesbaden: Springer VS.

Haubl, Rolf (2007): Krankheiten, die Karriere machen: Zur Medizinalisierung und Medikalisierung sozialer Probleme, in: Warrlich, Christian/Reinke, Ellen (Hg.): *Auf der Suche: Psychoanalytische Betrachtungen zum AD(H)S*. Gießen: Psychosozial-Verlag, S. 159-186.

Heintz, Bettina (2007): Zahlen, Wissen, Objektivität: Wissenschaftssoziologische Perspektiven, in: Mennicken, Andrea/Vollmer, Hendrik (Hg.): *Zahlenwerk. Kalkulation, Organisation und Gesellschaft*. Wiesbaden: Springer VS, S. 65-85.

Heintz, Bettina (2010): Numerische Differenz: Überlegungen zu einer Soziologie des (quantitativen) Vergleichs, in: *Zeitschrift für Soziologie*, 39(3), S. 162-181. https://doi.org/10.1515/zfsoz-2010-0301

Helfferich, Cornelia (2004): *Die Qualität qualitativer Daten: Manual für die Durchführung qualitativer Interviews*. Wiesbaden: Springer VS.

Hess, Sabine/Knecht, Michi (2008): Reflexive Medikalisierung im Feld moderner Reproduktionstechnologien: Zum aktiven Einsatz von Wissensressourcen in gendertheoretischer Perspektive, in: Langreiter, Nikola/Timm, Elisabeth/Haibl, Michaela/Löffler, Klara/Blumesberger, Susanne (Hg.): *Wissen und Geschlecht: Beiträge der 11. Arbeitstagung der Kommission für Frauen- und Geschlechterforschung der Deutschen Gesellschaft für Volkskunde*. Wien, Februar 2007, S. 169-195.

Hess, Volker (2002): Die Bildtechnik der Fieberkurve: Klinische Thermometrie im 19. Jahrhundert, in: Gugerli, David/Orland, Barbara (Hg.): *Ganz normale Bilder: Historische Beiträge zur visuellen Herstellung von Selbstverständlichkeit*. Zürich: Chronos, S. 159-183.

Heßler, Martina/Mersch, Dieter (2009): Bildlogik oder Was heißt visuelles Denken?, in: dies. (Hg.): *Logik des Bildlichen: Zur Kritik der ikonischen Vernunft*. Bielefeld: Transcript, S. 8-63.

Heyl, Sherman Barbara (2001): Ethnographic Interviewing, in: Atkinson, Paul/Coffey, Amanda/Delamont, Sara/Lofland, John/Lofland, Lyn (Hg.): *Handbook of Ethnography*. London: Sage, S. 369-384.

Hillebrandt, Frank (2014): *Soziologische Praxistheorien: Eine Einführung*. Wiesbaden: Springer VS.

Hillebrandt, Frank (2015): Was ist der Gegenstand einer Soziologie der Praxis?, in: Schäfer, Franka/Daniel, Anna/Hillebrandt, Frank (Hg.): *Methoden einer Soziologie der Praxis*. Bielefeld: Transcript, S. 15-36.

Hillebrandt, Frank (2016): Die Soziologie der Praxis als post-strukturalistischer Materialismus, in: Schäfer, Hilmar (Hg.): *Praxistheorie: Ein soziologisches Forschungsprogramm*. Bielefeld: Transcript, S. 71-94.

Hine, Christine (2000): *Virtual Ethnography*. London u. a.: Sage.

Hirschauer, Stefan (1999): Die Praxis der Fremdheit und die Minimierung von Anwesenheit: Eine Fahrstuhlfahrt, in: *Soziale Welt*, 50(3), S. 221-246.

Hirschauer, Stefan (2004): Praktiken und ihre Körper: Über materielle Partizipanden des Tuns, in: Hörning, Karl/Reuter, Julia (Hg.): *Doing Culture: Zum Begriff der Praxis in der gegenwärtigen soziologischen Theorie*. Bielefeld: Transcript, S. 73-91.

Hirschauer, Stefan (2008): Körper macht Wissen: Für eine Somatisierung des Wissensbegriffs, in: Rehberg, Karl-Siegbert/Deutsche Gesellschaft für Soziologie (DGS) (Hg.): *Die Natur der Gesellschaft: Verhandlungen des 33. Kongresses der Deutschen Gesellschaft für Soziologie in Kassel 2006*. Teilbd. 1 u. 2. Frankfurt a. M.: Campus, S. 974-984.

Hirschauer, Stefan (2010): Die Exotisierung des Eigenen: Kultursoziologie in ethnografischer Einstellung, in: Wohlrab-Sahr, Monika (Hg.): *Kultursoziologie: Paradigmen – Methoden – Fragestellungen*. Wiesbaden: Springer VS, S. 207-227.

Hirschauer, Stefan (2016): Verhalten, Handeln, Interagieren: Zu den mikrosoziologischen Grundlagen der Praxistheorie, in: Schäfer, Hilmar (Hg.): *Praxistheorie: Ein soziologisches Forschungsprogramm*. Bielefeld: Transcript, S. 45-71.

Hirschauer, Stefan/Amann, Klaus (1997) (Hg.): *Die Befremdung der eigenen Kultur: Zur ethnographischen Herausforderung soziologischer Empirie*. Frankfurt a. M.: Suhrkamp.

Hitzler, Roland (2000): Welten erkunden: Soziologie als (eine Art) Ethnologie der eigenen Gesellschaft, in: Beck, Ulrich/Kieserling, André (Hg.): *Ortsbestimmungen der Soziologie: Wie die kommende Generation Gesellschaftswissenschaften betreiben will*. Baden-Baden: Nomos, S. 141-150.

Hitzler, Ronald/Gothe, Miriam (2015): Zur Einleitung, in: dies. (Hg.): *Ethnographische Erkundungen: Methodische Aspekte aktueller Forschungsprojekte*. Wiesbaden: Springer VS, S. 9-16.

Hochschild, Arlie R. (1983): *The Managed Heart: The Commercialization of Human Feelings*. Berkeley/Los Angeles/London: University of California Press.

Holman Jones, Stacy (2005): Autoethnography: Making the Personal Political, in: Denzin, Norman K./Lincoln, Yvonna S. (Hg.): *Handbook of Qualitative Research. Thousand Oaks*, CA: Sage, S. 763-791.

Honer, Anne (1993): *Lebensweltliche Ethnografie: Ein explorativ-interpretativer Forschungsansatz am Beispiel von Heimwerker-Wissen.* Wiesbaden: Dt. Univ.-Verlag.

Hopwood, Anthony G./Miller, Peter (1994) (Hg.): *Accounting as Social and Institutional Practice.* Cambridge: Cambridge University Press.

Hörning, Karl H. (2001): *Experten des Alltags: Die Wiederentdeckung des praktischen Wissens.* Weilerswist: Velbrück Wissenschaft.

Hörning, Karl H./Reuter, Julia (2004) (Hg.): *Doing Culture: Neue Positionen zum Verhältnis von Kultur und sozialer Praxis.* Bielefeld: Transcript.

Horst, Heather A./Miller, Daniel (2014): *Digital Anthropology.* London u. a.: Bloomsbury Academic.

Ihde, Don (2010): *Embodied Technics.* Copenhagen u. a.: Automatic Press.

Jethani, Suneel (2015): Mediating the Body: Technology, Politics and Epistemologies of Self, in: *Communication, Politics & Culture*, 47(3), S. 34-43.

Kabat-Zinn, Jon (2013[1990]): *Gesund durch Meditation: Das große Buch der Selbstheilung.* München: Knaur.

Kalthoff, Herbert (2016): Die Darstellung der Ökonomie: Die Praxis des Darstellens und die empirische Theorie der Praxis, in: Schäfer, Hilmar (Hg.): *Praxistheorie: Ein soziologisches Forschungsprogramm.* Bielefeld: Transcript, S. 223-245.

Keller, Reiner (2008): *Michel Foucault.* Konstanz: UVK.

Kent, Rachel (2018): Social Media and Self-Tracking: Representing the „Health Self", in: Btihaj, Ajana (Hg.): *Self-Tracking: Empirical and Philosophical Investigations.* Hampshire: Palgrave Macmillan, S. 61-76.

Kickbusch, Ilona (2006): *Die Gesundheitsgesellschaft: Megatrends der Gesundheit und deren Konsequenzen für Politik und Gesellschaft.* Gamburg: Verlag für Gesundheitsförderung.

King, Vera/Gerisch, Benigna (2018): Selbstvermessung als Optimierungsform und Abwehrkorsett. Fallstudie eines begeisterten Self-Trackers, in: Balandis, Oswald/Straub, Jürgen (2018) (Hg.): Das sich vermessende Selbst – Self-Tracking und Lifelogging zwischen Spielerei und Subjektivierungsform, *psychosozial*, 41 (2), 35-46.

Klauser, F. R./Albrechtslund, A. (2014): From Self-Tracking to Smart Urban Infrastructures: Towards an Interdisciplinary Research Agenda on Big Data, in: *Surveillance & Society*, 12(2), S. 273-286. https://doi.org/10.24908/ss.v12i2.4605

Klein, Gabriele (2005): Das Theater des Körpers: Zur Performanz des Körperlichen, in: Schroer, Markus (Hg.): *Soziologie des Körpers.* Frankfurt a. M.: Suhrkamp, S. 73-92.

Klemann, Frank/Matuschek, Ingo/Voß, Günter G. (2003): Subjektivierung von Arbeit: Ein Überblick zum Stand der Diskussion, in: Modaschl, Manfred/Voß, Günter G. (Hg.): *Subjektivierung von Arbeit.* München/Mering: Hampp, S. 149-193.

Knecht, Michi (2005): Ethnografische Wissensproduktion und der Körper als ethnografisches Objekt im Feld moderner Reproduktionsmedizin, in: Binder, Beate/Göttsch,

Silke/Kaschuba, Wolfgang/Vanja, Konrad (Hg.): *Ort. Arbeit. Körper. Ethnografie Europäischer Modernen.* Münster u. a.: Waxmann, S. 421-431.

Knecht, Michi (2008): Reproduktionstechnologien und die Biomedikalisierung von Verwandtschaft: Anmerkungen aus ethnographischer Perspektive, in: *Das Argument,* 275, S. 179-194.

Knecht, Michi (2010): ‚Vor Ort' im Feld: Zur Kritik und Reakzentuierung des Lokalen als europäisch-ethnologischer Schlüsselkategorie, in: *Österreichische Zeitschrift für Volkskunde,* 113(1), S. 23-49.

Knecht, Michi (2013): Nach Writing Culture – mit Actor-Network: Ethnographie/Praxeographie im Feld der Wissenschafts-, Medizin- und Technikforschung, in: Hess, Sabine/Schwertl, Maria/Moser, Hannes (Hg.): *Europäisch-ethnologisches Forschen: Neue Methoden und Konzepte.* Berlin: Reimer, S. 79-107.

Knoblauch, Hubert (2001): Fokussierte Ethnographie, in: *Sozialer Sinn,* 2(1), S. 123-141. https://doi.org/10.1515/sosi-2001-0105

Knorr Cetina, Karin (1991): *Die Fabrikation von Erkenntnis: Zur Anthropologie der Wissenschaft.* Frankfurt a. M.: Suhrkamp.

Knorr Cetina, Karin (1998): Sozialität mit Objekten: Soziale Beziehungen in post-traditionalen Wissensge-sellschaften, in: Rammert, Werner (Hg.): *Technik und Sozialtheorie.* Frankfurt a. M.: Campus, S. 83-120.

Knorr Cetina, Karin (2007): Umrisse einer Soziologie des Postsozialen, in: Meyer, Lars/Pahl, Hanno: *Kognitiver Kapitalismus: Soziologische Beiträge zur Theorie der Wissensökonomie.* Marburg: Metropolis, S. 25-41.

Knorr Cetina, Karin/Preda, Alex (Hg.) (2004): *The Sociology of Financial Markets.* Oxford: Oxford University Press.

Kristensen, Dorthe Brogård/Prigge, Carolin (2018): Human/Technology Associations in Self-Tracking Practices, in: Ajana, Btihaj (2018a)(Hg.): *Self-Tracking: Empirical and Philosophical Investigations.* Hampshire: Palgrave Macmillan, S. 43-59.

Kunz, Alexa-Maria (2015): Log- und Tagebücher als Erhebungsmethode in ethnographischen Forschungsdesigns, in: Hitzler, Ronald/Gothe, Miriam (Hg.): *Ethnographische Erkundungen: Methodische Aspekte aktueller Forschungsprojekte.* Wiesbaden: Springer VS, S. 141-163.

Lachmund, Jens (1997): *Der abgehorchte Körper: Zur historischen Soziologie der medizinischen Untersuchung.* Opladen: Westdeutscher Verlag.

Langstrup, Henriette/Iversen, Louise B./Vind, Signe/Erstad, Thomas L. (2013): The Virtual Clinical Encounter. Emplacing Patient 2.0 in Emerging Care Infrastructures, in: *Science & Technology Studies,* 26(2), S. 44-60.

Lanzing, Marjolein (2016): The Transparent Self, in: *Ethics and Information Technology,* 18(1), S. 9-16. https://doi.org/10.1007/s10676-016-9396-y

Latour, Bruno (1987): *Science in Action: How to Follow Scientists and Engineers through Society.* Cambridge, MA: Harvard University Press.

Latour, Bruno (1988): Mixing Humans and Nonhumans Together: The Sociology of a Door-Closer, in: *Social Problems*, 35(3), S. 298-310. https://doi.org/10.2307/800624

Latour, Bruno (1996): *Der Berliner Schlüssel: Erkundungen eines Liebhabers der Wissenschaften.* Berlin: Akademie.

Latour, Bruno (2002): *Die Hoffnung der Pandora: Untersuchungen zur Wirklichkeit der Wissenschaft.* Frankfurt a. M.: Suhrkamp.

Latour, Bruno (2004): How to Talk About the Body? The Normative Dimensions of Science Studies, in: *Body & Society*, 10(2/3), S. 205-229. https://doi.org/10.1177/1357034x04042943

Latour, Bruno (2006): Über technische Vermittlung: Philosophie, Soziologie und Genealogie, in: Belliger, Andréa/Krieger, David J. (Hg.): *ANThology: Ein einführendes Handbuch zur Akteur-Netzwerk-Theorie.* Bielefeld: Transcript, S. 483-529.

Latour, Bruno (2010): *Eine neue Soziologie für eine neue Gesellschaft: Einführung in die Akteur-Netzwerk-Theorie.* Frankfurt a. M.: Suhrkamp.

Latour, Bruno/Woolgar, Steve (1979): *Laboratory Life: The Construction of Scientific Facts. Princeton:* Princeton University Press.

Laukkanen, Raija M./Virtanen, Paula K. (1998): Heart Rate Monitors: State of the Art, in: *Journal of Sports Sciences*, 16(1), S. 3-7. https://doi.org/10.1080/026404198366920

Law, John (1991) (Hg.): A Sociology of Monsters: Essays on Power, Technology and Domination, in: *Sociological Review Monograph*, 38. London/New York: Routledge. https://doi.org/10.1111/j.1467-954X.1990.tb03346.x

Law, John (2006): Notizen zur Akteur-Netzwerk-Theorie: Ordnung, Strategie und Heterogenität, in: Belliger, Andréa/Krieger, David J. (Hg.): *ANThology: Ein einführendes Handbuch zur Akteur-Netzwerk-Theorie.* Bielefeld: Transcript, S. 429-446.

Law, John (2011): Akteur-Netzwerk-Theorie und materiale Semiotik, in: Conradi, Tobias/Derwanz, Heike/Muhle, Florian (Hg.): *Strukturentstehung durch Verflechtung: Akteur-Netzwerk-Theorie(n) und Automatismen.* Paderborn: Fink, S. 21-49.

Leanza, Matthias (2010): Die Gegenwart zukünftiger Erkrankungen: Prävention und die Person, in: Paul, Bettina/Schmidt-Semisch, Henning (Hg.): *Risiko Gesundheit: Über Risiken und Nebenwirkungen der Gesundheitsgesellschaft.* Wiesbaden: Springer VS, S. 237-258.

Lehmann, Roger (2005): *Geschichte der Diabetesbehandlung: Festvortrag anlässlich der 50-Jahr-Feier der Zürcher Diabetes-Gesellschaft im Herbst 2005.* Verwendete Onlineversion: https://www.d-journal.ch/archiv/geschichte-und-kultur/geschichte-der-diabetesbehandlung-18206/. Zugegriffen: 10.11.2017.

Lemke, Thomas (2000a): Neoliberalismus, Staat und Selbsttechnologien: Ein kritischer Überblick über die governmentality studies, in: *Politische Vierteljahresschrift*, 41(1), S. 31-47.

Lemke, Thomas (2000b): Die Regierung der Risiken: Von der Eugenik zur genetischen Gouvernementalität, in: Bröckling, Ulrich/Krasmann, Susanne/Lemke, Thomas (Hg.): *Gouvernementalität der Gegenwart: Studien zur Ökonomisierung des Sozialen*. Frankfurt a. M.: Suhrkamp, S. 227-264.

Lemke, Thomas (2001): Gouvernementalität, in: Kleiner, Marcus S. (Hg.): *Michel Foucault: Eine Einführung in sein Denken*. Frankfurt a.M./New York: Campus, S. 108-122.

Lemke, Thomas (2003): *Gesunde Körper – kranke Gesellschaft? Medizin im Zeitalter der Biopolitik.* Verwendete Onlineversion: http://www.thomaslemkeweb.de/publikationen/Gesunde%20K%F6rper%20%28FR%29.pdf. Zugegriffen: 23.06.2018.

Lemke, Thomas (2007): *Gouvernementalität und Biopolitik*. Wiesbaden: Springer VS.

Lemke, Thomas (2008): Eine Analytik der Biopolitik: Überlegungen zu Geschichte und Gegenwart eines umstrittenen Begriffs, in: *BEHEMOTH: A Journal on Civilisation*, 1(1), S. 72-89. https://doi.org/10.1524/behe.2008.0009

Lemke, Thomas/Kollek, Regine (2008): *Der medizinische Blick in die Zukunft: Gesellschaftliche Implikationen*. Frankfurt a. M./New York: Campus.

Lengersdorf, Diana/Wieser, Matthias (2014) (Hg.): *Schlüsselwerke der Science and Technology Studies*. Wiesbaden: Springer VS.

Lindemann, Gesa (2005): Die Verkörperung des Sozialen: Theoriekonstruktionen und empirische Forschungsperspektiven, in: Schroer, Markus (Hg.): *Soziologie des Körpers*. Frankfurt a. M.: Suhrkamp, S. 114-138.

Lindemann, Gesa (2014): *Weltzugänge. Die mehrdimensionale Ordnung des Sozialen*. Weilerswist: Velbrück Wissenschaft.

Lindemann, Gesa (2015): Die Verschränkung von Leib und Nexistenz, in: Süssenguth, Florian (Hg.): *Die Gesellschaft der Daten*: Über die digitale Transformation der sozialen Ordnung, Bielefeld: Transcript, S. 41-66.

Lindemann, Gesa (2017a): Rekursive Technikentwicklung: Über die Automatisierung kommunikativer Steuerung, in: Henkel, Anna/Lindemann, Gesa: Welche Konsequenzen hat eine Einbeziehung von Materialität für die Untersuchung „des Sozialen"? *Soziale Welt*, 68(2-3), S. 261-277. https://doi.org/10.5771/0038-6073-2017-2-3-261

Lindemann, Gesa (2017b): Leiblichkeit und Körper, in: Gugutzer, Robert/Klein, Gabriele/Meuser, Michael (Hg.): *Handbuch Körpersoziologie*, Band 1: Grundbegriffe und theoretische Perspektiven. Wiesbaden: Springer VS, S. 57-67.

Link, Jürgen (1997): *Versuch über den Normalismus: Wie Normalität produziert wird*. Opladen: Westdeutscher Verlag.

Link, Jürgen (1998): Von der „Macht der Norm" zum „flexiblen Normalismus": Überlegungen nach Foucault, in: Jurt, Joseph (Hg.): *Zeitgenössische französische Denker: Eine Bilanz*. Breisgau: Rombach, S. 251-269.

Link, Jürgen (1999): Wie das Kügelchen fällt und das Auto rollt: Zum Anteil des Normalismus an der Identitäsproblematik in der Moderne, in: Willems, Herbert/Hahn, Alois (Hg.): *Identität und Moderne*. Frankfurt a. M.: Suhrkamp, S. 164-179.

Link, Jürgen (2002): Das ‚normalistische‘ Subjekt und seine Kurven: Zur symbolischen Visualisierung orientierender Daten, in: Gugerli, David/Orland, Barbara (Hg.): *Ganz normale Bilder. Historische Beiträge zur visuellen Herstellung von Selbstverständlichkeit*. Zürich: Chronos, S. 107-129.

Link, Jürgen (2013): *Normale Krisen? Normalismus und die Krise der Gegenwart*. Konstanz: Konstanz University Press.

Link, Jürgen/Loer, Thomas/Neuendorff, Hartmut (2003): Zur Einleitung: ‚Normalität‘ im Diskursnetz soziologischer Begriffe, in: Link, Jürgen/Loer, Thomas/Neuendorff, Hartmut (Hg.): *‚Normalität‘ im Diskursnetz soziologischer Begriffe*. Heidelberg: Synchron, S. 7-23.

Lock, Margaret (2000): Accounting for Disease and Distress: Morals of the Normal and Abnormal, in: Albrecht, Gary L./Fitzpatrick, Ray/Scrimshaw, Susan C. (Hg.): *Handbook of Social Studies in Health & Medicine*. London: Sage, S. 259-276.

Lock, Margaret/Young, Alan/Cambrosio, Alberto (2000) (Hg.): *Living and Working with the New Medical Technologies: Intersections of Inquiry*. Cambridge: Cambridge University Press.

Lomborg, Stine/Frandsen, Kirsten (2016): Self-Tracking as Communication, in: *Information, Communication & Society*, 19(7), S. 1015-1027. https://doi.org/10.1080/1369118x.2015.1067710

Lösch, Hans (2002): *Moderne Zeiten: Zur Entgrenzung von Arbeit und Leben*. München: DJI.

Lucherini, Mark (2016): Performing Diabetes: Felt Surveillance and Discreet Self-management, in: *Surveillance & Society*, 14(2), S. 259-276. https://doi.org/10.24908/ss.v14i2.5996

Lüders, Christian (2013): Beobachten im Feld und Ethnografie, in: Flick, Uwe/Kardorff von, Ernst/Steinke, Ines (Hg.): *Qualitative Forschung: Ein Handbuch*. Hamburg: Rowohlt, S. 384-401.

Lupton, Deborah (2012): M-Health and Health Promotion: The Digital Cyborg and Surveillance Society, in: *Social Theory & Health*, 10(3), S. 229-234. https://doi.org/10.1057/sth.2012.6

Lupton, Deborah (2013a): Understanding the Human Machine, in: *IEEE Technology and Society Magazine*, 32(4), S. 25-30. https://doi.org/10.1109/mts.2013.2286431

Lupton, Deborah (2013b): Quantifying the Body: Monitoring and Measuring Health in the Age of mHealth technologies, in: *Critical Public Health*, 23(4), S. 393-403. https://doi.org/10.1080/09581596.2013.794931

Lupton, Deborah (2013c): The Digital Engaged Patient: Self-Monitoring and Self-Care in the Digital Health Era, in: *Social Theory & Health*, 11(3), S. 256-270. https://doi.org/10.1057/sth.2013.10

Lupton, Deborah (2014a): Self-Tracking Cultures: Towards a Sociology of Personal Informatics, in: *Proceedings of the 26th Australian Computer-Human Interaction Conference on Designing Futures: The Future of Design*, S. 77-86. https://doi.org/10.1145/2686612.2686623

Lupton, Deborah (2014b): Quantified Sex: A Critical Analysis of Sexual and Reproductive Self-tracking Using Apps, in: *Culture, Health & Sexuality*, 17(4), S. 440-453. Verwendete Onlineversion: http://www.canberra.edu.au/researchrepository/items/25d1310f-2c5d-4ca5-9e8e-c17f1a140cb1/1/. Zugegriffen: 22.08.2018. https://doi.org/10.1080/13691058.2014.920528

Lupton, Deborah (2014c): *Self-Tracking Modes. Reflexive Self-Monitoring and Data Practices*, S. 2-19. Verwendete Onlineversion: https://papers.ssrn.com/sol3/papers.cfm?abstract_id=2483549. Zugegriffen: 22.08.2018. https://doi.org/10.2139/ssrn.2483549

Lupton, Deborah (2018a): Lively Data, Social Fitness and Biovalue: The Intersections of Health Self-Tracking and Social Media, in: Burgess, Jean/Marwick, Alice/Poell, Thomas (Hg.): *The SAGE Handbook of Social Media*. Los Angeles/London u.a.: Sage reference, S. 562-578.

Lupton, Deborah (2018b) (Hg.): *Self-Tracking, Health and Medicine*. London/New York: Routledge.

Lupton, Deborah (2016a): *The Quantified Self: A Sociology of Self-Tracking*. Cambridge, UK: Polity Press.

Lupton, Deborah (2016b): The diverse domains of quantified selves: self-tracking modes and dataveillance, in: *Economy and Society*, 25(1), S.101-122. Verwendete Onlineversion: https://www.tandfonline.com/doi/full/10.1080/03085147.2016.1143726. Zugegriffen: 29.08.2018. https://doi.org/10.1080/03085147.2016.1143726

Lupton, Deborah (2017): 'Digital bodies', in: Silk, Michael L./ Andrews, David L./Thorpe, Holly: *Routledge Handbook of Physical Cultural Studies*. London/New York: Routledge, S. 200-208.

Lupton, Deborah/Petersen, Alan (1996): *The New Public Health: Health and Self in the Age of Risk*. London u. a.: Sage.

Lynch, Michael (1985): *Art and Artifact in Laboratory Science: A Study of Shop Work and Shop Talk in a Research Laboratory*. London: Routledge & Kegan Paul.

Lynch, Rebecca/Cohn, Simon (2016): In the Loop: Practices of Self-Monitoring from Accounts by Trial Participants, in: *Health*, 20(5), S. 523–538. https://doi.org/10.1177/1363459315611939

Lyon, David (2007): *Surveillance Studies: An Overview*. Cambridge u. a.: Polity Press.

MacKenzie, Donald (2006) *An Engine, not a Camera: How Financial Models Shape Markets*. Cambridge: MIT Press.

Makropoulos, Michael (1990): Möglichkeitsbändigungen: Disziplin und Versicherung als Konzepte zur sozialen Steuerung von Kontingenz, in: *Soziale Welt*, 41(4), S. 407-423.

Mämecke, Thorben (2016a): Die Statisktik des Selbst: Zur Gouvernementalität der (Selbst-)Verdatung, in: Selke, Stefan (Hg.): *Lifelogging: Digitale Selbstvermessung und Lebensprotokollierung zwischen disruptiver Technologie und kulturellem Wandel.* Wiesbaden: Springer VS, S. 97-125.

Mämecke, Thorben (2016b): Benchmarking the Self: Kompetitive Selbstvermessung im betrieblichen Gesundheitsmanagemen, in: Duttweiler, Stefanie/Gugutzer, Robert/Passoth, Jan-Hendrik/Strübing, Jörg (Hg.): *Leben nach Zahlen: Self-Tracking als Optimierungsprojekt?* Bielefeld: Transcript, S. 103-122.

Mämecke, Thorben/Passoth, Jan-Hendrik/Wehner, Josef (2018) (Hg.): *Bedeutende Daten: Modelle, Verfahren und Praxis der Vermessung und Verdatung im Netz.* Wiesbaden: Springer VS.

Manhart, Sebastian (2008): Vermessene Moderne: Zur Bedeutung von Maß, Zahl und Begriff für die Entstehung der modernen Kultur, in: Baecker, Dirk/Kettner, Mathias/Rustemeyer, Dirk (Hg.): *Über Kultur, Theorie und Praxis der Kulturreflexion.* Bielefeld: Transcript, S. 191-218.

Manske, Alexandra/Schnell, Christiane (2009): Arbeit und Beschäftigung in der Kultur- und Kreativwirtschaft, in: Böhle, Fritz/Voß, G. Günter/Wachtler, Günther (Hg.): *Handbuch zur Arbeitssoziologie.* Frankfurt a. M./New York: Campus, S. 699-729.

Marcus, George E. (1995): Ethnography in/of the World System: The Emergence of Multisited Ethno-graphy, in: *Annual Review of Anthropology*, 24, S. 95-117. https://doi.org/10.1146/annurev.anthro.24.1.95

Massumi, Brian (1996): The Autonomy of Affect, in: Patton, Paul (Hg.): *Deleuze: A Critical Reader.* Oxford: Blackwell.

Massumi, Brian (2002): *Parables for the Virtual: Movement, Affect, Sensation.* Durham: Duke University Press.

Mathar, Thomas (2011): *Der digitale Patient: Zu den Konsequenzen eines technowissenschaftlichen Gesundheitssystems.* Bielefeld: Transcript.

Maturo, Antonio/Mori, Luca/Moretti, Veronica (2016): An Ambiguous Health Education: The Quantified Self and the Medicalization of the Mental Sphere, in: *Italian Journal of Sociology of Education*, 8(3), S. 248-268. https://doi.org/10.14658/pupj-ijse-2016-3-12

Mau, Steffen (2017): *Das metrische Wir: Über die Quantifizierung des Sozialen.* Berlin: Suhrkamp.

Meißner, Stefan (2016): Der vermessene Schlaf: Quantified Self in der Spannung von Disziplinierung und Emanzipation, in: Duttweiler, Stefanie/Gugutzer, Robert/Passoth, Jan-Hendrik/Strübing, Jörg (Hg.): *Leben nach Zahlen: Self-Tracking als Optimierungsprojekt?* Bielefeld: Transcript, S. 325-348.

Mennicken, Andrea/Vollmer, Hendrik (2007): Einleitung: Fundstellen der Zahlenforschung, in: dies. (Hg.): *Zahlenwerk: Kalkulation, Organisation und Gesellschaft.* Wiesbaden: Springer VS, S. 9-17.

Merleau-Ponty, Maurice (1966): *Phänomenologie der Wahrnehmung.* Berlin: Walter de Gruyter.

Michalitsch, Gabriele (2006): *Die neoliberale Domestizierung des Subjekts. Von den Leidenschaften zum Kalkül.* Frankfurt a. M.: Campus.

Miller, Peter (1994): Accounting as Social and Institutional Practice: An Introduction, in: Hopwood, Anthony G./Miller, Peter (Hg.): *Accounting as Social and Institutional Practice.* Cambridge: Cambridge University Press.

Miller, Peter (2007): Wie und warum das Rechnungswesen in der Soziologie in Vergessenheit geriet, in: Vollmer, Hendrik/Mennicken, Andrea (Hg.): *Zahlenwerk: Kalkulation, Organisation und Gesellschaft.* Wiesbaden: Springer VS, S. 19-43.

Miller, Peter/Rose, Nikolas (1994): Das ökonomische Leben regieren, in: Donzelot, Jaques/Meuret, Denis/Miller, Peter/Rose, Nikolas: *Zur Genealogie der Regulation: Anschlüsse an Michel Foucault.* Mainz: Decaton, S. 54-109.

Miller, Peter/Rose, Nikolas (1995): Production, Identity, Democracy, in: *Theory and Society*, 24(3), S. 427-467. https://doi.org/10.1007/bf00993353

Missomelius, Petra (2016): Das digitale Selbst: Data Doubles der Selbstvermessung, in: Selke, Stefan (Hg.): *Lifelogging: Digitale Selbstvermessung und Lebensprotokollierung zwischen disruptiver Technologie und kulturellem Wandel.* Wiesbaden: Springer VS, S. 257-286.

Mol, Annemarie (2000): What Diagnostic Devices Do: The Case of Blood Sugar Measurement, in: *Theoretical Medicine and Bioethics*, 21(1), S. 9-22.

Mol, Annemarie (2002): *The Body Multiple: Ontology in Medical Practice.* Durham: Duke University Press.

Mol, Annemarie (2008): *The Logic of Care, Health and the Problem of Patient Choice.* London: Routledge.

Mol, Annemarie (2009): Living with Diabetes: Care Beyond Choice and Control, in: *The Lancet*, 373(9677), S. 1756–1757. https://doi.org/10.1016/s0140-6736(09)60971-5

Mol, Annemarie (2017): Krankheit tun: Eine Bewegung zwischen Feldern, in: Bauer, Susanne/Heinemann, Torsten/Lemke, Thomas: *Science and Technology Studies: Klassische Positionen und aktuelle Perspektiven.* Frankfurt a. M.: Suhrkamp, S. 429-471.

Mol, Annemarie/Law, John (1994): Regions, Networks and Fluids: Anaemia and Social Topology, in: *Social Studies of Science*, 24(4), S. 641-71. https://doi.org/10.1177/030631279402400402

Mol, Annemarie/Law, John (2004): Embodied Action, Enacted Bodies: The Example of Hypoglycaemia, in: *Body & Society*, 10(2-3), S. 43-62. https://doi.org/10.1177/1357034x04042932

Moldaschl, Manfred (2003): *Subjektivierung von Arbeit.* München u. a.: Hampp.

Moore, Phoebe V. (2018): *The Quantified Self in Precarity: Work, Technology and What Counts.* London/New York: Routledge.

Moore, Phoebe V. (2018): Tracking Affective Labour for Agility in the Quantified Workplace, in: *Body & Society*, 24(3), S. 39-67. https://doi.org/10.1177/1357034X18775203

Moore, Phoebe/Robinson, Andrew (2016): The Quantified Self: What Counts in the Neoliberal Workplace, in: *New Media and Society*, 18(11), S. 2774-2792. https://doi.org/10.1177/1461444815604328

Nafus, Dawn (2016) (Hg.): *Quantified: Biosensing Technologies in Everyday Life*. Cambridge: MIT Press.

Nafus, Dawn/Neff, Gina (2016): *Self-Tracking*. Cambridge: MIT Press.

Neckel, Sighard (2005): Die Marktgesellschaft als kultureller Kapitalismus: Zum neuen Synkretismus von Ökonomie und Lebensform, in: Imhof, Kurt/Eberle, Thomas (Hg.): *Triumph und Elend des Neoliberalismus*. Zürich: Seismo, S. 198-211.

Neckel, Sighard/Wagner, Greta (2013): Einleitung: Leistung und Erschöpfung, in: dies. (Hg.): *Leistung und Erschöpfung: Burnout in der Wettbewerbsgesellschaft*. Berlin: Suhrkamp, S. 7-25.

Neff, Gina (2013): Why Big Data Won't Cure Us, in: *Big Data*, 1(3), S. 117-123. https://doi.org/10.1089/big.2013.0029

Nettleton, Sarah (1997): Governing the Risky Self: How to Become Healthy, Wealthy and Wise, in: Petersen, Alan/Bunton, Robin (Hg.): *Foucault, Health and Medicine*. London: Routledge.

Nicholls, Brett (2016): Everyday Modulation: Dataism, Health Apps, and the Production of Self-Knowledge, in: Randell-Moon, Holly/Tippet, Ryan (Hg.): *Security, Race, Biopower: Essays on Technology and Corporeality*. New York/Frankfurt a. M.: Springer, S. 101-120.

Niewöhner, Jörg (2007): Forschungsschwerpunkt Präventives Selbst, in: *Humboldt-Spektrum*, 14(1), S. 34-37.

Niewöhner, Jörg (2008): Die zeitlichen Dimensionen von Fett, in: Niewöhner, Jörg/Kehl, Christoph/ Beck, Stefan (Hg.): *Wie geht Kultur unter die Haut? Emergente Praxen an der Schnittstelle von Medizin, Lebens- und Sozialwissenschaft*. Bielefeld: Transcript, S. 113-142.

Noji, Eryk/Vormbusch, Uwe (2018): Kalkulative Formen der Selbstthematisierung und das epistemische Selbst, in: Balandis, Oswald/Straub, Jürgen (2018) (Hg.): Das sich vermessende Selbst – Self-Tracking und Lifelogging zwischen Spielerei und Subjektivierungsform, *psychosozial*, 41 (2), 16-34.

Novas, Carlos/Rose, Nikolas (2000): Genetic Risk and the Birth of the Somatic Individual, in: *Economy and Society*, 29(4), S. 485-513. https://doi.org/10.1080/03085140050174750

Opitz, Sven (2004): *Gouvernementalität im Postfordismus: Macht, Wissen und Techniken des Selbst im Feld unternehmerischer Rationalität*. Hamburg: Argument.

Ortner, Sherry B. (1984): Theory in Anthropology since the Sixties, in: *Comparative Studies in Society and History*, 26(1), S. 126-166. https://doi.org/10.1017/s0010417500010811

Ortner, Sherry B. (2006): Updating Practice Theory, in: dies. (Hg.): *Anthropology and Social Theory: Culture, Power, and the Acting Subject*. Durham: Duke University Press, S. 1-18.

Oudshoorn, Nelly (2008): Diagnosis at a Distance: The Invisible Work of Patients and Health-Care Professionals in Cardiac Telemonitoring Technology, in: *Sociology of Health & Illness*, 30(2), S. 272-295. https://doi.org/10.1111/j.1467-9566.2007.01032.x

Pantzar, Mika/Ruckenstein, Minna (2015): The Heart of Everyday Analytics: Emotional, Material and Practical Extensions in Self-tracking Market, in: *Consumption Markets & Culture*, 18(1), S. 92-109. https://doi.org/10.1080/10253866.2014.899213

Pantzar, Mika/Shove, Elizabeth (2005): Metering Everyday Life, in: *17th Annual SASE Meeting: Budapest, 30.06.2015*. Verwendete Onlineversion: http://www.lancaster.ac.uk/staff/shove/choreography/meteringdraft.pdf. Zugegriffen: 13.05.2018.

Passoth, Jan-Hendrik (2010): Aktanten, Assoziationen, Mediatoren: Wie die ANT das Soziale neu zusammenbaut, in: Albert, Gert/Greshoff, Rainer/Schützeichel, Rainer (Hg.): *Dimensionen und Konzeptionen von Sozialität*. Wiesbaden: Springer VS, S. 309-316.

Passoth, Jan-Hendrik/Wehner, Josef (2013) (Hg.): *Quoten, Kurven und Profile: Zur Vermessung der sozialen Welt*. Wiesbaden: Springer VS.

Passoth, Jan-Hendrik/Wehner, Josef (2016): Sportstudios: Zur institutionalisierten Verdatung und Analyse moderner Körper, in: Duttweiler, Stefanie/Gugutzer, Robert/Passoth, Jan-Hendrik/Strübing, Jörg (Hg.): *Leben nach Zahlen: Self-Tracking als Optimierungsprojekt?* Bielefeld: Transcript, S. 253-270.

Pennac, Daniel (2014): *Der Körper meines Lebens*. Köln: Kiepenheuer & Witsch.

Pharabod, Anne-Sylvie/Nikolski, Véra/Granjon, Fabien (2013): La mise en chiffres de soi, in: *Réseaux*, 177, S. 97-129.

Pink, Sarah/Horst, Heather/Postill, John/Hjorth, Larissa/Lewis, Tania/Tacchi, Jo (2016): *Digital Ethnography: Principles and Practice*. London u. a.: Sage.

Plessner, Helmuth (1970): *Philosophische Anthropologie*. Frankfurt a. M.: S. Fischer.

Plessner, Helmuth (1975): *Die Stufen des Organischen und der Mensch*. Berlin: Walter de Gruyter.

Pliska, Vladimir/Folkers, Gerd/Eberle, Alex N. (2005): Insulin – eine Erfolgsgeschichte der modernen Medizin, in: *BioFokus, Mitteilungsblatt Nr. 69*, S. 3-16. Verwendete Onlineversion: http://www.forschung-leben.ch/publikationen/biofokus/insulin-eine-erfolgsgeschichte-der-modernen-medizin-50-jahre-der-entschluesselung-der-insulinstruktur/. Zugegriffen: 10.11.2017.

Porter, Theodore M. (1992): Quantification and the Accounting Ideal in Science, in: *Social Studies of Science*, 22(4), S. 633-651. https://doi.org/10.1177/030631292022004004

Porter, Theodore M. (1995): *Trust in Numbers: The Pursuit of Objectivity in Science and Public Life*. Princeton: Princeton University Press.

Power, Michael (2004): Counting, Control and Calculation: Reflections on Measuring and Management, in: *Human Relations*, 57(6), S. 765-783. https://doi.org/10.1177/0018726704044955

Prainsack, Barbara/Lucivero, Frederica (2015): The Lifestylisation of Healthcare? Consumer Genomics and Mobile Health as Technologies for Healthy Lifestyle, in: *Applied & Translational Genomics*, 4, S. 44-49. https://doi.org/10.1016/j.atg.2015.02.001

Prinz, Sophia (2014): *Die Praxis des Sehens: Über das Zusammenspiel von Körpern, Artefakten und visueller Ordnung*. Bielefeld: Transcript.

Prinz, Sophia (2016): Dispositive und Dinggestalten: Poststrukturalistische und phänomenologische Grundlagen einer Praxistheorie des Sehens, in: Schäfer, Hilmar (Hg.): *Praxistheorie: Ein soziologisches Forschungsprogramm*. Bielefeld: Transcript, S. 181-198.

Pritz, Sarah Miriam (2016): Mood Tracking: Zur digitalen Selbstvermessung der Gefühle, in: Selke, Stefan (Hg.): *Lifelogging: Interdisziplinäre Zugänge zum Phänomen digitaler Selbstvermessung und Lebensprotokollierung*. Wiesbaden: Springer VS, S. 127-150.

Przyborski, Aglaja/Wohlrab-Sahr, Monika (2009): *Qualitative Sozialforschung: Ein Arbeitsbuch*. München: Oldenburg, 2. Auflage.

Puig de la Bellacasa, Maria (2017): *Matters of Care: Speculative Ethics in More Than Human Worlds*. Minneapolis: University of Minnesota Press.

Rabeharisoa, Vololona/Akrich, Madeleine/Moreira, Tiago (2014): Evidence-Based Activism: Patients', Users' and Activists' Groups in Knowledge Society, in: *BioSocieties*, 9(2), S. 111-128. https://doi.org/10.1057/biosoc.2014.2

Rabinow, Paul (1992): Artificiality and Enlightenment: From Sociobiology to Biosociality, in: Kwinter, Sanford/Crary, Jonathan (Hg.): *Incorporations*. New York: MIT Press, S. 234-252.

Rammert, Werner (1998): Technikvergessenheit der Soziologie? Eine Erinnerung als Einleitung, in: ders. (Hg.): *Technik und Sozialtheorie*. Frankfurt a. M.: Campus, S. 9-28.

Rammert, Werner (2003): *Technik in Aktion: verteiltes Handeln in soziotechnischen Konstellationen*. (TUTS – Working Papers, 2-2003). Berlin: Technische Universität Berlin, Fak. VI Planen, Bauen, Umwelt, Institut für Soziologie Fachgebiet Techniksoziologie. https://nbn-resolving.org/urn:nbn:de:0168-ssoar-11573. Zugegriffen: 04.06.2018.

Rammert, Werner (2005): Gestörter Blickwechsel durch Videoüberwachung? Ambivalenzen und Asymmetrien soziotechnischer Beobachtungsordnungen, in: Hempel, Leon/ Metelmann, Jörg: *Bild-Raum-Kontrolle. Videoüberwachung als Zeichen gesellschaftlichen Wandels*. Frankfurt a. M.: Suhrkamp, S. 342-360.

Rammert, Werner (2016): *Technik-Handeln-Wissen*. Wiesbaden: Springer VS, 2. Auflage.

Rammert, Werner/Schlese, Michael/Wagner, Gerald/Wehner, Josef/Weingarten, Rüdiger (1998): *Wissensmaschinen: Soziale Konstruktion eines technischen Mediums. Das Beispiel Expertensysteme*. Frankfurt a. M./New York: Campus.

Rammert, Werner/Schubert, Cornelius (2006): Technografie und Mikrosoziologie der Technik, in: Rammert, Werner/Schubert, Cornelius (Hg.): *Technografie: Zur Mikrosoziologie der Technik*. Frankfurt a. M.: Campus, S. 11-25.

Rammert, Werner/Schulz-Schaeffer, Ingo (2002): *Technik und Handeln: Wenn soziales Handeln sich auf menschliches Verhalten und technische Artefakte verteilt*. (TUTS - Working Papers, 4-2002). Berlin: Technische Universität Berlin, Fak. VI Planen, Bauen, Umwelt, Institut für Soziologie Fachgebiet Techniksoziologie. Verwendete Onlineversion: https://www.ssoar.info/ssoar/handle/document/1107. Zugegriffen: 02.09.2018.

Reckwitz, Andreas (2003): Grundelemente einer Theorie sozialer Praktiken, in: *Zeitschrift für Soziologie*, 32(4), S. 282-301. https://doi.org/10.1515/zfsoz-2003-0401

Reckwitz, Andreas (2008a): *Unscharfe Grenzen: Perspektiven der Kultursoziologie.* Bielefeld: Transcript.

Reckwitz, Andreas (2008b): Praktiken und Diskurse: Eine sozialtheoretische und methodologische Relation, in: Kalthoff, Herbert/Hirschauer, Stefan/Lindemann, Gesa: *Theoretische Empirie: Zur Relevanz qualitativer Forschung.* Frankfurt a. M.: Suhrkamp.

Reckwitz, Andreas (2008c): Elemente einer Soziologie des Ästhetischen, in: Junge, Kay/Suber, Daniel/ Gerber, Gerold (Hg.): *Erleben, Erleiden, Erfahren: Zur Konstitution sozialen Sinns jenseits instrumenteller Vernunft.* Bielefeld: Transcript, S. 297-317.

Reckwitz, Andreas (2010): Auf dem Weg zu einer kultursoziologischen Analytik zwischen Praxeologie und Poststrukturalismus, in: Wohlrab-Sahr, Monika (Hg.): *Kultursoziologie: Paradigmen – Methoden – Fragestellungen.* Wiesbaden: Springer VS, S. 179-205.

Reckwitz, Andreas (2015a): Praktiken und ihre Affekte, in: *Mittelweg 36: Zeitschrift des Hamburger Instituts für Sozialforschung,* 24(1-2), S. 27-46.

Reckwitz, Andreas (2015b): Auf Weg zu einer praxeologischen Analyse des Selbst, in: Eitler, Pascal/Elberfeld, Jens (Hg.): *Zeitgeschichte des Selbst. Therapeutisierung – Politisierung – Emotionalisierung.* Bielefeld: Transcript, S. 31-49.

Reichert, Ramón (2014): Einleitung, in: Reichert, Ramón (Hg.): *Big Data: Analysen zum digitalen Wandel von Wissen, Macht und Ökonomie.* Bielefeld: Transcript, S. 9-35.

Reichert, Ramón (2015): Digitale Selbstvermessung: Verdatung und soziale Kontrolle, in: *Zeitschrift für Medienwissenschaft,* 13. Zürich: Diaphanes, S. 66-77. https://doi.org/10.25969/mediarep/1590

Reichert, Ramón (2016): Social Surveillance. Praktiken der digitalen Selbstvermessung in mobilen Anwendungskulturen, in: Duttweiler, Stefanie/Gugutzer, Robert/Passoth, Jan-Hendrik/Strübing, Jörg (Hg.): *Leben nach Zahlen. Self-Tracking als Optimierungsprojekt.* Bielefeld: Transcript, S. 185-200.

Reichert, Ramón (2018): Biosurveillance, Self-Tracking und digitale Gouvernementalität, in: Buhr, Lorina/Hammer, Stefanie/Schölzel, Hagen (Hg.): *Staat, Internet und digitale Gouvernementalität.* Wiesbaden: Springer VS, S. 65-86.

Reigeluth, Tyler (2014): Why Data Is Not Enough: Digital Traces as Control of Self and Self-Control, in: *Surveillance & Society,* 12(2), S. 243-354. https://doi.org/10.24908/ss.v12i2.4741

Rettberg, Jill Walker (2018): 3 Apps as Companions: How Quantified Self Apps Become Our Audience and Our Companions, in: Ajana, Btihaj (2018a)(Hg.): *Self-Tracking: Empirical and Philosophical Investigations.* Hampshire: Palgrave Macmillan, S. 27-42.

Rich, Emma/Miah, Andy (2014): Understanding Digital Health as Public Pedagogy: A Critical Framework, in: *Societies,* 4(2), S. 296-315. https://doi.org/10.3390/soc4020296

Rich, Emma/Miah, Andy (2017): Mobile, wearable and ingestible health technologies: towards a critical research agenda, in: *Health Sociology Review,* 26(1), S. 84-97. https://doi.org/10.1080/14461242.2016.1211486

Rieger, Stefan (2002): Arbeit an sich: Dispositive der Selbstsorge in der Moderne, in: Bröckling, Ulrich/Horn, Eva (Hg.): *Anthropologie der Arbeit*. Tübingen: Narr, S. 79-97.

Rieger, Stefan (2009): *Schall und Rauch: Eine Mediengeschichte der Kurve*. Frankfurt a. M.: Suhrkamp.

Robinson, Laura/Schulz, Jeremy (2009): New Avenues for Sociological Inquiry: Evolving Forms of Ethnographic Practice, in: *Sociology*, 43(4), S. 685-698. https://doi.org/10.1177/0038038509105415

Rode, Daniel (2017): Gegen-Sichten: Digitale Selbstvermessung als heterotopische visuelle Praxis, in: Spahn, Lea/Scholle, Jasmin/Maurer, Susanne/Wuttig, Bettina (Hg.): *Verkörperte Heterotopien: Zur Materialität und [Un-]Ordnung ganz anderer Räume*. Bielefeld: Transcript, S. 99-113.

Rode, Daniel/Stern, Martin (2017): Oh Shit, die Uhr: Zur körperlichen Dynamik des Self-Tracker-Werdens, in: Lessenich, Stephan (Hg.): *Geschlossene Gesellschaften. Verhandlungen des 38. Kongresses der Deutschen Gesellschaft für Soziologie*. Verwendete Onlineversion: http://publikationen.soziologie.de/index.php/kongressband_2016/article/view/500. Zugegriffen: 19.06.2018.

Rooksby, John/Rost, Mattias/Morrison, Alistair/Chalmers, Matthew (2014): Personal Tracking As Lived Informatics, in: *Proceedings of the 32nd Annual ACM Conference on Human Factors in Computing Systems*. New York: ACM, S. 1163-1172. https://doi.org/10.1145/2556288.2557039

Rose, Nikolas (1990): *Governing the Soul: The Shaping of the Private Self*. London: Routledge.

Rose, Nikolas (1991): Governing By Numbers: Figuring Out Democracy, in: *Accounting, Organizations and Society*, 16(7), S. 673-692. https://doi.org/10.1016/0361-3682(91)90019-b

Rose, Nikolas (2000[1996]): *Das Regieren von unternehmerischen Individuen*. Übersetzung von Kapitel 7 „Governing enterprising individuals" aus Nikolas Rose: Inventing our Selves, Cambridge: Cambridge University Press. Verwendete Onlineversion: http://www.beigewum.at/wordpress/wp-content/uploads/008_nikolas_rose.pdf. Zugegriffen: 18.07.2018.

Rose, Nikolas (2009): Normality and Pathology in a Biomedical Age, in: *The Sociological Review*, 57(s2), S. 66–83. https://doi.org/10.1111/j.1467-954x.2010.01886.x

Rose, Nikolas/Novas, Carlos (2000): Genetic Risk and the Birth of the Somatic Individual, in: *Economy and Society*, 29(4), S. 485-513. https://doi.org/10.1080/03085140050174750

Rosenberg, Daniel (2014): Daten vor Fakten, in: Reichert, Ramón (Hg.): *Big Data: Analysen zum digitalen Wandel von Wissen, Macht und Ökonomie*. Bielefeld: Transcript, S. 133-157.

Rouse, Joseph (2007): Practice Theory, in: Turner, Stephen P./Risjord, Mark W. (Hg.): *Handbook of the Philosophy of Science: Philosophy of Anthropology and Sociology*. Amsterdam/Boston: Elsevier, S. 639-681.

Ruckenstein, Minna (2014): Visualized and Interacted Life: Personal Analytics and Engagement with Data Doubles, in: *Societies*, 4(1), S. 68-84. https://doi.org/10.3390/soc4010068

Ruckenstein, Minna (2015): Uncovering Everyday Rhythms and Patterns: Food Tracking and New Forms of Visibility and Temporality in Health Care, in: *Studies in Health Technology and Informatics*, 215, S. 28-40.

Ruckenstein, Minna/ Pantzar, Mika (2017): Beyond the Quantified Self: Thematic exploration of a dataistic paradigm, in: *New Media & Society*, 19(3), S. 401-408. https://doi.org/10.1177/1461444815609081

Ruckenstein, Minna/Kristensen, Dorthe Brogård (2018): Co-evolving with self-tracking technologies, in: *New Media & Society*, 20(10), S. 3624-3640. https://doi.org/10.1177/1461444818755650

Ruckenstein, Minna/Schüll, Natasha Dow (2017): The Datafication of Health, in: *Annual Review of Anthropology*, 46(1), S. 261-278. https://doi.org/10.1146/annurev-anthro-102116-041244

Ruffino, Paolo (2018): Engagement and the quantified self: uneventful relationships with ghostly companions, in: Ajana, Btihaj (2018a)(Hg.): *Self-Tracking: Empirical and Philosophical Investigations. Hampshire*: Palgrave Macmillan, S. 11-25.

Saar, Martin (2013): Analytik der Subjektivierung: Umrisse eines Theorieprogramms, in: Alkmeyer, Thomas/Gelhard, Andreas/Ricken, Norbert (Hg.): *Techniken der Subjektivierung*. München: Wilhelm Fink, S. 17-29.

Sacks, Harvey (1984): On doing „being ordinary", in: Atkinson, J. Maxwell/Heritage, John: *Studies in Conversation Analysis*. Cambridge U.K.: Cambridge University Press, S. 413-29.

Sanders, Rachel (2017): Self-tracking in the Digital Era: Biopower, Patriarchy, and the New Biometric Body Projects, in: *Body & Society*, 23(1), S. 36-63. https://doi.org/10.1177/1357034X16660366

Sarasin, Philipp (2001): *Reizbare Maschinen: Eine Geschichte des Körpers 1765-1914*. Frankfurt a. M.: Suhrkamp.

Sarasin, Philipp (2010): *Michel Foucault zur Einführung*. Hamburg: Junius.

Sauer, Birgit (2016): Affektive Gouvernementalität: Eine geschlechtertheoretische Perspektive, in: Mixa, Elisabeth/Pritz, Sarah Miriam/Tumeltshammer, Markus/Greco, Monica (Hg.): *Un-Wohl-Gefühle: Eine Kulturanalyse gegenwärtiger Befindlichkeiten*. Bielefeld: Transcript, S. 147-163.

Schäfer, Franka/Daniel, Anna/Hilebrandt, Frank (2015) (Hg.): *Methoden einer Soziologie der Praxis*. Bielefeld: Transcript.

Schäfer, Hilmar (2013): *Die Instabilität der Praxis: Reproduktion und Transformation des Sozialen in der Praxistheorie*. Weilerswist: Velbrück Wissenschaft.

Schäfer, Hilmar (2016a): Einleitung: Grundlagen, Rezeption und Forschungsperspektiven der Praxistheorie, in: ders. (Hg.): *Praxistheorie: Ein soziologisches Forschungsprogramm*. Bielefeld: Transcript, S. 9-25.

Schäfer, Hilmar (2016b): Praxis als Wiederholung: Das Denken der Iterabilität und seine Konsequenzen für die Methodologie praxeologischer Forschung, in: ders, (Hg.): *Praxistheorie: Ein soziologisches Forschungsprogramm*. Bielefeld: Transcript, S. 137–159.

Schatzki, Theodore R. (1996): *Social Practices: A Wittgensteinian Approach to Human Activity and the Social*. Cambridge: Cambridge University Press.

Schatzki, Theodore R. (2002): *The Site of the Social: A Philosophical Account of the Constitution of Social Life and Change*. University Park: Pennsylvania State University Press.

Schatzki, Theodore R./Knorr Cetina, Karin/von Savigny, Eike (2001) (Hg.): *The Practice Turn in Contemporary Theory*. London/New York: Routledge.

Schaupp, Simon (2016a): Die Vermessung des Unternehmers seiner selbst: Vergeschlechtlichte Quantifizierung im Diskurs um Self-Tracking, in: Selke, Stefan (Hg.): *Lifelogging: Digitale Selbstvermessung und Lebensprotokollierung zwischen disruptiver Technologie und kulturellem Wandel*. Wiesbaden: Springer VS, S. 151-171.

Schaupp, Simon (2016b): „Wir nennen es flexible Selbstkontrolle.": Self-Tracking als Selbsttechnologie des kybernetischen Kapitalismus, in: Duttweiler, Stefanie/Gugutzer, Robert/Passoth, Jan-Hendrik/Strübing, Jörg (Hg.): *Leben nach Zahlen: Self-Tracking als Optimierungsprojekt?* Bielefeld: Transcript, S. 63-86.

Schaupp, Simon (2016c): *Digitale Selbstüberwachung: Self-Tracking im kybernetischen Kapitalismus*. Heidelberg: GWR.

Scheiner, Gary (2012): *Think Like a Pancreas: A Practical Guide to Managing Diabetes with Insulin – Completely Revised and Updated*. Boston: Da Capo Lifelong Books.

Schmechel, Corinna (2016): Der vermessene Mann? Vergeschlechtlichungsprozesse in und durch Praktiken der Selbstvermessung, in: Duttweiler, Stefanie/Gugutzer, Robert/Passoth, Jan-Hendrik/Strübing, Jörg (Hg.): *Leben nach Zahlen: Self-Tracking als Optimierungsprojekt?* Bielefeld: Transcript, S. 141-160.

Schmidt, Jan (2005): Praktiken des Bloggens: Strukturierungsprinzipien der Online Kommunikation am Beispiel von Weblogs. *Berichte der Forschungsstelle „Neue Kommunikationsmedien"*, 05(01). Verwendete Onlineversion: www.bamberg-gewinnt.de/wordpress/archives/223. Zugegriffen: 24.07.2010.

Schmidt, Robert (2012): *Soziologie der Praktiken: Konzeptionelle Studien und empirische Analysen*. Berlin: Suhrkamp.

Schmidt, Robert (2013): Zur Öffentlichkeit und Beobachtbarkeit von Praktiken der Subjektivierung, in: Gelhard, Andreas/Alkemeyer, Thomas/Ricken, Norbert (Hg.): *Techniken der Subjektivierung*. München: Wilhelm Fink, S. 93-105.

Schmitz, Herrmann (2005): *System der Philosophie: Der Leib*. Bonn: Bouvier.

Scholas, Sabine (2016): Self-Tracking und Gamification als Mittel der Kundenbindung und des Marketings, in: Duttweiler, Stefanie/Gugutzer, Robert/Passoth, Jan-Hendrik/Strübing, Jörg (Hg.): *Leben nach Zahlen: Self-Tracking als Optimierungsprojekt?* Bielefeld: Transcript, S. 87-102.

Schrage, Dominik (2008): Subjektivierung durch Normalisierung: Zur Aktualisierung eines poststrukturalistischen Konzepts, in: Rehberg, Karl-Siegbert (Hg.): *Die Natur der Gesellschaft. Verhandlungen des 33. Kongress der deutschen Gesellschaft für Soziologie in Kassel.* Frankfurt a. M.: Campus, S. 4120-4129.

Schroer, Markus (2006): Selbstthematisierung: Von der (Er-)Findung des Selbst und der Suche nach Aufmerksamkeit, in: Burkart, Günter (Hg.): *Die Ausweitung der Bekenntniskultur – neue Formen der Selbstthematisierung?* Wiesbaden: Springer VS, S. 41-72.

Schubert, Cornelius (2006): *Die Praxis der Apparatemedizin: Ärzte und Technik im Operationssaal.* Frankfurt a. M.: Campus.

Schubert, Cornelius (2011): Medizinisches Körperwissen als zirkulierende Referenzen zwischen Körper und Technik, in: Keller, Rainer/Meuser, Michael (Hg.): *Körperwissen.* Wiesbaden: Springer VS, S. 187-206.

Schüll, Natasha Dow (2016a): Sensor Technology and the Time-Series Self, in: *Continent*, 5(1), S. 24-29.

Schüll, Natasha Dow (2016b): Data for Life: Wearable Technology and the Design of Self-Care, in: *BioSocieties*, 11(3), S. 1-17. https://doi.org/10.1057/biosoc.2015.47

Schüll, Natasha Dow/Ruckenstein, Minna (2017): The Datafication of Health, in: *Annual Review of Anthropology*, 46, S. 261-278. https://doi.org/10.1146/annurev-anthro-102116-041244

Schulz-Schaeffer, Ingo (2000): *Sozialtheorie der Technik.* Frankfurt a. M./New York: Campus.

Schwartz, Hillel (1986): *Never Satisfied: A Cultural History of Diets, Fantasies and Fat.* New York: The Free Press.

Selke, Stefan (2014): *Lifelogging: Wie die digitale Selbstvermessung unsere Gesellschaft verändert.* Berlin: Kadmos.

Selke, Stefan (2016a) (Hg.): *Lifelogging: Digitale Selbstvermessung und Lebensprotokollierung zwischen disruptiver Technologie und kulturellem Wandel.* Wiesbaden: Springer VS.

Selke, Stefan (2016b): Ausweitung der Kampfzone: Rationale Diskriminierung durch Lifelogging und die neue Taxonomie des Sozialen, in: ders. (Hg.): *Lifelogging: Digitale Selbstvermessung und Lebensprotokollierung zwischen disruptiver Technologie und kulturellem Wandel.* Wiesbaden: Springer VS, S. 309-339.

Sennelart, Michel (2006): Situierung der Vorlesung, in: Foucault, Michel: *Sicherheit, Territorium, Bevölkerung: Geschichte der Gouvernementalität I.* Vorlesung am Collège de France. 1977-1978. Frankfurt a. M.: Suhrkamp, S. 527-571.

Serres, Michel (1992): *Hermes III: Übersetzung.* Berlin: Merve.

Sharon, Tamar (2017): Self-Tracking for Health and the Quantified Self: Re-articulating Autonomy, Solidarity, and Authenticity in an Age of Personalized Healthcare, in: *Philosophy & Technology*, 30(1), S. 93-121.

Sharon, Tamar/Zandbergen, Dorien (2017): From Data Fetishism to Quantifying Selves: Self-tracking Practices and the Other Values of Data, in: *New Media & Society*, 19(11), S. 1695-1709. https://doi.org/10.1177/1461444816636090

Shove, Elizabeth/Pantzar, Mika/Watson, Matt (2012): *The Dynamics of Social Practice: Everyday Life and How it Changes*. London: Sage.

Simanowski, Roberto (2016): *Data Love*. Berlin: Matthes & Seitz.

Smith, Gavin J. D./Vonthethoff, Ben (2016): Health by Numbers? Exploring the Practice and Experience of Datafied Health, in: *Health Sociology Review*, 26(1), S. 6-21. https://doi.org/10.1080/14461242.2016.1196600

Sørensen, Estrid/Schank, Jan (2017): Einführung Praxeographie, in: Bauer, Susanne/Heinemann, Torsten/Lemke, Thomas: *Science and Technology Studies: Klassische Positionen und aktuelle Perspektiven*. Frankfurt a. M.: Suhrkamp, S. 407-429.

Spiller, Keith/Ball, Kirstie/Bandara, Arosha/Meadows, Maureen/Mccormick, Ciaran/Nuseibeh, Bashar/Price, Blaine A. (2018): Data Privacy: Users' Thoughts on Quantified Self Personal Data, in: Ajana, Btihaj (Hg.): *Self-Tracking: Empirical and Philosophical Investigations*. Cham: Palgrave Macmillan, S. 111-124.

Spradley, James P. (1979): *The Ethnographic Interview*. New York: Holt, Rinehart & Winston.

Stark, Christoph (2016): Der neoliberale Zeitgeist als Nährboden für die digitale Selbstvermessung, in: Selke, Stefan (Hg.): *Lifelogging: Digitale Selbstvermessung und Lebensprotokollierung zwischen disruptiver Technologie und kulturellem Wandel*. Wiesbaden: Springer VS, S. 287-309.

Storni, Christiano (2014): Design Challenges for Ubiquitous and Personal Computing in Chronic Disease Care and Patient Empowerment: A Case Study Rethinking Diabetes Self-Monitoring, in: *Personal and Ubiquitous Computing*, 18(5), S. 1277-1290. https://doi.org/10.1007/s00779-013-0707-6

Strauss, Anselm L./Corbin, Juliet M. (1990): *Basics of Qualitive Research: Grounded Theory Procedures and Techniques*. Newbury Park, CA: Sage.

Strübing, Jörg/Kasper, Beate/Staiger, Lisa (2016): Das Selbst der Selbstvermessung: Fiktion oder Kalkül? Eine pragmatistische Betrachtung, in: Duttweiler, Stefanie/Gugutzer, Robert/Passoth, Jan-Hendrik/Strübing, Jörg (Hg.): *Leben nach Zahlen: Self-Tracking als Optimierungsprojekt?* Bielefeld: Transcript, S. 271-292.

Swan, Melanie (2012): Health 2050: The Realization of Personalized Medicine through Crowdsourcing, the Quantified Self, and the Participatory Biocitizen, in: *Journal of Personalized Medicine*, 2(3), S. 93-118. https://doi.org/10.3390/jpm2030093

Swan, Melanie (2013): The Quantified Self: Fundamental Disruption in Big Data Science and Biological Discovery, in: *Big Data*, 1(2), S. 85-99. https://doi.org/10.1089/big.2012.0002

Tensfeld, Arne (2016): Quantified Self: Der Trend zur Selbstvermessung, in: *Wearables. Digitaltrends LfM*. Ausgabe 2016, S. 32-34.

Thurm, Ulrike/Gehr, Bernhard (2013): *CGM- und Insulinpumpenfibel: Bei dir piept's ja*. Mainz: Kirchheim.

Till, Chris (2014): Exercise as Labour: Quantified Self and the Transformation of Exercise into Labour, in: *Societies*, 4(3), S. 446-462. https://doi.org/10.3390/soc4030446

Underberg, Natalie M./Zorn, Elayne (2013): *Digital ethnography: anthropology, narrative, and new media*. Austin: University of Texas Press.

Unternährer, Markus (2016): Selbstquantifizierung als numerische Form der Selbstthematisierung, in: Duttweiler, Stefanie/Gugutzer, Robert/Passoth, Jan-Hendrik/Strübing, Jörg (Hg.): *Leben nach Zahlen: Self-Tracking als Optimierungsprojekt?* Bielefeld: Transcript, S. 201-220.

Van Dijck, José (2014): Datafication, Dataism and Dataveillance: Big Data between Scientific Paradigm and Ideology, in: *Surveillance & Society*, 12(2), S. 197-208. https://doi.org/10.24908/ss.v12i2.4776

Verran, Helen (2010): Number as an Inventive Frontier in Knowing and Working Australia's Water Resources, in: *Anthropological Theory*, 10(1-2), S. 171–178. https://doi.org/10.1177/1463499610365383

Viehhöfer, Willy/Wehling, Peter (2010): Erfolgreich schüchtern und niemals alt? Ratgeberliteratur als Medium der Medikalisierung, in: Liebsch, Katharina/Manz, Ulrike (Hg.): *Leben mit den Lebenswissenschaften: Wie wird biomedizinisches Wissen in Alltagspraxis übersetzt?* Bielefeld: Transcript, S. 83-111.

Viehöver, Peter/Wehling, Peter (2011): Entgrenzung der Medizin: Transformationen des medizinischen Feldes aus soziologischer Perspektive, in: dies. (Hg.): *Entgrenzung der Medizin: Von der Heilkunst zur Verbesserung des Menschen*. Bielefeld: Transcript, S. 7-51.

Villa, Paula-Irene (2012): Die Vermessung des Selbst: Einsichten in zeitgenössische Formen der Körperarbeit, in: *AVISO. Zeitschrift für Wissenschaft und Kunst in Bayern*, 3/2012, S. 14-19.

Villa, Paula-Irene (2013): Prekäre Körper in prekären Zeiten: Ambivalenzen gegenwärtiger somatischer Technologien des Selbst, in: Mayer, Ralf/Thompson, Christiane/Wimmer, Michael (Hg.): *Inszenierung und Optimierung des Selbst: Zur Analyse gegenwärtiger Selbsttechnologien*. Wiesbaden: Springer VS, S. 57-73.

Vormbusch, Uwe (2012): *Die Herrschaft der Zahlen: Zur Kalkulation des Sozialen in der kapitalistischen Moderne*. Frankfurt a. M.: Campus.

Vormbusch, Uwe (2015): Die Lawine der Zahlen und die Optik der Moderne: Vom Mythos der kalkulatorischen Berechenbarkeit der Welt, in: *Vom Umgang mit Zahlen und Größen*. Forschung Frankfurt, 1.2015, S. 11-15. Verwendete Onlineversion: http://www.forschung-frankfurt.uni-frankfurt.de/57255664/FoFra_2015_1_gesamt.pdf. Zugegriffen: 06.05.2018.

Vormbusch, Uwe (2016): Taxonomien des Selbst: Zur Hervorbringung subjektbezogener Bewertungsordnungen im Kontext ökonomischer und kultureller Unsicherheit, in: Duttweiler, Stefanie/Gugutzer, Robert/Passoth, Jan-Hendrik/Strübing, Jörg (Hg.): *Leben nach Zahlen: Self-Tracking als Optimierungsprojekt?* Bielefeld: Transcript, S. 45-62.

Vormbusch, Uwe/Kappler, Karolin (2014): Froh zu sein bedarf es wenig…? Quantifizierung und der Wert des Glücks, in: *Sozialwissenschaften und Berufspraxis*, 37(2), S. 267-281.

Vormbusch, Uwe/Kappler, Karolin (2018): Leibschreiben: Zur medialen Repräsentation des Körperleibes im Feld der Selbstvermessung, in: Mämecke, Thorben/Passoth, Jan-H./Wehner, Josef (2018) (Hg.): *Bedeutende Daten: Modelle, Verfahren und Praxis der Vermessung und Verdatung im Netz*. Wiesbaden: Springer VS, S. 207-233.

Wacquant, Loïc J. D. (2003): *Leben für den Ring. Boxen im amerikanischen Ghetto*. Konstanz: UVK.

Wagner, Greta (2017): *Selbstoptimierung: Praxis und Kritik von Neuroenhancement. Frankfurter Beiträge zur Soziologie und Sozialphilosophie*. Frankfurt a. M./New York: Campus.

Weber, Max (1972): *Wirtschaft und Gesellschaft: Grundriß der verstehenden Soziologie*. Tübingen: Mohr.

Wehling, Peter (2008): Selbstbestimmung oder sozialer Optimierungsdruck? Perspektiven einer kritischen Soziologie der Biopolitik, in: *Leviathan*, 36(2), S. 249-273. https://doi.org/10.1007/s11578-008-0014-1

Whitson, Jennifer R. (2013): Gaming the Quantified Self, in: *Surveillance & Society*, 11(1/2), S. 163-176. https://doi.org/10.24908/ss.v11i1/2.4454

Whitson, Jennifer R./Haggerty, Kevin. D. (2008): Identity Theft and the Care of the Virtual Self, in: *Economy and Society*, 37(4), S. 572-594. https://doi.org/10.1080/03085140802357950

Wichum, Ricky (2017): *Biometrie zur Soziologie der Identifikation*. Paderborn: Wilhelm Fink.

Wiedemann, Lisa (2016a): Datensätze der Selbstbeobachtung: Daten verkörpern und Leib vergessen!?, in: Selke, Stefan (Hg.): *Lifelogging: Digitale Selbstvermessung und Lebensprotokollierung zwischen disruptiver Technologie und kulturellem Wandel*. Wiesbaden: Springer VS, S. 65-93.

Wiedemann, Lisa (2016b): „Vom Piksen zum Scannen, vom Wert zu Daten": Digitalisierte Selbstvermessung im Kontext Diabetes, in: Duttweiler, Stefanie/Gugutzer, Robert/Passoth, Jan-Hendrik/Strübing, Jörg (Hg.): *Leben nach Zahlen: Self-Tracking als Optimierungsprojekt?* Bielefeld: Transcript, S. 293-324.

Williams, Mark (2015): *Das Achtsamkeitstraining: 20 Minuten täglich, die ihr Leben verändern*. München: Goldmann.

Williamson, Ben (2015): Algorithmic Skin: Health-Tracking Technologies, Personal Analytics and the Biopedagogies of Digitized Health and Physical Education, in: *Sport, Education and Society*, 20(1), S. 133-151. https://doi.org/10.1080/13573322.2014.962494

Willis, Paul (1997): TIES: Theoretically Informed Ethnographic Study, in: Nugent, Stephen/Shore, Cris (Hg.): *Anthropology and Cultural Studies*. London/Chicago: Pluto Press, S. 182-192.

Winter, Lars/Kron, Thomas (2015): Fuzzy-Logik und die Frage sozialer Ordnungsbildung, in: *Informatik-Spektrum*, 38(6), S. 463-470. https://doi.org/10.1007/s00287-015-0925-6

Yoxen, Edward (1987): Seeing with Sound: A Study of the Development of Medical Images, in: Bijker, Wiebe E./Hughes, Thomas P./Pinch, Trevor J. (Hg.): *The Social Construction of Technological Systems*. Cambridge: MIT Press, S. 281-303

Zillien, Nicole (2017): Ludwik Fleck und die „Verehrung der Zahl", in: Endreß, Martin/Lichtblau, Klaus/Moebius, Stephan (Hg.): *Zyklos 3: Jahrbuch für Theorie und Geschichte der Soziologie*. Wiesbaden: Springer VS, S. 15-51.

Zillien, Nicole/Fröhlich, Gerrit/Dötsch, Mareike (2014): Zahlenkörper: Digitale Selbstvermessung als Verdinglichung des Körpers, in: Hahn, Kornelia/Stempfhuber, Martin (Hg.): *Präsenzen 2.0: Körperinszenierung in Medienkulturen*. Wiesbaden: Springer VS, S. 77-96.

Zillien, Nicole/Fröhlich, Gerrit/Kofahl, Daniel (2016): Ernährungsbezogene Selbstvermessung: Von der Diätetik zum Diet Tracking, in: Duttweiler, Stefanie/Gugutzer, Robert/Passoth, Jan-Hendrik/Strübing, Jörg (Hg.): *Leben nach Zahlen: Self-Tracking als Optimierungsprojekt?* Bielefeld: Transcript, S. 123-140.

Zola, Irving Kenneth (1972): Medicine as an Institution of Social Control, in: *The Sociological Review*, 20, S. 487-504.

## Onlinequellen

Beuth, Patrick (2015): Quantified Self. Vermessen und verkauft, http://www.zeit.de/digital/mobil/2015-04/quantified-self-apple-watch-geschaeftsmodelle. Zugegriffen: 05.12.2017.

Boesel, Whitney Erin (2013): What Is the Quantified Self Now?, https://thesocietypages.org/cyborgology/2013/05/22/what-is-the-quantified-self-now. Zugegriffen: 13.05.2018.

Braun, Maria (2013): Quantified Self: Der eigene Körper als Beobachtungsobjekt, https://www.welt.de/regionales/koeln/article115611915/Der-eigene-Koerper-als-Beobachtungsobjekt.html. Zugegriffen: 05.12.2017.

Draheim, Susanne/Opitz, Sven/Reitz, Tilman (2005): Blindheit ohne Einsicht? Wortwechsel zum Gebrauchswert der Gouvernementalitätsstudien. http://www.bdwi.de/forum/archiv/archiv/97726.html. Zugegriffen: 17.07.2018.

Friedrichs, Julia (2013): Selbstoptimierung: Das tollere Ich, http://www.zeit.de/2013/33/selbstoptimierung-leistungssteigerung-apps. Zugegriffen: 05.12.2017.

Goettle, Gabriele (2005): Vom Schwinden der Sinne. Besuch bei der Körperhistorikerin Barbara Duden, http://www.taz.de/!511259/. Zugegriffen: 05.12.2017.

Heller, Piotr (2014): Computerprogramme messen die Fitness, https://issuu.com/dacadoo/docs/frankfurter_allgemeine_2014. Zugegriffen: 05.12.2017.

Horx, Matthias (2014): Die Ära der Achtsamkeit: Wie wir einen fast unsichtbaren, aber spannenden Wertewandel erleben, www.geist-reich.jetzt/pdf/Geistreich_Zukunftsinstitut_Die-Aera-der-Achtsamkeit.pdf. Zugegriffen: 04.09.2016.

Illouz, Eva (2011): Standardgefühle, http://www.taz.de/!5106239/. Zugegriffen: 21.08.2018.

Koller, Catharina (2012): Ich messe, also bin ich, http://www.zeit.de/2012/07/WOS-Quantified-Self. Zugegriffen: 21.05.2018.

Laaf, Meike (2011): Selbstvermessung als Trend: Ich bin der perfekte Zahlenmensch, http://www.spiegel.de/netzwelt/web/selbstvermessung-als-trend-ich-bin-der-perfekte-zahlenmensch-a-773834.html. Zugegriffen: 05.12.2017.

Monecke, Angela (2016): Digitale Revolution: E-Health boomt in der Medizin, https://www.diabetes-online.de/infobox/a/e-health-boomt-in-der-medizin-1766722. Zugegriffen: 25.06.2018.

Mühl, Melanie (2012): Quantified Self: Das Handy wird zum Körperteil, http://www.faz.net/aktuell/feuilleton/quantified-self-das-handy-wird-zum-koerperteil-11889193-p2.html. Zugegriffen: 05.12.2017.

Roberts, Seth (2014): Seth Roberts' Final Column: Butter Makes Me Smarter, http://observer.com/2014/04/seth-roberts-final-column-butter-makes-me-smarter/. Zugegriffen: 20.08.2017.

Rosbach, Jens (2013): Ich werde perfekt: Der Selbstoptimierer Fabian Crain, http://www.deutschlandfunkkultur.de/quantified-self-ich-werde-perfekt.1046.de.html?dram:article_id=272545. Zugegriffen: 20.08.2017.

Schillat, Florian (2016): Studie zur Selbstvermessung: Welche Daten die Deutschen sammeln – und wie viel sie ihnen wert sind, https://www.absatzwirtschaft.de/studie-zur-selbstvermessung-welche-daten-die-deutschen-sammeln-und-wie-viel-sie-ihnen-wert-sind-87945/. Zugegriffen: 04.07.2018.

Willmroth, Jan (2014): Quantified Self: Regieraum des Lebens, http://www.sueddeutsche.de/digital/quantified-self-regieraum-des-lebens-1.2058004. Zugegriffen: 05.12.2017.

Wolf, Gary (2009): Know Thyself: Tracking Every Facet of Life, from Sleep to Mood to Pain, 24/7/365. Wired, https://www.wired.com/2009/06/lbnp-knowthyself/. Zugegriffen: 10.11.2017.

Wolf, Gary (2010): The Data-Driven Life, http://www.nytimes.com/2010/05/02/magazine/02self-measurement-t.html. Zugegriffen: 05.12.2017.

Zeh, Juli (2012): Der vermessene Mann,
    https://www.tagesanzeiger.ch/leben/gesellschaft/Der-vermessene-
    Mann/story/14508375. Zugegriffen: 05.12.2017.


## Abbildungsnachweise


Abbildung 1: *Blutige Messung*. © Martina Trommer, mit freundlicher Genehmigung.

Abbildung 2: *CGM-Daten auf dem Bildschirm einer Insulinpumpe*: © Ilka Gdanietz, mit freundlicher Genehmigung.

Abbildung 3: *CGM-Daten auf dem Bildschirm eines Smartphones*: © Medtronic. Alle Rechte vorbehalten, mit freundlicher Genehmigung.

Abbildung 4: *Blutzuckerscannen via Freestyle Libre*: © Martina Trommer, mit freundlicher Genehmigung.

Abbildung 5: *mySugr App Home Screen* © 2019 mySugr GmbH, mit freundlicher Genehmigung.

Abbildung 6: *Vergleich des CGM und eines Blutzuckermessgeräts*: © Ilka Gdanietz, mit freundlicher Genehmigung.